Verdrängt

Die Erinnerung an die nationalsozialistischen „Euthanasie“-Morde

Verdrängt

Die Erinnerung an die nationalsozialistischen „Euthanasie"-Morde

Herausgegeben vom Bezirk Oberbayern
durch das Zentrum Erinnerungskultur der Universität Regensburg
(Jörg Skriebeleit und Winfried Helm)

Inhalt

IM ABSEITS – ZUR GESCHICHTE DES UMGANGS MIT DER NS-„EUTHANASIE“

WIE ERINNERN? DIE AKTUELLE ERINNERUNGSKULTUR ZUR NS-„EUTHANASIE“

Umschlagmotiv:
Hannah Bischof,
Die Klinik, Acryl
auf Leinwand, 2015,
60 x 80 cm

LANGE IM SCHATTEN – DIE ERINNERUNG AN DIE NS-„EUTHANASIE“ IN DEN BESETZTEN GEBIETEN

„ES FEHLT AN BILDERN WIE AN SPRACHE“ – DIE NS-„EUTHANASIE“ IN DER KUNST

„WERT DES LEBENS“ – GRUNDLEGENDE ETHISCHE FRAGEN

Grußwort

Rechenschaft über die Geschichte abzulegen und Verantwortung zu übernehmen: Dieser Verpflichtung stellt sich der Bezirk Oberbayern als Rechtsnachfolger in der Trägerschaft von psychiatrischen Kliniken, in denen während des Nationalsozialismus Tausende von Patientinnen und Patienten direkt oder indirekt getötet wurden. Wir positionieren uns mit öffentlichen Gedenkveranstaltungen, Lesungen, Mahnmalen, Veröffentlichungen, Theaterprojekten und vielen anderen Formaten. Wir ringen um zeitgemäße und angemessene Formen des Erinnerns, die nicht erstarren sollen. Die Verbrechen, die von Ärztinnen und Ärzten und vom Pflegepersonal begangen oder zumindest geduldet wurden, erschüttern bis heute und sie werden deshalb auch in der Ausbildung von Nachwuchskräften und in der multiprofessionellen Weiterbildung an unseren Kliniken thematisiert, immer mit Hinblick auf Schlussfolgerungen für die Zukunft.

Es waren und sind wichtige Maßnahmen, die wir ergriffen haben. Koordiniert werden sie vom Arbeitskreis NS-Erinnerungskultur, den Prof. Dr. Peter Brieger, Ärztlicher Direktor des kbo-Isar-Amper-Klinikums in München-Haar, leitet. Die Aktivitäten des Arbeitskreises werden vom Beirat Erinnerungskultur begleitet, der mit Mitgliedern des Bezirkstags besetzt ist. Eine überaus wichtige Rolle spielt bei all unseren Projekten das Archiv des Bezirks Oberbayern unter der Leitung von Nikolaus Braun, in dem sich alle noch existierenden Patientenakten befinden. Uns alle – Politikerinnen und Politiker genauso wie die Mitarbeitenden in der Bezirksverwaltung und den Kliniken, die sich bei der Erinnerungskultur einbringen – vereint der Anspruch, sichtbar zu machen, was sich niemals wiederholen darf. Mir persönlich als Bürger des Landkreises Dachau ist dies zeitlebens ein Ansporn meines politischen Handelns gewesen.

Nach dem „Gedenkbuch für die Münchner Opfer der nationalsozialistischen ‚Euthanasie'-Morde", das 2018 gemeinsam vom NS-Dokumentationszentrum München und dem Bezirk Oberbayern herausgegeben wurde, sollte zügig ein weiteres Gedenkbuch folgen, das sich den „Euthanasie"-Opfern widmet, die nicht aus München, sondern dem restlichen Oberbayern stammten. Professor Dr. Gerrit Hohendorf vom Institut für Geschichte und Ethik der Medizin an der Technischen Universität München, der am Münchner Gedenkbuch maßgeblich mitgearbeitet hatte, sollte dies übernehmen. Seine schwere Erkrankung und schließlich sein Tod brachten das Projekt leider zum Stocken. Nun wird Frau Professor Dr. Maike Rotzoll vom Zentrum für Methodenwissenschaft und Gesundheitsforschung an der Philipps-Universität Marburg das Oberbayerische Gedenkbuch im Auftrag des Bezirks Oberbayern übernehmen.

Das vorliegende Werk, das mit Bedacht den Titel „Verdrängt" bekommen hat, begreift die „Euthanasie"-Morde grundsätzlicher. Es weitet den Blick von den damaligen Verbrechen in den bezirklichen Kliniken bis hin zu prinzipiellen ethischen Fragen der Gegenwart. Dafür danken wir Prof. Dr. Jörg Skriebeleit und seinem Team. Skriebeleit ist durch die Zusammenarbeit mit dem kbo-Isar-Amper-Klinikum mit dem Bezirk Oberbayern in Kontakt gekommen. Sein unprätentiöser, schnörkelloser und klar benennender Umgang mit NS-Erinnerungskultur ist für mich wegweisend. Als Direktor des Zentrums Erinnerungskultur der Universität Regensburg verantwortet er zusammen mit Dr. Winfried Helm diesen aufwendig gestalteten und konzeptionell wohlüberlegten Band, der im Auftrag des Bezirks Oberbayern entstanden ist. Den interdisziplinären Ansatz, der auch künstlerische Formen der Annäherung mit aufnimmt, begrüße ich sehr.

Die Vergangenheit wirkt in der Gegenwart und in die Zukunft und kann zu persönlichen genauso wie zu kollektiven Traumata führen. „Der lange Schatten der Vergangenheit", wie die renommierte Forscherin und prägende Stimme der Erinnerungskultur in Deutschland Aleida Assmann eines ihrer Bücher genannt hat, muss deshalb persönlich und kollektiv bewältigt werden. Seit Jahren weiß man, dass die Traumata unserer Eltern und Großeltern sich in unserem eigenen Leben auswirken und manifestieren können. Sogar von epigenetischen Veränderungen geht man inzwischen aus. Wenn sich Angehörige von ermordeten Patientinnen und Patienten in unserem Archiv des Bezirks Oberbayern auf die Suche nach Urgroßmüttern, Großonkeln und anderen Verwandten, die sie selbst nicht mehr kennengelernt haben, machen, wird diese Leerstelle, diese unterbewusste Verlusterfahrung oft auf eklatante, berührende Weise sichtbar. Wer wollte da ernsthaft einem Schlussstrich unter der Vergangenheit das Wort reden?

Ich bedanke mich deshalb ausdrücklich bei meinen Kolleginnen und Kollegen im Bezirkstag von Oberbayern, die unserer Erinnerungskultur sehr aufgeschlossen gegenüberstehen und sich aktiv in die notwendigen Diskussionen einbringen. Sie stellen ihren Willen, die Erinnerungskultur in der Öffentlichkeit zu etablieren, auch dadurch unter Beweis, dass sie nicht unerhebliche Mittel für wissenschaftliche Projekte und Veröffentlichungen zur Verfügung stellen.

Ich freue mich, wenn das vorliegende Buch zu Diskussionen anregt und eine große Leserschaft findet.

Josef Mederer
Bezirkstagspräsident von Oberbayern

Vorwort

Es ist nur ein Satz im Koalitionsvertrag der seit 2021 amtierenden Bundesregierung. Er findet sich auf Seite 125 im kurzen Kapitel „Erinnerungskultur": „Wir wollen die Opfer der ‚Euthanasiemorde' und Zwangssterilisation offiziell als Opfer des Nationalsozialismus anerkennen." Diese knappe Formulierung spiegelt eine Situation, die für die Konzeption des vorliegenden Buches von entscheidender Bedeutung war.

„Verdrängt. Die Erinnerung an die nationalsozialistischen ‚Euthanasie'-Morde": Der Buchtitel bringt deutlich zum Ausdruck, dass die Marginalisierung und Diskriminierung der Opfer bis heute anhält. Trotz jahrzehntelanger kritischer Beschäftigung mit der NS-„Euthanasie" sind die Opfer dieser Verbrechen bis heute nicht offiziell als „Verfolgte des Nationalsozialismus" anerkannt. Dieses Faktum ist nicht nur ein formaljuristisches Problem, sondern es verweist auch auf bis heute wirkende Kontinuitäten im Umgang mit den als „unwertes Leben" ermordeten, dauerhaft geschädigten und stigmatisierten Menschen. Diese Kontinuitäten beschränken sich nicht auf die ausstehende offizielle Anerkennung durch die Bundesregierung. Auch in betroffenen Familien kommt es noch immer zu Vorbehalten und Unsicherheiten bis hin zur Verdrängung.

Auf der anderen Seite beobachten wir, dass sich die Gedenk- und Erinnerungsarbeit mit wachsender Entfernung von den Verbrechen intensiviert. Auch das bringt die zitierte Formulierung im Koalitionsvertrag zum Ausdruck. Wir befinden uns augenscheinlich mitten in einer Konjunktur, einer aus deutscher Perspektive dritten Welle der Auseinandersetzung mit den nationalsozialistischen „Euthanasie"-Verbrechen. Diese dritte Welle zeichnet sich durch eine Vielzahl von Gedenk- und Erinnerungsprojekten unterschiedlichster Formate und Akteursgruppen aus, die über offizielle Absichtserklärungen weit hinausgehen.

Das Spannungsfeld zwischen fortgesetzter Verdrängung und intensivierter Auseinandersetzung hat die Idee zu einem Buchprojekt reifen lassen, das sich mit der Rezeptionsgeschichte der nationalsozialistischen „Euthanasie"-Morde auseinandersetzt. Der Band ist ausdrücklich kein Erinnerungs- oder Gedenkbuch, wie der Titel suggerieren könnte. Vielmehr nähert er sich dem Umgang mit den nationalsozialistischen Verbrechen an Menschen mit psychischen und physischen Besonderheiten, Beeinträchtigungen und Krankheiten aus sehr unterschiedlichen Perspektiven. Die gesellschaftliche Breite und Wucht dieser neuen Beschäftigung mit der NS-„Euthanasie" hat die Arbeit an diesem Band von Anfang an begleitet, ja sie hat den Arbeitsprozess geradezu dynamisiert. Es wurde offensichtlich, dass es nicht ausreicht, diese neue Konjunktur zu analysieren, sondern dass ihr gleichermaßen Raum, Gestalt und Sichtbarkeit gegeben werden muss.

Der Versuch, die nationalsozialistischen „Euthanasie"-Verbrechen auf einen Begriff zu bringen, hat uns als Herausgeber und Beiträger*innen Grenzen aufgezeigt. Das Streben nach begrifflicher Präzision ist komplex und unbefriedigend, weil sie die Gefahr birgt, Diskriminierung fortzuschreiben und damit zur Re-Stigmatisierung der von den nationalsozialistischen Ideologen, Rassebiologen, Ärzt*innen und Psychiatern als „unwert" charakterisierten Menschen beizutragen.

Inhaltlich und thematisch spannen wir einen weiten Bogen. Neben dem persönlichen, gesellschaftlichen, politischen, wissenschaftlichen und künstlerischen Umgang mit den Verbrechen und seinen Nachwirkungen kommen grundlegende ethische Fragen zur Sprache. Ausgehend von oberbayerischen Beispielen weitet sich unser Blick über Deutschland hinaus nach Ost- und Westeuropa. Der Schwerpunkt liegt auf der aktuellen Erinnerungskultur. Dabei wird deutlich, dass Erinnerung ein Prozess ist, der nie abgeschlossen ist, sondern einer stetigen Aktualisierung bedarf.

Drei wesentliche Kriterien haben uns bei der Konzeption und der Umsetzung geleitet. Zum Ersten ist der Band populärwissenschaftlich ausgerichtet.

Er will nicht nur Fachwissenschaftler oder Erinnerungs-Akteure ansprechen, sondern einen breiten Kreis von Interessierten. Zum Zweiten setzen wir auf einen diskursiven Zugang. Vier der fünf Kapitel werden durch ein moderiertes Gespräch aufgemacht, zu dem wir jeweils drei Sachkundige eingeladen haben. Zum Dritten ist für uns die visuelle Qualität des Buches von entscheidender Bedeutung. Dazu gehört nicht nur eine große Anzahl von Abbildungen, sondern vor allem ein differenziertes gestalterisches Konzept, das von Beginn an in Koordination mit der inhaltlichen Konzeption entwickelt wurde.

Die große Vielfalt und Bandbreite der Beiträge zeigt bereits ein schneller Blick ins Inhaltsverzeichnis sowie auf die Liste der Autorinnen und Autoren. Viele fachliche Disziplinen und inhaltliche Zugänge sind vertreten und sorgen für einen multiperspektivischen Zugriff. Unterschiedliche Text- und Bildgattungen – Bericht, Kurzessay, Reportage, Gespräch, Interview, Dokumentation, Quellenreproduktion, Quellenerklärung, Illustration, Bildcluster, Karte – bilden die Diversität der Thematik ab und lassen ein Gewebe entstehen, das vielfältige Verknüpfungen zwischen den Themen, zeitlichen Ebenen und Schauplätzen herstellt. Zwischen den Kapiteln sind als zentrale inhaltliche Elemente sieben Biogramme von Opfern der NS-„Euthanasie" positioniert. Diese wurden im Bezirksarchiv Oberbayern anhand der dort verwahrten Patientenakten und weiterer Quellen erarbeitet.

Die 31 Beiträge des Bandes haben 21 Autorinnen und Autoren verfasst. An den zusätzlichen fünf Gesprächen waren 13 Fach- und Sachkundige beteiligt. Ihnen allen danken wir für ihre Bereitschaft zur Mitwirkung und ihre zuverlässige Arbeit. Dankbar sind wir des Weiteren dem Göttinger Wallstein Verlag für die fachlich versierte Betreuung.

Der Bezirk Oberbayern hat die Realisierung des vorliegenden Bandes ermöglicht. Er stellte die Finanzierung des vom Zentrum Erinnerungskultur der Universität Regensburg durchgeführten Projektes sicher. Stellvertretend für die Unterstützung durch das Bezirksparlament und das mit dem Projekt befasste Team der Bezirksverwaltung gilt unser großer Dank dem Bezirkstagspräsidenten Josef Mederer.

Für das Team des Zentrums Erinnerungskultur der Universität Regensburg war die Arbeit an diesem Band eine erste große Herausforderung. Es galt, nicht nur den äußerst ambitionierten Zeitplan einzuhalten, sondern die konzeptionelle Besonderheit des Bandes mit den institutionellen Strukturen, welche die Voraussetzung für die Entstehung wissenschaftlicher Publikationen sind, zu synchronisieren. Wir alle haben dabei viel gelernt und sind allen Beteiligten, die uns dabei unterstützt und mit einem großen Vertrauensvorschuss ausgestattet haben, überaus dankbar.

Am dankbarsten sind wir jenen Menschen, die uns gezeigt haben, dass Inklusion und Barrierefreiheit viel mehr sein muss als eine Strategie zur Kompensation von vermeintlichen körperlichen oder psychischen Defiziten. Der Respekt vor dem Wert eines jeden Lebens zeigt sich nicht zuletzt darin, gesellschaftliche Teilhabe möglich zu machen, auch in der Wissenschaft. Daran werden wir als Herausgeber und als Team des Zentrums Erinnerungskultur der Universität Regensburg weiter arbeiten.

Jörg Skriebeleit und Winfried Helm

Topografie der nationalsozialistischen „Euthanasie"-Morde

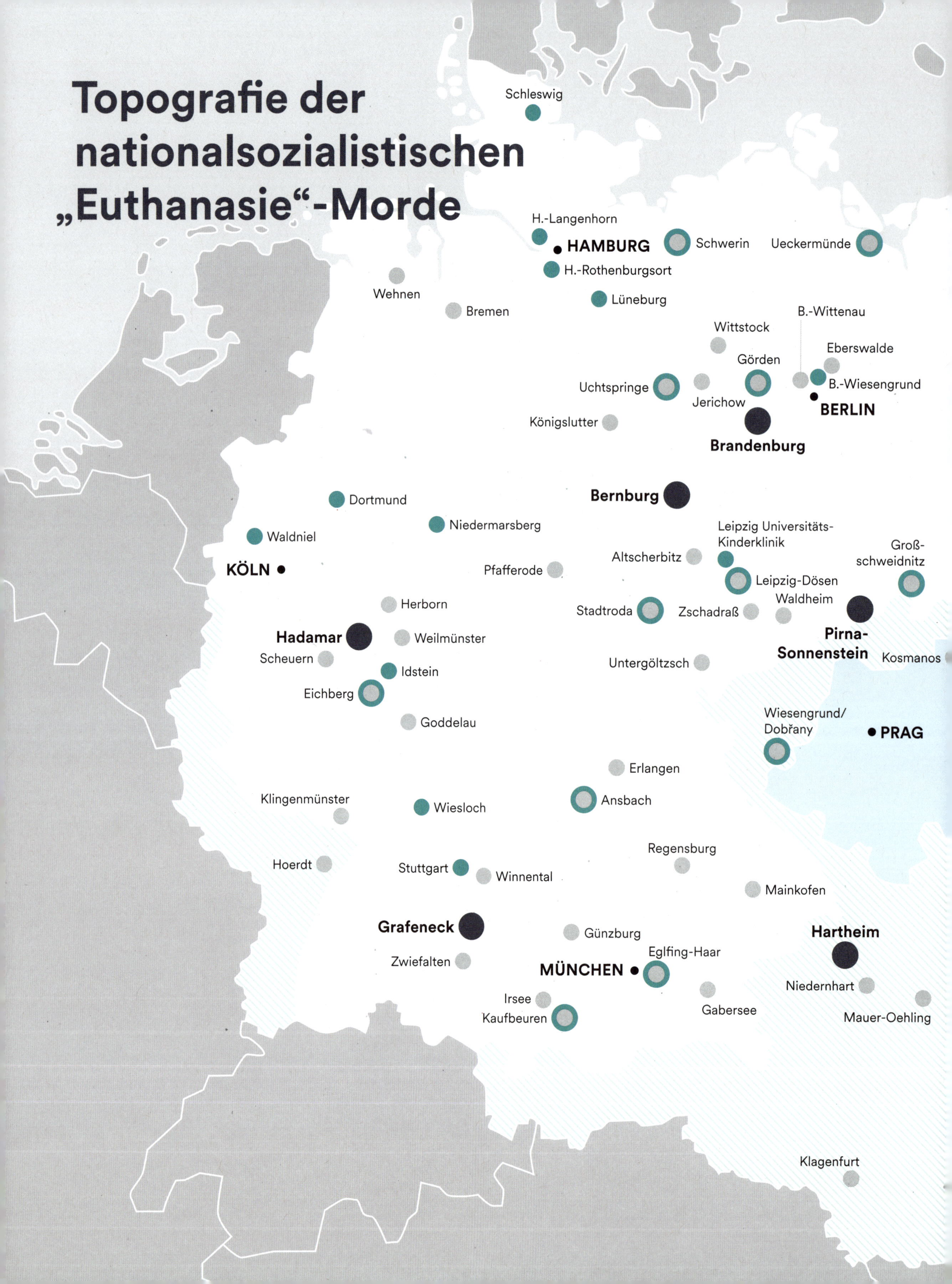

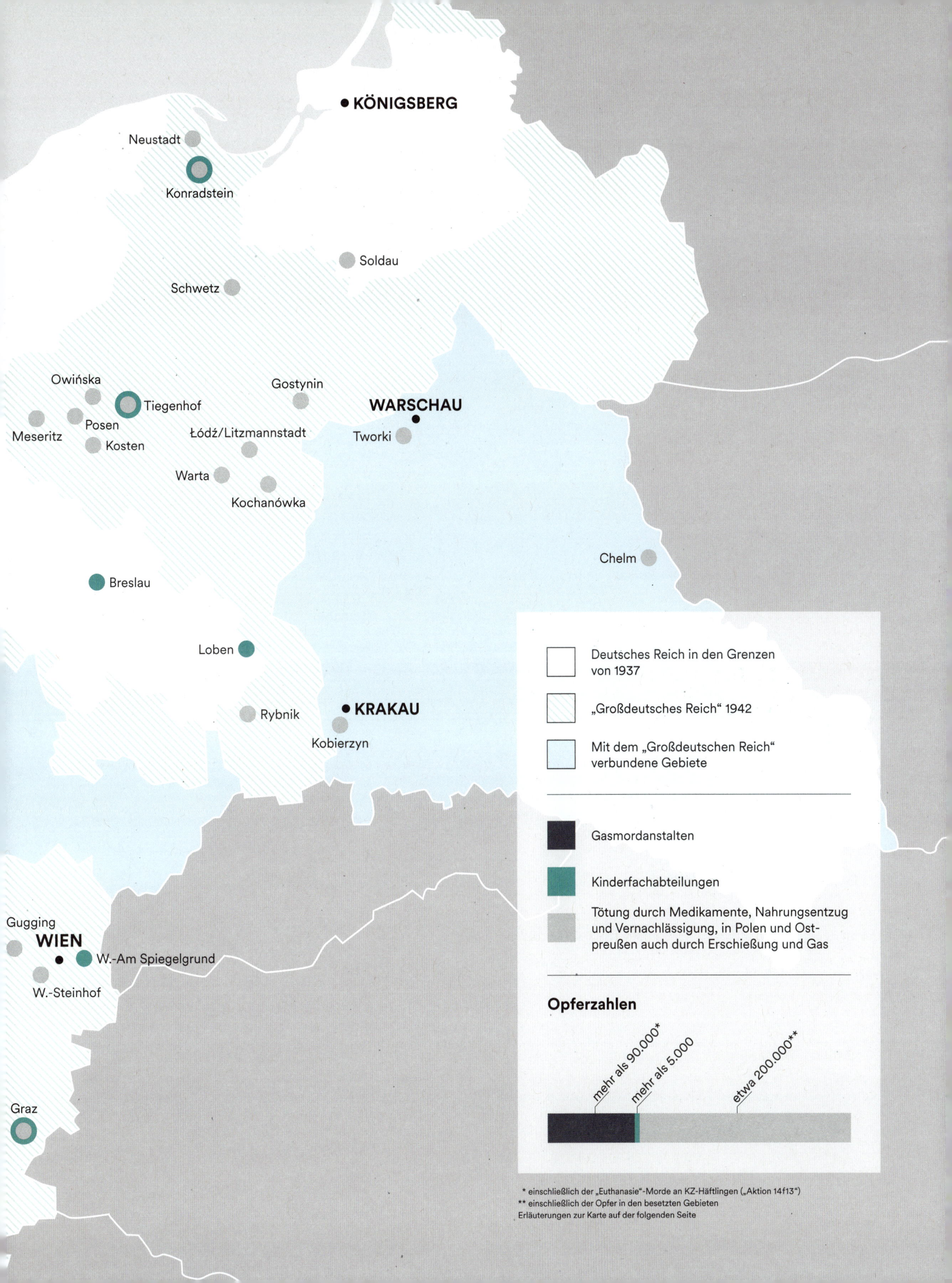

* einschließlich der „Euthanasie“-Morde an KZ-Häftlingen („Aktion 14f13“)
** einschließlich der Opfer in den besetzten Gebieten
Erläuterungen zur Karte auf der folgenden Seite

Topografie der nationalsozialistischen „Euthanasie"-Morde
Konzept und Datenbasis

Die vorstehende Karte soll einen schnellen Überblick über die inhaltliche Differenzierung, die Verbreitung und die zahlenmäßige Dimension der nationalsozialistischen „Euthanasie"-Morde vermitteln. Vollständigkeit wird in keiner Weise angestrebt – und von ihr kann derzeit auch keine Rede sein. Für die meisten der potenziell betroffenen Anstalten liegen keine Untersuchungen darüber vor, ob es vor Ort tatsächlich zur Tötung durch Medikamente, Nahrungsentzug und Vernachlässigung kam. Die in der Karte eingezeichneten Orte der dezentralen Morde (grau ausgezeichnet) geben so wohl nur einen kleinen Teil der tatsächlichen Opfertopografie wieder.

Eine topografische Übersicht hat Gerrit Hohendorf in seiner Habilitationsschrift 2008 gegeben. Dort befinden sich zwei Karten, die der Verfasser im Auftrag des Instituts für Zeitgeschichte München erstellte: „Aktionen der NS-‚Euthanasie' 1939–1941" und „Aktionen der NS-‚Euthanasie' 1942–1945".[1] In der 2013 erschienenen Druckfassung dieser Habilitationsschrift wurden die beiden Karten zu einer zusammengefasst.[2] Die Arbeit Hohendorfs war eine wesentliche Grundlage für die Entwicklung einer animierten Karte, die im Rahmen des DFG-Projektes „Erinnern heißt gedenken und informieren"[3] entstand und die auf der Internetseite des Gedenk- und Informationsortes für die Opfer der nationalsozialistischen „Euthanasie"-Morde eingestellt wurde.[4] Auf den Inhalten dieser animierten Karte baut die hier vorliegende Darstellung zur Topografie der nationalsozialstischen „Euthanasie"-Morde im Wesentlichen auf. Das vom Institut für Zeitgeschichte München-Berlin entwickelte Konzept der Kartografie wurde dabei übernommen und gestalterisch neu umgesetzt.

Wiedergegeben werden ausschließlich die Orte, an denen Menschen ermordet wurden. Die entsprechenden Einträge in der erwähnten animierten Karte wurden ergänzt um die Orte, die im Rahmen des Hamburger Gedenkbuchs recherchiert wurden und die in der erwähnten animierten Karte keinen Niederschlag gefunden haben (Eberswalde, Günzburg, Herborn, Irsee, Jerichow, Meseritz, Scheuern, Wittstock).[5] Wiedergegeben wird zudem die oberbayerische Anstalt Gabersee; hier liegen entsprechende Rechercheergebnisse durch das Archiv des Bezirks Oberbayern vor.

Neu entwickelt wurde die der Legende hinzugesetzte Grafik zu den Opferzahlen. Bis heute geht man meist von den Schätzungen aus, die Heinz Faulstich im Jahr 2000 veröffentlicht hat.[6] Danach ist mit einer Gesamtopferzahl von etwa 300.000 zu rechnen. Die angelegte Opfergrafik ist in drei Segmente unterteilt: Gasmordanstalten (hier kamen die Opfer der „Aktion T4", der jüdischen Sondertransporte und der „Aktion 14f13" ums Leben, insgesamt wohl deutlich mehr als 90.000 Tote); Kinderfachabteilungen (mehr als 5.000 Opfer); der große Komplex an dezentralen Morden in den einzelnen Anstalten im damaligen Deutschen Reich sowie an Mordaktionen im Generalgouvernement und in den besetzten Gebieten der Sowjetunion, Polens und Frankreichs (etwa 200.000 Opfer).

Würde man die Topografie der Verbrechen auf die Anstalten ausweiten, an denen die Selektionen im Rahmen der „Aktion T4" stattfanden, dann würde sich ein fast flächendeckender Punkte-Teppich zeigen. Bis zum Sommer 1940 gingen an nahezu 1.000 Einrichtungen die entsprechenden Meldebögen. Allein die Liste der Kranken- und Pflegeanstalten, deren Patientenakten im Bundesarchiv archiviert sind,[7] umfasst etwa 600 Einrichtungen.[8] Das Phänomen der Selektion, des Verschwindens von geistig behinderten und psychisch kranken Menschen ist schlichtweg allgegenwärtig.

Winfried Helm

1
Gerrit Hohendorf, Empirische Untersuchungen zur nationalsozialistischen „Euthanasie" bei psychisch Kranken – mit Anmerkungen zu aktuellen ethischen Fragestellungen (Habilitationsschrift an der Medizinischen Fakultät der Technischen Universität München), 2008, S. 65f.

2
Ders., Der Tod als Erlösung vom Leiden. Geschichte und Ethik der Sterbehilfe seit dem Ende des 19. Jahrhunderts in Deutschland, Göttingen 2013, S. 305

3
DFG-Erkenntnistransfer-Projekt „Erinnern heißt gedenken und informieren" an der TU München (Christof Bayer, Jens Thiel), 2013 bis 2016

4
Siehe www.t4-denkmal.de/Themen

5
Siehe www.hamburger-euthanasie-opfer.de/todesorte.html

6
Heinz Faulstich, Die Zahl der „Euthanasie"-Opfer, in: Andreas Frewer, Clemens Eickhoff (Hg.), „Euthanasie" und die aktuelle Sterbehilfe-Debatte, Frankfurt am Main 2000, S. 218–239

7
Bundesarchiv, Bestand R 179 Kanzlei des Führers, Hauptamt II b

8
Quellen zur Geschichte der „Euthanasie"-Verbrechen 1939–1945 in deutschen und österreichischen Archiven. Ein Inventar. Im Auftrag des Bundesarchivs bearbeitet von Dr. Harald Jenner, 2003/2004; digital verfügbar unter: www.bundesarchiv.de/geschichte_euthanasie/Inventar_euth_doe.pdf (Abruf am 15.4.2023)

H. B. Nr. 339 | Kinderhaus | 3. Kl.

v. Nr. 654

Akten

der

Kind!

Oberb. Heil- und Pflege-Anstalt
Eglfing-Haar

R.A.

Betreff:

Hecht Edith Margarethe

E. am 15.8.44

von München

geb. 25.4.31 Kath.

Eintritt	Austritt	Bemerkungen
31. V. 1935	23. III. 39	n. Schönbrunn
2. 6. 44	23. 12. 44	†

Edith Hecht

25. April 1931 – 23. Dezember 1944

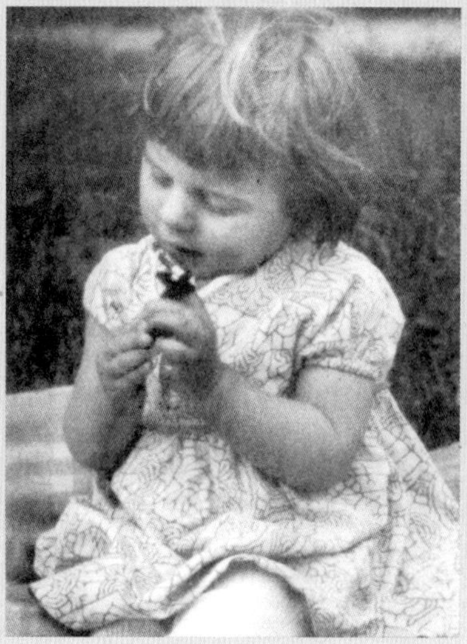

Edith Hecht, um 1935

von Verena Rapolder

Edith Hecht wurde am 25. April 1931 im Krankenhaus links der Isar in München geboren. Sie war das erste Kind von Betty und Heinrich Hecht. Im Oktober beobachteten die Eltern zum ersten Mal Krämpfe bei ihrer Tochter. Als diese sich häuften, gingen sie mit ihr zum Kinderarzt. Auf sein Anraten hin wurde sie noch am selben Tag ins Schwabinger Krankenhaus verlegt. Dort kam es weder zu einer eindeutigen Diagnose, noch konnte eine wirksame Therapie gefunden werden, so dass sie entlassen wurde.

Im Juni 1932 wurde Edith ein zweites Mal von ihrem Kinderarzt ins Schwabinger Krankenhaus überwiesen, weil sie wieder verstärkt an Krämpfen litt, die teils zu Bewusstlosigkeit führten und augenscheinlich mit großen Schmerzen verbunden waren. Schon im Juli wurde sie auf Wunsch der Eltern wieder entlassen. Die vorgeschlagene Röntgenbehandlung lehnten sie aus Angst vor Gesundheitsschäden ab.

Im Mai 1935, mit vier Jahren, kam Edith ins Kinderhaus der Heil- und Pflegeanstalt Eglfing-Haar. Sie hatte inzwischen zwei Geschwister. Es war für die Eltern zunehmend schwierig geworden, sie zu pflegen, da sie sehr unruhig war und nicht aus der Nähe des Ofens und des Gasherds gehalten werden konnte. Der Familie erschien die Unterbringung im Kinderhaus zunächst als geeignete Lösung, doch ab 1939 begannen die Eltern, um Ediths Sicherheit zu fürchten.

Heinrich Hecht schilderte im Juni 1945 – noch bevor die Öffentlichkeit von den Krankenmorden erfuhr – in einem Brief die Geschehnisse der Jahre 1939 bis 1944.[1] Wenn auch seine Datierung und Verortung verschiedener Gerüchte mitunter nicht exakt mit dem Ablauf der „Aktion T4“ und der Kinder-„Euthanasie“ übereinstimmen – vielleicht vermischten sich die geflüsterten Warnungen der vergangenen Jahre über Kaufbeuren, Eglfing-Haar und Ecksberg in seiner Erinnerung –, so werden doch die Ereignisse und die zunehmende Ausweglosigkeit der Situation klar. Vor allem die stete Sorge und Hilflosigkeit der Familie ist in dem Brief eindrücklich spürbar.

1939 plante die Direktion der Anstalt Eglfing-Haar, Edith Hecht in die Anstalt Ecksberg bei Mühldorf zu verlegen. Ecksberg, ursprünglich eine katholische Pflegeanstalt, war 1938 unter öffentlichem Protest des Anstaltsleiters der Kirche entzogen und unter staatliche Aufsicht gestellt worden. Die Eltern erfuhren nur zufällig von der Absicht, Edith zu verlegen. Ein Schreiben des Stadtjugendamts München an die Anstalt war versehentlich ihnen zugestellt worden. Für sie war dies ein Alarmzeichen, wie der Vater sich später erinnerte: „Es war seinerzeit schon etwas laut geworden, dass die kranken Kinder auf irgendeine Art aus der Welt geschafft werden sollten.“[2]

Ediths Eltern wehrten sich. Sie erklärten dem Stadtjugendamt, dass sie selbst sich um eine neue Unterbringung ihrer Tochter kümmern wollten. Es gelang ihnen, für Edith einen Platz in der katholischen Associationsanstalt Schönbrunn, einer einfachen Pflegeeinrichtung, zu bekommen. Im März 1939 wurde sie dorthin verlegt.

Mit der Pflege dort waren sie zunächst sehr zufrieden, aber die Sorge um ihre Tochter kehrte bald zurück. Die Eltern erfuhren von Gerüchten, „dass diese kirchliche Anstalt ihrem eigentlichen Zweck immer mehr gewaltsam entrissen wurde und die dortigen Kranken in Abständen in die Anstalt Eglfing-Haar durch die SS überführt wurden.“ Im Dezember 1940 verstärkten sich die Gerüchte, dass Kinder aus Schönbrunn abgeholt wurden und bald darauf in Eglfing-Haar verstarben.[3] Heinrich Hecht entschied sich zu handeln. „Ich wollte mein Kind unter allen Umständen von dem vermutlichen ‚Morden‘ retten und holte noch in der Nacht des 15. Dezember mein Kind […] nach Hause.“ Die Familie traute es sich jedoch nicht zu, Ediths Pflege alleine und in relativ

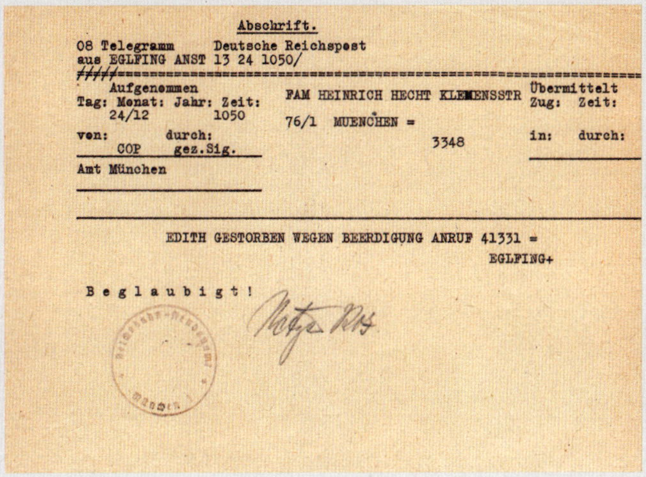

Abschrift.

08 Telegramm Deutsche Reichspost
aus EGLFING ANST 13 24 1050/

Aufgenommen
Tag: Monat: Jahr: Zeit:
24/12 1050
von: durch:
COP gez.Sig.
Amt München

FAM HEINRICH HECHT KLEMENSSTR
76/1 MUENCHEN =
3348

Übermittelt
Zug: Zeit:
in: durch:

EDITH GESTORBEN WEGEN BEERDIGUNG ANRUF 41331 =
EGLFING+

Beglaubigt!

Beglaubigte Abschrift des Telegramms mit der Todesnachricht vom 24. Dezember 1944. Heinrich Hecht legte dieses Dokument seinem Brief bei.

beengten Wohnverhältnissen zu bewältigen. Außerdem bestand die Gefahr, dass das Münchner Gesundheitsamt sie in eine staatliche Anstalt einweisen könnte, und so brachten die Eltern sie schon nach drei Tagen zurück nach Schönbrunn.

Dreieinhalb Jahre konnte Edith dort relativ friedlich leben, doch auch der Druck auf Schönbrunn nahm zu. Die Anstalt wurde im Verlauf des Krieges zunehmend als Ausweichkrankenhaus für die bombengefährdeten Münchner Krankenhäuser genutzt. Um Platz zu schaffen, wurden die Pfleglinge nach und nach von dort wegverlegt. Am 2. Juni 1944 traf dies auch Edith Hecht: Sie wurde ohne vorherige Information ihrer Eltern nach Eglfing-Haar überführt. Die Eltern erhielten erst am Tag der Verlegung eine Mitteilung. Diesmal mussten sie die Überweisung hinnehmen, denn es gab keine kirchlichen oder privaten Alternativen mehr. Sie beschäftigte nun die Frage, wie gut die Pflege im Kinderhaus in Haar war und ob die Kost ausreichte.

Mit der Verlegung von Schönbrunn nach Eglfing-Haar geriet das Leben des Mädchens in höchste Gefahr. Kurz nach ihrem Eintreffen erging die Meldung an den „Reichsausschuss". Sie wurde von Haus 28 in Haus 1BE überstellt. Haus 1BE „war in eingeweihten Kreisen bereits verrufen und zwar ging darüber das Gemunkel, dass da keine [der Kinder, Anm. d. Verf.] mehr lebend herauskommt." Die Eltern sorgten sich. Bei einem Besuch im Winter bemerkten sie, wie abgemagert ihre Tochter war. Die Mutter wollte nun „mindestens zweimal in der Woche nach Haar fahren, um dem Kind etwas zu essen zu bringen". Sie nahmen wohl an, dass die Kinder verhungern sollten, und dachten, sie könnten ihre Tochter so schützen.

Das Vorhaben, ihr Kind oft zu besuchen, konnte nicht lange aufrechterhalten werden. Der Verkehr nach Haar war, so schildert es der Vater, durch Luftangriffe häufig eingestellt, oder die Fahrt wurde durch Alarme unterbrochen. Im Dezember schaffte die Mutter es nicht, Edith zu besuchen. Am 17. Dezember 1944 gab es in München einen weiteren großen Bombenangriff.

In dieser Zeit begann man in Eglfing-Haar, Edith Hecht hochdosierte Beruhigungsmittel zu verabreichen. Die sogenannte Ermächtigung des „Reichsausschusses" zur Tötung des Mädchens war schon am 15. August 1944 erteilt worden. Am 20. Dezember 1944 sind in der Akte Fieber und Husten vermerkt. Der künstliche Dämmerschlaf hatte, wie beabsichtigt, zu einer Lungenentzündung geführt. Am 21. Dezember verschickte die Anstalt eine „Meldung" über ihren schlechten Zustand; am 23. Dezember verstarb Edith Hecht. Die Familie erhielt die Todesnachricht am Heiligen Abend. Am Tag darauf fuhren die Eltern gemeinsam mit der jüngeren Tochter nach Haar. Der Vater bestand darauf, dass Edith angezogen und aufgebahrt wurde. Ein mitgekommener Nachbar machte mit seiner Kamera die letzten Fotos von Edith im Sarg. Wenige Tage später wurde sie auf dem Anstaltsfriedhof beerdigt.

Die Eltern waren sich sicher, dass die Ärzte ihr Kind ermordet hatten. Nach Kriegsende versuchten sie, die Wahrheit herauszufinden. Am 8. Juni 1945 fuhr Betty Hecht persönlich nach Haar und konfrontierte dort den kommissarischen Direktor der Anstalt, Dr. von Braunmühl. Dieser notierte: „Spricht die Mutter vor u. erklärt, sie habe die feste Überzeugung, daß ihr Kind vom Leben zu Tode gebracht wurde. In dieser Anstalt treten Lungenentzündungen bei Kindern epidemisch auf wie eine Krätze."[4]

Am 18. Juni 1945 verfasste Heinrich Hecht seinen oben erwähnten Brief. Die Familie wollte Gewissheit. Sie erhielten nie eine Antwort.[5]

1
Brief von Heinrich Hecht an den Direktor der Heil- und Pflegeanstalt Eglfing-Haar vom 18.6.1945, Archiv des Bezirks Oberbayern, Heil- und Pflegeanstalt Eglfing-Haar, Patientenakten 7812. Daraus auch die folgenden Zitate

2
Im August 1939 erging ein streng vertraulicher Runderlass des Reichsministers des Innern an Ärzte, Hebammen, Entbindungsanstalten, geburtshilfliche Abteilungen und Kinderkrankenhäuser. Sie sollten die Geburt behinderter Kinder an die Gesundheitsämter melden.

3
Im November 1940 wurden Kinder von Schönbrunn nach Kaufbeuren verlegt und dort ermordet. Vgl. dazu: Markus Krischer, Kinderhaus. Leben und Ermordung des Mädchens Edith Hecht, München 2006, S. 111

4
Undatierte Notiz von Dr. von Braunmühl, vermutlich 8.6.1945 (wie Anm. 1)

5
Vgl. Krischer (wie Anm. 3)

Die Geschichte der nationalsozialistischen „Euthanasie“-Morde in Dokumenten und Fotos

Julius Scharnetzky

Menschen mit Behinderungen und psychischen Erkrankungen waren ab 1939 die ersten Opfer des staatlich organisierten Massenmords. Über 275.000 Patient*innen aus Heil- und Pflegeanstalten im Deutschen Reich und in den von den Deutschen besetzten Gebieten, vor allem aus Polen und der Sowjetunion, wurden ermordet. Der Mord war dabei die radikalste Form ihrer Ausgrenzung aus der „Volksgemeinschaft“, die bis Kriegsbeginn vor allem auf legalem Weg durch Gesetze und Verordnungen erfolgte. Etwa 400.000 Menschen, die gemäß der nationalsozialistischen Ideologie als erbkrank galten, wurden auf der Grundlage des „Gesetzes zur Verhütung erbkranken Nachwuchses“ zwangssterilisiert und Hunderte Frauen zu Schwangerschaftsabbrüchen gezwungen. In ihrem Kern fußte die behindertenfeindliche Gesundheitspolitik der Nationalsozialisten auf der Radikalisierung von Theorien und Praktiken, die in Deutschland und anderen Ländern bereits weit vor 1933 existiert hatten.

Dieses Kapitel erzählt die Geschichte der Ausgrenzung von Menschen mit Behinderungen und psychischen Erkrankungen im Nationalsozialismus anhand von kommentierten Dokumenten und Fotos. Ausgewählt wurden unter anderem Schlüsseldokumente wie das bereits erwähnte „Gesetz zur Verhütung erbkranken Nachwuchses“ und die sogenannte Euthanasie-Ermächtigung, aber auch Auszüge aus Krankenakten, ein Selektionsbogen und eine rassenhygienische Schautafel, die exemplarisch Einblicke in die Theorie – auch in internationaler Perspektive – und Praxis der behindertenfeindlichen Politik der Nationalsozialisten geben.

Ideologische Grundlagen

Das 19. Jahrhundert war in Europa und Nordamerika eine Zeit der gesellschaftlichen, ökonomischen und politischen Veränderungen. Der Erfahrungshorizont und die Wertvorstellungen ganzer Generationen sowie ein über Jahrhunderte gewachsenes soziales Gefüge brachen dadurch innerhalb kurzer Zeit zusammen. Die zunehmende Industrialisierung verursachte Massenarmut sowie Verelendung breiter Teile der Bevölkerung und beförderte soziale Missstände, die den Zeitgenoss*innen in dieser Dimension bis dahin unbekannt waren. Erklärungen und Lösungsansätze für diese versprachen die aufblühenden sozialwissenschaftlichen Theorien und Forschungsrichtungen. In ihren Deutungen bezogen sie sich mitunter auf biologische Gesetzmäßigkeiten wie die Evolutionstheorie von Charles Darwin und übertrugen diese auf die menschliche Gesellschaft. Allerdings deuteten die Sozialdarwinisten die darwinsche These vom „Survival of the Fittest" als Grundlage der Evolution im Tier- und Pflanzenreich in Bezug auf den Menschen zum „Survival of the Strongest" um. Damit missinterpretierten sie nicht nur Darwin, sondern begründeten auch die angebliche Ungleichwertigkeit des Menschen wissenschaftlich. Demnach könnten nur diejenigen Gesellschaften und Staaten im „Kampf ums Dasein" obsiegen, die sich als die stärkeren durchzusetzen vermögen. Damit schufen Wissenschaftler und Sozialpolitiker eine soziale und rassische Rangordnung, indem sie den Wert jedes einzelnen Menschen für die Gesellschaft anhand seiner Hautfarbe, Herkunft und seines sozialen Ranges bemaßen. Zur Quelle der Ungleichheit erklärten sie die menschlichen Erbanlagen. Deren Vererbung galt gemäß den von Gregor Mendel formulierten Regeln als Prozess, der unbeeinflusst von der Umwelt nach starren Regeln verläuft. Entsprechend dieser Auffassung waren bestimmte Individuen oder Gruppen aufgrund ihres Erbgutes zu unabänderlicher Unterlegenheit verdammt.

Die Eugenik als Wissenschaft von der Gesunderhaltung der menschlichen Erbanlagen war daher davon überzeugt, dass die Fortpflanzung reguliert werden müsse. Während „erbgesunde" Menschen bei der Fortpflanzung gefördert werden sollten (Positiveugenik), sollte „Erbkranken" – die als Ursache der gesellschaftlichen Probleme gesehen wurden – das Recht darauf genommen werden (Negativeugenik). Die Eugenik stand damit im Dienst der Utopie einer gesunden und von allen Krankheiten befreiten Gesellschaft. Weltweit propagierten Mediziner und Sozialpolitiker eine auf Inklusion und Exklusion basierende, vermeintlich an Vernunft orientierte Sozialpolitik in Form von Geburtenregulierung durch Aufklärung, Ehe- und Einwanderungsgesetze sowie Sterilisationen. Im ersten Drittel des 20. Jahrhunderts wurden in mehreren Ländern Gesetze erlassen, die das Recht auf Fortpflanzung bestimmter Bevölkerungsgruppen einschränkten. Zukünftige Generationen sollten auf diese Weise von der vermeintlichen Belastung durch alles „Erbkranke" befreit werden. Opfer waren vor allem Menschen mit Behinderungen und psychischen Erkrankungen sowie soziale Randgruppen.

„Martin Kallikak erzeugte zur Zeit der Freiheitskriege zuerst mit einem schwachsinnigen Mädchen einen unehelichen Sohn. Nach dem Kriege heiratete er ein Mädchen aus guter, gesunder Familie."
Mit seiner Untersuchung versuchte Goddard, ganz im Geiste der eugenischen Bewegung, die Erblichkeit von sozialem Verhalten zu beweisen. Degenerationsszenarien wie das von Goddard prägten die eugenische Debatte. Die vermeintlich überproportionale Fortpflanzung angeblich „Minderwertiger" würde über kurz oder lang zu einer Entartung der Gesellschaft führen, so die Behauptung. Die Arbeit über die „Familie Kallikak" machte Goddard zu einem der führenden US-Eugeniker. Erst 90 Jahre später konnte bewiesen werden, dass seine Aufteilung der Familie in einen „erbgesunden" und einen „erbkranken" Teil frei erfunden war.

„Die Familie Kallikak“
Das Schaubild wurde in den 1920er-Jahren vom Hygiene-Museum in Dresden als Lehrmaterial erstellt. Es illustriert die viel beachteten Forschungsergebnisse des US-Eugenikers und Psychologen Henry H. Goddard, die auf der Rekonstruktion der Familiengeschichte einer seiner Patientinnen beruhen. Goddard hatte der Familie in seiner 1912 erschienenen Schrift den fiktiven Namen „Kallikak“ gegeben. „Kallikak“ ist eine Zusammensetzung der beiden altgriechischen Wörter für schön („kallos“) und schlecht („kakos“). Das Schaubild zeigt die starke Orientierung der deutschen Eugenik am internationalen Diskurs.

**„Unehelicher Zweig:
480 direkte Nachkommen,
Davon: 82 früh gstorben,
143 schwachsinnig, 36 unehelich, 33 Prostituierte,
24 Alkoholiker, 3 Epileptiker, 3 Verbrecher, 8 Bordellwirte
Nur 46 sicher normal“**
Als Ausdruck von Erbkrankheit und „Minderwertigkeit“ galt den Eugenikern auch soziales Verhalten, das von gesellschaftlichen Normen abwich. Schautafeln wie die über die „Familie Kallikak“, die vielfach reproduziert wurde, sollte den Betrachter*innen vor Augen führen, welche gefährlichen Folgen die Fortpflanzung von angeblich „erbkranken“ Menschen für die Gesellschaft habe.

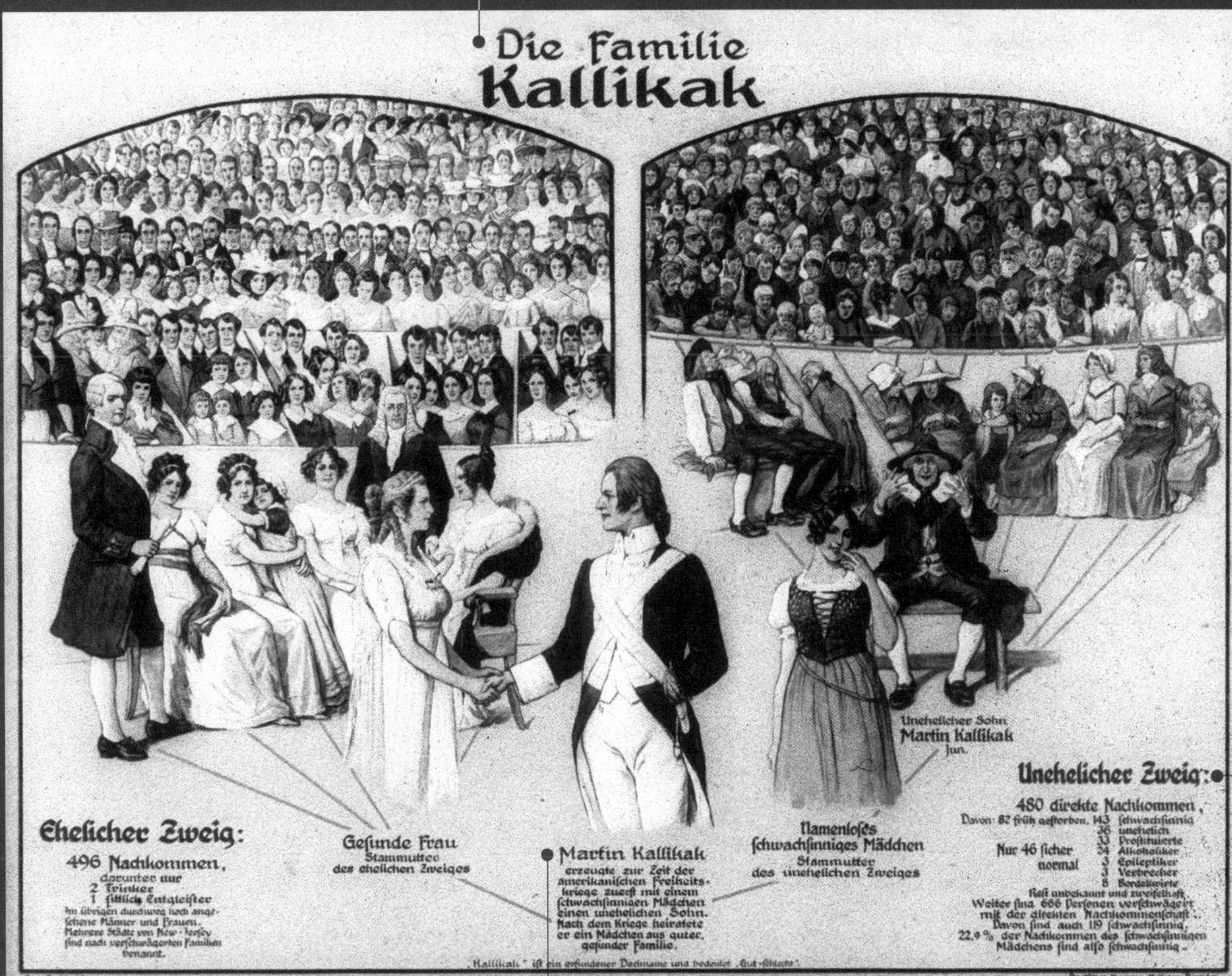

Schaubild „Die Familie Kallikak“
Dresden, DHM 2002/1368

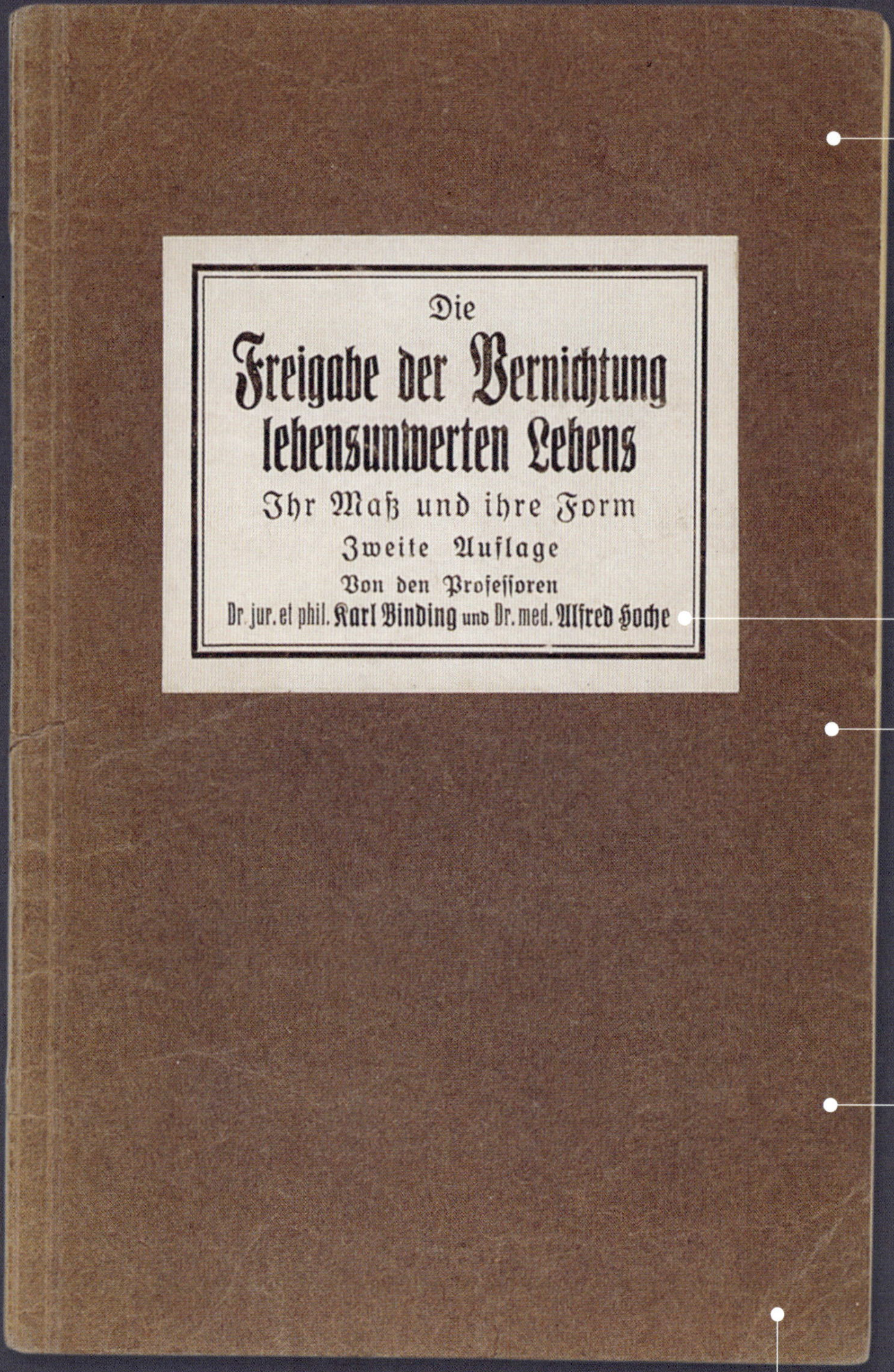

Der Jurist Karl Binding und der Mediziner Alfred Hoche gehörten in Deutschland zu den vehementen Befürwortern einer fremdbestimmten Tötung von Menschen mit Behinderungen und psychischen Erkrankungen, die ihrer Ansicht nach kein Verbrechen, sondern ein „erlaubter nützlicher Akt" sei. Ihre Argumente und Sprache waren prägend für die nationalsozialistische Gesundheitspolitik.

„Dass es lebende Menschen gibt, deren Tod für sie eine Erlösung und zugleich für die Gesellschaft und den Staat insbesondere eine Befreiung von einer Last ist, deren Tragung nicht den kleinsten Nutzen stiftet, lässt sich in keinster Weise bezweifeln." [S. 28]
In ihrer Argumentation verbanden Binding und Hoche gesellschaftliche Nützlichkeitserwägungen mit der Behauptung, die Tötung „unheilbar" Kranker wäre Ausdruck und Pflicht von (staatlichem) Mitleid.

„Die Ärzte würden es z.B. zweifellos als eine Entlastung ihres Gewissens empfinden, wenn sie in ihrem Handeln an Sterbebetten nicht mehr von dem kategorischen Gebote der unbedingten Lebensverlängerung eingeengt und bedrückt würden […]." [S. 50]
Zwar wurde die Schrift sehr einflussreich, stieß aber in weiten Teilen der Gesellschaft auf Ablehnung. Der Deutsche Ärztetag wandte sich 1921 sehr deutlich gegen Binding und Hoche. Auch auf dem Höhepunkt der Weltwirtschaftskrise waren ihre Forderungen nicht mehrheitsfähig. Dennoch hatte sich bis dahin der Schwerpunkt der Diskussion von der Sterbehilfe zur fremdbestimmten Tötung verschoben.

„Der Erfüllung dieser Aufgabe steht das moderne Bestreben entgegen, möglichst auch die Schwächlinge aller Sorten zu erhalten, allen, auch den zwar nicht geistig toten, aber doch ihrer Organisation nach minderwertigen Elementen Pflege und Schutz angedeihen zu lassen – Bemühungen, die dadurch ihre besondere Tragweite erhalten, dass es bisher nicht möglich gewesen, auch nicht im Ernste versucht worden ist, diese Defektmenschen von der Fortpflanzung auszuschließen." [S. 55]
Viele Eugeniker richteten ihre Kritik an den modernen Sozialstaat, der, anders als in der Natur, das Überleben angeblich nicht lebensfähiger Menschen erst möglich mache.

Karl Binding, Alfred Hoche, Die Freigabe der Vernichtung lebensunwerten Lebens. Ihr Maß und ihre Form, Leipzig 1920

„Denkt man sich gleichzeitig ein Schlachtfeld bedeckt mit Tausenden toter Jugend, oder ein Bergwerk, worin schlagende Wetter Hunderte fleißiger Arbeiter verschüttet haben, und stellt man in Gedanken unsere Idioteninstitute mit ihrer Sorgfalt für ihre lebenden Insassen daneben – und man ist auf das tiefste erschüttert von diesem grellen Mißklang zwischen der Opferung des teuersten Gutes der Menschheit und im größten Maßstabe auf der einen und der größten Pflege nicht nur absolut wertloser, sondern negativ zu wertender Existenzen auf der anderen Seite.“ [S. 27]
Die Haltung der beiden Wissenschaftler war geprägt von den Erfahrungen des Ersten Weltkrieges. Während Millionen von deutschen Männern an der Front gefallen seien, hätten die Psychiatriepatient*innen auf deren Kosten in Sicherheit überlebt. Die Realität war aber eine andere. 70.000 Psychiatriepatient*innen starben in den Kriegsjahren an Unterernährung.

Eugenik weltweit und in Deutschland vor 1933

Besonders in protestantischen Ländern war es Ende der 1920er-Jahre gelungen, eugenisches Gedankengut in politisches Handeln zu überführen, das auch noch Jahrzehnte nach 1945 nachwirkte. Besonders ausgeprägt waren Formate zur Aufklärung über Vererbungsvorgänge, Ehegesundheitsgesetze und die Unfruchtbarmachung sogenannter Erbkranker. Das erste Sterilisationsgesetz wurde 1907 im US-amerikanischen Bundesstaat Indiana erlassen. Diesem Vorbild folgten bis 1933 30 von 48 Bundesstaaten. In Europa wurde ein eugenisch motiviertes Sterilisationsgesetz erstmals 1928 im Schweizer Kanton Waadt erlassen. Besonders stark ausgeprägt war die „wohlfahrtsstaatliche“ Sterilisationspolitik, die in bestimmten Fällen den Einsatz von Zwang erlaubte, aber in den sozialdemokratisch regierten Ländern Skandinaviens. Dänemark führte 1929 ein Gesetz ein, Schweden und Norwegen folgten 1934, Finnland 1935, Island, Lettland und Estland 1937/1938. In mehrheitlich katholischen Ländern verweigerte die Kirche zwar ihre Zustimmung zu den Sterilisationen, stand Gesundheitsuntersuchungen als Voraussetzung für Eheschließungen oder Eheverbotsgesetzen – wie in Frankreich, Litauen oder Brasilien – ansonsten jedoch offen gegenüber. Mit der gewichtigen Ausnahme des nationalsozialistischen Deutschlands war negativeugenische Politik, wenngleich in gemäßigterer Form und unter Wahrung rechtsstaatlicher Grundsätze, somit primär Teil demokratischer Gesellschaftssysteme. Besonders anfällig waren die modernen Massendemokratien der USA und Skandinaviens. Diese waren nur allzu bereit, die Individualrechte unerwünschter Minderheiten unter dem Vorwand des Wohlfahrtsstaates preiszugeben.

In Deutschland hatte die Eugenik bis 1918 jedoch keinen nennenswerten Einfluss auf den gesellschaftlichen Diskurs. Vor allem negativeugenische Maßnahmen schienen lange unmöglich. Vor dem Hintergrund der Menschenverluste im Ersten Weltkrieg grassierte jedoch die Angst vor einer möglichen Degeneration und schien in Verbindung mit den sozioökonomischen Schwierigkeiten der Zeit eine ernsthafte Diskussion über den Umgang mit angeblich „Minderwertigen“ notwendig zu machen. Über parteipolitische Grenzen hinweg wurde nun auch in Deutschland über Ehegesetze und Sterilisationen diskutiert. Sämtliche Gesetzesinitiativen der Jahre bis 1933 blieben jedoch in einer konzeptionellen Phase stecken.

Parallel dazu wurde auch über die fremdbestimmte Tötung von „Erbkranken“ diskutiert. Zwar stellte die Forderung einer staatlich reglementierten „Euthanasie“ die radikalste Form der Eugenik dar, ihre Befürworter bildeten jedoch eine Minderheit, wenngleich die Weltwirtschaftskrise die Mehrheitsverhältnisse empfindlich beeinflusste.

Der eugenische Diskurs dieser Zeit bereitete in Sprache und Form den Weg für die NS-Gesundheitspolitik, indem er weite Teile der deutschen Gesellschaft für diese Thematik sensibilisierte und die Grenzen zwischen Sterbehilfe und Mord verschwimmen ließ.

Gesetz zur Verhütung erbkranken Nachwuchses

Unter dem Begriff der Rassenhygiene wurde die Eugenik in Deutschland ab 1933 zur nationalsozialistischen Staatsdoktrin erhoben. Während die politischen Gegner bereits in der Phase der Machtkonsolidierung Gewalt durch Verbände der SS, SA und der Polizei zu spüren bekamen, erfolgte die Ausgrenzung der biologischen Gegner zunächst durch Beamte, Psychiater, Juristen und Gesetze. Aufbauend auf der Gesetzgebung, um so den rechtsstaatlichen Schein zu wahren und Akzeptanz in der Bevölkerung zu generieren, griff das Regime zur Verwirklichung seiner Ziele auf Formen einer scheinbar legalen und formellen Ausgrenzung zurück. Dabei war 1933 der Mord an Menschen mit Behinderungen und psychischen Erkrankungen ab Kriegsbeginn noch nicht vorgezeichnet. Zunächst beschränkte sich das nationalsozialistische Regime auf die Regulierung der gesundheitlichen Zukunft des deutschen Volkes, vor allem durch Sterilisationen. Mit dem „Gesetz zur Verhütung erbkranken Nachwuchses" wurde am 14. Juli 1933 ein Sterilisationsgesetz erlassen, auf dessen Grundlage bis 1945 etwa 400.000 Menschen meist gegen ihren Willen ihrer Zeugungsfähigkeit beraubt wurden.

Das Gesetz beruhte auf einem Entwurf des Preußischen Landesgesundheitsrats aus dem Jahr 1932, der durch die Absetzung der preußischen Regierung im Sommer 1932 nicht mehr umgesetzt werden konnte. Während der Entwurf noch die freiwillige Zustimmung der Sterilisanden vorschrieb, ermöglichte das „Gesetz zur Verhütung erbkranken Nachwuchses" die Durchführung des operativen Eingriffs auch gegen den ausdrücklichen Willen der betreffenden Person. Der Großteil der Anträge auf Durchführung der Sterilisation wurde durch Amtsärzte sowie leitendes Personal von Pflegeeinrichtungen bei den zuständigen Gesundheitsämtern gestellt. Über diese entschieden Ärzte und Juristen in eigens geschaffenen Erbgesundheits- und Erbgesundheitsobergerichten. Die Zwangssterilisationen waren nicht nur eine Verletzung der körperlichen Unversehrtheit der Sterilisanden, sondern brandmarkten sie zeitlebens als erbkrank und beförderten ihre gesellschaftliche Ausgrenzung weit über 1945 hinaus. Mindestens 5.000 Menschen, vor allem Frauen, starben in Folge der chirurgischen Eingriffe.

„Wer erbkrank ist, kann durch chirurgischen Eingriff unfruchtbar gemacht (sterilisiert) werden, wenn nach den Erfahrungen der ärztlichen Wissenschaft mit großer Wahrscheinlichkeit zu erwarten ist, daß seine Nachkommen an schweren körperlichen oder geistigen Erbschäden leiden werden."
Bei kaum einer der aufgeführten Krankheiten bestand zur damaligen Zeit Sicherheit über die Erblichkeit. Somit definierte das Regime auch diejenigen als „erbkrank", deren Krankheit zwar nicht nachweislich nach den Regeln Gregor Mendels vererbt wurde, bei denen jedoch die Familien-Anamnese beziehungsweise die „empirische Erbprognose" eine Erblichkeit wahrscheinlich machte.

„Erbkrank im Sinne dieses Gesetzes ist, wer an einer der folgenden Krankheiten leidet:"
Die Definition dessen, wer als „erbkrank" zu gelten hat und somit vom Ausschluss aus der Gemeinschaft betroffen ist, war die Voraussetzung für die Umsetzung der Ausgrenzungspolitik. In leicht abgewandelter und ergänzter Form war diese Definition ab 1939 auch Grundlage für die Selektion der Opfer des Krankenmords.

Angeborener Schwachsinn
Mehr als zwei Drittel der Opfer wurden aufgrund von „angeborenem Schwachsinn" sterilisiert. Anstatt anhand klinischer Kriterien wurde die Diagnose des Schwachsinns in der Regel mittels „Lebensbewährung" gestellt. Diese Formen der sozialen bzw. kulturellen Diagnostik legalisierten somit auch die Unfruchtbarmachung von Menschen, die wegen Straffälligkeit oder unangepasster Lebensweise als „asoziale Psychopathen" galten.

„Gesetz zur Verhütung erbkranken Nachwuchses"

Arthur Gütt, Ernst Rüdin, Falk Ruttke, Zur Verhütung erbkranken Nachwuchses. Gesetz und Erläuterung. Ausgabe für die Mitglieder der ärztlichen Spitzenverbände, München 1934, S. 56

Gesetz zur Verhütung erbkranken Nachwuchses

Vom 14. Juli 1933

(Reichsgesetzblatt I S. 529)

Die Reichsregierung hat das folgende Gesetz beschlossen, das hiermit verkündet wird:

§ 1

(1) Wer erbkrank ist, kann durch chirurgischen Eingriff unfruchtbar gemacht (sterilisiert) werden, wenn nach den Erfahrungen der ärztlichen Wissenschaft mit großer Wahrscheinlichkeit zu erwarten ist, daß seine Nachkommen an schweren körperlichen oder geistigen Erbschäden leiden werden.

(2) Erbkrank im Sinne dieses Gesetzes ist, wer an einer der folgenden Krankheiten leidet:

1. angeborenem Schwachsinn,
2. Schizophrenie,
3. zirkulärem (manisch-depressivem) Irresein,
4. erblicher Fallsucht,
5. erblichem Veitstanz (Huntingtonsche Chorea),
6. erblicher Blindheit,
7. erblicher Taubheit,
8. schwerer erblicher körperlicher Mißbildung.

(3) Ferner kann unfruchtbar gemacht werden, wer an schwerem Alkoholismus leidet.

§ 2

(1) Antragsberechtigt ist derjenige, der unfruchtbar gemacht werden soll. Ist dieser geschäftsunfähig oder wegen Geistesschwäche entmündigt oder hat er das achtzehnte Lebensjahr noch nicht vollendet, so ist der gesetzliche Vertreter antragsberechtigt; er bedarf dazu der Genehmigung des Vormundschaftsgerichts. In den übrigen Fällen beschränkter Geschäftsfähigkeit bedarf der Antrag der Zustimmung des gesetzlichen Vertreters. Hat ein Volljähriger einen Pfleger für seine Person erhalten, so ist dessen Zustimmung erforderlich.

(2) Dem Antrag ist eine Bescheinigung eines für das Deutsche Reich approbierten Arztes beizufügen, daß der Unfruchtbarzumachende über das Wesen und die Folgen der Unfruchtbarmachung aufgeklärt worden ist.

(3) Der Antrag kann zurückgenommen werden.

§ 3

Die Unfruchtbarmachung können auch beantragen

1. der beamtete Arzt,
2. für die Insassen einer Kranken-, Heil- oder Pflegeanstalt oder einer Strafanstalt der Anstaltsleiter.

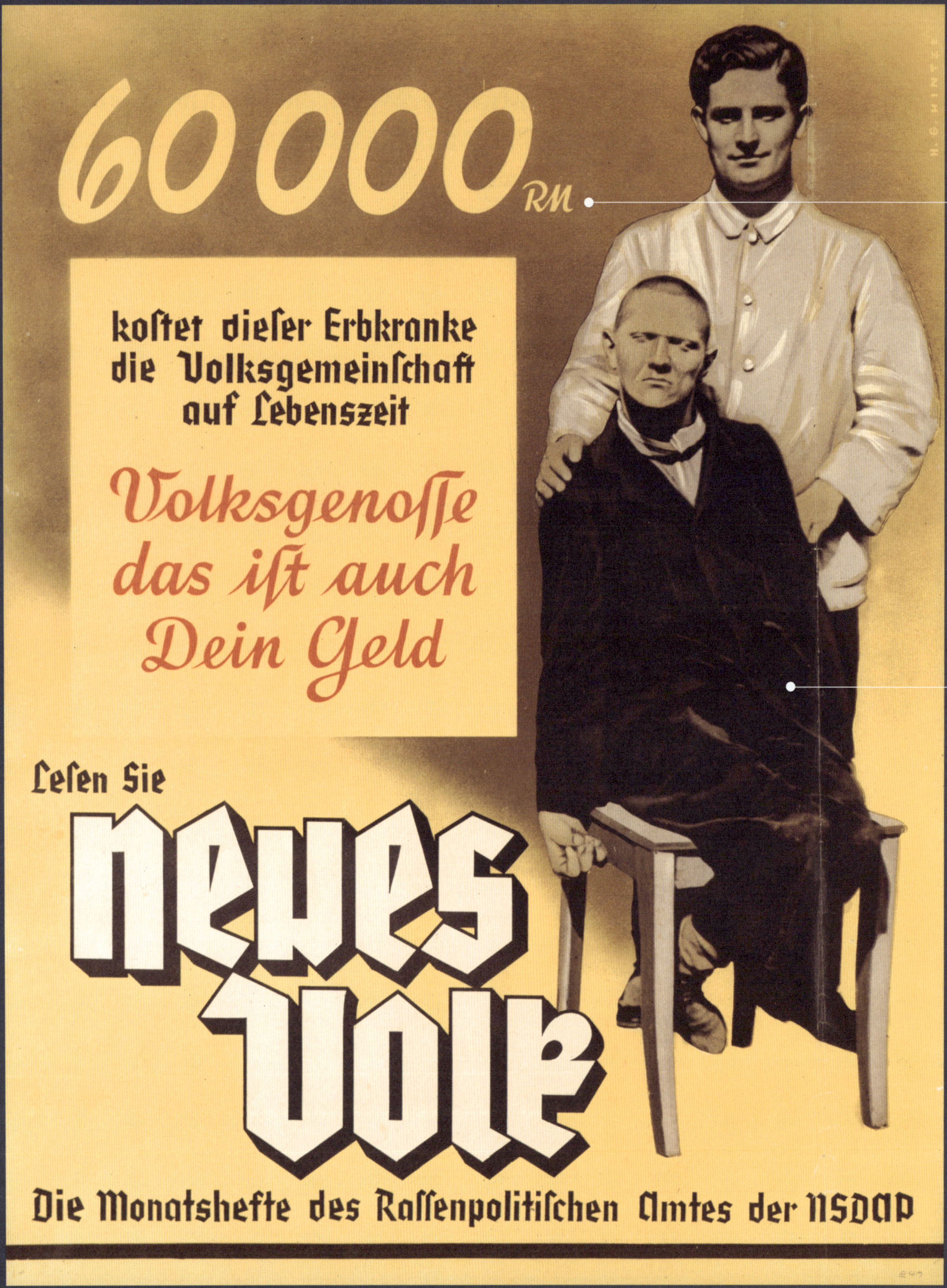
60 000 RM
koſtet dieſer Erbkranke
die Volksgemeinſchaft
auf Lebenszeit
Volksgenoſſe
das iſt auch
Dein Geld
Leſen Sie
Neues
Volk
Die Monatshefte des Raſſenpolitiſchen Amtes der NSDAP

Propaganda

„60000 RM kostet dieser Erbkranke die Volksgemeinschaft auf Lebenszeit"
In den Propagandamitteln wurde immer wieder darauf hingewiesen, dass vor allem die finanziellen Kosten durch die Versorgung von sogenannten Erbkranken eine Belastung aller sei. In der Argumentation stellte das Reichspropagandaministerium den häufig überdimensioniert dargestellten Wohlfahrtskosten Maßnahmen für erbgesunde Menschen gegenüber, um eine Entsolidarisierung zu bewirken.

Die bildliche Darstellung von Menschen mit Behinderungen und psychischen Erkrankungen folgte festen Regeln und drückte sich häufig in einer Gegenüberstellung von schwarz und weiß, krank und gesund sowie minderwertig und wertvoll aus. Dadurch sollte die Gefahr unterstrichen werden, die von den Kranken für die Gesellschaft ausgehe. Die entmenschlichende Darstellung propagierte, dass es sich bei den Kranken um „lebensunwertes Leben" handeln würde, deren negativeugenische Behandlung ein Akt der Nächstenliebe sei, da ihre Leiden beendet werden würden.

Obwohl die Zwangssterilisationen und ab 1935 auch die eugenisch indizierten Abtreibungen von Schwangerschaften, bei denen mindestens ein Elternteil als erbkrank galt, in scheinbar gesetzlichen Bahnen verliefen, wurde die Ausgrenzung von Menschen mit Behinderungen und psychischen Erkrankungen durch eine umfassende Propagandakampagne begleitet, die in sämtliche Lebensbereiche hineinreichte. Rundfunkbeiträge, Flugblätter, Plakate, rassenhygienische Artikel, Ausstellungen, aber auch die schulischen Lehrpläne unterschiedlichster Fächer sollten die Volksgenossinnen und Volksgenossen schon von klein auf davon überzeugen, dass die Ausgrenzung von Menschen mit Behinderungen und psychischen Erkrankungen der einzig mögliche Schritt sei, um die deutsche Gesellschaft rein zu halten und ungeborene Generationen von der angeblichen sozialen und wirtschaftlichen Last alles „Erbkranken" zu befreien. Die Nationalsozialisten propagierten ihre Politik dabei als Maßnahme gegen übertriebene Wohlfahrtskosten, immer aber auch als Ausdruck ethischen Handelns.

Dabei griffen die Kampagnen Argumente, Motive und Sprachbilder auf, die bereits vor 1933 existiert hatten. Während das Hauptaugenmerk der Propagandakampagne vor allem auf den Sterilisationen und Abtreibungen lag, begannen 1940 auch die Planungen für mehrere Filmprojekte, in denen für das nationalsozialistische „Euthanasie"-Programm geworben werden sollte. Von diesen kam jedoch nur der Film „Ich klage an" in die Kinos. Der von Wolfgang Liebeneiner produzierte Film feierte am 29. August 1941, wenige Tage nach der überraschenden vorläufigen Einstellung des Mordprogramms, in Berlin Uraufführung. Im Zentrum der Handlung stand die an Multipler Sklerose erkrankte Hanna Heydt, die aufgrund mangelnder Hoffnung auf Heilung sowohl ihren Arzt als auch ihren Ehemann bittet, sie von ihrem Leiden zu erlösen. Während ihr Arzt Dr. Lang die Tötung auf Verlangen als unethisch zurückweist, verabreicht ihr Mann, ebenfalls Arzt, der schwer kranken Hanna letztlich ein tödliches Medikament. Vor Gericht muss sich Thomas Heydt für seine Taten rechtfertigen. In einem emotionalen Plädoyer versucht er, die Geschworenen von der Richtigkeit seines Handelns zu überzeugen. Auch Dr. Lang, der als Zeuge aussagt, erkennt gegen Ende des Films die Tötung auf Verlangen als einzig mögliche menschliche Handlung an. Der Film verschleiert die eigentlichen Formen und Hintergründe des nationalsozialistischen Krankenmords, in dem er den Fokus auf die Debatte über Tötung auf Verlangen lenkt.

Werbeplakat „Neues Volk", um 1938
Deutsches Historisches Museum, Berlin, Inv.-Nr.: 1988/1284

Veränderung in der Anstaltspsychiatrie

Die Gesundheitspolitik als ein zentraler Pfeiler nationalsozialistischer Politik stand in den Diensten der Utopie des „Volkskörpers", dem das einzelne Individuum untergeordnet wurde. Nunmehr wurden die Schwere eines Leidens sowie die Verteilung medizinischer Ressourcen und damit verbunden Gesundheits- und mit Kriegsbeginn auch Lebenschancen weniger durch klinische Kriterien bestimmt als durch die Bedeutung der Krankheit und der Kranken für die „Volksgemeinschaft". Vor allem die medizinische und pflegerische Betreuung von chronisch Kranken, die seit mehreren Jahren in psychiatrischen Einrichtungen untergebracht waren und nicht in anstaltsinterne Arbeitsprozesse eingegliedert werden konnten, wurde gemäß der staatlichen Sparvorgaben daher immer mehr eingeschränkt. Gleichzeitig waren aufgrund von Vollbeschäftigung, die eine häusliche Pflege von Erkrankten immer schwerer machte, ab Mitte der 1930er-Jahre so viele Menschen wie niemals zuvor in psychiatrischen Einrichtungen untergebracht. Überfüllung und Personalmangel entwickelten sich daher zum Normalzustand in der Anstaltspsychiatrie. Diese war wegen der während der Weltwirtschaftskrise vorgenommenen Kürzungen schon beim Machtantritt der Nationalsozialisten in einem schlechten Zustand. Die erneute Herabsenkung der Pflegesätze im Jahr 1935 verschärfte die prekäre Versorgungslage in den Anstalten noch weiter und führte in einigen Anstalten bereits Ende der 1930er-Jahre zu höheren Sterblichkeitsraten. Aber auch die behindertenfeindliche Propaganda, rassenhygienische Schulungen, Zwangssterilisationen und die erschwerten Arbeitsbedingungen in den Anstalten wirkten sich vielerorts negativ aus und führten in den Kreisen des ärztlichen und pflegerischen Personals zu einer schrittweisen Radikalisierung.

Im scheinbaren Gegensatz zur systematischen therapeutischen und pflegerischen Schlechterstellung chronisch kranker Pfleglinge stand ein beinahe ungebrochener therapeutischer Aktivismus bei der Entwicklung neuer Therapien zur Behandlung von frisch Erkrankten. Vor allem die Mitte der 1930er-Jahre entwickelten Krampftherapien mit Insulin oder Cardiazol erweckten unter Medizinern die Hoffnung, die „Volkskrankheit" Schizophrenie heilen zu können.

„Durch eine neue Heilmethode – die Insulinbehandlung –, die in einer Reihe von Kliniken und Anstalten bereits mit gutem Erfolge angewendet wird, besteht die begründete Hoffnung, dass in dem Zustand der/des Kranken eine weitgehende Besserung eintritt […]."
Die Patient*innen wirkten nach der Behandlung geordneter und zugänglicher. Allerdings war die Therapie für die Kranken mit einer Bandbreite von Nebenwirkungen verbunden, die von Übelkeit und Kopfschmerzen über Knochenbrüche bis – in Ausnahmefällen – hin zum Tod führen konnten.

„[…] eine wesentliche Ersparnis an Anstaltskosten eintreten wird."
Obwohl die Behandlungen mit weitreichenden Nebenwirkungen verbunden waren und der dauerhafte Therapieerfolg nicht als gesichert gelten konnte, war für viele Ärzt*innen und Kostenträger der Nutzen für die „Volksgemeinschaft" in Form von Einsparungen bei der Anstaltsunterbringung wichtiger als das Wohl der Kranken.

Schreiben der Landesanstalt Sonnenstein an den Bezirksfürsorgeverband der Stadt Dresden vom 16. Oktober 1937, Liesbet Martha N.N. betreffend
Sächsisches Staatsarchiv, Dresden, 10823 Heil- und Pflegeanstalt Sonnenstein Nr. 13425, Bl. 9a

9

Sonnenstein, am 16. Oktober 1937.

An
den Bezirksfürsorgeverband der Stadt ~~xxxxx~~
~~Amtshauptmannschaft~~

Dresden

Die /~~Der~~ auf Jhre Kosten hier untergebrachte

Kranke Liesbet Martha ███████

geb. 16.4.1905 in ███████

leidet an der mit Schizophrenie bezeichneten Geisteskrankheit. Durch eine neue Heilmethode - die Jnsulinbehandlung -, die in einer Reihe von Kliniken und Anstalten bereits mit gutem Erfolge angewendet wird, besteht die begründete Hoffnung, dass in dem Zustande der/~~des~~ Kranken eine weitgehende Besserung eintritt, sodass eine Entlassung in absehbarer Zeit möglich sein wird. Wird die Jnsulinbehandlung nicht durchgeführt, besteht die große Gefahr, dass die Krankheit einen chronischen Verlauf nimmt und die/der Kranke einen schweren geistigen Defekt davonträgt.

Durch die Jnsulinbehandlung könnte also nach den bisher gemachten Erfahrungen in einer großen Zahl von Fällen zumindest eine weitgehende Verkürzung des Anstaltsaufenthaltes erreicht werden.

Durch die Behandlung mit Jnsulin entstehen besondere Kosten, die durch das Verpfleggeld nicht als abgegolten zu betrachten, sondern besonders zu bezahlen sind. Diese Kosten betragen etwa 70 - 100 RM. Diese einmalige Sonderausgabe wird aber durch die Wahrscheinlichkeit der viel früheren Entlassungsmöglichkeit ausgeglichen, ja es kann wohl angenommen werden, dass in vielen Fällen für die Bezirksverbände eine wesentliche Ersparnis an Anstaltskosten eintreten wird. Aus diesen Erwägungen heraus haben auch die Kostenpflichtigen in anderen Teilen Deutschlands bereitwillig die Übernahme der Kosten auf sich genommen.

Wir bitten um baldige Mitteilung, ob Sie die veranschlagten Kosten übernehmen, da nur dann die Behandlung, die in Jhrem und der Kranken Interesse liegt, durchgeführt werden kann.

Z. Ully. 18/10. 37

Die Anstaltsdirektion.
I. A.
Dr. Albrecht

„Euthanasie“-Ermächtigung

Mit Kriegsbeginn verschob sich der Schwerpunkt der Rassenhygiene im nationalsozialistischen Deutschland von Sterilisationen und Abtreibungen hin zum Mord. Zielten sämtliche negativeugenischen Maßnahmen bis zu diesem Zeitpunkt auf die gesundheitliche Zukunft Deutschlands, begann das Regime nun damit, auch die Gegenwart von den vermeintlich „Erbkranken“ zu säubern. Dabei spielten jedoch nicht nur rassenhygienische Motive eine Rolle, sondern auch wirtschaftliche Überlegungen. Mit der Ermordung sogenannter unnützer Esser sollten medizinische Ressourcen vor allem für militärische Zwecke freigemacht werden.

Hitler beauftragte die Kanzlei des Führers unter Leitung Philipp Bouhlers und seinen chirurgischen Begleitarzt Dr. Karl Brandt mit der Planung des ersten staatlichen Massenmords. Zusammen mit einigen der führenden Mediziner im Bereich der Rassenhygiene definierten Bouhler und Brandt im Laufe des Jahres 1939 die organisatorischen Strukturen und Abläufe des Mordprogramms. Zur besseren Geheimhaltung schufen sie mehrere Tarnorganisationen. Neben der Kanzlei des Führers etablierten sich jedoch bereits mit Kriegsbeginn weitere Akteursgruppen aus dem Bereich (Gesundheits-)Verwaltung und Sicherheitsorgane, die sich nicht nur an den Krankenmorden beteiligten, sondern diese auch unabhängig von der Zentraldienststelle in Berlin organsierten und durchführten.

Von zentraler Bedeutung bei den Planungen war, allen am Mordprogramm beteiligten Personen Straffreiheit zuzusichern. Aus Furcht vor den Reaktionen der deutschen Bevölkerung und um dem Ausland keinen propagandistischen Zündstoff zu bieten, lehnte Hitler allerdings ein Gesetz zur Legalisierung des Mordprogramms ab. Stattdessen beauftragte er Bouhler, Brandt sowie weitere Ärzte in einer formlosen Ermächtigung mit der Durchführung einer „Gnadentod“-Aktion. Obwohl kein Gesetz, wurde sie von vielen Beteiligten als solches wahrgenommen. Initiativen der nächsten Jahre, den Krankenmord doch noch zu legalisieren, scheiterten am Kriegsverlauf.

In mehreren Phasen wurden zwischen Herbst 1939 und Kriegsende etwa 275.000 Psychiatriepatient*innen jeden Alters in Waldstücken erschossen, in mobilen oder stationären Gaskammern getötet oder in psychiatrischen Krankenhäusern durch Nahrungsentzug in Kombination mit überdosierten Beruhigungsmitteln und bewusster Vernachlässigung ermordet.

ADOLF HITLER
Die Kanzlei des Führers war Hitlers Privatbüro. Die Ermächtigung war auf seinem privaten Briefpapier verfasst. Mit der Kanzlei des Führers als ausführender Organisation konnte der Krankenmord außernormativ unter Ausschaltung der zuständigen Ministerien unter größtmöglicher Geheimhaltung durchgeführt werden.

BERLIN, Den 1. Sept. 1939.
Vor der Unterzeichnung im Oktober 1939 wurde die Ermächtigung auf den 1. September zurückdatiert, wahrscheinlich um die ersten Mordaktionen gegen Psychiatriepatient*innen im besetzten Polen nachträglich zu legitimieren.

Gnadentod
Die Organisatoren umschrieben den Mord häufig euphemistisch mit dem Begriff „Gnadentod“. Bereits Binding und Hoche hatten 1920 argumentiert, dass die fremdbestimmte Tötung von Menschen mit Behinderungen und psychischen Erkrankungen ein Akt der Gnade sei, da so das Leiden dieser Menschen beendet werden würde.

Von Bouhler mir übergeben am 27.8.40 Dr. Gürtner
Erst im August 1940 wurde der Justizminister Franz Gürtner offiziell in das Mordprogramm eingeweiht. Gürtner ließ daraufhin sämtliche Ermittlungen, die wegen Krankentötungen anhängig waren, einstellen. Er drängte aber auf die Verabschiedung eines ordentlichen Gesetzes.

„Euthanasie“-Ermächtigung
Bundesarchiv R 3001/24209

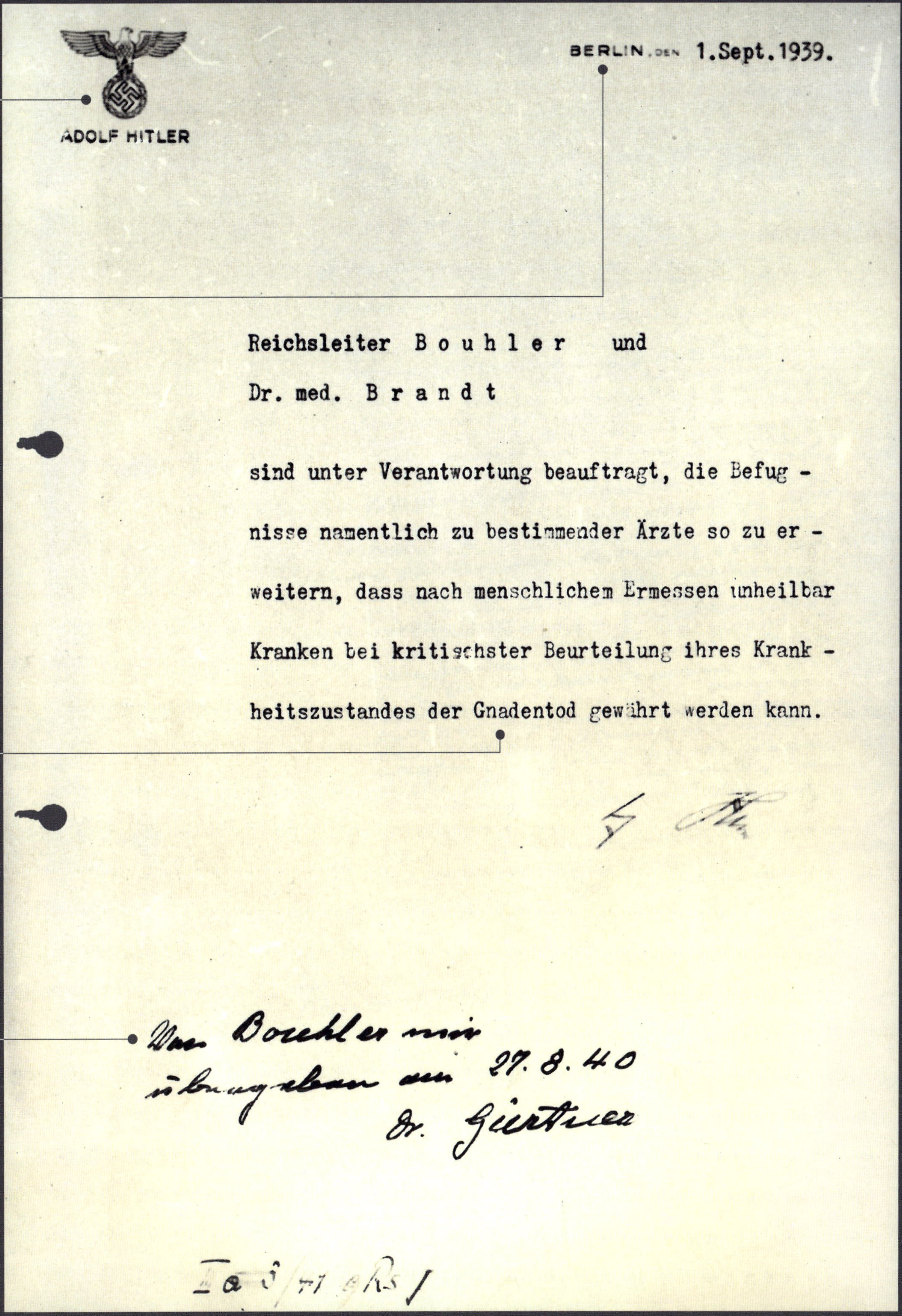

ADOLF HITLER

BERLIN, DEN 1.Sept.1939.

Reichsleiter B o u h l e r und

Dr. med. B r a n d t

sind unter Verantwortung beauftragt, die Befug - nisse namentlich zu bestimmender Ärzte so zu er - weitern, dass nach menschlichem Ermessen unheilbar Kranken bei kritischster Beurteilung ihres Krank - heitszustandes der Gnadentod gewährt werden kann.

A. Hitler

Von Bouhler mir
übergeben am 27. 8. 40
Dr. Gürtner

IIa 3/41 gRs

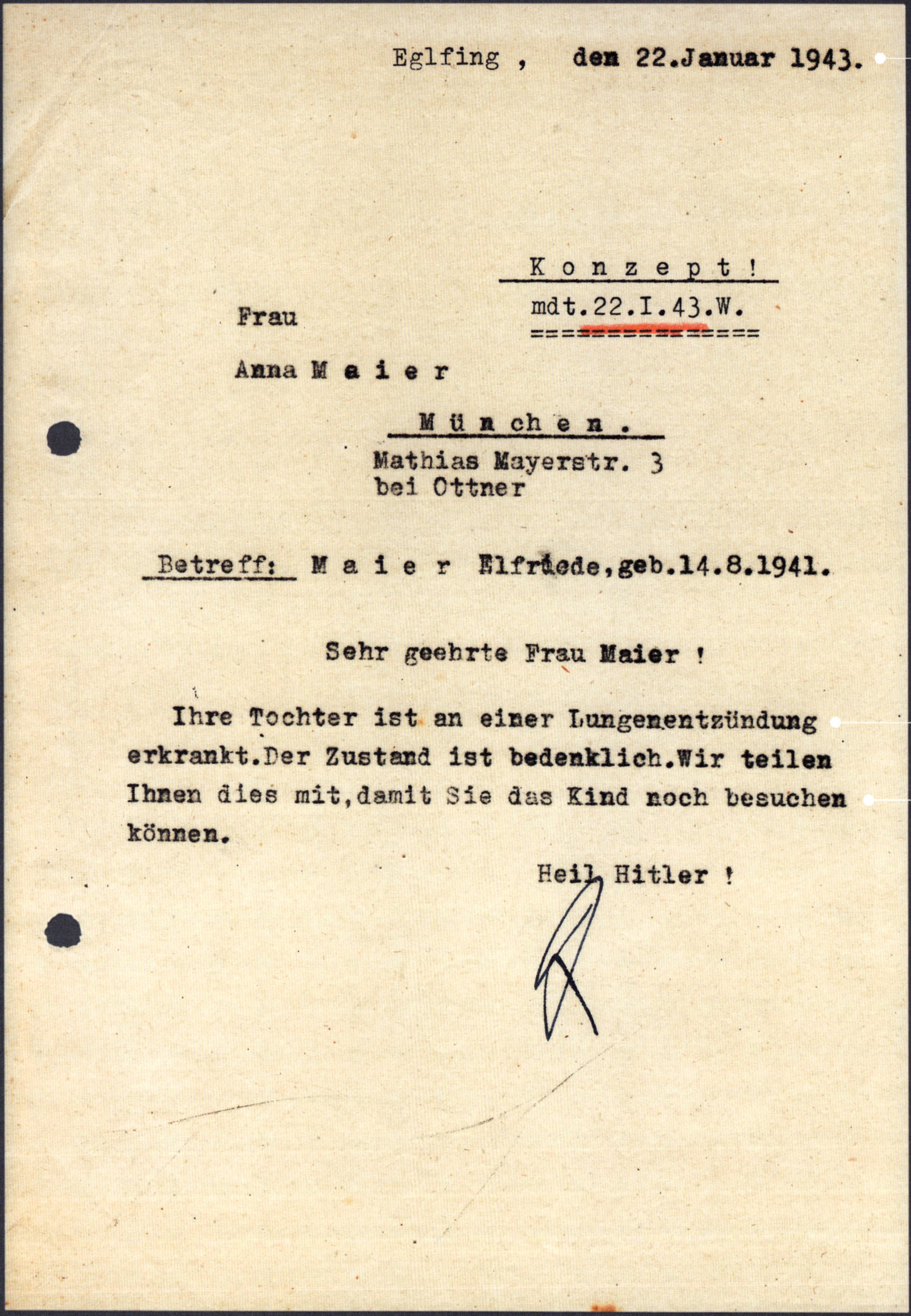

Eglfing , den 22.Januar 1943.

Konzept!
mdt.22.I.43.W.

Frau

Anna Maier

München.

Mathias Mayerstr. 3
bei Ottner

Betreff: Maier Elfriede, geb.14.8.1941.

Sehr geehrte Frau Maier !

Ihre Tochter ist an einer Lungenentzündung erkrankt. Der Zustand ist bedenklich. Wir teilen Ihnen dies mit, damit Sie das Kind noch besuchen können.

Heil Hitler !

Kinder-„Euthanasie“

Eglfing, den 22. Januar 1943
Elfriede Maier wurde am 8. Januar 1943 in die „Kinderfachabteilung“ der Heil- und Pflegeanstalt Eglfing-Haar eingewiesen. Während einige Kinder nach der Einweisung durch den „Reichsausschuss“ noch längere Zeit in den „Kinderfachabteilungen“ beobachtet wurden, scheinen die Haarer Ärzte im Falle des anderthalbjährigen Mädchens der Einschätzung des Selektionsgremiums rasch zugestimmt zu haben.

Der Vater eines mehrfach schwerbehinderten Kindes hatte sich wohl Ende 1938 oder Anfang 1939 – der genaue Zeitpunkt lässt sich nicht klären – an die Kanzlei des Führers gewandt und um die Erlaubnis zur Tötung seines Kindes gebeten. Adolf Hitler hatte daraufhin seinen Begleitarzt Karl Brandt beauftragt, das Kind in der Universitätsklinik Leipzig zu untersuchen. Sollte sich die Schwere des Leidens bestätigen, dürfte er die Erlaubnis zur Tötung erteilen. Das Kind wurde nach Brandts Abreise mit Beruhigungsmitteln getötet. Zwar war das „Gnadentodgesuch“ des Vaters nicht das erste, das an die Kanzlei des Führers gerichtet worden war, jedoch dürfte der „Fall Leipzig“ die Initialzündung für die Planung der Krankenmorde gewesen sein. Bis zum Sommer 1939 wurden daraufhin durch die Kanzlei des Führers zusammen mit dem Reichsministerium des Innern und ausgewählten Ärzten, die der Frage der „Euthanasie“ gegenüber offen waren, die Grundlagen für die planmäßige Tötung von Kindern geschaffen.

„[…] ist an einer Lungenentzündung erkrankt.“
Den Kindern wurden über mehrere Tage hinweg erhöhte Dosen eines Beruhigungsmittels, in Eglfing-Haar vor allem das Präparat Luminal, verabreicht. Dies führte zu einer Lungenentzündung, an der die Kinder verstarben. Damit versuchten die Täter, die eigentliche Todesart zu verschleiern.

„[…] damit Sie das Kind noch besuchen können.“
Die „Schlechtermeldungen“ dürften vor allem der Vertuschung der Morde gedient haben. Gegenüber den Eltern sollte der Eindruck erweckt werden, dass es sich um einen regulären Aufenthalt in einer Klinik handele, während dessen es zu Komplikationen gekommen sei. Der Zeitpunkt der „Schlechtermeldung“ war jedoch so gewählt, dass die Eltern keine Handlungsmöglichkeit mehr hatten, da das Kind bereits im Sterben lag. Elfriede Maier starb am 23. Januar 1943.

Unter dem Vorwand der „Klärung wissenschaftlicher Fragen“ wurden im August 1939 Ärzt*innen und Hebammen mit der „Meldepflicht zur Erfassung für missgestaltete usw. Neugeborene“ aufgefordert, Neugeborene und Kinder bis drei Jahren, die an „Idiotie sowie Mongolismus“, an Mikrozephalie, an Hydrozephalus, an „Missbildungen jeder Art“ litten oder die gelähmt waren, an die zuständigen Gesundheitsämter zu melden. Über den eigentlichen Zweck der Aktion wurden die Meldepflichtigen jedoch im Unklaren gelassen. Die ausgefüllten Meldebogen wurden an den „Reichsausschuss zur wissenschaftlichen Erfassung von erb- und anlagebedingten schweren Leiden“, eine Tarnorganisation innerhalb der Kanzlei des Führers, geschickt und von drei Ärzten nacheinander begutachtet. Bei Fällen, die in ihren Augen als hoffnungslos galten, ordneten sie die Aufnahme in eine der 31 „Kinderfachabteilungen“ an, die der „Reichsausschuss“ zwischen 1940 und 1944 in bereits bestehenden Anstalten, Kliniken oder Heimen einrichten ließ. Darüber wurden die Eltern der betroffenen Kinder, ohne die eigentlichen Hintergründe zu kennen, durch das zuständige Gesundheitsamt informiert. Da anscheinend nicht wenige ihre Zustimmung verweigert haben, gab das Innenministerium den zuständigen Stellen Leitfäden an die Hand, wie die Eltern von der Maßnahme überzeugt werden könnten. Ihnen sollte vorgegaukelt werden, dass den Kindern in den „Kinderfachabteilungen“ mit der Absicht der Heilung die beste medizinische Behandlung zuteil werden würde.

Mit der durch den „Reichsausschuss“ getroffenen Entscheidung war die Erlaubnis zur Tötung verbunden, wenn die Einschätzung der Gutachter durch das ärztliche Personal in den „Kinderfachabteilungen“ bestätigt wurde. Laut den Nachkriegsaussagen von Tatbeteiligten wurden in den Jahren 1940 bis 1945 zwischen 3.000 und 5.000 Kinder jeden Alters im Rahmen der Kinder-„Euthanasie“ durch überdosierte Beruhigungsmittel ermordet und in vielen Fällen zu Forschungszwecken missbraucht.

Entwurf für ein Schreiben an Anna Meier, den Zustand ihrer Tochter Elfriede betreffend, vom 22. Januar 1943
Archiv des Bezirks Oberbayern, Heil- und Pflegeanstalt Eglfing-Haar, Patientenakten Nr. EH 9275

„Aktion T4“ 1940 bis 1941

Im Sommer 1939 gerieten nicht nur behinderte Kinder bis drei Jahre ins Visier der Täter, etwa zeitgleich begannen in der Kanzlei des Führers auch die Planungen für die flächendeckende Ermordung von Psychiatriepatient*innen jeden Alters. Schon zu Beginn war den Planern bewusst, dass die Opferzahlen dieses Mordprogramms die der Kinder-„Euthanasie“ weit übersteigen würden, weshalb eine medikamentöse Tötung nicht praktikabel schien. Nach Beratungen mit dem Kriminaltechnischen Institut des Reichskriminalpolizeihauptamtes fiel die Entscheidung schließlich auf Vergasung mit Kohlenmonoxid als Mordmethode. Zu diesem Zweck wurden mit Bernburg, Brandenburg, Grafeneck, Hadamar, Hartheim und Sonnenstein sechs zentrale Tötungseinrichtungen, größtenteils in komplett oder partiell aufgelösten Heil- und Pflegeanstalten, eingerichtet.

Die für den Mord zuständige Abteilung in der Kanzlei des Führers hatte ihren Sitz in der Berliner Tiergartenstraße 4. Die Adresse wurde nach dem Krieg namensgebend für das Mordprogramm: „Aktion T4“. Bei der Selektion der Opfer arbeitete auch „T4“ eng mit dem Reichsministerium des Innern zusammen. Dieses forderte die Heil- und Pflegeanstalten im Reich ab Oktober 1939 unter dem Vorwand der „planwirtschaftlichen“ Erfassung auf, Patient*innen zu melden, deren Krankheiten dem psychiatrischen bzw. neurologischen Formenkreis entsprachen, länger als fünf Jahre dauernd in einer Anstalt versorgt wurden, als kriminell Geisteskranke verwahrt wurden oder nicht deutsche Staatsangehörige bzw. nicht „deutschen oder artverwandten Blutes“ waren. Anhand der von den Anstalten ausgefüllten Meldebogen entschieden von der Zentraldienststelle beauftragte medizinische Gutachter, wer zu töten sei. Die ausgewählten Kranken wurden von der Gemeinnützigen Krankentransportgesellschaft (Gekrat), mehrheitlich in Bussen entweder direkt oder über eine der sogenannten Zwischenanstalten, in die Tötungsanstalten transportiert. Vor dem Abtransport wurde ihnen gesagt, sie würden in eine andere Anstalt verlegt werden.

Mehr als 70.000 Psychiatriepatient*innen aus dem gesamten Reich wurden zwischen Januar 1940 und August 1941 in den Gaskammern der Mordanstalten getötet und ihre Leichen in den angeschlossenen Verbrennungsöfen beseitigt. Die Angehörigen der Ermordeten erfuhren häufig erst von den Verlegungen, als sie die „Trostbriefe“ mit den gefälschten Todesangaben erhielten. Trotz aller Bemühungen konnte der Mord jedoch nicht verheimlicht werden, fand er doch in aller Öffentlichkeit statt. Die rauchenden Schornsteine der Tötungsanstalten, die vielerorts sichtbaren Busse, in denen die Opfer transportiert wurden, und die zahlreichen fingierten Todesnachrichten ließen bereits 1940 keinen Zweifel daran, dass sich das Regime der Anstaltsinsass*innen entledigte. Als die dadurch entstandene Unruhe ab Sommer 1941 noch durch die Anprangerung der Mordaktion durch die Kirchen befeuert wurde, ließ Hitler die „Aktion T4“ am 24. August 1941 überraschend einstellen.

Erledigt in
Hinter dem Kodebuchstaben „C“ verbarg sich die Tötungsanstalt Hartheim. Obwohl bereits am 8. August 1940 ermordet, wurde der Tod von Klara Barak erst im Januar 1941 beurkundet. Bis zu diesem Zeitpunkt rechnete die „Organisation T4“ noch die Pflegegelder bei den zuständigen Kostenträgern ab, um die Mordaktion zu finanzieren.

Sara
Ab dem 1. Januar 1939 mussten Frauen, die gemäß der Nürnberger Gesetze als jüdisch galten, zusätzlich den Vornamen Sara tragen. Damit sollten sie in der Öffentlichkeit als Jüdinnen gekennzeichnet werden.

Diagnose
In der „Euthanasie“-Ermächtigung war „kritischste Begutachtung“ als Grundlage der Selektion gefordert worden. Aufgrund des begrenzten Platzes konnten auf dem Meldebogen aber nur fragmentarische Angaben zur Diagnose und zum Krankheitsverlauf gemacht werden.

Art der Beschäftigung
Im Laufe der Mordaktion wurde Arbeitsfähigkeit zu einem zentralen Selektionskriterium. Arbeitsunfähige und pflegeintensive Patient*innen waren als angeblich „unnütze Esser“ besonders bedroht.

Dieser Raum ist freizulassen
Jeder Meldebogen wurde jeweils drei ärztlichen Gutachtern und einem Obergutachter vorgelegt. Diese entschieden, in der Regel ohne die erfasste Person je zu Gesicht bekommen zu haben, über Leben und Tod. Ihre Entscheidung vermerkten sie durch ein rotes Plus für Tod oder ein blaues Minus für Leben.

Meldebogen von Klara Barak
Bundesarchiv R 179/18427

Z 67652

18427 / 1

Meldebogen 1

Lfde. Nr. 4005

Ist mit Schreibmaschine auszufüllen!

Name der Anstalt: Direktion der Heil- und Pflegeanstalt der Stadt Wien „Am Steinhof"

in: Wien 109, 14. Baumgartner Höhe 1

Vor- und Zuname des Patienten: Barak Klara Sara geborene:

Geburtsdatum: 19.2.1909 Ort: Wien Kreis:

Letzter Wohnort: Wien 20., Kluckygasse 5 I/15 Kreis:

ledig, verh., verw. od. gesch.: led Konf.: mos Rasse[1]: Jüdin Staatsang.: DR

Anschrift d. nächsten Angeh.: Mutter Ida Barak Wien 2., Herminengasse 17/5

Erledigt in ... am 8. 8. 40

Beurkundet in ... am

Regelmäßig Besuch und von wem (Anschrift): r. von Mutter

Vormund oder Pfleger (Name, Anschrift): Kurrator

Kostenträger: Seit wann in dortiger Anst.: 6.5.1939

In anderen Anstalten gewesen, wo und wielange: vorher Steinhof 1934, 1937, 1938

Seit wann krank: ? Woher und wann eingeliefert: Klinik

Zwilling ja/nein Geisteskranke Blutsverwandte: unbekannt

Diagnose: Schüzephrenie

Hauptsymptome: Persönlichkeitszerfall, versandet,

Vorwiegend bettlägerig? ja/nein nein sehr unruhig? ja/nein nein in festem Haus? ja/nein nein

Körperl. unheilb. Leiden: ja/nein Kriegsbeschäd.: ja/nein

Bei Schizophrenie: Frischfall Endzustand ja gut remittierend nein

Bei Schwachsinn: debil: imbezill: Idiot:

Bei Epilepsie: psych. verändert durchschnittliche Häufigkeit der Anfälle

Bei senilen Erkrankungen: stärker verwirrt unsauber nein

Therapie (Insulin, Cardiazol, Malaria, Salvarsan usw.): Dauererfolg: ja/nein nein

Eingewiesen auf Grund § 51, § 42b StrGB. usw. durch:

Delikt: Frühere Straftaten:

Art der Beschäftigung: (Genaueste Bezeichnung der Arbeit und der Arbeitsleistung, z. B. Feldarbeit, leistet nicht viel. — Schlosserei, guter Facharbeiter. — Keine unbestimmten Angaben, wie Hausarbeit, sondern eindeutige: Zimmerreinigung usw. Auch immer angeben, ob dauernd, häufig oder nur zeitweise beschäftigt.)

unbrauchbar

Ist mit Entlassung demnächst zu rechnen: nein

Bemerkungen:

Dieser Raum ist freizulassen.

+ N, + St + ... + ...

Ort, Datum

Durch eine Komm... von Prof. Dr. F... ...en Leiters oder seines Vertreters)

[1] Deutschen oder artverwandten Blutes (deutschblütig), Jude, j... ...r II. Grades, Neger (Mischling), Zigeuner (Mischling) usw.

An C am - 7. AUG. 1940

R179/18427

3028 40 2 C

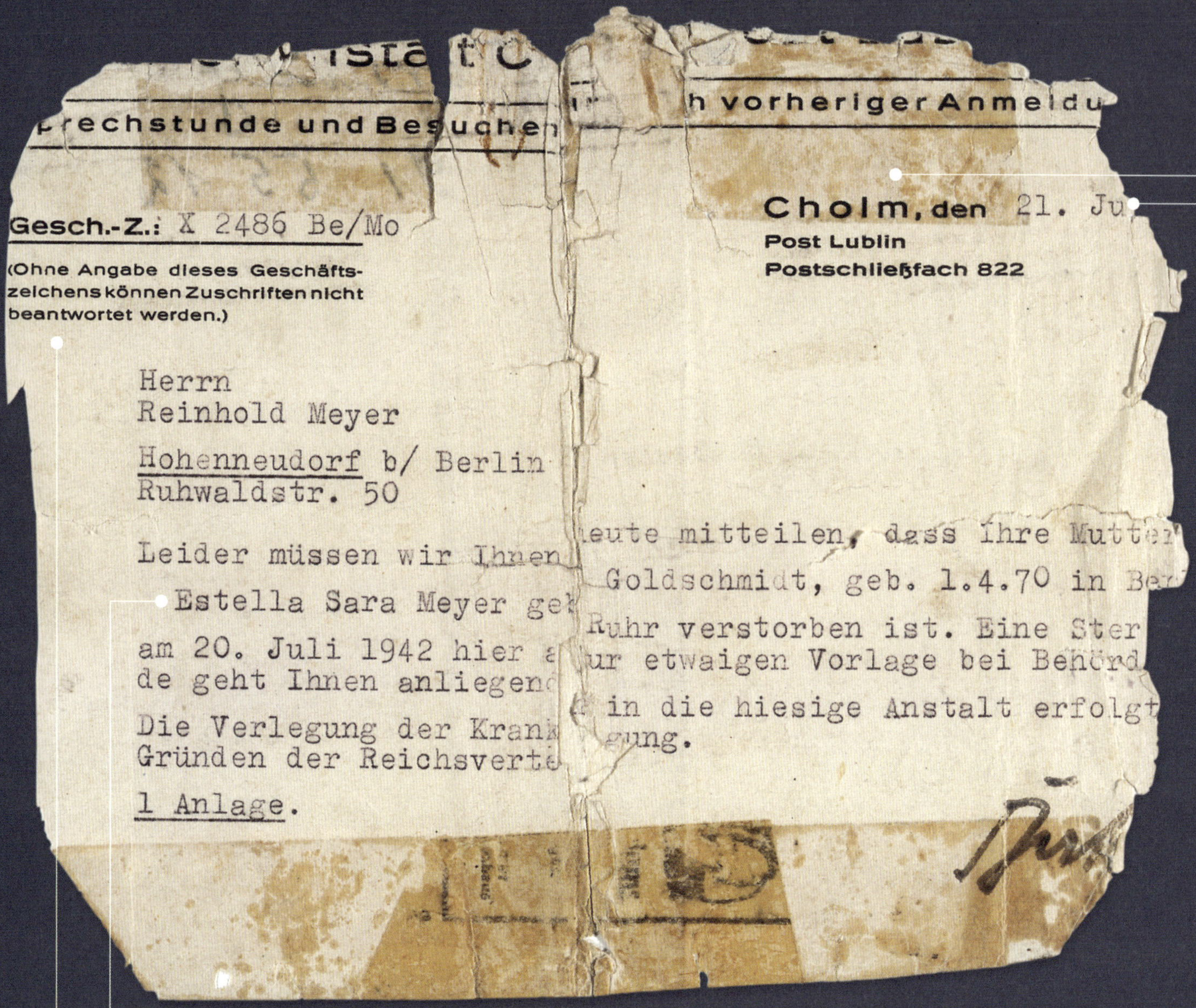

…nstalt C…

…prechstunde und Besuchen … h vorheriger Anmeldu…

Gesch.-Z.: X 2486 Be/Mo

(Ohne Angabe dieses Geschäftszeichens können Zuschriften nicht beantwortet werden.)

Cholm, den 21. Ju…
Post Lublin
Postschließfach 822

Herrn
Reinhold Meyer
Hohenneudorf b/ Berlin
Ruhwaldstr. 50

Leider müssen wir Ihnen …eute mitteilen, dass Ihre Mutter
Estella Sara Meyer geb… Goldschmidt, geb. 1.4.70 in Be…
am 20. Juli 1942 hier a… Ruhr verstorben ist. Eine Ster…
de geht Ihnen anliegend… ur etwaigen Vorlage bei Behörd…
Die Verlegung der Krank… in die hiesige Anstalt erfolgt…
Gründen der Reichsverte…gung.

1 Anlage.

Gesch.-Z.: X 2486 Be/Mo
Das „X" bezeichnete im Schriftverkehr der „Organisation T4" die fiktive Anstalt Cholm. Bei der Zahl handelte es sich wahrscheinlich um eine fortlaufende Nummer, die Rückschlüsse auf die Opferzahl der Sonderaktion ermöglicht. Estella Meyer gehörte zu den letzten Opfern der Aktion: Insgesamt dürften etwa 2.500 Menschen getötet worden sein.

Sara
Ab dem 1. Januar 1939 mussten Frauen, die gemäß der Nürnberger Gesetze als jüdisch galten, zusätzlich den Vornamen Sara tragen. Damit sollten sie in der Öffentlichkeit als Jüdinnen gekennzeichnet werden.

21. Juli 1942
Weder bei jüdischen noch bei nichtjüdischen Opfern stimmte der tatsächliche Todestag mit dem fiktiven Todesdatum der Sterbemitteilung überein. Bei Jüdinnen und Juden wurde das Datum jedoch um mehrere Monate nach vorn verschoben, anstatt nur um zwei bis drei Wochen. Für diese Zeit musste die jüdische Wohlfahrtspflege Pflegegelder an die „Organisation T4" zahlen, insgesamt mehrere hunderttausend Reichsmark.

Schreiben aus Cholm an Reinhold Meyer über den Tod seiner Mutter Estella Meyer geb. Goldschmidt, Cholm bei Lublin 21. Juli 1942, Papier, Tinte, 13,2 x 16,3 cm

Jüdisches Museum Berlin, Inv.-Nr. 2001/216/2, Schenkung von Dorothea Wilke geb. Meyer, Foto: Jens Ziehe

Cholm
Den Familien der Deportierten wurde mitgeteilt, dass ihre Verwandten in eine Heil- und Pflegeanstalt im Generalgouvernement verlegt worden seien. Erst Monate später erhielten sie die Sterbemitteilungen aus einer Anstalt Cholm in der Nähe von Lublin. Die Cholmer Pflegeeinrichtung war jedoch bereits im Januar 1940 geräumt worden und diente mittlerweile als Kaserne. Mit der fiktiven Einrichtung sollte verschleiert werden, dass die Opfer eigentlich in einer der „T4“-Anstalten getötet wurden.

Jüdische Psychiatriepatient*innen

Psychiatriepatient*innen, die gemäß der Nürnberger Gesetze als jüdisch galten, waren von einer doppelten Stigmatisierung betroffen und wurden gleichsam Opfer sowohl der antijüdischen als auch der behindertenfeindlichen Gesetzgebung. Besonders weitreichende Folgen hatte für sie die am 19. November 1938 erlassene „Verordnung über die öffentliche Fürsorge von Juden“: Bis auf wenige Ausnahmen waren Jüdinnen und Juden fortan von der staatlichen Wohlfahrt ausgeschlossen. Stattdessen hatte die freie jüdische Wohlfahrtspflege für die Behandlungskosten aufzukommen. Diese sah sich jedoch oftmals außerstande. Während viele nicht erkrankte Jüdinnen und Juden versuchten, Deutschland zu verlassen, stand diese Option jüdischen Psychiatriepatient*innen nicht offen. Ihnen wurde aufgrund von Einreisebeschränkungen für „Erbkranke“ die Einreise in viele Länder verwehrt. Ausreisewilligen blieb daher häufig nichts anderes übrig, als ihre kranken und behinderten Familienmitglieder zu hohen Kosten auf Lebenszeit in deutschen Pflegeeinrichtungen einzukaufen und alleine zurückzulassen.

Etwa 400 jüdische Menschen wurden im Rahmen der „Aktion T4“ durch Meldebogen selektiert und ermordet. Mehrheitlich wurden „erbkranke“ Jüdinnen und Juden jedoch Opfer einer reichsweit durchgeführten Sonderaktion. Unabhängig von Diagnose, Dauer der Psychiatrisierung oder den Heilungschancen sollten alle jüdischen Psychiatriepatient*innen ermordet werden. Zu diesem Zweck wurden sie ab Juni 1940 in speziellen Sammelanstalten, wie dem bayerischen Eglfing-Haar, konzentriert und von dort in rein jüdischen Gruppen in die „T4“-Tötungsanstalten deportiert. Jüdische Psychiatriepatient*innen waren somit die ersten Opfer des Holocaust, die als Gruppe ermordet wurden. Die Sonderaktion dürfte Ausdruck des unbedingten Segregationswillens der NS-Führung gewesen sein. Diese hatte bereits 1938 eine strikte Trennung jüdischer Kranker und solcher „deutschen und artverwandten Blutes“ in den Anstalten gefordert. Jedoch war diese Vorgabe aufgrund der begrenzten Kapazitäten und der erwarteten finanziellen Mehrbelastungen von den Anstalten nur punktuell umgesetzt worden. Die „Aktion T4“ schien für die Entscheidungsträger nun die Möglichkeit zu bieten, ihre Ziele mit anderen Mitteln zu erreichen. Die Patient*innen, die weder im Rahmen der „Aktion T4“ ermordet wurden, noch in den Anstalten verstarben, wurden ab Oktober 1941 in den Osten deportiert.

Der Mord an jüdischen Kranken im Rahmen der „Aktion T4“ bildete die früheste, aber nicht die einzige Verbindungslinie zwischen „Euthanasie“ und Holocaust. Ab Sommer 1941 wurden in den „T4“-Anstalten zahlreiche KZ-Häftlinge, unter ihnen auch Jüdinnen und Juden, vergast. Schließlich wurde bei der Ermordung vor allem jüdischer Menschen aus Polen in den Vernichtungslagern Belzec, Sobibor und Treblinka, an der sich über 90 „T4“-Mitarbeiter beteiligten, auf die Erfahrungen der „Organisation T4“ zurückgegriffen. Der Mord an den europäischen Jüdinnen und Juden ähnelte dabei in vielen Punkten der „Aktion T4“.

Krankenmorde nach der „Aktion T4“

Im Spätsommer 1941 gingen die Verantwortlichen in der „Euthanasie“-Zentraldienststelle noch davon aus, dass die „Aktion T4“ nach Kriegsende wieder aufgenommen werden könnte. Vorerst blieben daher die Tötungsanstalten in Betrieb. Und auch die Transporte von bereits für den Mord selektierten Patient*innen in eine der Zwischenanstalten hörten erst etwa einen Monat nach dem Stopp der „Aktion T4“ auf. Als sich jedoch abzeichnete, dass mit einem baldigen Ende des Krieges nicht zu rechnen war, forcierten die zuständigen Stellen Formen des Krankenmordes, die weniger offensichtlich sein sollten. Das Morden verlagerte sich daher ab 1942 in die Heil- und Pflegeanstalten überall im Reich. In diesen hatte sich bereits in den 1930er-Jahren die medizinische und pflegerische Versorgung vor allem von chronisch Kranken durch Einsparungen merklich verschlechtert. Mit Kriegsbeginn verschärfte sich ihre systematische Schlechterstellung, besonders die Versorgung mit Lebensmitteln. Um die von Hunger gezeichneten Patient*innen ruhigzustellen, verabreichte das medizinische Personal daher erhöhte Dosen an Beruhigungsmitteln. Diese tödliche Kombination ließ die Sterblichkeitsraten sprunghaft ansteigen. Ab 1942 wurde diese Form des Tötens systematisiert und als Nachfolge der Gasmorde überall im Reich planmäßig durchgeführt. In den Anstalten wurden meist eigene Stationen eingerichtet, auf die Anstalts- und Abteilungsärzte diejenigen Patient*innen verlegen ließen, denen sie das Recht auf Leben absprachen. Unter ihnen waren nun auch arbeitsunfähige zivile Zwangsarbeiter*innen aus Osteuropa, Alte und Pflegebedürftige sowie Menschen, die aufgrund erlebter Bombardierungen an psychischen Beeinträchtigungen litten.

Die Fortführung der Krankenmorde lag in dieser Phase jedoch nicht mehr ausschließlich in der Zuständigkeit der „Euthanasie“-Zentraldienststelle. Vielerorts waren es Verantwortliche aus dem Gesundheitswesen auf regionaler Ebene, die sowohl mit als auch ohne organisatorische Unterstützung der Kanzlei des Führers über Leben und Tod der ihnen unterstehenden Patient*innen entschieden. Betroffen waren davon zunächst Menschen, die noch im Rahmen der „Aktion T4“ selektiert worden waren. Dynamisiert wurde das Mordgeschehen in der zweiten Kriegshälfte noch durch die stetig steigenden Bedarfe der Wehrmacht und der zivilen medizinischen Versorgung, die vor dem Hintergrund des Luftkrieges den Druck auf die Heil- und Pflegeanstalten erhöhten, Betten für das Sanitäts- und Gesundheitswesen freizumachen. Anstaltspatient*innen wurden daher immer häufiger in Einrichtungen verlegt, die sich außerhalb luftgefährdeter Gebiete in Mittel-, Süd- und Ostdeutschland befanden. Da die Aufnahmeanstalten bald an ihre Grenzen stießen, wurden viele der Neuankömmlinge ermordet, um Platz für weitere Aufnahmen zu schaffen.

Etwa 116.000 Menschen wurden während dieser Phase durch Hunger, überdosierte Medikamente und bewusste Vernachlässigung getötet. Daneben starben Hunderte von Patient*innen aufgrund der grundsätzlich katastrophalen Bedingungen in der Psychiatrie.

„Betreff: Verpflegung in den Heil- und Pflegeanstalten.“
Die Mordformen in den einzelnen Ländern und Provinzen waren sehr unterschiedlich. Besonders in Bayern und Sachsen setzten die Verantwortlichen auf die Hungerkost. Diese war in den sächsischen Heil- und Pflegeanstalten bereits zu Kriegsbeginn flächendeckend eingeführt worden.

„[…] die an Alterspsychose Leidenden“
Dass Menschen, die an Alterspsychose leiden, von der Hungerkost ausgenommen wurden, könnte eine Reaktion auf die aufgeheizte Stimmung in der Bevölkerung im Sommer 1941, die zur Einstellung der „Aktion T4“ geführt hatte, sein. Damals war befürchtet worden, dass zukünftig auch Menschen, die ihr ganzes Leben lang gearbeitet hatten, im Alter aufgrund ihrer Gebrechen ermordet werden könnten. Das hätte für die deutsche Gesellschaft ein enormes Risiko der Selbstgefährdung bedeutet.

„[…] zu Lasten der übrigen Insassen besser verpflegt werden.“
Die verabreichte Kost bestand häufig nur aus in Wasser gekochtem Gemüse. Auf die Verabreichung von Fett und Fleisch sollte verzichtet werden.

„Auf die am 17.11.1942 beim Staatsministerium des Innern stattgefundene Besprechung mit den Anstaltsdirektoren wird Bezug genommen.“
Valentin Faltlhauser, Leiter der Heil- und Pflegeanstalt Kaufbeuren, war einer der Initiatoren des Hungersterbens in Bayern. Auf der erwähnten Konferenz hatte er von einer fettfreien Kost, die er bereits seit August 1942 in seiner Anstalt hatte austeilen lassen, und deren Konsequenzen für die Opfer berichtet. Protest gegen das geplante Vorgehen scheint es unter den Konferenzteilnehmern nicht gegeben zu haben.

„Hungerkosterlass“ des Bayerischen Staatsministeriums des Innern

Staatsarchiv München, Staatsanwaltschaften 19051/1, fol. 2, Ermittlungsverfahren gegen Hermann Pfannmüller

A b s c h r i f t .

Nr. 5236 a 81 München, den 30. November 1942
Der Bayer. Staatsminister des Innern.

An
den Herrn Reichsstatthalter in der Westmark
und die Regierungspräsidenten.

Betreff: Verpflegung in den Heil -und Pflegeanstalten.
Beilagen: Nebenabdrucke für die Heil-und Pflegeanstalten
des Regierungsbezirkes.

Im Hinblick auf die kriegsbedingten Ernährungsverhältnisse und auf den Gesundheitszustand der arbeitenden Anstaltsinsassen lässt es sich nicht mehr länger verantworten, dass sämtliche Insassen der Heil-und Pflegeanstalten unterschiedslos die gleiche Verpflegung erhalten ohne Rücksicht darauf, ob sie einerseits produktive Arbeit leisten oder in Therapie stehen oder ob sie anderseits lediglich zur Pflege in den Anstalten untergebracht sind, ohne eine nennenswerte nutzbringende Arbeit zu leisten.

Es wird daher angeordnet, dass mit sofortiger Wirkung sowohl in quantitativer wie in qualitativer Hinsicht diejenigen Insassen der Heil-und Pflegeanstalten, die nutzbringende Arbeit leisten oder in Therapeutischer Behandlung stehen, ferner die noch bildungsfähigen Kinder, die Kriegsbeschädigten und die an Alterspsychose Leidenden zu Lasten der übrigen Insassen besser verpflegt werden.

Auf die am 17.11.1942 beim Staatsministerium des Innern stattgefundene Besprechung mit den Anstaltsdirektoren wird Bezug genommen.

Die Anstaltsdirektoren haben unverzüglich die entsprechenden Massnahmen zu veranlassen.

J.A.
gez. Dr. Schultze.

Nr. 3537 k 20
An die Direktion der Heil-und Pflegeanstalt
K u t z e n b e r g
zur Kenntnis und weiteren Veranlassung.

Ansbach, den 15. Dez. 1942.
(Verwaltung des Bezirksverbands)
Siegel.

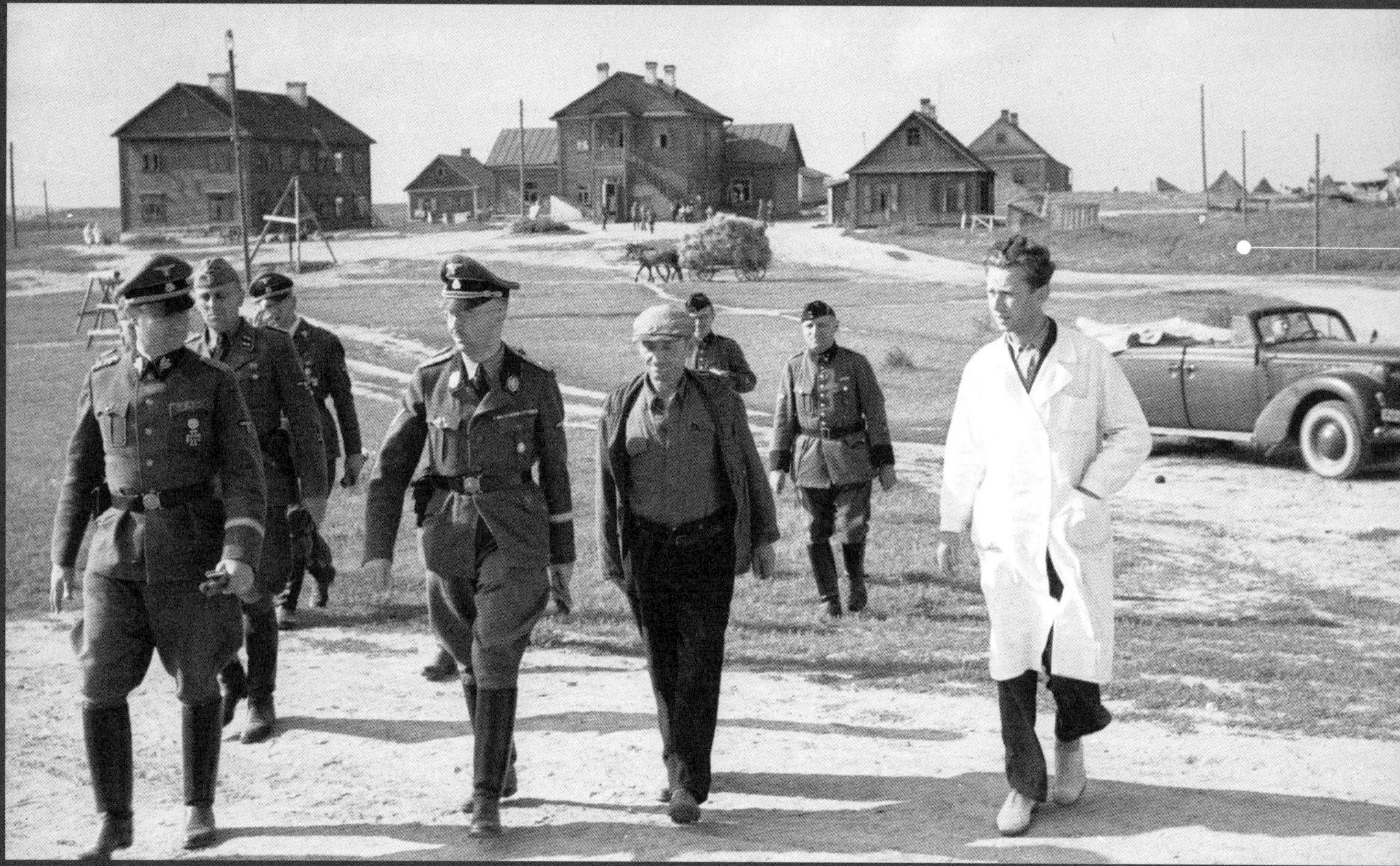

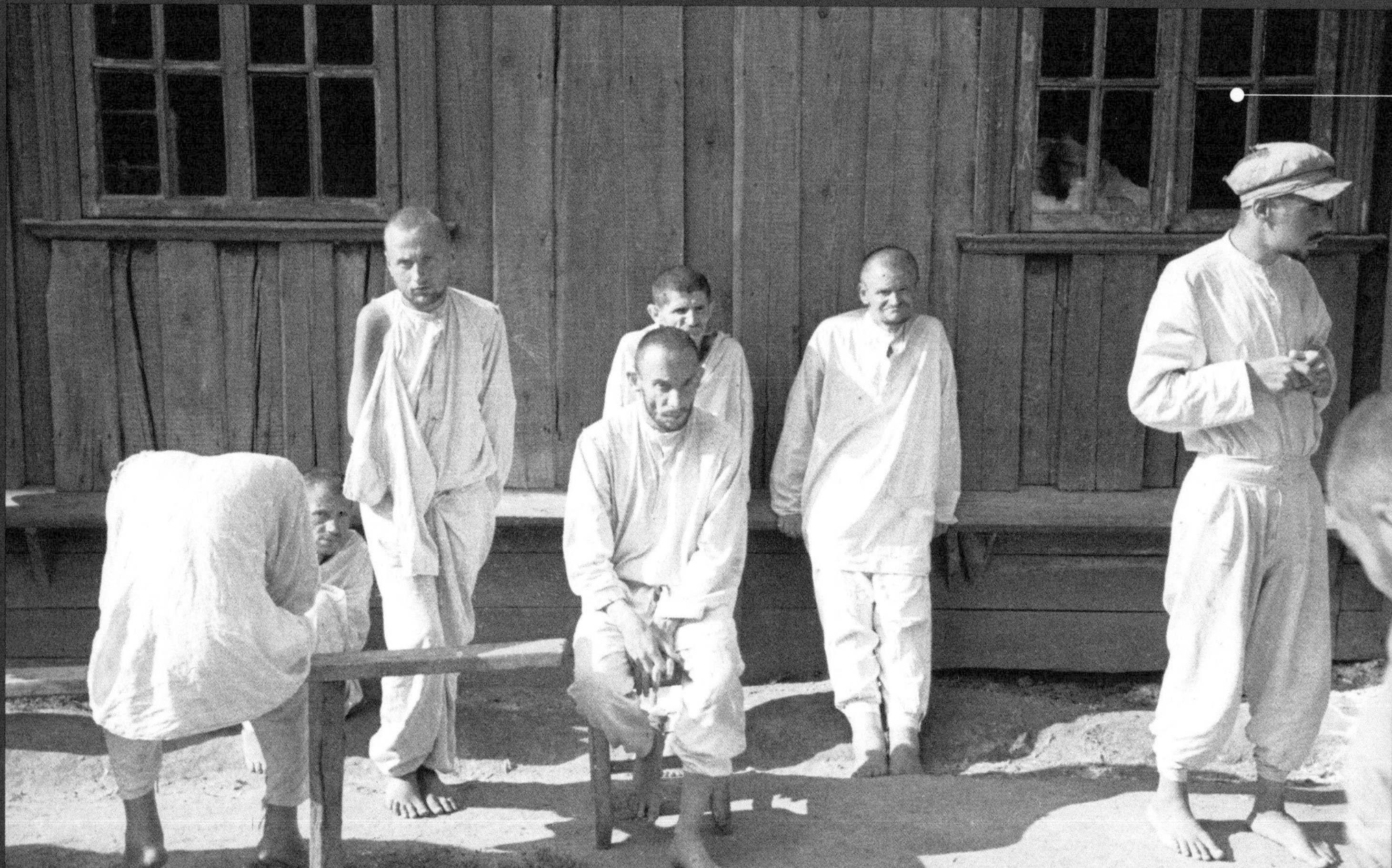

Krankenmorde in den besetzten Gebieten

Am 15. August 1941 besuchte der Reichsführer-SS und Chef der deutschen Polizei Heinrich Himmler unweit von Minsk die von der SS beschlagnahmte Sowchose von Nowinki und die nahe gelegene psychiatrische Einrichtung. Während der Inspektion soll Himmler die Anweisung gegeben haben, Insassen von Heil- und Pflegeanstalten in der Sowjetunion zu ermorden.
V.l.n.r. Karl Wolff (Chef Persönlicher Stab Reichsführer-SS), Dr. Otto Bradfisch (Chef Einsatzkommando 8 der Einsatzgruppe B), Erich von dem Bach-Zelewski (Höherer SS- und Polizeiführer Rußland-Mitte), Heinrich Himmler, ein Übersetzer (?), ein Anstaltsarzt (?)

Insassen der psychiatrischen Anstalt Nowinki
Bis November 1941 wurden alle etwa 350 Pfleglinge getötet. Zwischen dem 17. und 19. September 1941 wurden etwa 200 Menschen in einer provisorischen Gaskammer im Badehaus der Anstalt erstickt oder erschossen. Zu Testzwecken ließ der Kommandeur der Einsatzgruppe außerdem eine unbestimmte Zahl an Kranken mit Sprengstoff töten. Nachdem sich Ende Oktober ein Gendarmerieposten in den Gebäuden der Anstalt einquartiert hatte, wurden die restlichen 92 Insassen, die als arbeitsfähig zunächst von den Morden ausgenommen worden waren, von der Gendarmerie erschossen. An der Planung und Durchführung der Morde waren Vertreter des Generalkommissariats, der SS und Polizei gleichermaßen beteiligt.

Fotos von einem Inspektionsbesuch Heinrich Himmlers in Nowinki bei Minsk am 15. August 1941
Sammlung Hanns-Peter Frentz, Berlin

Mit Beginn des Krieges wurden auch Psychiatriepatient*innen in den von Deutschland besetzten Gebieten zu Opfern des Krankenmords. Besonders davon betroffen waren Patient*innen von Heil- und Pflegeanstalten in Polen und der Sowjetunion, deren Bevölkerung gemäß der NS-Ideologie ohnehin als „Untermenschen" galten. Bereits unmittelbar nach dem Überfall der Wehrmacht auf Polen begann daher in einigen der annektierten polnischen Gebiete, den neu geschaffenen Gauen Danzig-Westpreußen und Wartheland, der Mord an Menschen mit Behinderungen und psychischen Erkrankungen. Organisatorisch unabhängig von der Kanzlei des Führers und der „Organisation T4" ermordeten SS- und Polizeieinheiten auf Initiative der Gauleiter Albert Forster und Arthur Greiser die Insassen von psychiatrischen Einrichtungen durch Erschießungen. Die ersten Morde mit Kohlenmonoxid fanden ab Oktober 1939 in Posen statt. Dafür hatte das Sonderkommando VI im Fort VII eine Gaskammer eingerichtet. Im Altreich nutzte Franz Schwede-Coburg, der Gauleiter Pommerns, den Kriegsbeginn und ließ bis Februar 1940 zahlreiche Patient*innen aus pommerschen Einrichtungen nach Westpreußen oder Wartheland abschieben, wo sie ermordet wurden. Die frei gewordenen Betten wurden als Kasernen oder Reservelazarette der SS oder Wehrmacht genutzt.

Nach dem Überfall auf die Sowjetunion im Sommer 1941 begannen Einsatzgruppen der Sicherheitspolizei und des SD im Rücken der Wehrmacht mit der Ermordung der jüdischen Bevölkerung. Den Massenerschießungen fielen häufig auch Insassen von Pflegeeinrichtungen zum Opfer. Während die Verantwortlichen im Altreich zunächst noch arbeitsfähige Patient*innen von den Morden ausnahmen, spielten solche Überlegungen für die Erschießungskommandos im besetzten Osten meist keine Rolle. In der Regel war den Morden die Streichung der finanziellen Mittel sowie der Lebensmittellieferungen für die Heil- und Pflegeanstalten vorangegangen, in deren Folge es zu Hungersnöten und der Ausbreitung von Seuchen unter den Kranken kam. Diese wurden als Vorwand für die Mordaktionen genutzt. Nachweislich mehr als 25.000 Menschen aus Pflegeeinrichtungen in den von Deutschland besetzten Gebieten in Polen und der Sowjetunion wurden Opfer der Morde. Die eigentliche Zahl dürfte jedoch weit höher sein.

Täter*innen

An den Morden war eine Vielzahl von Männern und Frauen beteiligt. Ärzte, Psychiater und Verwaltungsbeamte auf Reichs- und regionaler Ebene schufen den organisatorischen Rahmen für den ersten staatlichen Massenmord im Dritten Reich, selektierten die Opfer und ordneten ihre Verschleppung in die Mordanstalten an. Anstaltspersonal füllte, mehr oder weniger wissend, die Meldebogen aus und bereitete die Opfer auf den Abtransport vor. Mediziner öffneten in den „T4"-Anstalten die Gashähne und unterzeichneten die gefälschten Todesurkunden, die von den Schreibkräften vorbereitet wurden, um die Angehörigen der Ermordeten zu täuschen. Die „Leichenbrenner", meist stammten sie aus dem aktiven Polizei- oder KZ-Dienst, verbrannten die Toten in den anstaltseigenen Verbrennungsöfen. In den „Kinderfachabteilungen" und auf den Hungerstationen waren es meist Pfleger und Krankenschwestern, die den behördlichen und ärztlichen Anweisungen zur Verabreichung der Hungerkost oder überdosierter Beruhigungsmittel nachkamen. Mehr als 100 Mitarbeiter der „T4"-Tötungsanstalten beteiligten sich ab 1942 am Judenmord in den Vernichtungslagern Belzec, Sobibor und Treblinka.

Vor allem in den Reihen des nichtärztlichen Personals gab es kaum jemanden, der sich aus ideologischer Überzeugung beteiligte. Für viele war es eine Mischung aus Gehorsam gegenüber staatlichen Autoritäten, die überdurchschnittliche Bezahlung, Zulagen, Chancen zum beruflichen Aufstieg und die Sicherheit, nicht zum Kriegsdienst oder Einsatz in der Rüstungsindustrie herangezogen zu werden, die ihre Beteiligung bedingte.

Nur die wenigsten der Täter und Täterinnen wurden nach dem Krieg für ihre Taten zur Verantwortung gezogen. Zwar gab es kurz nach Kriegsende sowohl auf Seiten der Alliierten als auch der deutschen Behörden in den vier Besatzungszonen das Interesse, die Morde juristisch zu ahnden, dieses ließ aber gegen Ende der 1940er-Jahre bereits spürbar nach. Die wenigen Prozesse, die ab den 1960er- und 1970er-Jahren angestrengt wurden, endeten meist mit Freisprüchen, Verfahrenseinstellungen oder geringen Haftstrafen.

Hermann Paul Nitsche (1876 – 1948)
Geprägt vom Massensterben in der Psychiatrie während des Ersten Weltkriegs, beteiligte sich der Reformpsychiater als Obergutachter und (stellvertretender) ärztlicher Leiter der „Organisation T4" an der Ermordung chronisch Kranker. Das Landgericht Dresden verurteilte ihn 1947 zum Tode. Bis zum Ende behauptete er, dass die Tötungen ein humaner Akt gewesen seien.

Kurt Borm (1909 – 2001)
Borm war als einer von fünf Ärzten in der „T4"-Anstalt Sonnenstein eingesetzt und von 1942 bis 1945 in der Zentraldienststelle in Berlin. Nach dem Krieg war er weiterhin als Arzt tätig. 1972 wurde er wegen „fehlendem Bewusstsein für rechtswidriges Handeln" freigesprochen. Borm hatte sich darauf berufen, dass der Mord von Hitler angeordnet gewesen sei.

Valentin Faltlhauser (1867 – 1961)
Noch 1932 hatte Faltlhauser als Befürworter der „offenen Fürsorge" die „Euthanasie"-Diskussion verurteilt. Unter den Nationalsozialisten radikalisierte er sich und war als „T4"-Gutachter, Initiator des „Hungererlass" in Bayern und Leiter der Heilanstalt Kaufbeuren mit angeschlossener „Kinderfachabteilung" für den Mord Tausender Menschen verantwortlich.

Johann Niemann (1913 – 1943)
Der aus einer Bauernfamilie stammende Niemann wurde im Rahmen der „Aktion T4" als „Leichenbrenner" eingesetzt. Während des Aufstandes im Vernichtungslager Sobibor wurde er von einem Häftling getötet. Seine Dienstzeit bei „T4" hielt Niemann in zahlreichen Fotos fest. Dieses zeigt ihn mit Kochmütze zusammen mit anderen „T4"-Kollegen auf dem Gelände der „T4"-Anstalt Brandenburg.

Elisabeth Fischer, geb. Nikolai (1918 – ?)
Die Stenotypistin war ab 1940 bis zur Einstellung der „Aktion T4" als Schreibkraft in der Mordanstalt Sonnenstein eingesetzt und danach in der Zentraldienststelle. Auf dem Sonnenstein lernte sie auch ihren späteren Ehemann Helmut kennen.

Richard von Hegener (1905 – 1981)
Der gelernte Bankangestellte war zusammen mit Heinz Hefelmann in der Kanzlei des Führers mit der Kinder-„Euthanasie" betraut. Im Rahmen der „Aktion T4" organisierte er die Busse, mit denen die Opfer in die Mordanstalten verschleppt wurden.

Elsa Sachse (1899 – 1989)
Als Oberschwester in der Heil- und Pflegeanstalt Großschweidnitz war sie an den medikamentösen Tötungen beteiligt. Vor Gericht gab sie 1946 zu, aktiv an der Auswahl der Opfer beteiligt gewesen zu sein und die überdosierten Beruhigungsmittel mitunter auch ohne vorherige ärztliche Zustimmung durch ihr unterstehendes Pflegepersonal verabreicht haben zu lassen.

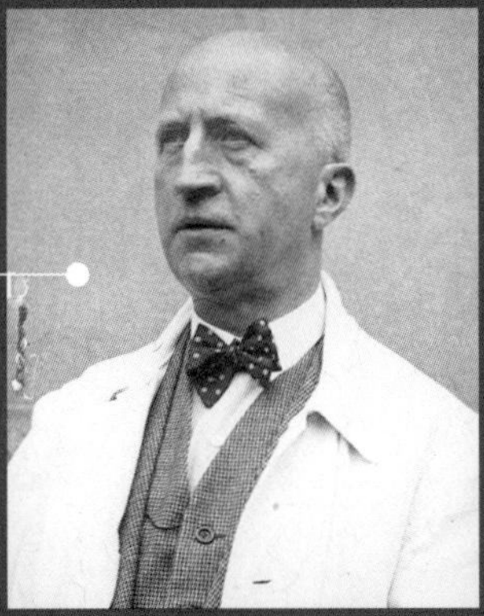

Sächsisches Staatsarchiv, 13859 Reichsstatthalter (Staatskanzlei), Personalamt, Nr. 6081 (H. P. Nitsche)

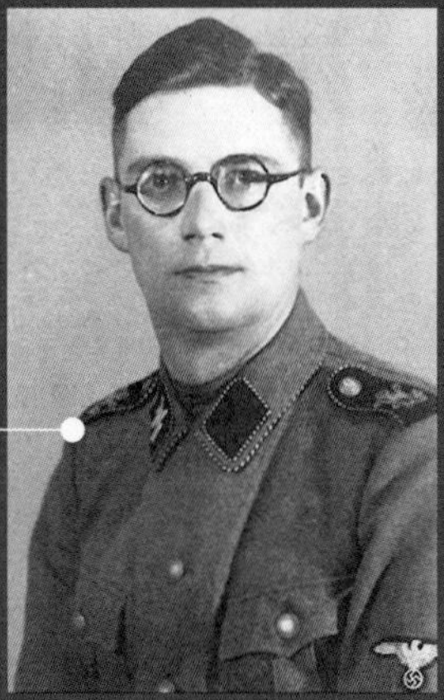

Bundesarchiv R 9361-III/18621

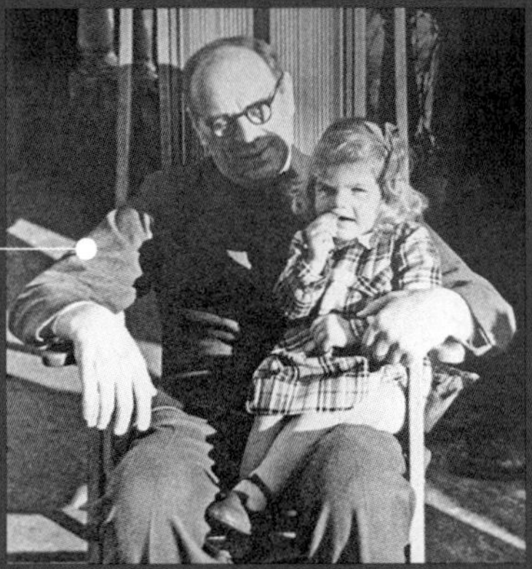

Archiv Michael von Cranach

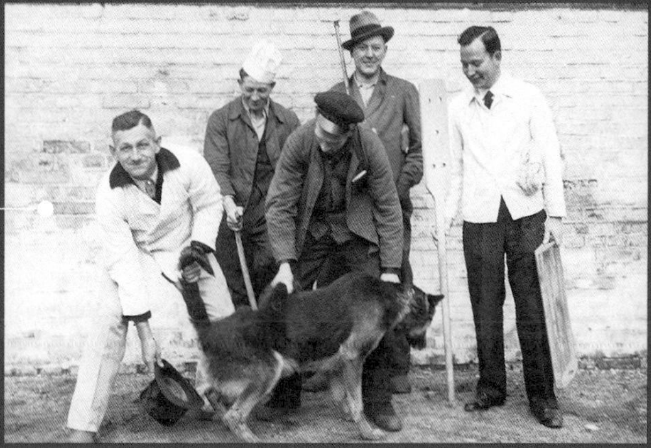

Sobibor Perpetrator Collection, US Holocaust Memorial Museum

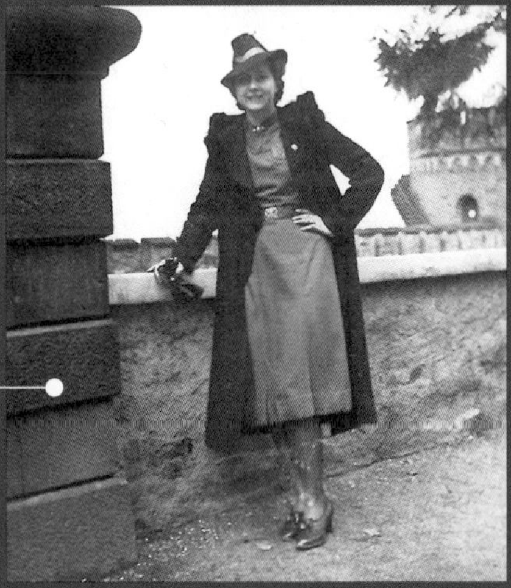

Bundesarchiv R 9361-III/44131

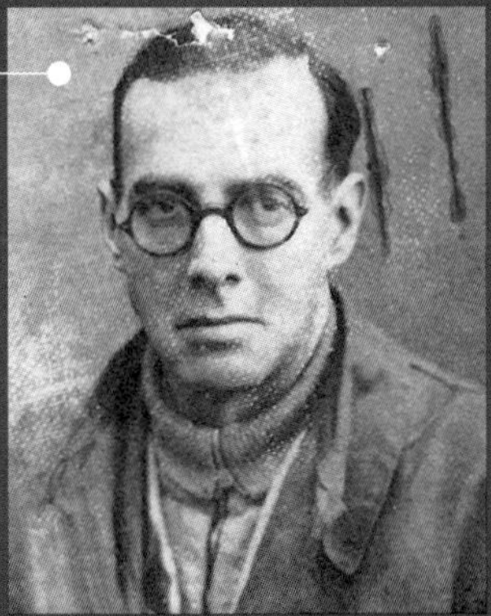

Bundesarchiv R 178/1

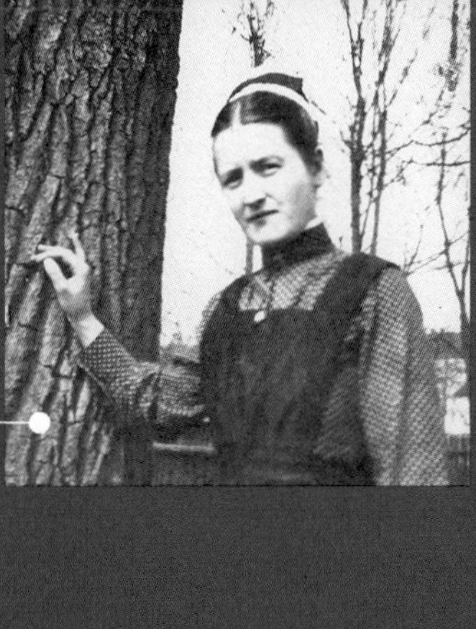

Sächsisches Staatsarchiv, 13859 Reichsstatthalter (Staatskanzlei), Personalamt, Nr. 7272 (E. Sachse)

Ausgewählte Literatur

Udo Benzenhöfer, Kindereuthanasie in der NS-Zeit unter besonderer Berücksichtigung von Reichsausschussverfahren und Kinderfachabteilungen, Ulm 2020

Gisela Bock, Zwangssterilisation im Nationalsozialismus. Studien zur Rassenpolitik und Frauenpolitik, Münster 2010

Michael Burleigh, Tod und Erlösung. Euthanasie in Deutschland 1900–1945, Zürich 2002

Michael von Cranach, Hans-Ludwig Siemen (Hg.), Psychiatrie im Nationalsozialismus. Die Bayerischen Heil- und Pflegeanstalten zwischen 1933 und 1945, München 1999

Heinz Faulstich, Hungersterben in der Psychiatrie 1914–1949. Mit einer Topografie der NS-Psychiatrie, Freiburg im Breisgau 1998

Henry Friedlander, Der Weg zum NS-Genozid, Berlin 1997

Alexander Friedmann, Rainer Hudemann (Hg.), Diskriminiert – vernichtet – vergessen. Behinderte in der Sowjetunion unter nationalsozialistischer Besatzung und im Ostblock 1917–1991, Stuttgart 2016

Klaus-Dietmar Henke (Hg.), Tödliche Medizin im Nationalsozialismus. Von der Rassenhygiene zum Massenmord (Schriften des Deutschen Hygiene-Museums Dresden, Bd. 7), Wien 2008

Annette Hinz-Wessels, Antisemitismus und Krankenmord. Zum Umgang mit jüdischen Anstaltspatienten im Nationalsozialismus, in: Vierteljahrshefte für Zeitgeschichte 2013 (Heft 1), S. 65–92

Robert Jütte, Medizin und Nationalsozialismus. Bilanz und Perspektiven der Forschung, Göttingen 2011

Ernst Klee, „Euthanasie“ im Dritten Reich. Die „Vernichtung lebensunwerten Lebens“, Berlin 2010

NS-Dokumentationszentrum München, Bezirk Oberbayern, Michael von Cranach, Annette Eberle, Gerrit Hohendorf, Sibylle von Tiedemann (Hg.), Gedenkbuch für die Münchner Opfer der nationalsozialistischen „Euthanasie“-Morde, Göttingen 2018

Maike Rotzoll u.a. (Hg.), Die nationalsozialistische „Euthanasie“-Aktion „T4“ und ihre Opfer. Geschichte und ethische Konsequenzen für die Gegenwart, Paderborn, München, Wien und Zürich 2010

Winfried Süß, Der „Volkskörper“ im Krieg. Gesundheitspolitik, Gesundheitsverhältnisse und Krankenmord im nationalsozialistischen Deutschland 1939–1945 (Studien zur Zeitgeschichte, Bd. 65), München 2003

Henning Tümmers, Anerkennungskämpfe. Die Nachgeschichte der nationalsozialistischen Zwangssterilisationen in der Bundesrepublik (Beiträge zur Geschichte des 20. Jahrhunderts, Bd. 11), Göttingen 2011

Volkskundliche Kommission für Thüringen e. V. (Hg.), Zwangssterilisation und „Euthanasie“ im Erinnern und Erzählen. Biografische Interviews mit Betroffenen und Angehörigen, Münster 2020

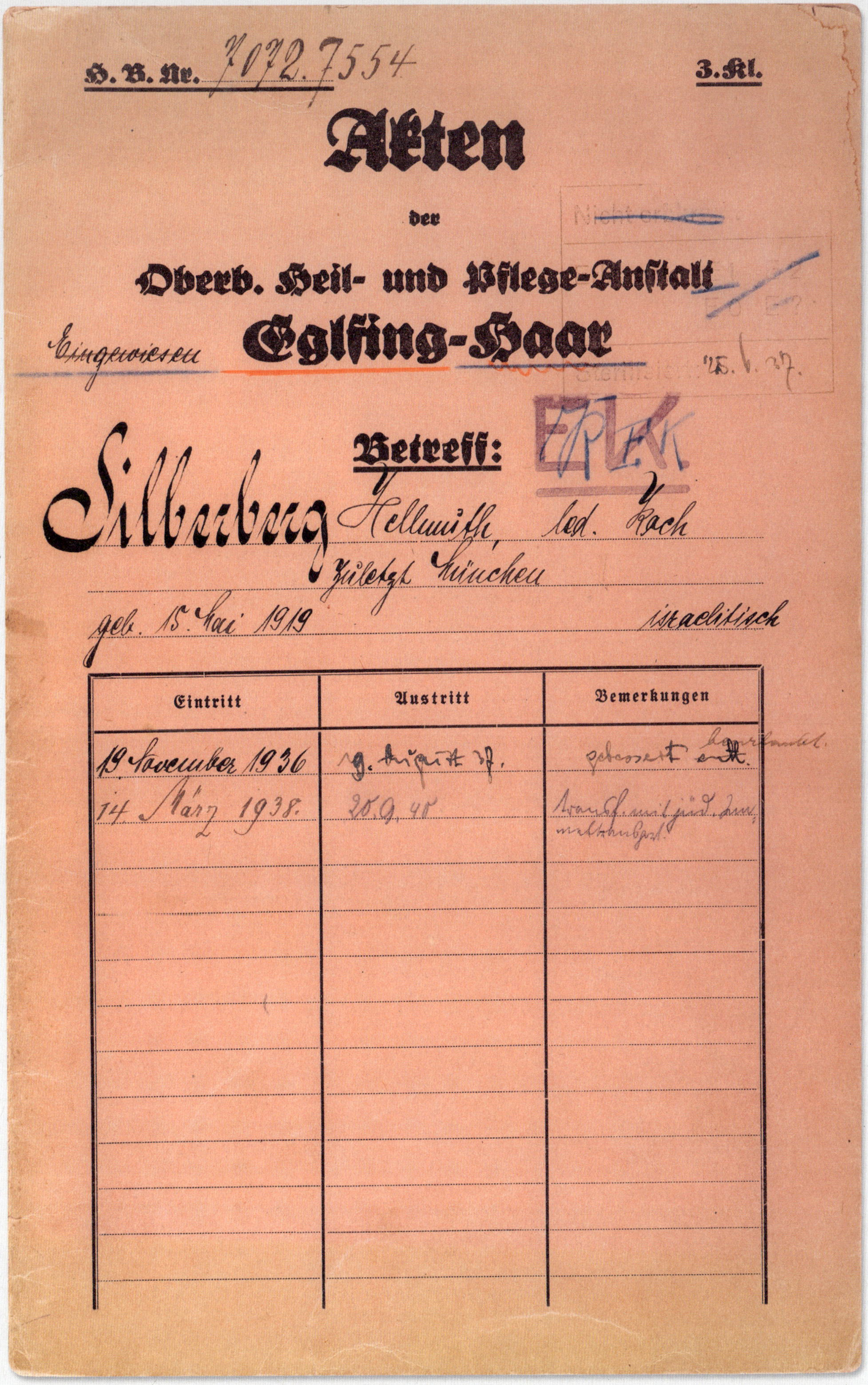

H. B. Nr. 7072 7554 3. Kl.

Akten

der

Oberb. Heil- und Pflege-Anstalt

Eglfing-Haar

Eingewiesen

25. 6. 37.

Betreff:

Silberberg Hellmuth, led. Koch

zuletzt München

geb. 15. Mai 1919 israelitisch

Eintritt	Austritt	Bemerkungen
19. November 1936	9. August 37.	gebessert entl. beurlaubt.
14. März 1938.	20. 9. 40	Transf. mit jüd. Kranken weggebracht.

Helmut Silberberg

15. Mai 1919 – 20. September 1940

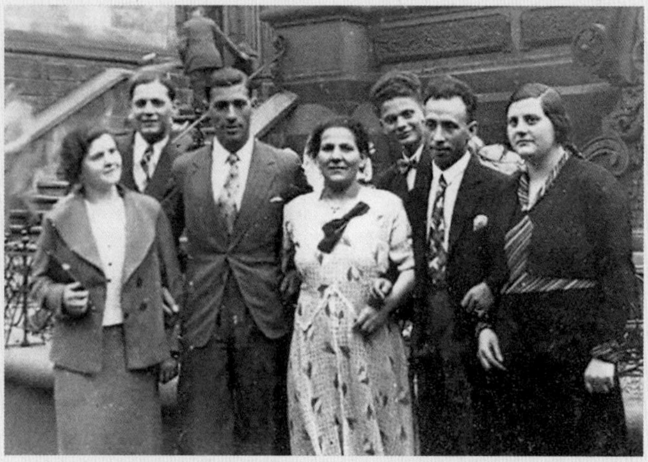

Familie Silberberg, vermutlich 1934 bei der Hochzeit von Helmuts (3.v.r.) Schwester Sofie (1.v.l.). Sofie und ihr Mann (3.v.l.) wanderten kurz darauf nach Palästina aus. Helmuts Geschwister Heinrich (2.v.l.), Lotte (1.v.r.) und Max (nicht im Bild) flohen 1937 nach Argentinien. Seine Mutter Kula (Mitte) wurde 1942 in Auschwitz ermordet.

von Verena Rapolder

Helmut Silberberg wurde im Alter von 21 Jahren in Hartheim ermordet. In zahlreichen Briefen an seine Mutter, an Ärzte und die Anstaltsleitung hatte er von seinen Erinnerungen, Wünschen und Gefühlen erzählt.

Geboren am 15. Mai 1919, wuchs er als jüngster Sohn einer jüdischen Familie mit seinen Geschwistern Max (*1906), Charlotte (*1908), Berta (*1910, †1928), Sofie (*1912) und Heinrich (*1914) in Hannover auf. Seine Eltern, Chilel und Kula Silberberg, stammten aus Polen.

In Hannover existierte während der Weimarer Republik die größte israelitische Gemeinde in Norddeutschland. Hier lebten etwa 5.500 jüdische Menschen. Knapp ein Viertel von ihnen besaß wie die Silberbergs die polnische Staatsangehörigkeit; diese „Ostjuden" hatten teils eigene Synagogen und Rabbiner. Die Familie war in die Strukturen und Angebote der jüdischen Gemeinde wohl gut eingebunden.

Als Helmut Silberberg sieben Jahre alt war, starb sein Vater. Ein Jahr nach dem Tod kam er in das Waisenhaus der Synagoge. In einem späteren Brief schilderte er diese schwierige Zeit: „Ich kann mich nicht erinnern, seitdem je gespielt oder gelacht zu haben. Ich habe lange geglaubt ein Mensch könne überhaupt nicht lachen, sondern das wäre alles nur Schein."[1]

Nach seinem Schulabschluss begann er an der israelitischen Gartenbauschule Ahlem bei Hannover eine Lehre. Diese war um 1890 mit dem Ziel eingerichtet worden, die eher einseitige Berufsstruktur der jüdischen Bevölkerung zu verändern und jüdischen Jugendlichen den Zugang zu einer handwerklichen oder landwirtschaftlichen Ausbildung zu ermöglichen. Ab 1933 diente sie zunehmend der Vorbereitung auf eine Ausreise nach Palästina. Helmut Silberbergs Schwester Sofie arbeitete dort als Hauswirtschafterin, bis sie nach ihrer Hochzeit im August 1934 mit ihrem Mann nach Palästina auswanderte.

Kurz danach beging Helmut Silberberg einen Suizidversuch. Er überlebte und war etwa zwei Monate in psychiatrischen Anstalten. Nach seiner Entlassung begann er im Dezember 1934 in München eine neue Lehre. Warum die Familie diese Stadt für ihn wählte, wissen wir nicht.

Er war im israelitischen Lehrlingsheim in Schwabing untergebracht, in dem er sich nur schwer einfügen konnte: „Ein merkwürdiges Haus! Es war wohl von 50 – 60 verschiedensten Charakteren belegt. Die Räumlichkeiten waren sehr beschränkt. Ausser engen Schlafsälen gab es nur noch einen Raum, der als Eß u. Aufenthaltsraum diente. In demselben hing als Zier der Leitspruch des Hausherrn: Freiheit ist Abhängigkeit vom Gesetz. [...] Ich gab mir alle Mühe, mich in die Heimgemeinschaft einzuleben. Es schien mir unmöglich. [...] Das alles mußte zu einem Nervenzusammenbruch führen."[2]

1936 lief er aus dem Heim weg, hielt sich in einem Kloster auf und gestand schließlich bei der Münchner Polizei einen Mord, der nie stattgefunden hatte. Er wurde in die Heil- und Pflegeanstalt Eglfing-Haar eingewiesen. Im August 1937 wurde er entlassen und reiste mit seiner Mutter nach Hannover. Seine Geschwister traf er dort nicht mehr: Heinrich, Lotte und Max Silberberg waren im Juli nach Argentinien ausgewandert. Zu Hause erlitt er nach kurzer Zeit einen Rückfall. Er kam in die Landes-Heil- und Pflegeanstalt Hildesheim, wurde aber wieder nach Eglfing-Haar verlegt – er vermutete, weil er noch auf den Wohnsitz in München gemeldet war.

In der Anstalt erhielt er regelmäßig Pakete und Briefe von seiner Mutter. Im September 1938 setzte das NS-Regime zum großen Schlag gegen jüdische Bürger polnischer Staatsangehörigkeit an. Ohne Möglichkeit zur Vorbereitung und ohne Anlaufstelle in Polen wurden sie zwangsweise über die Grenze gebracht. Die Rückkehr nach Hause wurde ihnen verwehrt. Helmut Silberbergs Mutter

Abschrift des Briefs von Helmut Silberberg an Kula Silberberg und Elli Kunert vom 15. Januar 1939 aus dem Fragment der Patientenakte (Ausschnitt)

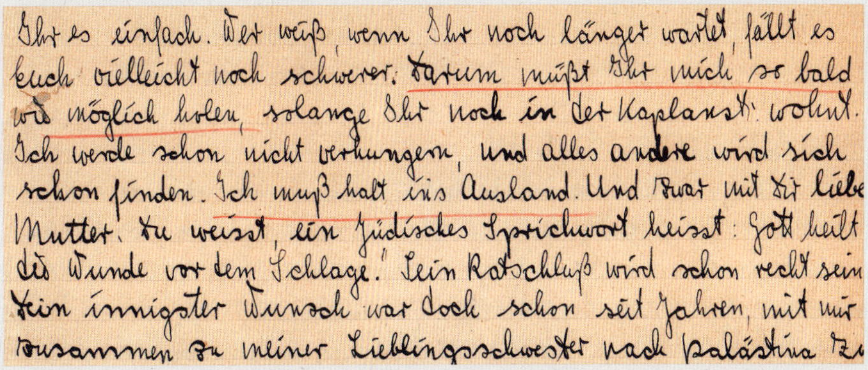
Ihr es einfach. Wer weiß, wenn Ihr noch länger wartet, fällt es
Euch vielleicht noch schwerer. Darum müßt Ihr mich so bald
wie möglich holen, solange Ihr noch in der Kaplanstr. wohnt.
Ich werde schon nicht verhungern, und alles andere wird sich
schon finden. Ich muß halt ins Ausland. Und zwar mit Dir liebe
Mutter. Du weisst, ein jüdisches Sprichwort heisst: Gott heilt
die Wunde vor dem Schlage! Sein Ratschluß wird schon recht sein
Dein innigster Wunsch war doch schon seit Jahren, mit mir
zusammen zu meiner Lieblingsschwester nach Palästina zu

durfte, wie einige Ältere und Kranke, in Hannover bleiben. Nun berichtete sie von den betroffenen Verwandten und ihrer Lage.

Helmut Silberberg ahnte, dass er sich in großer Gefahr befand. Er bat die Anstaltsleitung mehrfach um Entlassung oder Verlegung in eine polnische Heilanstalt: „Auch dachte ich wenigstens hier in der Anstalt vor den so zu nennenden Actionen gegen das Weltjudentum geschützt zu sein. Das ist jedoch nicht der Fall, sondern vielmehr sehe ich mich denselben ausgesetzt […]. Da ich mich jedoch Recht- und schutzlos sehe, möchte ich Herrn Medicinalr. doch wenigstens noch einmal dringend bitten mein Gesuch zwecks Überweisung in poln. Heil& Pflegeanstalt weiterzuleiten. Ich wüsste nämlich nicht, mit welcher Berechtigung man das Schreiben zurückhält."[3]

Die Direktion bestand darauf, dass er die Anstalt nur verlassen könnte, wenn seine Mutter ihn persönlich abholte. Doch Kula Silberberg konnte sich das nicht mehr leisten. Die jüdische Gemeinde, auf deren Hilfe sie angewiesen war, war durch die Unterstützung für die Ausgewiesenen in Polen in finanziellen Schwierigkeiten. Helmut Silberberg schrieb verzweifelte Briefe: „Seid Mai letzten Jahres kann ich entlassen werden, und warte sehnsüchtig, aber vergebens darauf, daß du liebe Mutter mich abholst. […] Wenn Ihr Herz habt, so müßt Ihr es einfach. Wer weiß, wenn Ihr noch länger wartet, fällt es Euch vielleicht noch schwerer. Darum müßt Ihr mich so bald wie möglich holen, solange Ihr noch in der Kaplanstr. wohnt. Ich werde schon nicht verhungern, und alles andere wird sich schon finden. Ich muß halt ins Ausland. Und zwar mit Dir liebe Mutter. Du weisst, ein jüdisches Sprichwort heisst: Gott heilt die Wunde vor dem Schlage! Sein Ratschluß wird schon recht sein. Dein innigster Wunsch war doch schon seit Jahren, mit mir zusammen zu meiner Lieblingsschwester nach Palästina zu fahren. Und Sophie ist doch deine Liebste! Ich bin ja bis jetzt immer bloß dein Sorgenkind, wenn du auch alle gleich gern hast, und sicherlich Gott dankst, wenn du bei deinen Lebzeiten keines mehr von uns verlierst. Und unser Wunsch wiederum ist ja, dich recht lange und gesund unter uns haben zu können. Und sollte es nicht gehen, daß wir nach Palästina fahren, so müssen wir halt nach den anderen Geschwistern nach Buenos-Aires fahren. Gebe Gott, daß wir alle noch einmal in Gesundheit und Frieden zusammen kommen."[4]

Kula Silberberg geriet aber zunehmend selbst in Bedrängnis. Im Juli 1939 floh sie nach Brüssel. Helmut Silberbergs Versuche, sich aus seiner gefährlichen Situation zu befreien, scheiterten. Im September 1940 wurde er Opfer der sogenannten Aktion T4. Ab etwa 14. September 1940 wurden auf Anweisung des Bayerischen Innenministeriums sämtliche jüdischen Patientinnen und Patienten aus den bayerischen Anstalten in die Heil- und Pflegeanstalt Eglfing-Haar verlegt, die als Sammelanstalt diente. Am 20. September 1940 wurden diese Patientinnen und Patienten von dort aus in die T4-Tötungsanstalt Hartheim gebracht und noch am selben Tag ermordet. Dieser Transport unterschied sich von den anderen „T4"-Transporten, weil es keine Selektion nach Gesundheitszustand gab; entscheidend war allein die Kategorisierung als jüdisch.

Helmut Silberberg war nicht das einzige Opfer der „Aktion T4" in seiner Familie. Sein Neffe Hermann Federmann, der älteste Sohn seiner Schwester Charlotte und ihres Mannes Abraham Federmann, musste in der Nervenklinik Langenhagen bleiben, als seine Familie auswanderte. Von dort kam Hermann in die evangelischen von Bodelschwinghschen Anstalten in Bethel. Am 27. September wurde er mit weiteren psychisch Kranken jüdischer Abstammung aus ganz Norddeutschland in die „T4"-Tötungsanstalt Brandenburg an der Havel deportiert und noch am Tag seiner Ankunft im Alter von nur zehn Jahren ermordet.

Kula Silberberg wurde im September 1942 über das Transitlager Mechelen nach Auschwitz deportiert, wo sie wohl noch am Tag ihrer Ankunft ermordet wurde.

Vergessen wurden Helmut Silberberg, seine Mutter und sein Neffe nicht: Eine Enkelin seines Bruders Heinrich, Roxana Licovetzky, steht seit 2017 im Kontakt mit dem Archiv des Bezirks Oberbayern, um gemeinsam ihre Schicksale aufzuklären, Gedenken zu organisieren und die Erinnerung an sie wachzuhalten.

1
Brief an Dr. von Braunmühl, 27.5.1939, Heil- und Pflegeanstalt Eglfing-Haar, Patientenakten 4766

2
Ebd.

3
Brief an Dr. Theobald, 24.11.1938 (wie Anm. 1)

4
Abschrift des Briefs an Kula Silberberg und Elli Kunert am 15.1.1939 (wie Anm. 1)

Im Abseits

Zur Geschichte des Umgangs mit der NS-„Euthanasie“

Ein Gespräch über Kontinuitäten der Ausgrenzung

Die von NS-„Euthanasie“ und Zwangssterilisation Betroffenen sind bis heute offiziell nicht als Verfolgte des Nationalsozialismus anerkannt. Mit den verschlungenen Wegen vom Verdrängen und Vergessen hin zum Gedenken und Erinnern beschäftigen sich der Psychiater Michael von Cranach, der Historiker Ulrich Baumann und Margret Hamm, die sich seit Jahrzehnten für die Rechte der Opfer einsetzt.

Dr. Ulrich Baumann leitet den Gedenk- und Informationsort für die Opfer der nationalsozialistischen „Euthanasie“-Morde in Berlin.

Margret Hamm war Geschäftsführerin des Bundes der „Euthanasie“-Geschädigten und Zwangssterilisierten (BEZ).

Prof. Dr. Michael von Cranach war von 1980 bis 2006 leitender ärztlicher Direktor des Bezirkskrankenhauses Kaufbeuren.

Das Gespräch im Evangelischen Bildungswerk Regensburg moderierte **Gregor Hoppe** (Bayerischer Rundfunk).

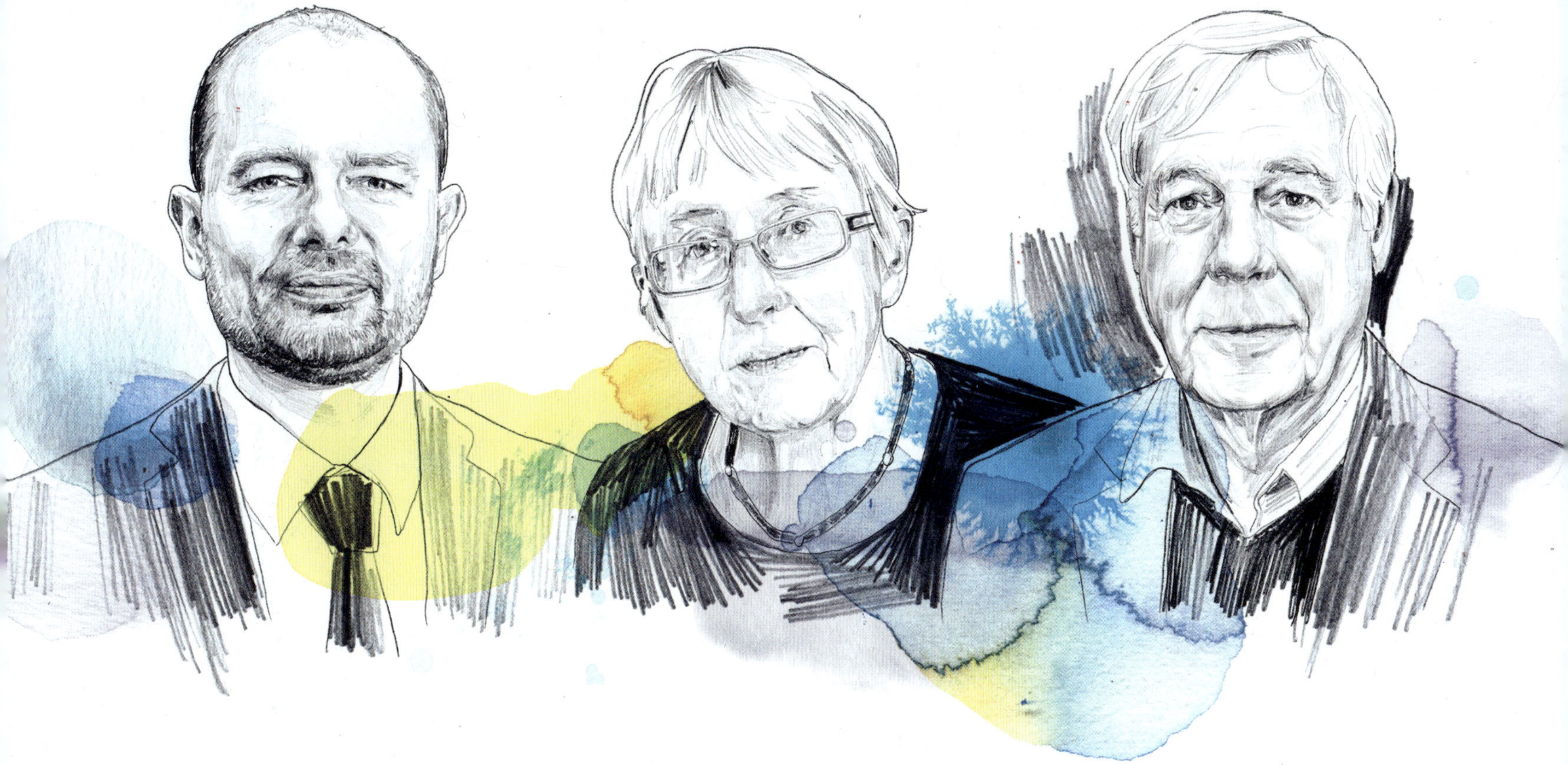

Frau Hamm, woran liegt es Ihrer Meinung nach, dass die „Euthanasie"-Opfer und die Zwangssterilisierten und ihre Familien, die Hinterbliebenen, nie so eine starke Lobby hatten wie andere Opfergruppen und sie im Grunde bis heute nicht haben?

Margret Hamm: Das hängt damit zusammen, dass es im Umgang mit den Menschen, die davon betroffen waren, eine Kontinuität gab zwischen der NS-Zeit und der Zeit danach, und dann auch weiter in der Bundesrepublik Deutschland. Dazu kommt, dass es schon 1947, also vor der Gründung der Bundesrepublik Deutschland und auch der DDR, wieder Bestrebungen gab, ein Gesetz zur Verhütung erbkranken Nachwuchses auf den Weg zu bringen. Es gab einen Gesetzesentwurf, wenn man den liest, meint man das Original von 1933 vor sich zu haben. Das war 1947, und daran waren in der späteren Bundesrepublik ehemalige NS-Täter beteiligt – also die, die nicht als Verbrecher im Knast saßen –, zum Beispiel der Rassenhygieniker Otmar von Verschuer.
In der Zeit nach der Gründung der Bundesrepublik sind die Opfer der Zwangssterilisation ausgegrenzt worden. Ich würde im Übrigen immer zuerst die Zwangssterilisierten nennen und dann die „Euthanasie"-Opfer und die „Euthanasie"-Geschädigten, denn zunächst gab es die Zwangssterilisation, und die Entwicklung führte dann kontinuierlich hin zu den „Euthanasie"-Morden.
Es ist ja oft die Rede von den vergessenen Opfern. Die Zwangssterilisierten und die Kinder der Ermordeten sind nicht vergessen worden, sie sind ganz bewusst ausgegrenzt worden. Da gibt es eine Kontinuität der Ausgrenzung, die sich im Grunde genommen bis zum heutigen Tag durchzieht.

Herr von Cranach, auch Sie haben sich für die Anerkennung der Zwangssterilisierten und der „Euthanasie"-Opfer eingesetzt. Sie arbeiten ja seit Langem daran, diese Opfergruppe sichtbar zu machen und sich in der Gesellschaft damit auseinanderzusetzen. Wie beurteilen Sie das? Ist es besser geworden? Hat man jetzt mehr Unterstützung?

Michael von Cranach: Die Auseinandersetzung mit diesen Verbrechen fand ja nach 1945 nur kurzfristig statt. Die Amerikaner haben sich sehr stark dafür eingesetzt, weil sie die Nürnberger Ärzte-Prozesse vorbereiteten. Sie haben dokumentiert, was passiert ist. Sie haben zum Beispiel versucht, in München einen Psychiater als Leiter der Heil- und Pflegeanstalt Eglfing-Haar einzusetzen, der kein Nationalsozialist war, und der sollte dokumentieren, was passiert ist. In einer unglaublichen Intrige haben die Ärzte, die bereits in der NS-Zeit Täter, Mittäter oder Mitläufer waren, es geschafft, dass dieser Psychiater nach einem Jahr wieder entlassen wurde. Danach ist das Thema in Haar nicht weiter diskutiert worden.

Erst Ende der 1990er-Jahre begannen wir die Opfer in den Blick zu nehmen

Erst in den 1980er-Jahren begann die Aufarbeitung wieder. Im Rahmen der Psychiatrie-Reform kam eine neue Generation von Psychiatern in die Anstalt, die – und so ging es mir persönlich auch – völlig erschüttert war von dem, was sie vorfanden. Und manche von uns haben dann diese grauenvolle, menschenverachtende Situation der Psychiatrie zurückgeführt auf die Verbrechen in der NS-Zeit. In dieser ersten Phase, in der dann auch Medizinhistoriker dazukamen, hat man sich hauptsächlich mit den Tätern beschäftigt, mit den geschichtlichen Ereignissen, also mit der Frage, was überhaupt passiert ist. Und erst Ende der 1990er-Jahre begannen wir die Opfer in den Blick zu nehmen und zu versuchen, sie systematisch zu identifizieren. Dabei stellte sich uns sehr schnell das Problem, dass wir die Namen der Opfer aufgrund der Archivgesetze nicht veröffentlichen durften. Das hat uns beunruhigt. Bei mehreren Gruppen in der Bundesrepublik entstand der Wunsch, das zu ändern. Dazu gab es Tagungen. In München fand schließlich eine Tagung statt, bei der sich ganz viele Teilnehmer aus vielen Bereichen der Gesellschaft dafür ausgesprochen haben, dass man die Namen der Opfer nennen muss. Es gab nur eine Kollegin, die sich dagegen gewandt hat. Aber das alles hat dazu geführt, dass die Interpretation der Archivgesetze jetzt anders ist. Wir dürfen seit 2017 die Namen veröffentlichen. In diesem Rahmen sind Gedenkbücher entstanden, die die Namen nennen. Es werden Biografien veröffentlicht. Es werden Stolpersteine gelegt und es werden Erinnerungszeichen gesetzt. Und – was ich sehr schön finde – in München, in Karlsruhe, an mehreren Orten haben sich Angehörigeninitiativen gebildet, die jetzt gemeinsam über ihre Vorfahren recherchieren und Stellung nehmen zu dem, was passiert ist. Es beginnt, glaube ich, gerade eine neue Phase einer lebendigen Erinnerungskultur.

Das ist sicher positiv zu sehen. Aber gibt es nicht auch Gefahren, Herr Baumann, wenn Namen genannt werden und diese, zum Beispiel via Internet, in falsche Hände geraten? Es gibt Menschen, die sich mit einer unmenschlichen Begrifflichkeit zu solchen Fällen äußern. Und ich weiß auch aus eigener Erfahrung, dass mentale oder psychische Krankheiten noch immer ganz anders betrachtet werden als andere Krankheiten.

Ulrich Baumann: Ja, das ist für große Bereiche der Erinnerung eine Gefahr, und meiner Einschätzung nach sollten wir der nicht ausweichen oder davor einknicken. An dem, was Herr von Cranach zu den Namen gesagt hat, hängt ja was dran. Wahrscheinlich haben wir das jetzt schon mitgedacht, aber vielleicht sollte man es aussprechen: Hinter dem Schutz der Namen durch das Archivgesetz steht natürlich auch ein bestimmtes Denken, das darauf abzielt, Familien vor vermeintlicher Anfeindung, vor einer versuchten Verdächtigung, erblich belastet zu sein, zu schützen – und ich muss beim letzten Satz eigentlich überall Anführungszeichen machen, weil wir in den letzten 15 bis 20 Jahren ja versucht haben, aus diesem Denken, aus diesen Sackgassen rauszukommen. Dieses Denken sollte uns nicht leiten.
Ich würde gerne auf Ihre anfängliche Frage mit der Lobby zurückkommen und dabei einen Schritt zurück machen. Sie haben gefragt, warum die Angehörigen oder die noch lebenden Opfer von Zwangssterilisierungen sowie die Angehörigen von Opfern der „Euthanasie“ keine Lobby haben. Es ist jedoch nicht ganz ungefährlich, mit dem Begriff Lobby zu argumentieren. Die Frage ist doch: Was wäre denn die entspre-

chende Lobby – und was wäre die angebliche Lobby bei den anderen Gruppen? Fangen wir mal bei der größten Gruppe an, die mittlerweile gewisse gesamtgesellschaftliche Aufmerksamkeit erhält – bei den jüdischen Verfolgten. Da muss man feststellen, dass bis Ende der 1970er-Jahre an jedem 9. November Angehörige der jüdischen Gemeinden eigentlich vollkommen allein an den Gedenksteinen für niedergebrannte Synagogen standen, neben ihnen vielleicht einige Mitglieder der Gesellschaften für christlich-jüdische Zusammenarbeit. Das war's dann. Da hat sich 30 oder 35 Jahre seit Kriegsende nicht so viel entwickelt gehabt, und eigentlich war es deren Privatsache, zu erinnern. Und natürlich haben wir die ganze Geschichte der verweigerten Aufarbeitung und Anerkennung von Sinti und Roma, den Hungerstreik in Dachau, und andere Dinge, mit denen versucht wurde, etwas zu ändern. Ich gebe zu bedenken: Wir haben da kein eindeutiges Bild einer funktionierenden Lobby. Und schließlich ist das Bild der „Lobby" selbst eben nicht frei von der Vorstellung, Einflussgruppen üben Druck aus, hier im Sinne der Erinnerung, der Aufarbeitung oder Entschädigung. Diese Prozesse sind mittlerweile von der historischen Wissenschaft untersucht. Das Wort Lobby erscheint mir da nicht passend.

Bei der Zwangsarbeiter-Entschädigung hat es auch sehr lange gedauert, bis etwas passiert ist. Ich möchte aber auf die Frage der Namensnennung zurückkommen. Frau Hamm, Sie sind anderer Meinung als Michael von Cranach. Sie sind gegen die Nennung der Namen. Darf ich Sie fragen, warum?

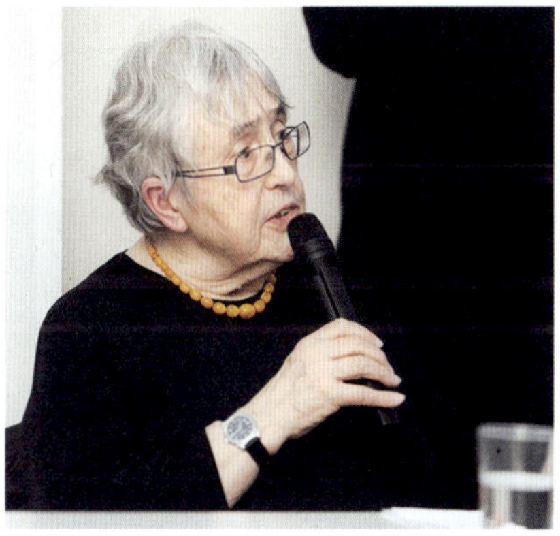

Da muss ich zunächst vorausschicken, dass der Bund der „Euthanasie"-Geschädigten und Zwangssterilisierten eine Organisation ist, die von Opfern für Opfer gegründet worden ist. Wir hatten über 1.000 Mitglieder, und bei unseren Kontakten zu den Betroffenen hat uns immer wieder erschrocken, welche Scham die Menschen noch haben. Das Wort Scham ist ja nicht mehr sehr aktuell, inzwischen hört man es doch häufiger wieder. Aber ich kann mich daran erinnern, dass Schüler, mit denen ich bei Schulbesuchen diskutierte, mit dem Begriff Scham überhaupt nichts anfangen konnten. Das ist aber auch schon ein paar Jahre her.
Beim Thema Namensnennung sind wir aus dem Grund sehr kritisch, weil wir eben von den Menschen selbst erfahren haben, dass viele es nicht gut finden. Ein Beispiel dafür: Wir haben viele Interviews mit Zeitzeugen aufgenommen. Jeder Zeitzeuge konnte sich für oder gegen seine Namensnennung bei der Veröffentlichung der Interviews aussprechen. Und das waren sehr, sehr viele, die das nicht wollten, weil sie Angst hatten, dass sie damit ihre Kinder oder Enkelkinder belasten würden, wenn die in bestimmten Berufen seien und dass bei Nachforschungen dieses „lebensunwert" wieder zum Vorschein käme. Sie hatten schlichtweg Angst davor, dass ihre Familie darunter leiden müsste. Das muss man einfach akzeptieren. Wenn Menschen das wollen, dass die Namen genannt werden – und da gibt es etliche, die das wollen, insbesondere in der dritten Generation, die sich mit der Geschichte der Familie beschäftigen – dann ist das selbstverständlich. Aber wenn die noch Lebenden, die direkt davon betroffen waren, dieses nicht möchten, dann sollte man das akzeptieren.

Ich habe in meiner Familie selbst erlebt, dass die Elterngeneration vollkommen anders mit mentaler Schwäche oder mit Depressionen umgegangen ist als wir Kinder. Da herrschte die Auffassung: Man wird doch nicht verrückt und man geht schon gleich gar nicht deswegen zum Arzt. Jetzt frage ich den Psychiater: Wie schwierig ist es, jemandem, der Furchtbares überstanden hat, die Scham zu nehmen? Kann man das versuchen oder sollte man einfach warten, bis eine andere Generation anders damit umgehen kann? Die Zeit scheint ja inzwischen gekommen. Die Menschen blicken doch nicht mehr auf mental oder seelisch Erkrankte herab, wie es früher der Fall war.

Ich glaube, dass wir hier einem Missverständnis unterliegen, Frau Hamm. Sie haben hauptsächlich mit Opfern der Zwangssterilisation gesprochen. Und das ist völlig klar, dass jemand, der selbst Opfer einer Zwangssterilisation ist, selbst entscheiden muss, ob er darüber spricht oder nicht. Aber wir sprechen hier ja hauptsächlich über die Opfer der Krankenmorde, da gibt es ja keine Überlebenden. Wir können sie nicht fragen. Man muss dabei einen wichtigen Aspekt berücksichtigen: Wenn die Akte dieses Menschen in einem Krankenhaus liegt, dann unterliegt sie nicht den Archivgesetzen, sondern sie unterliegt der ärztlichen Schweigepflicht. Und die ärztliche Schweigepflicht ist gesetzlich geregelt. Diese bleibt auch nach dem Tod, über Generationen hinweg bestehen, und der Direktor oder Leiter des Krankenhauses, in dem die Akte liegt, ist zuständig für eine Öffnung der Krankengeschichte. Und zwar ohne Rücksicht auf Wünsche von Nachfahren oder wen auch immer. Sein einziges Kriterium ist der mutmaßliche Wille des Verstorbenen. Das sagt die ärztliche Schweigepflicht.

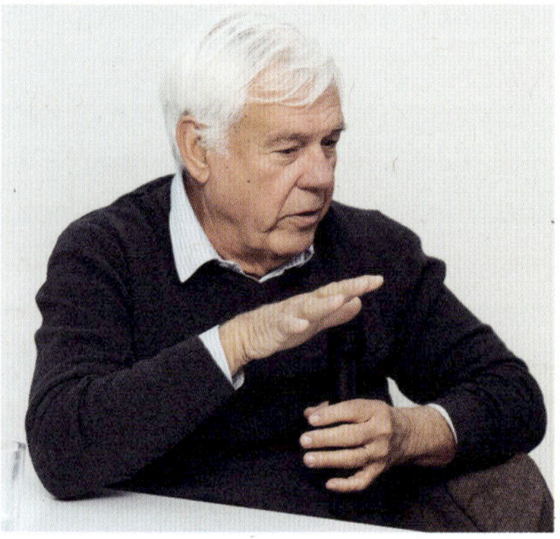

Ich habe in Kaufbeuren mit Hunderten von Angehörigen gesprochen. Ich habe mir vorher immer die Krankengeschichte der ermordeten Patienten angeschaut. Und ich war der Meinung, dass es der mutmaßliche Wille des auf grausamste Weise Ermordeten ist, dass er ein Interesse daran hat, dass später gesagt wird: Er ist nicht berechtigt ermordet worden, sondern er ist Opfer eines Verbrechens geworden. Für mich ist dieser mutmaßliche Wille des Verstorbenen ein Grund, ihn jetzt zu nennen. Die Gespräche mit den Angehörigen haben oft eine Stunde, anderthalb Stunden gedauert. Manchmal gab es mehrere Gespräche mit ganzen Gruppen von Angehörigen. Aber anders als Frau Hamm kann ich mich nicht erinnern, dass am Ende dieser Gespräche irgendjemand gesagt hätte, er will nicht, dass der Name der Tante, der Großmutter, der Mutter oder der Geschwister genannt wird.

Das hängt natürlich ganz entscheidend von der Einstellung ab, die man dazu hat. Es gibt zwei Haltungen der Angehörigen. Nach meiner Erfahrung sah die Mehrzahl von ihnen das damals Geschehene als Verbrechen an. Sie wussten, dass es ein Mord war. Sie waren betroffen davon und sie waren dagegen. Aber es gab auch Angehörige mit einer anderen Einstellung. Ich weiß von einem Fall, da schreibt der Ehemann eines Opfers in einem Brief an Dr. Faltlhauser, einer meiner Vorgänger als Ärztlicher Direktor in Kaufbeuren: „Ich danke für die elegante Lösung des Problems." Wie gehen Familien damit um? Mit der Schuld, die möglicherweise da ist. Ich kann Geschichten erzählen, bei denen ganz deutlich und in grausamer Weise die Schuld auch in der Krankengeschichte offensichtlich war. Das muss man mit den Angehörigen besprechen.

In der Regel – da haben Sie Recht, Herr Hoppe – sind es meist die Jüngeren, die offener dafür sind, darüber zu sprechen. Und dann gibt es noch einen anderen Grund für die Namensnennung: Wir dürfen diese Stigmatisierung nicht einfach fortsetzen. Wir müssen radikal damit aufhören. Der Historiker Wolfgang Benz hat bei einer Tagung in München gesagt: „Wenn wir ihre Namen jetzt verschweigen, dann töten wir sie ein zweites Mal."

Herr Baumann, sind Sie der gleichen Meinung? Holocaust-Opfer und ihre Familien legen Wert darauf, dass die Namen genannt werden. Und darum sind diese Namenslesungen an bestimmten Tagen üblich geworden in Deutschland, wenn auch, wie Sie selbst sagten, sehr spät.

Ja. Ich glaube, dass es tatsächlich einen großen Unterschied macht, ob qualitativ und mit viel Zeit die Person im Rahmen eines Interviews oder eines längeren dokumentarischen Gesprächs selbst gefragt ist, oder ob sozusagen die Akte im Mittelpunkt steht mitsamt allem, was die Akte vom Schicksal der Person erzählt. Am Ende sind es ganz ähnliche Geschichten. Auch in den Interviews ging es unter Umständen um eine ermordete Person innerhalb der Familie, aber der Ansatz ist natürlich anders. In einem Interview gibt die Person von Anfang an viel mehr preis. Es ist eine Art

Erfahrungs-Projekt oder Erkundungs-Projekt, sich einem Gespräch zu stellen, sozusagen von innen heraus, und natürlich im Dialog. Und die andere Methode arbeitet eher von außen her, von dem Dokument, von der Akte, von dem historischen Faktum aus, und geht von da weg zurück zu den Angehörigen. Insofern kann das erst mal auch gut nebeneinander stehen bleiben, glaube ich.
Wir arbeiten derzeit mit den Kollegen von der KZ-Gedenkstätte Flossenbürg an einer Ausstellung über die im Nationalsozialismus verfolgten sogenannten Asozialen und Berufsverbrecher. Da geht es natürlich auch um die Namensnennung und um die Scham in den Familien. Gleichzeitig würde ich als Ausstellungsmacher ungern in einer Ausstellung sehen, dass da „Norbert N." steht anstatt „Norbert Soundso". Das widerspräche unserer Intention. Und gut, dass Sie, Herr Hoppe, das auch zurückbinden an die Erinnerung an den Holocaust. Ich denke, da sind wir in der Form der Erinnerung sogar schon weiter als die Namenslesungen. Aber wir haben die verschiedensten neuen Entwicklungen im Gedenkstättenbereich, die mir zum Teil auch Angst machen. Ich komme eher aus der mittleren Generation und bin seit 20 Jahren in dem Bereich tätig. Aber unter den ganz jungen Leuten in Gedenkstätten gibt es auch welche, die sehr orthodox sagen: „Vieles, was ihr bis jetzt gemacht habt, geht gar nicht mehr, auch was den Holocaust angeht, auch was KZ-Insassen angeht, Umgang mit Fotos zum Beispiel. Was bemächtigt ihr euch eigentlich, ihr könnt doch diese Fotos nicht zeigen." Für uns in den Gedenkstätten ist das aber essenziell, sonst könnten wir eigentlich einpacken. Auch da ist vieles diskursiv im Fluss.

Frau Hamm, Sie haben viel mit Familien gesprochen und Sie haben da sehr viel Scham erlebt. Jetzt haben wir eine junge Generation, die sich neu damit auseinandersetzt und die teilweise dagegen ist, Opfer zu exponieren. Andere, von Wolfgang Benz war zum Beispiel die Rede, sagen aber, wir müssen das Gedächtnis an sie bewahren. Wo verorten Sie sich da?

Es ist gut, dass die junge Generation sich mit solchen Themen auseinandersetzt

Es ist ein Unterschied, ob ich die Namen veröffentliche oder ob ich sie in den Gedenkstätten würdige und ausspreche und kennzeichne. Letzteres steht selbstverständlich ganz außer Frage, auch in den Gedenkbüchern. Aber eine ganz allgemeine Veröffentlichung würde ich persönlich nicht gut finden. Nur ein Beispiel: Anfang der 2000er-Jahre hat sich eine Gruppe in Berlin aus dem Bundesarchiv eine CD mit den 70.000 Namen der „Euthanasie"-Opfer ausgeliehen, um eine Gedenkveranstaltung zu organisieren und sie vorzulesen. Und dann stellte sich heraus, dass die Organisatoren der KVPM (Kommission der Verstöße der Psychiatrie gegen Menschenrechte e.V.), einer Scientology-Organisation, nahestanden. Die Namen der Opfer tauchten nachher im israelischen Internet auf der Seite eines ihrer Vertreter auf, so dass die deutschen Behörden nicht einschreiten konnten, denn die CD war widerrechtlich kopiert und ins Internet gestellt worden. Da haben wir uns als BEZ intensiv mit dem Thema Veröffentlichungen auseinandergesetzt.
Prinzipiell finde ich es gut, wenn die Jüngeren sich mit den Verbrechen der NS-Zeit beschäftigen, mit den ganzen „rassenhygienischen" Maßnahmen und der Bestimmung der Menschen als „lebenswert" und „lebensunwert", mit der Selektion am Lebensanfang und am Lebensende, am Lebensanfang durch die zwangsweise Sterilisation und Abtreibung und am Lebensende durch die Ermordung der Opfer. Es ist gut, dass die junge Generation sich mit solchen Themen auseinandersetzt, auch deswegen, weil wir heute ja auch die Möglichkeit zur Selektion am Lebensanfang und am Lebensende kennen. Ein Nachdenken darüber könnte dazu beitragen, dass man nicht sehenden Auges in die nächste Katastrophe läuft.

Herr von Cranach, Sie wollen auf das vorher Gesagte reagieren.

Ich habe ein wenig ein Problem damit, dass so streng zwischen den Reaktionen der Generationen unterschieden wird und man dabei den Älteren ein Sich-schwertun zuweist. Ich gehöre ja zu dieser Altersgruppe, und die vielen Anfragen der Angehörigen, die wir in Kaufbeuren hatten, die kamen häufig aus meiner Generation. Dabei war es eindrucksvoll zu hören, dass sie über Jahre durch die Stigmatisierung der Familie gelitten haben und dass es für sie eine Befreiung war, zu erfahren, dass sie in der Familie darüber sprechen können, dass sie sich nicht schämen müssen, dass es auch keine Erbkrankheiten sind. Gerade die alte Generation war froh, entlastet zu werden – und sie war bereit zu diesen intensiven Gesprächen und zur Diskussion. Ich habe 1980 damit angefangen, mich im Krankenhaus mit dieser Thematik zu beschäftigen, und ich hatte dabei das Gefühl, dass es am Anfang schon einen Widerstand gab, aber der war gering und ist dann bald verschwunden. Die Leute trauten sich nicht, aber sie wollten sich mit der Vergangenheit auseinandersetzen.

Herr Baumann, lassen Sie uns einen Blick auf die Täter werfen.

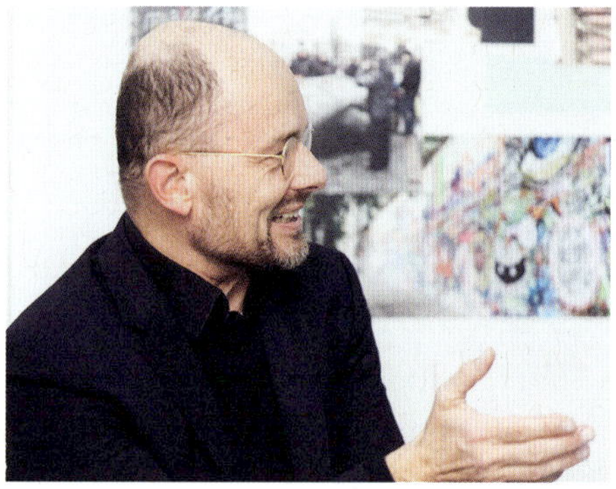

Anknüpfend an das gerade Gesagte will ich dazu aus einer vielleicht unerwarteten, für mich jedoch sehr spannenden Perspektive einsteigen. Was wir gerade über die Angehörigen der Opfer gehört haben, dieses Phänomen der Befreiung oder Erlösung, das ist auch für die Kinder der Täter ganz ähnlich. Das ist diese Generation der jetzt 70- bis 90-Jährigen, die zuverlässig zu unseren Holocaust-Veranstaltungen in Berlin kommen, und für die das jetzt als Kinder der Täter und Täterinnen teilweise eine Befreiung ist, sich damit auseinanderzusetzen. Das finde ich interessant, dass das sowohl für die Kinder der Opfer wie auch für die der Täter gilt.
Ich habe mir zur Vorbereitung unseres Gesprächs das Symposium angeschaut, das wir 2009 im Vorfeld der Planung und Errichtung des Gedenk- und Informationsortes Tiergartenstraße 4 in Berlin veranstaltet hatten. Ein Beitrag, den Klaus Dörner dazu eingebracht hat, beeindruckt mich. Der Psychiater und Medizinhistoriker hat über die medizinischen Eliten gesprochen, die seit dem 19. Jahrhundert einen bestimmten Masterplan entwickelten. Diese Elite hat die Eugenik, die Erbbiologie, auch den Rassismus weitergetrieben und dann ins Werk gebracht. Und wenn wir ins frühe 20. Jahrhundert blicken, dann sehen wir eine Übersterblichkeit: 70.000 Menschen kamen in den Jahren des Ersten Weltkrieges in den Anstalten in Deutschland ums Leben. Das ist die praktische Anwendung dieser erbbiologischen Vorstellungen: In der ärgsten Krise der modernen Gesellschaft in Deutschland mit dem Hungerwinter 1915 sollten die Patienten der Heil- und Pflegeanstalten als Erstes „über die Klinge springen". Dörner meinte, dass diese Eliten das, was letztendlich die Nationalsozialisten gemacht haben, auch ein bisschen belächelt haben, denn sie „konnten" es eigentlich auch schon. Die Nationalsozialisten haben es dann sehr konsequent ins Werk gesetzt, auch mit den Gasmorden. Ich glaube, so weit hatten die Lehrstuhlinhaber um die Jahrhundertwende noch nicht gedacht. Der Nachteil dieses Kontinuitätsansatzes ist, dass wir das Typische an dem, was die Nationalsozialisten gemacht haben, etwas aus dem Auge verlieren. Das würde ich daran kritisieren. Aber ich fand die Gedanken im Grunde ganz einleuchtend, und es ging ja auch weiter: Wir haben diese Übersterblichkeit auch noch in den ersten Jahren nach dem Zweiten Weltkrieg, verursacht nicht nur von den Ärzten und Ärztinnen, sondern teilweise auch durch das Personal in den Kliniken, die bspw. die Lebensmittelrationen selbst verbraucht haben. Bis 1947 ging das Sterben weiter.
Dazu kommt, dass die Eliten nach 1945 größtenteils ihre Ämter und ihre Lehrstühle behielten. Wir sind jetzt im Zusammenhang bei einer Ausstellungsvorbereitung auf einen krassen Fall der Kontinuität gestoßen, den ich kurz erzählen will: Es geht um Paul Brune, einen jungen Mann, der als Kind in einer Anstalt war. Mit seiner Diagnose war er in einer sogenannten Kinderfachabteilung für die Ermordung prädestiniert, ist dieser jedoch knapp entkommen. Er stand dann lange unter Vormundschaft, war zur

Fürsorge im Kloster, wo er fast verhungert wäre. Brune hat später über den zweiten Bildungsweg das Abitur gemacht, hat studiert und sein Examen bestanden. Und dann ist 1974 ein Amtsarzt eingeschritten mit der Ansage: „Moment, stopp! – Dieses Examen kann nicht legal erworben sein. Der Mann ist erblich vorbelastet. Der war viele Jahre in Psychiatrien." Wörtlich: Paul Brune sei ein „Schulbeispiel für asoziales Verhalten infolge Erbanlage" geblieben. Das war 1974, fast 30 Jahre nach dem Ende des Zweiten Weltkriegs! An solchen Beispielen sieht man, warum es so lange gedauert hat.

Ende des 19. Jahrhunderts war die Eugenik ja ein ganz normales Fach, das an den Universitäten gelehrt wurde. Wie verlief die Entwicklung in den demokratisch verfassten Staaten?

Das mit der Eugenik war sozusagen gesellschaftlicher Konsens, auch im damaligen Deutschen Reich. Das hat sich nach dem Ersten Weltkrieg und in der Weimarer Republik weiterentwickelt und radikalisiert, je näher man an die NS-Zeit kam. Aber schon Alfred Ploetz, der als Rassenhygieniker und Forscher tätig war, hatte bereits Anfang des 20. Jahrhunderts von „Euthanasie" gesprochen, also von der Möglichkeit, bestimmte Menschen töten zu können. Die Perfektionierung kam dann durch die Nationalsozialisten. In den anderen europäischen Staaten gab es auch Zwangssterilisationen. Ich bin der Meinung, dass man die Zwangssterilisation in der Diskussion nicht ausklammern darf. Das war der Beginn der Selektion, denn dadurch hatte man ja schon die Chance, die Menschen zwangsweise daran zu hindern, Nachkommen zu zeugen. Und dieses Vorgehen wurde bereits Anfang des 20. Jahrhunderts in der eugenischen Bewegung diskutiert, auch in anderen europäischen und außereuropäischen Staaten. Auch in den Vereinigten Staaten wurde zwangssterilisiert. Das war keine Besonderheit im Deutschen Reich, nur dass es hier nachher darauf hinauslief, dass man Menschen tötete.

Der Ärzteprozess hat sich überhaupt nicht damit beschäftigt. Warum hat die Medizin erst so langsam Auskunft darüber gegeben? Weil dieselben Leute noch auf Ihren Lehrstühlen saßen?

Man muss bedenken, dass in der Zeit nach 1945 bzw. nach 1949, nach der Gründung der Bundesrepublik, ganz viele dieser NS-Täter in ihren Positionen verblieben sind. Sie wurden sogar ausgezeichnet, hatten tolle Stellen als Professoren. Ich kann ein Beispiel anführen, das ich durch meine Arbeit für den BEZ erlebte. Bei meiner Tätigkeit musste ich feststellen, dass NS-Täter das Parlament bei Anhörungen im Bundestag noch bis 1987 beraten haben. Kein Wunder, dass das mit der Entschädigung der Opfer nicht vorangegangen ist. 1961, als es im Bundestag um das Bundesentschädigungsschlussgesetz ging, waren unter den sieben geladenen Gutachtern drei NS-Täter. Da wundert es einen nicht, dass das Ergebnis negativ war und erst 1980 die erste Entschädigung gezahlt wurde.

Das ist der Unterschied zum Antisemitismus, der wohl nicht durchgängig so ein Elitenprojekt war wie die Eugenik und die Erbbiologie

Da kann ich nichts hinzufügen. Ich glaube, das ist der Unterschied zum Antisemitismus, der wohl nicht durchgängig so ein Elitenprojekt war wie die Eugenik und die Erbbiologie. Das hat sich ein Stück weit aufgespalten. Aber es gab im 19. Jahrhundert auch den liberalen Hochschullehrer und Antisemiten. Ich musste vorhin fast ein bisschen lachen ob dieser Kontinuität. Eine unglaubliche Chuzpe und Unverfrorenheit, sozusagen über sich selbst zu Gericht zu sitzen oder sich selbst zu exkulpieren. Das gibt es ja an verschiedenen Stellen. Es handelt sich zwar um ein ganz anderes Thema, aber es ist vielleicht auch ganz gut, wenn man immer wieder die Fenster öffnet zu anderen Erinnerungen. Ich meine die Anerkennung der Deserteure der Wehrmacht als Opfer der Militärjustiz in Deutschland. Der Militärjurist Erich Schwinge, der das NS-Militärstrafrecht entscheidend prägte, hat die CDU/CSU-Fraktion noch bis in die 1990er-Jahre in dieser Frage beraten. Oder beim Thema Sinti und Roma, dass da die Erfassungsakten an die bayerische Polizei übergeben wurden. Einfach unfassbar!

Würden Sie sagen, dass der Widerstand gegen die Anerkennung der „Euthanasie“-Opfer und Zwangssterilisierten im politischen Parteienspektrum fest verortet war oder ist?

Das würde ich aus der Erfahrung heraus so sagen. Von Anfang an hat man diese Opfergruppe ausgegrenzt, hat das „lebensunwert“ immer im Hinterkopf behalten, man wollte sie nicht dabeihaben. Diese Marginalisierung ist aus unserer Sicht bewusst passiert. 1961 war es zum ersten Mal möglich, überhaupt darüber im Parlament zu sprechen. Und das erste Mal, dass diese Opfergruppe etwas bekommen hat, war dann 1980. So lange hat das gedauert. Das nächste Mal war 1988, dass sich etwas verändert hat. Das ging wirklich in sehr kleinen Schritten scheibchenweise, immer nur Brosamen. Wir haben eine Dokumentation auf unserer Internetseite, wo diese Schritte nachzulesen sind. Das war so deprimierend. Und was wir vorhin sagten, die Möglichkeit, dass die Menschen eine Beratung oder psychische Unterstützung durch Psychiater bekamen, das war nur für die Opfergruppen, die als Verfolgte im Sinne des Bundesentschädigungsgesetz anerkannt waren, selbstverständlich. Das ist ja auch richtig, dass sie betreut wurden. Aber für die Opfergruppe der Zwangssterilisierten und der Angehörigen der „Euthanasie“-Opfer gab und gibt es das nicht. Sie waren und sind nicht berechtigt, das zu beanspruchen. Und diese Menschen gehörten nicht gerade zu den Hochverdienern. Da ist einiges schiefgelaufen.
Erst 2007 ist es gelungen, dass das Gesetz zur Verhütung erbkranken Nachwuchses (GzVeN) geächtet wurde. Eine vom BEZ geforderte Aufhebung des Gesetzes scheiterte an der Unwilligkeit des Parlaments, einen parteiübergreifenden Beschluss herbeizuführen. Man hatte zwar in den 1980er-Jahren die Taten, also die Eingriffe der NS-Mediziner geächtet, aber man war nicht dazu bereit, das Gesetz aufzuheben. Entschädigt wurden die Opfer seit 1988 nach den Allgemeinen Kriegsfolgengesetz-Härterichtlinien (AKG-HR), die zur Entschädigung von Kriegsfolgen und nicht von Kriegsverbrechen erlassen worden sind. Und in den folgenden Härterichtlinien wurden immer wieder nur Feinheiten verändert. Der Schlusspunkt war dann der Mai 2007. Man hat die Menschen auf der gesellschaftlichen Ebene rehabilitiert, so dass sie eben nicht mehr als „Lebensunwerte“ gelten. Das ist im Bundestag so diskutiert und auch so beschlossen worden. Aber auf der entschädigungspolitischen Ebene ist es bis heute ausgeblieben, dass die „Euthanasie“-Geschädigten, also die Angehörigen der „Euthanasie“-Opfer, und auch die Zwangssterilisierten mit den anderen Verfolgten der NS-Diktatur gleichgestellt werden. Das wird ihnen bis heute verwehrt. In der Diskussion um Rehabilitation, Entschädigung und Anerkennung ist der korrekte Gebrauch der Begriffe „Verfolgter“ und „Opfer“ wesentlich, da von ihm u.a. der monetäre Erfolg seines Anliegens abhängt.

Es ist bis heute ausgeblieben, dass die „Euthanasie“-Geschädigten und die Zwangssterilisierten mit den anderen Verfolgten der NS-Diktatur gleichgestellt werden

Ja, das ist tiefste Juristerei.

Der Bundestag bereitet gerade ein Gesetz vor zur Anerkennung der „Euthanasie“-Opfer als Verfolgte des Nationalsozialismus; die Anhörung war Ende September 2022. Und da geht es nicht nur um Entschädigung, sondern es geht auch um die massive Förderung des Gedenkens in diesem Bereich. Das wurde bei der Anhörung deutlich. Ich würde gerne noch etwas zur Kontinuität sagen. Die Amerikaner haben ja unter den Alliierten am intensivsten recherchiert. Aber nach den Nürnberger Ärzteprozessen, bei denen drei „Euthanasie“-Täter vor Gericht standen, haben sie eigentlich das Interesse an der Dokumentation und Auseinandersetzung verloren. Die Justiz kam wieder in deutsche Hände und in der Folge gab es kein Interesse mehr, sich mit dieser Sache auseinanderzusetzen. Außerdem waren die Deutschen mittlerweile Mitkämpfer im Kalten Krieg gegen den Osten. Man wollte nicht noch groß ein Sündenregister aufmachen, und so verliefen die gut 30 Prozesse, die gegen Täter stattgefunden haben, aus unserer heutigen Sicht eigentlich enttäuschend, verharmlosend. Die meisten Angeklagten sind freigesprochen oder zu lächerlichen Strafen verurteilt worden, und die Elite blieb Elite in der Psychiatrie. Sie blieb nicht nur Elite,

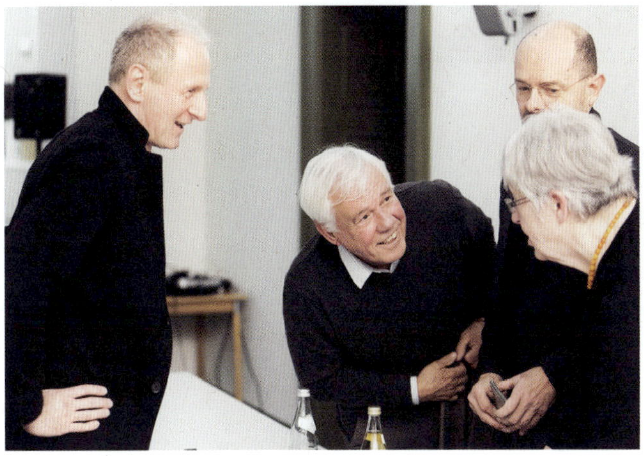

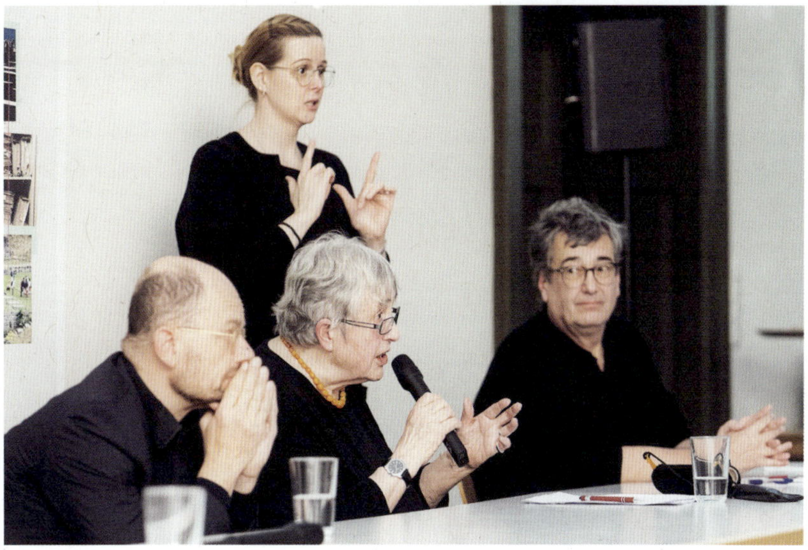

weil sie leugnete, was passiert ist, um sich selbst zu schützen, sondern auch, glaube ich, weil sie überzeugt war, dass ihr Handeln richtig gewesen ist.
Für mich als Psychiater ist ganz wichtig festzustellen: Das waren keine eugenischen Morde. Die Ursache, die Ideologie dahinter war nicht die Eugenik. Die war entscheidend bei der Zwangssterilisation. Aber es waren primär und hauptsächlich ökonomische und rassistische Gründe, die dazu führten, dass Patienten umgebracht wurden. Die Psychiater haben das auch so gesehen. Ich verweise auf das Buch von Hoche und Binding von 1920 (s. S. 20 in diesem Band), in dem ein Psychiater sich dafür stark macht, die Patienten aus ökonomischen Gründen umzubringen. Und diese Menschen blieben. Ich habe sie noch erlebt. Ich habe am 1. Januar 1967 als junger Arzt im Max-Planck-Institut für Psychiatrie angefangen, eine Nachfolgeorganisation des Kaiser-Wilhelm-Instituts. Und da gab es die Täter noch. Ich wusste es damals nicht. Erst als ich 1980 anfing, mich damit zu beschäftigen, musste ich feststellen: „Mein Gott, der und der, das waren ja Täter!" Die waren da, und in der damals herrschenden Hierarchie war es überhaupt nicht möglich, darüber zu diskutieren, auch wenn man es wollte.

Wahrscheinlich fühlten sich die Täter auch als Ausführende eines Volkswillens. Es gab ja sehr viele Fälle, bei denen Denunziation dazu führte, dass jemand in eine Mordanstalt gesteckt wurde.

Ich habe mich mit Valentin Faltlhauser, meinem Vorgänger in der Anstalt in Kaufbeuren zur NS-Zeit, intensiv beschäftigt. Er war ein kluger, differenziert denkender Mensch, der sich noch 1936 schriftlich gegen die Zwangssterilisation und auch gegen die Tötung von Patienten geäußert hatte. Es gibt zwei Gründe, warum er dann zu einem der Haupttäter wurde. Das eine war seine Beobachtung, dass er mit seiner Meinung zum Außenseiter wurde. Ich meine den Zeitpunkt genau festmachen zu können, zu dem er sich dazu entschieden hat mitzumachen, weil er sonst nicht mehr dazugehört hätte. Zum anderen hatte er das Gefühl, an einem in der Weltgeschichte einmaligen Projekt teilzunehmen, das die Menschheit von einer Last befreit. Das hatte etwas Größenwahnsinniges. Karl Brandt, der einer der Hauptorganisatoren der Krankenmorde war, hat 1948 in seiner Zelle in Landsberg, bevor er gehenkt wurde, diesen berühmten Satz an die Wand gekritzelt, diesen Vers von Goethe, der auch in vielen Todesanzeigen zu finden ist: „Alles geben die Götter, die unendlichen, Ihren Lieblingen ganz, alle Freuden, die unendlichen, alle Schmerzen, die unendlichen, ganz." Dieser Satz verdeutlicht für mich die ganze Ambivalenz.

Die juristische Aufarbeitung der NS-„Euthanasie“

Petra Schweizer-Martinschek

In der NS-Zeit starben über 300.000 kranke, behinderte und fürsorgebedürftige Menschen einen gewaltsamen Tod, der staatlich organisiert und legitimiert war. Die Dimension der NS-„Euthanasie“ kam unmittelbar nach Kriegsende ans Tageslicht: zum einen, als alliierte Truppen die Anstalten inspizierten und dort neben völlig entkräfteten, unterernährten Patienten auch nicht bestattete Leichname vorfanden; zum anderen, weil Angehörige Anzeige erstatteten, um Aufschluss über die tatsächlichen Todesumstände ihrer Angehörigen zu erhalten. Daraufhin wurden in allen vier Besatzungszonen Ermittlungsverfahren eingeleitet.

Nie wieder wurde so viel ermittelt wie während der Besatzungszeit

Die Aufklärung gestaltete sich oftmals schwierig: Viele der Personen, die der Mitwirkung am Patientenmord beschuldigt wurden, waren in mehreren Anstalten beschäftigt gewesen, z.T. waren Männer ab 1942 auch in den Vernichtungslagern im Osten eingesetzt worden, so dass die strafrechtliche Verantwortlichkeit mehrere Tatorte und somit mehrere Besatzungszonen und den Zuständigkeitsbereich einer anderen Staatsanwaltschaft umfasste. Viele Tatverdächtige hatten sich in die westlichen Besatzungszonen begeben, einige waren im Ausland untergetaucht. In zahlreichen Fällen musste auch festgestellt werden, dass der Beschuldigte noch nicht oder nicht aus dem Krieg heimgekehrt war oder sich durch Suizid einer gerichtlichen Aburteilung entzogen hatte. Ein weiterer Faktor, der die Ermittlungsarbeit der Staatsanwaltschaften erschwerte, war die Tatsache, dass ein großer Teil an Unterlagen, die als Belastungsmaterialien hätten dienen können, einerseits durch Kriegseinwirkung, andererseits durch bewusste Zerstörung vernichtet worden war.

Aufgrund der Kriegsniederlage konnte sich das nun in vier Besatzungszonen aufgeteilte ehemalige Deutsche Reich zunächst nur innerhalb der durch die alliierten Siegermächte gesetzten Rahmenbedingungen entwickeln. In den ersten Nachkriegsjahren unterlag die Aburteilung der NS-Verbrechen zwar alliierten Besatzungsbestimmungen und damit beschränkter deutscher Strafverfolgungskompetenz, aber es herrschte im Osten wie im Westen das Streben, die Verbrechen gegen die Menschlichkeit und Kriegsverbrechen aus juristischen, aber auch aus ethisch-moralischen Gründen aufzuklären und die Verantwortlichen zur Rechenschaft zu ziehen. Nie wieder wurde so viel ermittelt wie während der Besatzungszeit. Die präzise Rekonstruktion der Verbrechen wurde ebenso aufwändig betrieben wie die Suche nach den Tätern.

Die Strafverfolgung durch alliierte (Militär-)Gerichte

Am 20. Dezember 1945 erließ der Alliierte Kontrollrat das Kontrollratsgesetz Nr. 10, mit dem eine einheitliche Rechtsgrundlage für die Strafverfolgung von Kriegs- und NS-Gewaltverbrechen geschaffen werden sollte. Die Besatzungsbehörden erklärten damit deutsche Gerichte zuständig für die Verfolgung der von Deutschen an Deutschen oder Staatenlosen begangenen Verbrechen – also auch für den Verbrechenskomplex NS-„Euthanasie“. Dennoch wurden auch zwei Strafverfahren vor alliierten Gerichten geführt: Parallel zum Hauptkriegsverbrecherprozess in Nürnberg fand im Oktober 1945 vor einem amerikanischen Militärgericht in Wiesbaden einer der ersten Kriegsverbrecherprozesse, das Strafverfahren gegen Angehörige der ehemaligen Tötungsanstalt Hadamar,

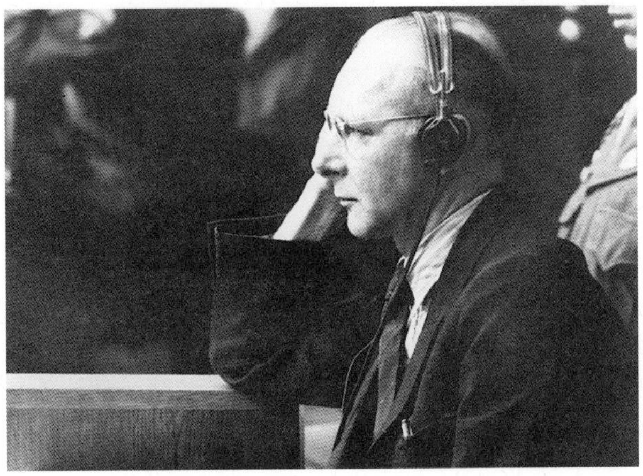

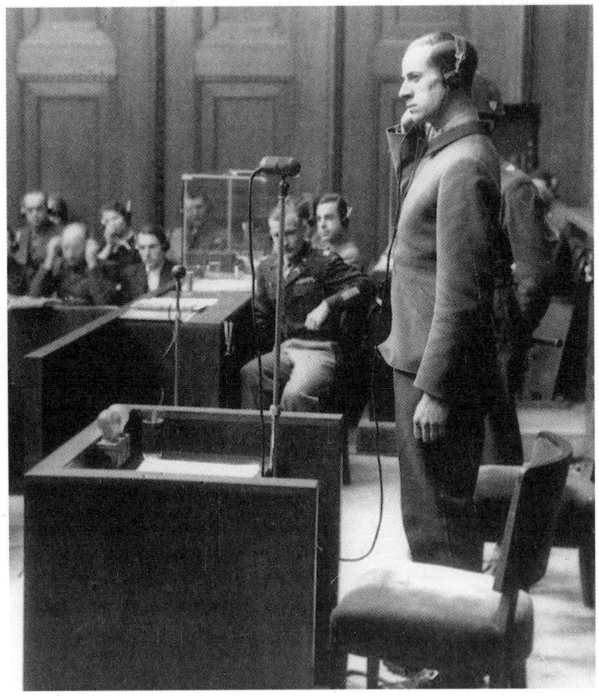

Links: Viktor Brack, ehemaliger Leiter der Kanzlei des Führers, als Angeklagter beim Nürnberger Ärzteprozess 1947
Rechts: Karl Brandt, Begleitarzt Hitlers und „Euthanasie"-Bevollmächtigter, als Angeklagter beim Nürnberger Ärzteprozess 1947

der sogenannte Hadamar-Trial, statt. Das Gericht sprach alle sieben Angeklagten wegen der Ermordung von ausländischen Zwangsarbeiter*innen für schuldig: es verhängte drei Todesurteile, die auch vollstreckt wurden, sowie eine lebenslange und drei langjährige Haftstrafen.

Das zweite alliierte Strafverfahren, das sich mit der NS-„Euthanasie" befasste, war der sog. Nürnberger Ärzteprozess (vom 9.12.1947 bis 20.8.1948). Im Mittelpunkt standen die medizinischen Versuche an Menschen. Wegen der Beteiligung an der NS-„Euthanasie" hatten sich nur vier der 23 Angeklagten zu verantworten: Mit Prof. Karl Brandt und Viktor Brack wurden zwei der noch lebenden höchsten Vertreter vor Gericht gestellt – und zum Tod durch den Strang verurteilt. Der stellvertretende Reichsärzteführer Dr. Kurt Blome und Dr. Waldemar Hoven als Lagerarzt im KZ Buchenwald spielten hingegen weder bei der Planung noch bei der Durchführung der Tötungsaktionen eine große Rolle und wurden vom Tatvorwurf der „Euthanasie" auch freigesprochen.

Die Anzahl der Personen, die wegen des Verdachts der Beteiligung an den Patientenmorden in sowjetischen Lagern interniert wurden, lässt sich bis heute nicht eindeutig angeben. Ein Teil von diesen wurde auch ohne Gerichtsverfahren wieder entlassen, ein anderer saß bis 1950, bis zu den Waldheimer „Prozessen", in einem der Internierungslager. In der bisherigen Forschung wird von vier mutmaßlichen Tätern berichtet, die von einem Sowjetischen Militärtribunal (SMT) verurteilt wurden.

Strafverfolgung von NS-„Euthanasie"-Verbrechen durch deutsche Gerichte

Sowohl auf dem Gebiet der (späteren) Bundesrepublik als auch auf dem Gebiet der (späteren) DDR wurden Strafverfahren wegen NS-„Euthanasie" geführt. Die meisten fanden in der unmittelbaren Nachkriegszeit statt (1946 – 1952).[1]

Strafverfolgung von NS-„Euthanasie"-Verbrechen im Westen: In den Westzonen bzw. in der Bundesrepublik fanden insgesamt 32 Prozesse statt. In den ersten Strafverfahren 1946 und 1947 erfolgte eine weitgehende Verurteilung der Täter. Das Berliner Landgericht behandelte ab Februar 1946 erstmals die „Euthanasie" von psychisch Kranken und körperlich Behinderten deutscher Nationalität, die in der Heil- und Pflegeanstalt Meseritz-Obrawalde stattgefunden hatte.[2] Die Ärztin Hilde Wernicke und die Pflegerin Helene Wieczorek wurden zum Tod durch den Strang verurteilt, nachdem ihnen die Mordmerkmale niedrige Beweggründe und Heimtücke nachgewiesen werden konnten. Auch in nachfolgenden Verfahren wurden Todesurteile ausgesprochen – diejenigen gegen Wernicke und Wieczorek wurden vollstreckt, alle anderen wurden in zeitige Haftstrafen umgewandelt.

Der erste von mehreren Prozessen vor dem Landgericht Frankfurt am Main beschäftigte sich ab August 1946 mit den Tötungsverbrechen in der Heil- und Pflegeanstalt Eichberg.[3] Im Rahmen des Strafverfahrens wurden fünfzehn Angehörige des Pflegepersonals und Ärzte abgeurteilt, darunter

1
Dick de Mildt (Hg.), Tatkomplex: NS-Euthanasie. Die ost- und westdeutschen Strafurteile seit 1945, Amsterdam 2009. Vgl. z.B. die online recherchierbare Datenbank „Justiz und NS-Verbrechen" über alle west- und ostdeutschen Strafverfahren: Justiz und NS-Verbrechen (JuNSV). URL: https://junsv.nl, zuletzt gesehen am 30.11.2022

2
Prozess gegen Wernicke und Wieczorek (Anklage: 3. Februar 1946, Urteil: 25. März 1946, abgedruckt in: JuNSV 003)

auch der T4-Gutachter Friedrich Mennecke. Im „Hadamar-Prozess“[4] wurden 43 Angestellte des ehemaligen Mordzentrums Hadamar angeklagt: neben zahlreichen Schwestern und Pflegern unter anderem der ehemalige Anstaltsdirektor Dr. Alfred Wahlmann, der schon von dem amerikanischen Militärgericht im Rahmen des Hadamar-Trial zu einer lebenslänglichen Haftstrafe verurteilt worden war, sowie Dr. Bodo Gorgass, dem „lediglich die Durchführung der Tötung“[5] oblag, indem er den Hebel betätigte, damit das Gas in die Tötungskammer geleitet wurde.

Die späten Strafverfahren im Westen waren geprägt von langen Ermittlungs- und Verfahrensdauern, die Verjährung von Totschlag verhinderte etliche Verurteilungen

Seit 1948 kam es schon häufiger zu kürzeren Haftstrafen bzw. zu zahlreichen Freisprüchen. Der Grund dafür liegt in einer Änderung der rechtlichen Würdigung des Tatbestandes: Die Verantwortlichkeit für die NS-„Euthanasie“ wurde auf den einzelnen hierarchischen Ebenen so lange nach oben verlagert, bis als Täter nur noch die „maßgebenden Initiatoren wie Hitler, Bouhler, Brandt, Brack, Brandenburg, Heyde und Nitsche übrigblieben, die entweder bereits gestorben oder von den Alliierten verurteilt worden waren.“[6] Die Konsequenz: Sowohl Funktionäre als auch Ärzte und Pflegekräfte waren nicht mehr Täter – ihnen konnte (oder wollte) man keinen eigenständigen Täterwillen nachweisen – sondern Gehilfen, was sich in einer deutlich milderen Urteilspraxis niederschlug. Die mordqualifizierenden Merkmale Heimtücke, Grausamkeit bzw. niedrige Beweggründe konnten meistens nicht erkannt werden. Dadurch wurde der „Tatbestand Mord“ durch den „Tatbestand Totschlag“ ersetzt und die Teilnahmeform verschob sich von Täterschaft auf Beihilfe. Auch wenn das Strafgesetzbuch bei Totschlag eine zeitige Mindeststrafe von fünf Jahren (für besonders schwere Fälle auch eine lebenslängliche Freiheitsstrafe) vorsah, so fiel in der Zeit nach 1948 das Strafmaß deutlich milder aus. Außerdem „spielten in fast jedem Urteil Rechtfertigungs- und Schuld- oder Strafausschließungsgründe eine gewichtige Rolle.“[7] Somit waren die juristischen Rahmenbedingungen für strengere Urteile nicht mehr gegeben.

Während bis in die Mitte der 1950er-Jahre Strafverfahren wegen NS-„Euthanasie“ stattfanden, kam die Strafverfolgung dann mehr oder weniger zum Stillstand. Erst mit der Gründung der „Zentralen Stelle zur Aufklärung nationalsozialistischer Verbrechen“ 1958 in Ludwigsburg wurden wieder Verfahren eingeleitet. Hierbei sind beispielsweise die Prozesse gegen die sog. Schreibtischtäter, die Angestellten der Kanzlei des Führers Allers, Vorberg, Becker, Lorent sowie sieben Ärzte, die in den T4-Tötungszentren den Gashahn aufgedreht und die vorherige Untersuchung der Opfer durchgeführt hatten, zu nennen. Da die Tötungsärzte mit „Tarnnamen“ die Sterbeurkunden unterschrieben und weil einige sich nach 1945 eine neue Identität zugelegt hatten, konnten die Namen der Ärzte erst durch aufwendige Ermittlungsarbeiten und Zeugenbefragungen ermittelt werden.

Die späten Strafverfahren im Westen waren darüber hinaus geprägt von langen Ermittlungs- und Verfahrensdauern, die Verjährung von Totschlag verhinderte etliche Verurteilungen. Einige Tatbeteiligte konnten noch verurteilt wurden, allerdings nur wegen Beihilfe zum Mord, obwohl sie zum Teil für die Ermordung von Hunderten oder gar Tausenden Menschen mitverantwortlich gewesen waren.

Strafverfolgung der NS-„Euthanasie“ in SBZ und DDR: Im Osten wurden insgesamt 22 Prozesse wegen der NS-„Euthanasie“ geführt: 21 in den ersten Jahren nach Kriegsende (bis 1952), der letzte 1964/65. Die wohl bekanntesten Verfahren waren der Schweriner Prozess gegen Angehörige der Anstalt Sachsenberg (1946)[8] sowie der „Sonnensteiner“-Prozess (Tötungsanstalt Pirna-Sonnenstein) vor dem LG Dresden (1947),[9] in denen auch Todesurteile verhängt und vollstreckt wurden.

Die Strafverfahren in der Besatzungszeit fanden zunächst gemäß Kontrollratsgesetz Nr. 10 oder SMAD[10]-Befehl Nr. 201 vom August 1947 statt, wonach die Entnazifizierung und Strafverfolgung von mutmaßlichen NS-Verbrechern intensiviert und schneller abgewickelt werden sollte. Aufgrund der Zentralisierung und Steuerung der hierfür zuständigen Polizei- und Justizorgane dienten die 201er-Kammern der Einführung einer politischen Strafjustiz in der SBZ und frühen DDR. Im Rahmen der sog. Waldheimer „Prozesse“ (1950) wurden weitere

3
Eichberg-Prozess vor dem LG Frankfurt/Main (LG-Urteil: 21. Dezember 1946, OLG-Urteil: 12. August 1947, abgedruckt in: JuNSV 011)

4
Der Prozess gegen 43 Angehörige der HuPA Hadamar vor dem LG Frankfurt/Main (Anklage: 2. August 1946, Urteil: 21. März 1947, OLG-Urteil: 20. Oktober 1948, abgedruckt in: JuNSV 017)

5
Michael Greve, Die organisierte Vernichtung „lebensunwerten Lebens“ im Rahmen der „Aktion T4“. Dargestellt am Beispiel des Wirkens und der strafrechtlichen Verfolgung ausgewählter NS-Tötungsärzte, Pfaffenweiler 1998, S. 19

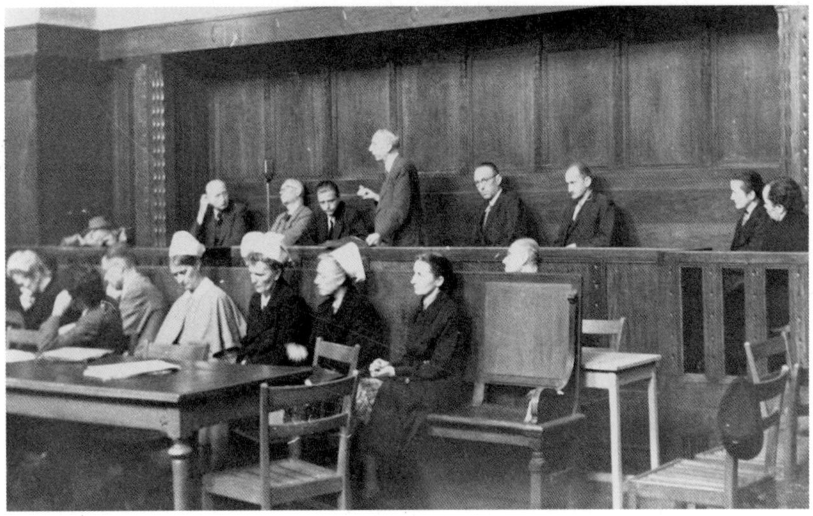

Die Beschuldigten des Dresdner „Sonnenstein"-Prozesses 1947

sechs Personen wegen der Beteiligung an der NS-„Euthanasie" zum Tod (1) bzw. zu hohen Haftstrafen verurteilt (5).[11]

Nach dem Abschluss der Waldheimer „Prozesse", die von der SED kontrolliert und inszeniert wurden und einen „Modellfall der Schein- und Willkürjustiz"[12] der DDR darstellen, ging die Zahl der Verurteilungen wegen NS-Gewaltverbrechen drastisch zurück. Deren Ahndung galt als abgeschlossen. In der SBZ/DDR wurden zwar längere Strafen ausgesprochen, allerdings wurden – wie im Westen – bis Mitte der 1950er-Jahre Amnestien erlassen, so dass auch Personen, die in der DDR zu langen Haftstrafen verurteilt gewesen waren, wieder auf freien Fuß gesetzt wurden.

Seit den späten 1950er-Jahren befand sich die DDR durch die innen- und außenpolitischen Erfolge der Bundesrepublik zunehmend in einer bedrohlichen existenziellen Krise, deren offensichtlichste Ausprägung die hohe Zahl der Flüchtlinge vor Beginn des Mauerbaus im August 1961 war. Die Konsequenz war, dass die SED-Führung nun ihrerseits mit allen ihr zur Verfügung stehenden Mitteln Versuche unternahm, den westdeutschen Staat systematisch zu delegitimieren. Als ein Schwachpunkt bundesdeutscher Gesellschafts- und Innenpolitik erwies sich dabei die unter Adenauer bewusste Verdrängung der nationalsozialistischen Vergangenheit, die von der SED-Führung immer wieder ins Licht der Öffentlichkeit gerückt und politisch instrumentalisiert wurde.

Als Anfang der 1960er-Jahre die Generalstaatsanwaltschaft beim Landgericht Frankfurt ein Ermittlungsverfahren gegen NS-„Euthanasie"-Täter eingeleitet hatte, kamen auch die Namen von Ärzten ans Tageslicht, die bis dato unbehelligt in der DDR gelebt hatten. Auf diesen Vorwurf musste die DDR-Regierung reagieren, da doch im Osten die Strafverfolgung von „Nazi-Verbrechen" offiziell als abgeschlossen gegolten und die DDR sich immer als besserer, antifaschistischer Staat dargestellt hatte: Das Ministerium für Staatssicherheit (MfS) überprüfte diese verdächtigen Ärzte – in einem Fall kam es zu dem Entschluss, ein Strafverfahren einzuleiten bzw. zu inszenieren. Die Beweislast gegen Dr. Otto Hebold war so schwer, dass er (zu lebenslanger Haft) verurteilt werden musste, um zu beweisen, dass kein einziger NS-Täter, dem es gelungen war, in der DDR unentdeckt zu leben, unbestraft bliebe. Allerdings versäumte es die DDR-Regierung nicht, zu betonen, dass es sich hier um einen Einzelfall handle.

Die DDR nahm für sich immer in Anspruch, die juristische Aufarbeitung gründlicher als der Westen betrieben und die faschistische Vergangenheit restlos bewältigt zu haben. Die Strafverfolgung von „Euthanasie"-Verbrechern war mit dem Jahr 1952 abgeschlossen, weitere Ermittlungstätigkeiten erfolgten nur dann, wenn in der Bundesrepublik (durch die Arbeiten der Zentralen Stelle) ein Prozess wegen der Patientenmorde eingeleitet wurde und die DDR gegenüber dem Westen unter Zugzwang gebracht wurde. Doch auch dann wurden die Ermittlungen der Staatssicherheit verdeckt geführt und eingestellt, weil die Aufdeckung weiterer, noch dazu im DDR-Gesundheitswesen mittlerweile profilierter Mediziner als Euthanasie-Verbrecher die Selbstlegitimation der DDR gefährdet hätte, ein „antifaschistischer" und damit „besserer" Staat als die Bundesrepublik zu sein. „Damit kam die ostdeutsche Bilanz dem Ergebnis des westdeutschen Teils der Strafverfolgung von Euthanasieärzten weitaus näher, als die DDR-Propaganda glauben machen wollte."[13]

6
Kerstin Freudiger, Die juristische Aufarbeitung von NS-Verbrechen, Tübingen 2002, S. 246

7
Matthias Meusch, Die Frankfurter „Euthanasie"-Prozesse 1946–1948. Zum Versuch einer umfassenden Aufarbeitung der NS-Euthanasie, in: Tribüne 26 (1987), S. 278

8
Urteil des OLG/Schwerin vom 25.11.1946, Ss 76/46, abgedruckt in: DDR-JuNSV Nr. 1832b

9
Urteil des LG Dresden vom 07.07.1947, abgedruckt in: DDR-JuNSV Nr. 1760

10
Sowjetische Militäradministration in Deutschland

11
Urteile abgedruckt in: DDR-JuNSV Nr. 2004, 2039, 2043, 2046, 2057, 2078

12
Zitat von Werkentin, zitiert nach: Christian Dirks, Die Verbrechen der Anderen. Auschwitz und der Auschwitz-Prozess der DDR: Das Verfahren gegen den KZ-Arzt Dr. Horst Fischer, Paderborn 2006, S. 52

13
Henry Leide, NS-Verbrecher und Staatssicherheit. Die geheime Vergangenheitspolitik der DDR, 2., durchgesehene Auflage, Göttingen 2006, S. 343

„Euthanasie" – verschwiegener Massenmord und Erinnerungskonjunkturen. Ein deutsch-deutsch-österreichischer Vergleich

Jörg Skriebeleit

Anna Weiß

Im Januar 1979 erschütterte eine TV-Serie das bundesdeutsche Fernsehpublikum und damit auch die bundesrepublikanische Gesellschaft in ihren Grundfesten. Die dritten Programme der ARD strahlten nach kontroversen Diskussionen den bereits ein Jahr früher in den USA gezeigten Vierteiler *Holocaust – Die Geschichte der Familie Weiß* aus. Die Serie erzählt die fiktive Geschichte der Berliner Arztfamilie Weiß, deren jüdische Angehörige nach 1933 allen Stufen und Formen nationalsozialistischer Entwürdigung, Verfolgung und Vernichtung ausgesetzt sind.[1] Das Narrativ fokussiert den Massenmord an den deutschen Juden in den Vernichtungslagern im Osten, berührt aber auch den „Euthanasie"-Mord an Anna Weiß, der Tochter

Die TV-Serie *Holocaust* erschütterte die bundesrepublikanische Gesellschaft in ihren Grundfesten

der Hauptprotagonisten des Films. Im Drehbuch erleidet Anna Weiß nach einer Vergewaltigung durch SA-Männer einen Nervenzusammenbruch, von dem sie sich nicht wieder erholt. Sie wird in eine psychiatrische Anstalt eingewiesen und schließlich in die Tötungsanstalt Hadamar verbracht, wo sie durch Gas ermordet wird.[2]

Im Drehbuch von *Holocaust* ist die Ermordung von Anna Weiß in Hadamar nur eine Nebenerzählung. Im Aufbau des Narrativs der Serie kommt der Episode aber eine wesentliche Funktion zu, nämlich die Andeutung des Gesamthorizonts nationalsozialistischer Verbrechen. Die Dreharbeiten für diesen Teil der Serie fanden sogar am Originalschauplatz in Hadamar statt. Dass gerade Hadamar als exemplarischer Ort für die filmische Repräsentation der nationalsozialistischen „Euthanasie"-Morde ausgewählt wurde, war kein Zufall. Denn „die Tötungsanstalt und mithin der Name Hadamars (gilt) durch die unmittelbar nach der Befreiung erfolgte mediale Präsentation in alliierten Wochenschauen bis heute im angelsächsischen Sprachraum als Synonym für die NS-‚Euthanasie' schlechthin", so Jan Erik Schulte, Leiter der Gedenkstätte Hadamar.[3] Am Beispiel Hadamars charakterisierte Schulte den gesellschaftlichen und politischen Umgang mit den „Euthanasie"-Verbrechen in der alten Bundesrepublik als eine paradigmatische Verlaufsform von „frühe(r) Erkenntnis über das Mordgeschehen, juristische(r) Verfolgung, Leugnung, Mahnmalsetzung, Schweigen, gesellschaftliche(m) Aufbruch, Abwehrreaktionen, Institutionalisierung des Gedenkens und ein bis in die Gegenwart andauerndes Ringen um die Erinnerung."[4]

Schuld und Verantwortung

Trotz frühester justizieller Aufarbeitungen im Rahmen des Nürnberger Ärzteprozesses, der vom 9. Dezember 1946 bis 20. August 1947 vor einem

US-amerikanischen Militärgericht stattfand,[5] oder im Wiesbadener Prozess bezüglich des Hadamarer Tatkomplexes im Herbst 1945[6] müssen die „Euthanasie"-Verbrechen als der „am längsten vergessene Massenmord" bezeichnet werden.[7] Und dieser Befund gilt sowohl im deutsch-deutschen als auch im deutsch-österreichischen Vergleich. Für den Umgang mit den „Euthanasie"-Morden in der Sowjetischen Besatzungszone (SBZ) beziehungsweise der Deutschen Demokratischen Republik (DDR) stellte Nora Manukjan fest, dass sie in der ersten Phase (1946–1948) denen in den westlichen Besatzungszonen ähnelten, da sie die persönliche Schuld der Täter verhandelten. Die danach folgende zweite Phase zeichnete sich allerdings dadurch aus, „dass die strafrechtliche Verfolgung verstärkt in die Abhängigkeit übergeordneter politischer Interessen geriet."[8] In Österreich wiederum erfuhren die frühen justiziellen Aufarbeitungen, die sich mit den Morden in Hartheim und den Verbrechen in der Heil- und Pflegeanstalt Niedernhart befassten,[9] schon rasch eine konsensuale gesellschaftspolitische Umdeutung, die Österreich zum „ersten Opfer" Hitlerdeutschlands stilisierte.[10] Es war jahrzehntelang österreichische Staatsräson, die Verantwortung für die nationalsozialistischen Verbrechen an die bundesdeutsche Politik und Gesellschaft zu delegieren.

Parallelitäten im Umgang mit den „Euthanasie"-Morden lassen sich trotz aller Systemunterschiede und gesellschaftspolitischen Selbstzuschreibungen und Zurückweisungen aber auch im Hinblick auf die institutionelle und berufsständische Beschäftigung mit dem Thema der NS-„Euthanasie" feststellen. Da (fast) alle Tötungsanstalten und ausnahmslos alle Heil- und Pflegeanstalten nach 1945 als psychiatrische Einrichtungen weiterbetrieben wurden, stellten sich in diesen implizit Fragen nach strukturellen, organisatorischen und personellen Zusammenhängen sowie deren Konsequenzen. Die Fragen nach ärztlicher Verantwortung und institutioneller Ethik beschäftigten die Einrichtungen in der Bundesrepublik, der DDR und in Österreich jedoch in unterschiedlicher Intensität.[11] Selbstkritische Beschäftigungen innerhalb der Ärzteschaft bildeten dabei die Ausnahme.[12] In der Bundesrepublik mangelte es aufgrund der zahlenmäßig hohen personellen Kontinuitäten schlicht an Erkenntnis und Willen.[13] In der DDR war es aufgrund dieser vorherrschenden Kontinuitäten schwerlich möglich, eigene Versäumnisse einzugestehen, „ohne dass ihr daraus eine Schwächung des eigenen ‚antifaschistischen' Selbstverständnisses erwachsen wäre."[14]

Selektive Erinnerung

Dennoch gab es schon in den 1950er- und 1960er-Jahren vereinzelt Setzungen von Gedenkzeichen. Am 13. März 1953 wurde im Foyer der hessischen Landesheilanstalt Hadamar ein Relief enthüllt, das an die Opfer der „Euthanasie" erinnern sollte. Auf der Tafel wurde der Begriff „Euthanasie" jedoch bewusst vermieden und der historische Tatkontext nur durch einen Verweis auf die Jahreszahlen „1941–1945" angedeutet.[15] Die Gedenktafel in Hadamar gilt als das erste Mahnmal dieser Art in der Bundesrepublik.[16] Sie wurde auf Initiative eines von den Nationalsozialisten einst aus seinem Amt entfernten Mitglieds des Bezirksverbandes Wiesbaden der Landesheilanstalt gestiftet.

Die Fragen nach ärztlicher Verantwortung und institutioneller Ethik beschäftigten die Einrichtungen in der Bundesrepublik, der DDR und in Österreich in unterschiedlicher Intensität

Im oberösterreichischen Hartheim hingegen erfolgten die ersten Gedenkinitiativen von außen: aus den Kreisen von Angehörigen französischer und italienischer KZ-Häftlinge, die im Zuge der „Aktion 14f13"[17] vom nah gelegenen Konzentrationslager Mauthausen zur Ermordung nach Hartheim transportiert worden waren. Ausgehend von den jährlichen Befreiungsfeiern in der Gedenkstätte Mauthausen war schon 1950 auf Betreiben einer französischen Häftlingsorganisation ein kleines Mahnmal zur Erinnerung an die in Hartheim ermordeten KZ-Häftlinge an der Nordseite des Schlosses errichtet worden.[18]

In der DDR wiederum war die Erinnerung an die „Euthanasie"-Morde von der staatlichen Geschichtspolitik abhängig. Während sich die Vereinigung der Vorfolgten des Naziregimes (VVN) trotz ihrer eindeutig kommunistischen Ausrichtung in ihrer Gründungsphase 1947/48 noch als überparteiliche Organisation verschiedener Verfolgtengruppen verstand und im September 1947 eine erste Gedenkfeier für die in Brandenburg an der Havel Ermordeten abhielt, engte die Staatsführung

Hartheim, Fotografie von Rainer Viertlböck; s. dazu S. 212

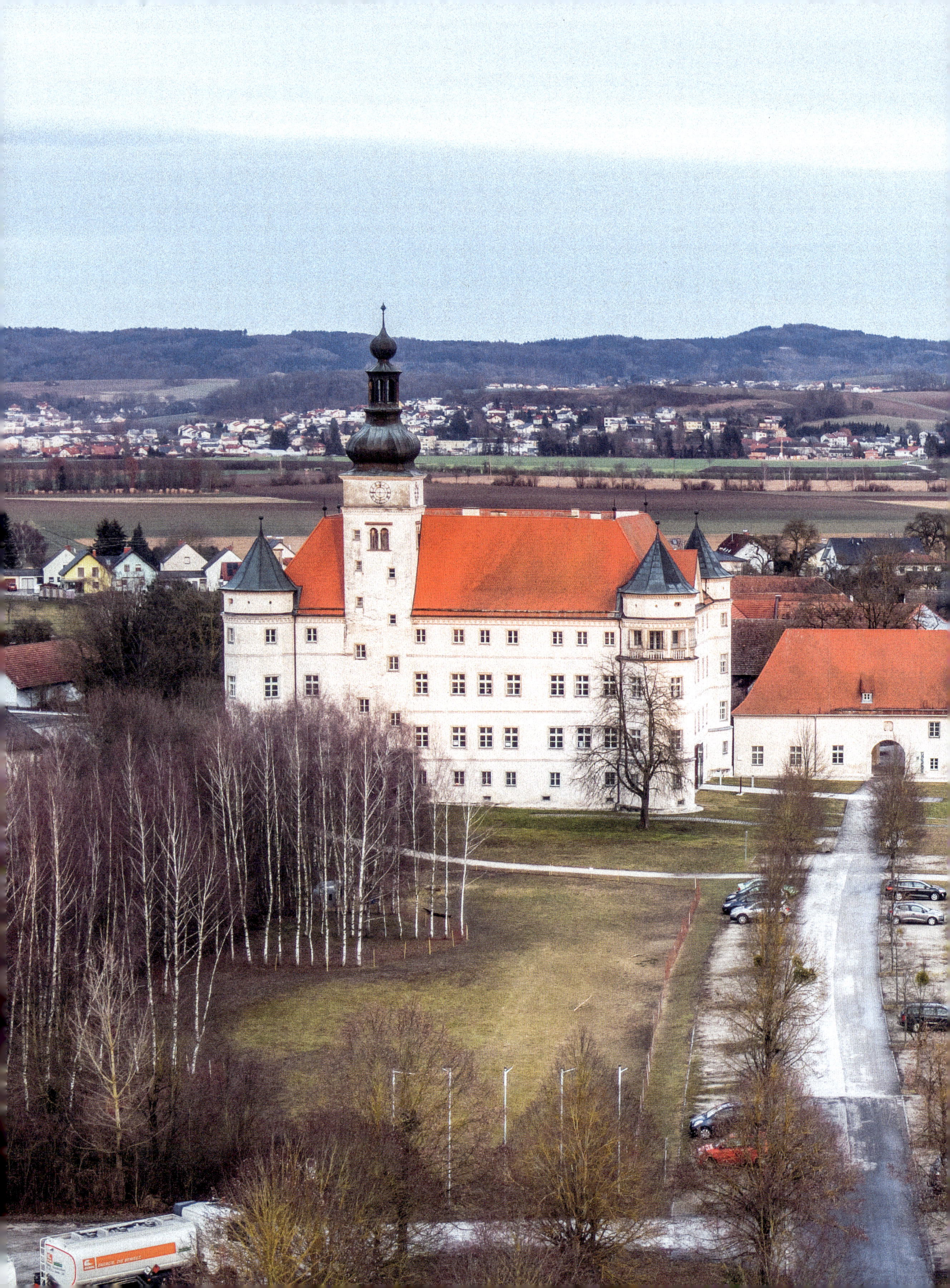

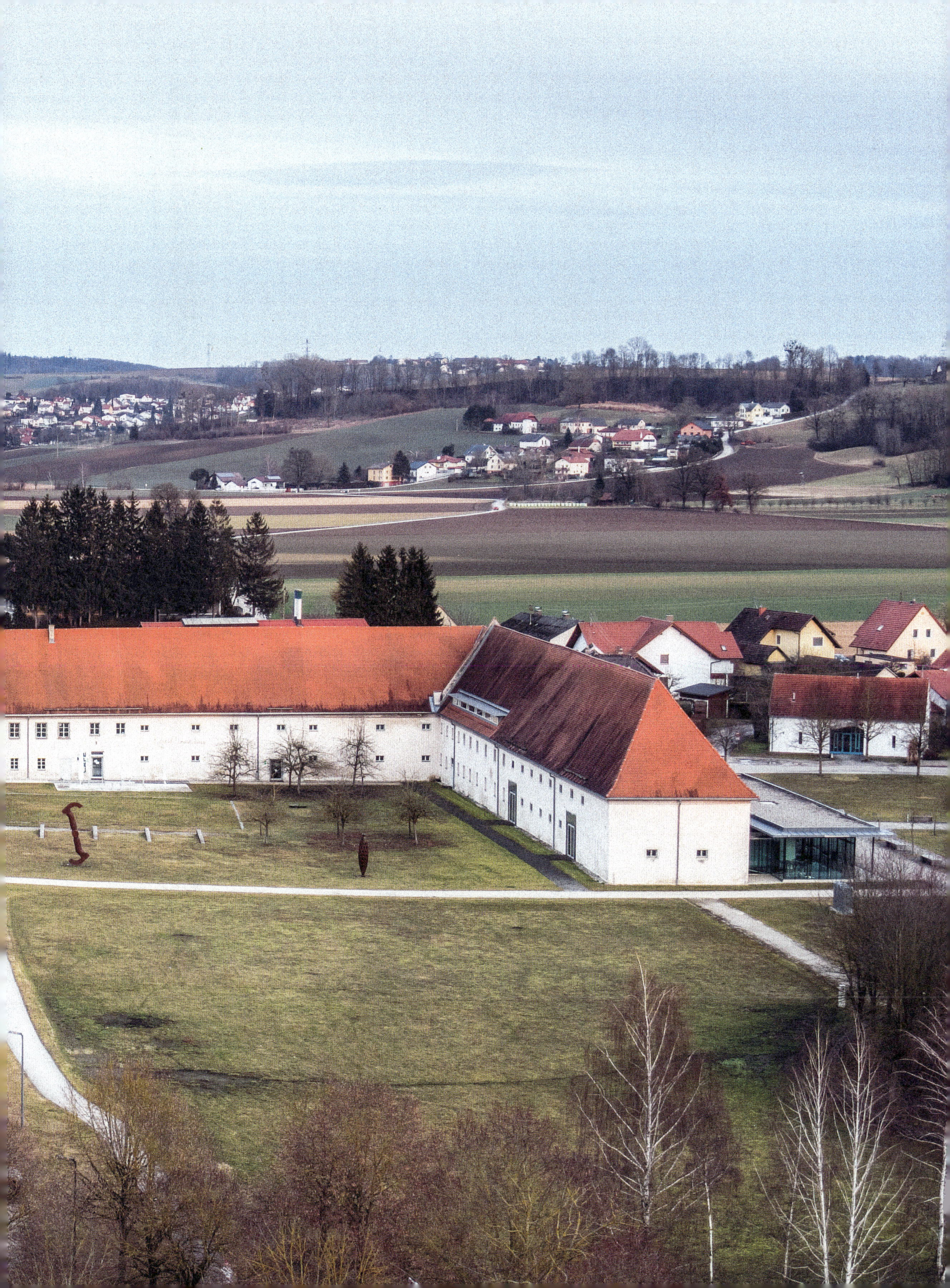

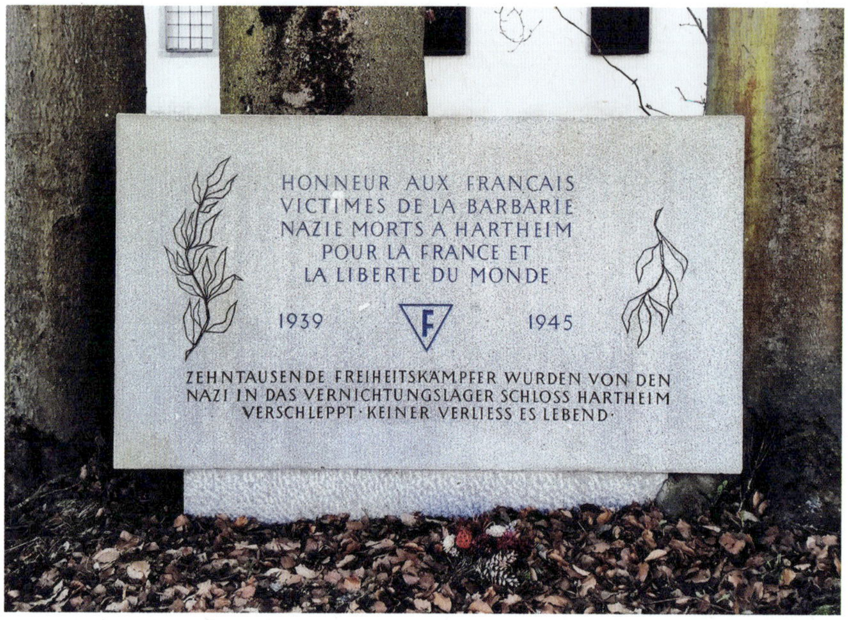
HONNEUR AUX FRANCAIS
VICTIMES DE LA BARBARIE
NAZIE MORTS A HARTHEIM
POUR LA FRANCE ET
LA LIBERTE DU MONDE
1939
F
1945
ZEHNTAUSENDE FREIHEITSKÄMPFER WURDEN VON DEN
NAZI IN DAS VERNICHTUNGSLAGER SCHLOSS HARTHEIM
VERSCHLEPPT · KEINER VERLIESS ES LEBEND ·

Erste in Hartheim errichtete Gedenktafel aus dem Jahr 1950

der DDR den „Erinnerungskanon“ auf ideologietheoretischer Basis eines staatslegitimierenden Antifaschismus immer mehr ein.[19] Erst 1962 wurde in Brandenburg an der Havel eine Gedenktafel angebracht, die ausdrücklich an die Opfer der „Euthanasieaktion“ erinnerte.[20] In Pirna-Sonnenstein erfolgte die Setzung eines Erinnerungszeichens erst elf Jahre später. Am 5. Oktober 1973 ließ die SED-Kreisleitung Pirna am Aufgang zum Schloss Sonnenstein eine Tafel mit der Aufschrift „Zum Gedenken an die Opfer faschistischer Verbrechen verübt in der ehemaligen Heil- und Pflegeanstalt auf dem Territorium Pirna-Sonnenstein 1940 – 1941“ anbringen. Ähnlich wie schon Jahre zuvor in Brandenburg wurde bei der Einweihungsfeier ausschließlich der in der „Aktion 14f13“ ermordeten KZ-Häftlinge gedacht und nicht der ermordeten Psychiatriepatient*innen. Diese Öffnung und Erweiterung der Erinnerungspolitik erfolgte in der DDR erst in den 1980er-Jahren.[21]

Die Gedenktafel in Hadamar gilt als das erste Mahnmal dieser Art in der Bundesrepublik

Auch in Österreich blieb die Erinnerung selektiv. Als in den 1950er- und 1960er-Jahren regelmäßig französische und italienische Angehörige Hartheim aufsuchten und sich ebenso regelmäßig über die aus ihrer Sicht unwürdigen räumlichen Zustände im ehemaligen Tötungskomplex beklagten, entschloss sich der Oberösterreichische Landeswohltätigkeitsverein im Jahr 1969, ein sakrales Gedenkensemble mit christlicher Sinnstiftung in den ehemaligen Tötungsräumen einzurichten. In der Folge fanden dort alljährlich Gedenkfeiern statt, die stets im zeitlichen und inhaltlichen Kontext mit den Befreiungsfeierlichkeiten im nahe gelegenen Mauthausen abgehalten wurden. Gemäß der in der KZ-Gedenkstätte Mauthausen etablierten Praxis, in den Tötungs- bzw. Gedenkräumen individuelle Epitaphe für die Ermordeten anzubringen,[22] stiften die Hinterbliebenen der in der „Aktion 14f13“ getöteten KZ-Häftlinge auch in Hartheim immer wieder individuelle Gedenkzeichen für ihre Angehörigen.[23] Erst ab den 1980er-Jahren kamen dort auch vereinzelt individuelle Gedenktafeln für die in der „Aktion T4“ Getöteten hinzu.

Im hessischen Hadamar war im Jahr 1964, also fünf Jahre früher, der ehemalige Anstaltsfriedhof in eine Gedenklandschaft umgestaltet worden. Doch Sinnstiftung und Gestaltung blieben ebenso allgemein und abstrakt wie im räumlichen Gedenkensemble in Hartheim. Auf einer im Friedhof zentral positionierten Stele, die von symbolischen, multireligiösen Grabsteinen flankiert wurde, fand sich die Widmung „Mensch achte den Menschen“, ein konkreter Verweis auf die „Euthanasie“-Morde unterblieb.[24] Jan Erik Schulte resümierte kritisch: „Die Hadamarer Gedenklandschaft selbst entfernte räumlich das Gedenken vom historischen Gebäude, dem ehemaligen Hauptgebäude der Tötungsanstalt und eigentlichen Ort der Morde. (...) In diesem Sinn war sie Anker für das Gedächtnis, aber nicht Ausgangspunkt für eine kritische, kontinuierliche Erinnerungsarbeit.“[25]

Erinnerungskulturelle Aufbrüche

Eine kontinuierliche Erinnerungsarbeit setzte schließlich mit den beginnenden 1980er-Jahren ein, und das hat nicht zuletzt mit der deutschen Serie *Holocaust* zu tun. Die deutsche Erstausstrahlung von *Holocaust* rief bundesweit Reaktionen hervor, „die an emotionaler Wucht alles übertrafen, was im Zusammenhang mit dem Thema noch oder schon für möglich oder wünschenswert gehalten wurde."[26] Der „Schock der *Holocaust*-Sendung"[27] und die sich anschließenden intensiven Debatten[28] markierten eine „Zäsur in der Geschichte der kulturellen Erinnerung an die NS-Gewaltverbrechen"[29] und einen „Aufbruch des nationalen Gedächtnisses"[30] in der Bundesrepublik. Infolge dieser Zäsur bekam der Mord an den europäischen Juden in den Curricula von Schulen und anderen pädagogischen Einrichtungen einen neuen Stellenwert. Vielerorts entstanden lokale Geschichtsinitiativen, die sich mit der nationalsozialistischen Verbrechensgeschichte im eigenen Umfeld auseinandersetzten. Diese bezogen sich auch auf die nationalsozialistischen „Euthanasie"-Morde.

Dabei gerieten sowohl die vergessenen Orte der Verbrechen in den Blick, die es wiederzuentdecken galt, als auch die Opfer, über die empathisch aufgeklärt werden sollte, sowie die verantwortlichen Täter, die benannt und moralisch angeklagt werden sollten. Dieser die Vergangenheit aufarbeitende und zugleich gegenwartspolitische Aufbruch führte nicht nur zur Entdeckung vergessener Orte der Verbrechen,[31] sondern auch zur kritischen Beschäftigung mit der eigenen Profession. So formierte sich unter ausdrücklichem Bezug auf die *Holocaust*-Ausstrahlung eine Gruppe junger Psychiater*innen in der Deutschen Gesellschaft für Soziale Psychiatrie mit dem Ziel, die Aufarbeitung der Verbrechen des eigenen Berufsstandes mit reformpsychiatrischen Ansätzen zu verknüpfen.[32]

Diese Phase aus einer knapp 10-jährigen Rückschau bilanzierend, formulierten die Teilnehmer*innen einer psychiatrie- und gesellschaftshistorischen Tagung in Hadamar: „Angestoßen vor allem durch Impulse von Trägern und jüngeren Vertretern medizinisch-psychiatrischer Einrichtungen, entwickelte sich ab Ende der 1970er Jahre ein günstigeres Klima des Interesses und der Sensibilität für die Notwendigkeit, die (verdrängte) Geschichte der NS-Gesundheits- und Rassenpolitik, ihrer Opfer, Täter und Helfershelfer aufzuarbeiten und ihre Ergebnisse für den medizinisch-psychiatrischen Alltag fruchtbar zu machen." [33]

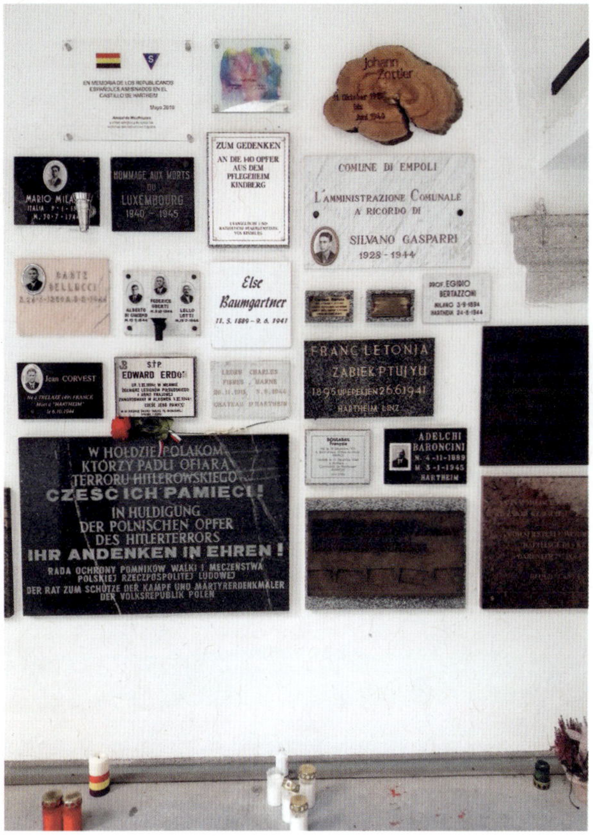
HOMMAGE AUX MORTS DU LUXEMBOURG 1940 - 1945
ZUM GEDENKEN AN DIE 140 OPFER AUS DEM PFLEGEHEIM KINDBERG
COMUNE DI EMPOLI
L'AMMINISTRAZIONE COMUNALE A RICORDO DI
SILVANO GASPARRI 1928 - 1944
Else Baumgartner
ADELCHI BARONCINI
W HOŁDZIE POLAKOM KTÓRZY PADLI OFIARĄ TERRORU HITLEROWSKIEGO
CZEŚĆ ICH PAMIĘCI!
IN HULDIGUNG DER POLNISCHEN OPFER DES HITLERTERRORS
IHR ANDENKEN IN EHREN!

Individuelle Gedenktafeln in Hartheim

Eine kontinuierliche Erinnerungsarbeit setzte mit den beginnenden 1980er-Jahren ein

Auch Betroffenen- und Angehörigen-Initiativen wie der „Bund der ‚Euthanasie'-Geschädigten und Zwangssterilisierten" gründeten sich,[34] ebenso setzte nun ein wahrer Boom kritischer NS-Forschung ein.[35] Im Zuge dieser erinnerungskulturellen Aufbrüche entstanden aus dem Umfeld dieser Gedenk(stätten)-Initiativen zahlreiche Denkmalsetzungen und Gedenkstättengründungen im Kontext der NS-„Euthanasie"-Verbrechen. Die Fundierung und Etablierung der Gedenkstätten in Hadamar und Grafeneck, die sich in ersten provisorischen Ausstellungen ausdrückte, begann Mitte der 1980er-Jahre und fand in den 1990er-Jahren ihren vorläufigen Höhepunkt.[36]

Auch in Österreich wurde *Holocaust* Anfang 1979 ausgestrahlt und sorgte für ebensolche emotionale Erschütterungen bei den Zuseher*innen und in den gesellschaftlichen Debatten wie wenige Wochen zuvor in der Bundesrepublik. Die Serie beförderte in

Pirna-Sonnenstein, Fotografie von Rainer Viertlböck; s. dazu S. 212 →

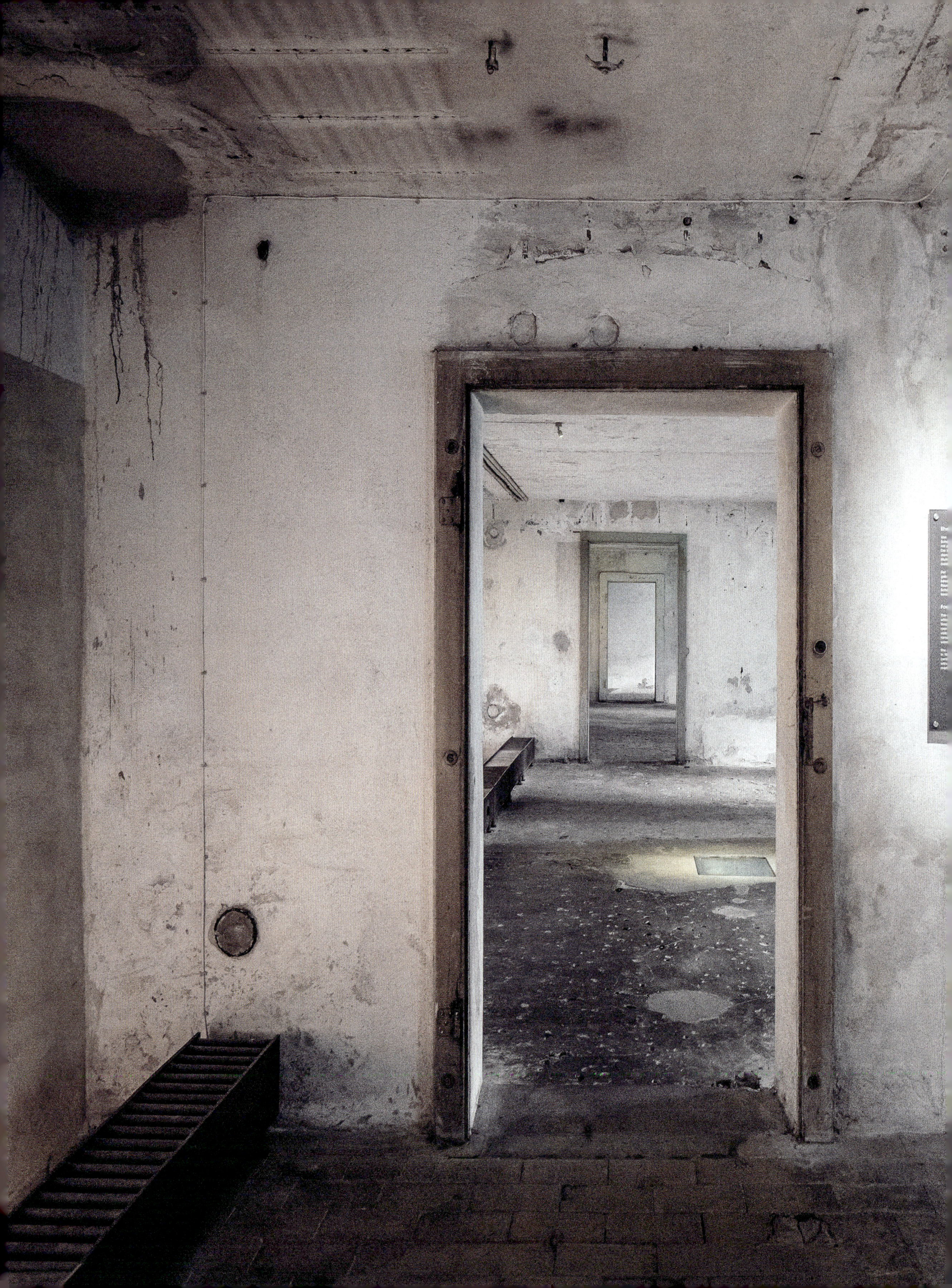

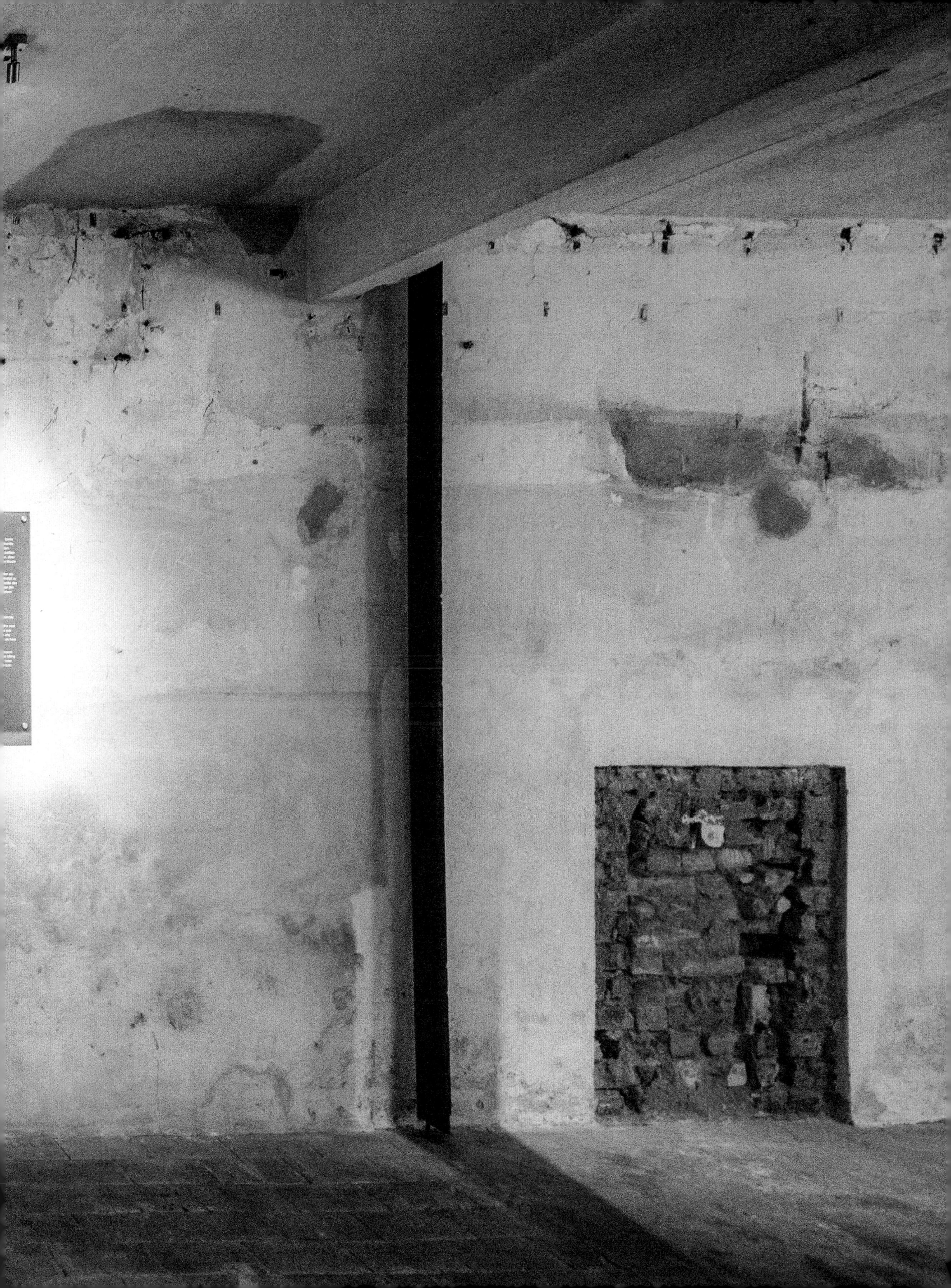

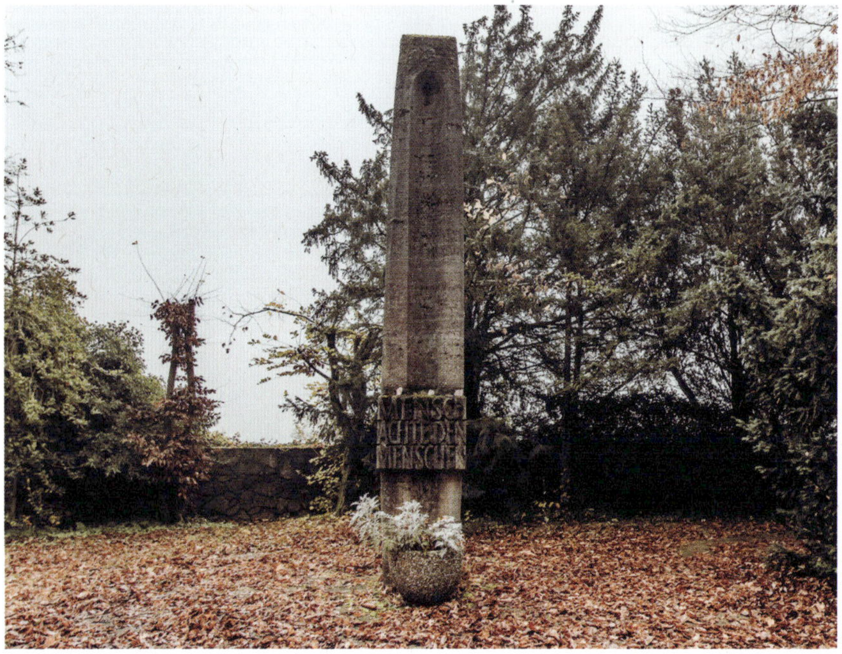

Stele auf dem 1964 neu gestalteten ehemaligen Anstaltsfriedhof in Hadamar mit Inschrift „Mensch achte den Menschen“

Nach dem Zusammenbruch der DDR und dem Fall des „Eisernen Vorhangs“ erfuhr der deutsche Erinnerungsdiskurs einen fundamentalen Wandel

Österreich eine allmählich zunehmend selbstreflexive Sicht auf die NS-Vergangenheit, in der die Opfer-These Risse bekam, ehe sie in der „Waldheim-Affäre“ des Jahres 1986 endgültig überwunden und eine Mitverantwortung an den nationalsozialistischen Verbrechen eingestanden wurde.[37] Die Aufklärung und Erkenntnis fördernde „Popularisierung schwieriger Geschichte“[38] öffnete zwar auch in Österreich eine breitere gesellschaftliche Hinwendung zur eigenen historischen Verantwortung, anders als in der Bundesrepublik lässt sich aber keine bewusst gesteigerte Aufmerksamkeit hinsichtlich der „Euthanasie“-Morde als unmittelbare Folge der Ausstrahlung belegen. Vielmehr wurden erst als Konsequenz der „Waldheim-Affäre“ und dem darauf zeitlich unmittelbar folgenden 50. Jahrestag des „Anschlusses“ Österreichs an das nationalsozialistische Deutsche Reich im Jahr 1988 einige Gedenktafeln und Erinnerungszeichen an Orten von „Euthanasie“-Verbrechen gesetzt, so etwa in Salzburg und Klagenfurt, später auch in Innsbruck und Graz.[39] In Hartheim selbst ließen die Bemühungen um die Neugestaltung der Gedenkstätte jedoch noch bis 1997 auf sich warten.

In der DDR fand die Serie *Holocaust* als öffentliches Ereignis nicht statt. Die Staatsführung und ihre Organe registrierten die westlichen Reaktionen auf die Sendung zwar äußerst aufmerksam, wie die Politikwissenschaftlerin Katrin Hammerstein kenntnis- und materialreich belegt.[40] In den wenigen indirekten Verlautbarungen wurde die Sendung und ihr im Westen vernehmbarer öffentlicher Nachhall aber als politisches Abgrenzungsobjekt gegenüber der Bundesrepublik denunziert und das eigene antifaschistische Staatsbild, das der DDR mit ihrer Gründung inhärent war, formelhaft beschworen. Der gesellschaftliche und vergangenheitspolitische Aufbruch in der Bundesrepublik führte in der DDR vor dem Hintergrund der auch erinnerungskulturell wetteifernden Systemkonkurrenz allerdings dazu, dass das antifaschistische Narrativ sukzessive um jene Opfergruppen erweitert wurde, die schwerlich als kommunistische Widerstandskämpfer vereinnahmt werden konnten. Dies betraf auch die „Euthanasie“-Opfer. So wurde in der ehemaligen „T4“-Anstalt Bernburg ab 1985 eine Mahn- und Gedenkstätte geplant, die schließlich im September 1989 eröffnet wurde. In Pirna gründeten Mitglieder des Kreisausschusses 1988 ein Komitee, dessen Ziel es war, eine würdige Gedenkstätte auf dem Sonnenstein zu schaffen. Im Gemeindezentrum der evangelischen Kirchengemeinde Pirna-Sonnenstein wurde am 1. September 1989 eine kleine Tafelausstellung eröffnet, die in der Agonie des SED-Staates bereits unter Mithilfe des Westberliner Historikers Götz Aly entstanden war. Kurz vor dem Zusammenbruch der DDR war dies die erste Ausstellung, die in Pirna über die vor Ort verübten „Euthanasie“-Verbrechen informierte.[41]

Plurale Erinnerung als staatliches Grundverständnis oder Memory Boom?

Nach dem Zusammenbruch der DDR und dem Fall des „Eisernen Vorhangs“ erfuhr der deutsche Erinnerungsdiskurs einen fundamentalen Wandel. In der Bundesrepublik war die Etablierung von Erinnerungsorten und Gedenkstätten meist kein staatliches Projekt gewesen, ganz anders als in der DDR oder in Österreich. Die „Euthanasie“-Morde blieben jedoch in allen drei Staaten bis weit in die 1980er-Jahre hinein ein marginalisiertes Verbrechen. Im Zuge des deutschen Einigungsprozesses und als Folge zweier vom Deutschen Bundestag beauftragter Enquete-Kommissionen entwickelte sich in der wiedervereinigten Bundesrepublik nun eine staatliche Gedenkstättenpolitik,[42] in der NS-Gedenkstätten als Institutionen gewürdigt wurden, „die potenziell zur kulturellen Grundausstattung des Bundesrepublik zählten."[43] Mit der im Jahr 2000 erstmals etatisierten Gedenkstättenförderung des Bundes erkannte die Bundesrepublik den Status von Gedenkstätten von nationaler Bedeutung an, ohne die im Kulturföderalismus festgelegten jeweiligen Länder-Zuständigkeiten für bereits bestehende oder neu hinzukommende Gedenkstätten auszuhebeln oder partizipatives bürgerschaftliches Engagement zu unterbinden – ganz im Gegenteil. Aus Landes- und teilweise aus Bundesmitteln wurden in den Jahren nach 1989 in den ehemaligen „T4"-Anstalten Bernburg, Brandenburg an der Havel, Grafeneck, Hadamar und Pirna-Sonnenstein „arbeitende" Gedenkstätten mit Ausstellungen, wissenschaftlichem Personal und Bildungsabteilungen eingerichtet. Am 2. September 2014 wurde auf dem Grundstück in der Berliner Tiergartenstr. 4 der zentrale „Gedenk- und Informationsort für die Opfer der nationalsozialistischen ‚Euthanasie'-Morde" der Öffentlichkeit übergeben, der in seiner Konzeption gleichzeitig auf die vielen dezentralen Orte der „Euthanasie"-Verbrechen und die Erinnerungsstätten für die Opfer verweisen soll.[44]

In Österreich fand die Verstetigung, staatliche Absicherung und Pluralisierung der Erinnerung an den Nationalsozialismus unter anderen politischen Vorzeichen statt. Doch konstatiert Katrin Hammerstein bereits ab den 1980er-Jahren eine Annäherung der Geschichtsbilder „an die westdeutsche Positionierung zur NS-Vergangenheit mit ihrem Fokus auf (offizieller) Verantwortungsübernahme und Holocausterinnerung."[45] Ab 1997 wurde in Hartheim nach langjährigem öffentlichen Drängen auf Beschluss der Oberösterreichischen Landesregierung mit der völligen Neukonzeption der Gedenkstätte im Schloss begonnen, die im Jahr 2003 eröffnet werden konnte. In der ehemaligen Kinderklinik am Wiener *Spiegelgrund* war bereits ein Jahr zuvor eine Ausstellung zur Kinder-„Euthanasie" präsentiert worden.

Und heute? Der früher an der Yale University lehrende Historiker Jay Winter diagnostizierte rückblickend auf die 1990er-Jahre bereits 2001 einen Memory Boom.[46] Dieser ist bis heute ungebrochen, ja es scheint sogar, als hätte er eine weitere Quantität und neue Qualität erreicht. An fast allen Orten und Institutionen ehemaliger sowie bestehender psychiatrischer Einrichtungen haben sich in den letzten Jahren (Berufs-)Gruppen, Initiativen und

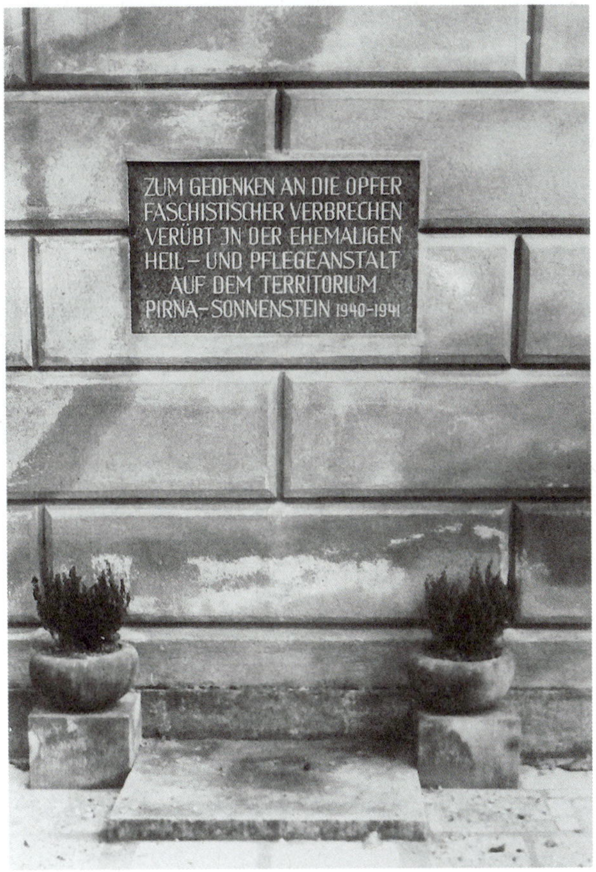
ZUM GEDENKEN AN DIE OPFER
FASCHISTISCHER VERBRECHEN
VERÜBT IN DER EHEMALIGEN
HEIL- UND PFLEGEANSTALT
AUF DEM TERRITORIUM
PIRNA-SONNENSTEIN 1940-1941

Gedenktafel am Fuße von Schloss Pirna, angebracht am 5. Oktober 1973

Der seit den 1990er-Jahren herrschende Memory Boom ist bis heute ungebrochen

Diskurse formiert, die sich nicht nur Fragen nach der historischen Verantwortung an diesen Einrichtungen stellen, sondern auch Fragen hinsichtlich gegenwärtiger und künftiger Verantwortung in diesen Einrichtungen aufwerfen. Dabei geht es um viel mehr als um historische Aufklärung und angemessene Formen des Gedenkens. Es geht um das Selbstverständnis dieser Einrichtungen und den Umgang mit Menschen mit psychischen oder körperlichen Beeinträchtigungen in unserer Gesellschaft schlechthin.

1
Vgl. hierzu detailliert Sandra Schulz, Film und Fernsehen als Medien der gesellschaftlichen Vergegenwärtigung des Holocaust. Die deutsche Erstausstrahlung der US-amerikanischen Fernsehserie Holocaust im Jahre 1979, in: Historical Research/ Historische Sozialforschung, Heft 32 (2007), S. 189 – 248

2
Die Rolle der Anna Weiß wurde von Blanche Baker gespielt, Tochter von Caroll Baker und Jack Garfein, einem Überlebenden des KZ Flossenbürg.

3
Jan Erik Schulte, Hadamar – Geschichte eines deutschen und internationalen Erinnerungsortes der nationalsozialistischen „Euthanasie", in: Geschichte in Wissenschaft und Unterricht (GWU) 72, H. 3/4 2021, S. 176

4
Ebd.

5
Vgl. Wolfgang U. Eckart, Fall 1: Der Nürnberger Ärzteprozess, in: Gerd R. Ueberschär (Hg.), Der Nationalsozialismus vor Gericht. Die alliierten Prozesse gegen Kriegsverbrecher und Soldaten 1943–1952, Frankfurt a. M. 1999, S. 73–85

6
Vgl. Schulte (wie Anm. 3), S.179–182

7
Aleida Assmann, Die Grauen Busse – ein unruhiges und unfertiges Denkmal, in: Thomas Müller, Paul-Otto Schmidt-Michel, Franz Schwarzbauer (Hg.), Vergangen? Spurensuche und Erinnerungsarbeit – Das Denkmal der Grauen Busse, Zwiefalten 2017, S. 23

8
Nora Manukjan, „Euthanasie" – das lange verdrängte Verbrechen. Zum Umgang mit den nationalsozialistischen Krankenmorden in der SBZ und DDR, in: Stiftung Sächsische Gedenkstätten (Hg.), Nationalsozialistische Euthanasieverbrechen, Dresden 2004, S. 173–196, hier S. 173

9
Vgl. hierzu die jeweils kurzen Übersichten von Brigitte Kepplinger, Gedenkstätten für die Opfer der NS-Euthanasie in Österreich, in: Oberösterreichisches Landesarchiv (Hg.), Tötungsanstalt Hartheim, Linz 2005, S. 241–284, hier S. 245, sowie Christina Altenstrasser, Peter Eiglsberger, Lydia Thanner, Konstantin Putz, Niedernhart. 1946. Ein Bericht, in: Justiz und Erinnerung, hg. vom Verein zur Förderung justizgeschichtlicher Forschungen und Verein zur Erforschung nationalsozialistischer Gewaltverbrechen und ihrer Aufarbeitung, Wien 2003 (Nr. 8), S. 6–13

10
Vgl. Katrin Hammerstein, Gemeinsame Vergangenheit – getrennte Erinnerung? Der Nationalsozialismus in Gedächtnisdiskursen und Identitätskonstruktionen von Bundesrepublik Deutschland, DDR und Österreich, Göttingen 2017

11
Vgl. Alexander Mitscherlich, Fred Mielke (Hg.), Medizin ohne Menschlichkeit. Dokumente des Nürnberger Ärzteprozesses, Frankfurt. a.M. 1960

12
Vgl. hierzu Manukjan (wie Anm. 8), S. 179f

13
Vgl. Ernst Klee, Was sie taten – Was sie wurden. Ärzte, Juristen und andere Beteiligte am Kranken- oder Judenmord, Frankfurt. a.M. 1986

14
Manukjan (wie Anm. 8), S. 177

15
Vgl. Schulte (wie Anm. 3), S. 182–184; eine Abbildung dieser ersten Gedenktafel findet sich in diesem Band auf S. 200, Abb. 6

16
Georg Lilienthal, Wandlung in der Beharrung. 50 Jahre Gedenken an die NS-„Euthanasie"-Opfer in Hadamar, in: Wilfried Hansmann, Timo Hoyer (Hg.), Zeitgeschichte und historische Bildung. Festschrift für Dietfrid Krause-Vilmar, Kassel 2005, S. 57–69

17
Als „Aktion 14f13" bezeichneten die Nationalsozialisten die „Euthanasie"-Morde an „kranken" und nicht mehr „arbeitsfähigen" KZ-Häftlingen, die im Jahr 1941 begann; vgl. hierzu Astrid Ley, Krankenmord im Konzentrationslager. Die „Aktion 14f13", in: Jörg Osterloh, Jan Erik Schulte (Hg.), „Euthanasie" und Holocaust. Kontinuitäten, Kausalitäten, Parallelitäten, Paderborn 2021, S. 195–210

18
Brigitte Kepplinger, Hartmut Reese, Das Gedenken in Hartheim, in: Oberösterreichisches Landesarchiv (Hg.), Tötungsanstalt Hartheim, Linz 2005, S. 189–211

19
Vgl. Nora Manukjan (wie Anm. 8), S. 185

20
Stefanie Endlich, „Das Gedenken braucht einen Ort" – Formen des Gedenkens an den authentischen Orten, in: Kristina Hübener (Hg.), Brandenburgische Heil- und Pflegeanstalten in der NS-Zeit, Berlin 2001, S. 341–388

21
Vgl. Nora Manukjan (wie Anm. 8), S. 188

22
Vgl. Der Tatort Mauthausen. Eine Spurensuche, hg. vom Verein für Gedenken und Geschichtsforschung in österreichischen KZ-Gedenkstätten, Wien 2014, hier insbesondere auch das Titelbild

23
Kepplinger/ Reese (wie Anm. 18), S. 191–194

24
Vgl. Lilienthal (wie Anm. 16), S. 60–62

25
Schulte (wie Anm. 3), S. 185

26
Matthias Weiß, Sinnliche Erinnerung. Die Filme ‚Holocaust' und ‚Schindlers Liste' in der bundesdeutschen Vergegenwärtigung der NS-Zeit, in: Norbert Frei, Sybille Steinbacher (Hg.), Beschweigen und Bekennen. Die deutsche Nachkriegsgesellschaft und der Holocaust, Göttingen 2002, S. 74

27
Nicolas Berg, Lesarten des Judenmordes, in: Ulrich Herbert (Hg.), Wandlungsprozesse in Westdeutschland. Belastung, Integration, Liberalisierung 1945–1980, Göttingen 2002, S. 112

28
Vgl. Susanne Brandt, „Wenig Anschauung"? Die Ausstrahlung des Films „Holocaust" im westdeutschen Fernsehen, in: Christoph Cornelißen, Lutz Klinkhammer, Wolfgang Schwentker (Hg.), Erinnerungskulturen. Deutschland, Italien und Japan seit 1945, Frankfurt a.M. 2003, S. 257–268

29
Peter Reichel, Erfundene Erinnerung. Weltkrieg und Holocaust in Film und Theater, München/Wien 2004, S. 205; auch Ulrich Herbert, Der Holocaust in der Geschichtsschreibung der Bundesrepublik Deutschland, in: Bernhard Moltmann, Doron Kiesel, Cilly Kugelmann, Hanno Loewy, Dietrich Neuhaus (Hg.), Erinnerung. Zur Gegenwart des Holocaust in Deutschland-West und Deutschland-Ost, Frankfurt a.M. 1993, S. 39

30
Matthias Weiß, Sinnliche Erinnerung, in: Frei/Steinbacher (wie Anm. 26), S. 74

31
Vgl. Harald Schmid, Von der „Vergangenheitsbewältigung" zur „Erinnerungskultur". Zum öffentlichen Umgang mit dem Nationalsozialismus seit Ende der 1970er Jahre, in: Gerhard Paul, Bernhard Schoßig (Hg.), Öffentliche Erinnerung und Medialisierung des Nationalsozialismus. Eine Bilanz der letzten 30 Jahre, Göttingen 2010, S. 171–202

32
Vgl. Michael von Cranach, Psychiatriereform und die Auseinandersetzung mit der Vergangenheit. Eine persönliche Erfahrung, in: Thomas Müller, Paul-Otto Schmidt-Michel, Franz Schwarzbauer (Hg.), Vergangen? Spurensuche und Erinnerungsarbeit – Das Denkmal der Grauen Busse, Zwiefalten 2017, S. 201–210

33
Franz Werner Kersting, Karl Teppe, Bernd Walter (Hg.), Nach Hadamar. Zum Verhältnis von Psychiatrie und Gesellschaft im 20. Jahrhundert, Paderborn 1993, S. 7 (Vorwort)

34
Vgl. die Beiträge des Sammelbandes: Margret Hamm (Hg.), Ausgegrenzt! Warum? Zwangssterilisierte und Geschädigte der NS-„Euthanasie" in der Bundesrepublik Deutschland, Berlin 2017

35
Exemplarisch: Götz Aly, Aussonderung und Tod – Die klinische Hinrichtung der Unbrauchbaren, Berlin 1985; Ernst Klee, „Euthanasie" im NS-Staat. Die „Vernichtung lebensunwerten Lebens", Frankfurt a.M. 1983; Hans-Walter Schmuhl, Rassenhygiene, Nationalsozialismus, Euthanasie, Göttingen 1987

36
Vgl. Cornelia Siebeck, 50 Jahre „arbeitende" Gedenkstätten in der Bundesrepublik. Vom gegenkulturellen Projekt zur staatlichen Gedenkstättenkonzeption – und wie weiter? in: Elke Gryglewski u.a. (Hg.), Gedenkstättenpädagogik. Kontext, Theorie und Praxis in der Bildungsarbeit zu NS-Verbrechen, Berlin 2015, S. 19–43

37
Vgl. Hammerstein (wie Anm. 10), hier S. 153–173

38
Zitiert in ebd., S. 172

39
Vgl. Kepplinger (wie Anm. 9), S. 265–283

40
Vgl. Hammerstein (wie Anm. 10), hier S. 153–173

41
Vgl. Nora Manukjan (wie Anm. 8), S. 190

42
Vgl. Siebeck (wie Anm. 36)

43
Volkhard Knigge, Abschied von der Erinnerung. Anmerkungen zum notwendigen Wandel der Gedenkkultur in Deutschland, in: ders., Geschichte als Verunsicherung, Göttingen 2020, S. 223

44
www.gedenkort-t4.eu

45
Hammerstein (wie Anm. 10), S. 496

46
Jay Winter, Die Generation der Erinnerung. Reflexionen über den „Memory Boom" in der zeithistorischen Forschung, in: Werkstatt Geschichte 30 (2001), S. 5–16

„Den Opfern einen Namen geben“ – die Debatte um die Nennung der Namen von Opfern der NS-„Euthanasie“

Winfried Helm

Neben dem Gesicht macht der Name einen Menschen zum Individuum. Die Veröffentlichung der Namen von Opfern der NS-„Euthanasie“ wird seit vielen Jahren kontrovers diskutiert.[1] Der Streit scheint zugunsten der Namensnennung entschieden, Eindeutigkeit herrscht aber keineswegs.

„Die Publikation von Opfernamen muss in jedem Einzelfall sorgfältig geprüft werden.“

In unserer Gedenkkultur ist es seit Langem üblich, die Namen der Opfer nationalsozialistischer Gewaltverbrechen zu veröffentlichen. Für die meisten Opfergruppen wird die Namensnennung in Gedenkbüchern, Gedenkstätten und oft auch im Internet praktiziert. Das war bis vor wenigen Jahren für die Opfer der „Euthanasie“-Verbrechen aus datenschutzrechtlichen Gründen nicht möglich. Das Bundesarchiv wie auch andere Archive vertraten die Ansicht, dass eine Veröffentlichung der Namen die schutzwürdigen Belange Dritter berühre und in die Persönlichkeitsrechte noch lebender Angehöriger eingreife. Schon der Beleg des Aufenthalts eines Familienmitglieds in einer psychiatrischen Anstalt könnte schließlich als ein Hinweis auf das Vorliegen einer Erbkrankheit gedeutet werden. Auf der anderen Seite betrachteten viele Angehörige und Psychiatrieerfahrene sowie eine Reihe von Medizinhistorikern und Psychiatern die Namensnennung als ein längst überfälliges Zeichen der Entstigmatisierung von psychischen Erkrankungen und geistigen Behinderungen. Für sie überwog der Anspruch der Ermordeten, durch die öffentliche Nennung ihrer Namen als Opfer nationalsozialistischer Verfolgung anerkannt und rehabilitiert zu werden.[2]

Zwischen 2013 und 2016 beschäftigten sich mehrere Tagungen, Stellungnahmen und Gutachten mit der Frage der Namensnennung. Die von der Staatsministerin für Kultur und Medien Monika Grütters initiierte Tagung im Juni 2016 zur Frage der Namensnennung der „Euthanasie“-Opfer in Berlin führte zu „Handlungsempfehlungen“, die die Veröffentlichung von Namen erleichterte: „Die Nennung von Namen von NS-‚Euthanasie‘-Opfern, ihre Lebensdaten sowie der letzten Anstalt vor der Deportation sind rechtlich unbedenklich. Eine generelle Veröffentlichung von Krankenakten bleibt hingegen ausgeschlossen. Die Publikation von Opfernamen muss in jedem Einzelfall sorgfältig geprüft werden. Falls sich Nachkommen explizit gegen eine vollständige Namensnennung aussprechen, ist darauf Rücksicht zu nehmen.“[3]

Diese Entscheidung hat den Weg geebnet für die Veröffentlichung von Gedenkbüchern, die die Namen der Opfer mit den Geburts- und Sterbedaten sowie den Todesort alphabetisch auflisten – so auch für das 2018 erschienene Gedenkbuch für die Münchner Opfer der NS-„Euthanasie“.[4]

Die jahrelange Diskussion hat dazu geführt, dass das Deutsche Bundesarchiv seine bisherige Datenschutzpraxis geändert hat. In der Pressemitteilung vom 30. August 2018 teilte das Archiv mit:

1 Siehe dazu auch das Gespräch in diesem Band ab S. 48

2 Ausführlich dazu: Gerrit Hohendorf, Stefan Raueiser, Michael von Cranach, Sibylle von Tiedemann (Hg.), Die „Euthanasie“-Opfer zwischen Stigmatisierung und Anerkennung. Forschungs- und Ausstellungsprojekte zu den Verbrechen an psychisch Kranken und die Frage der Namensnennung der Münchner „Euthanasie“-Opfer, Münster 2014, S. 164–200

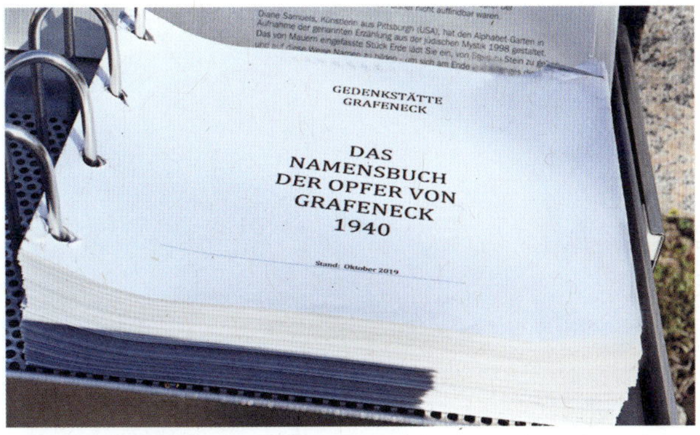

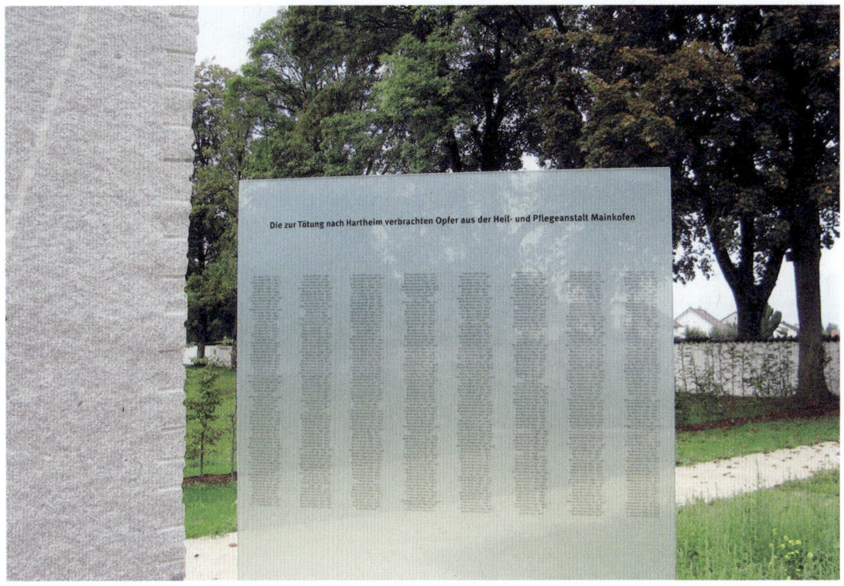

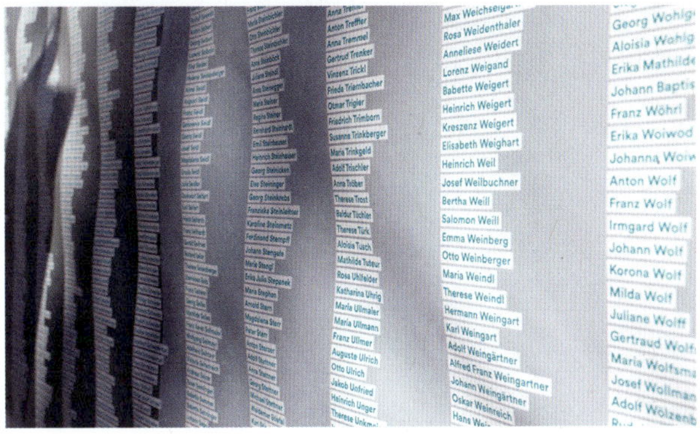

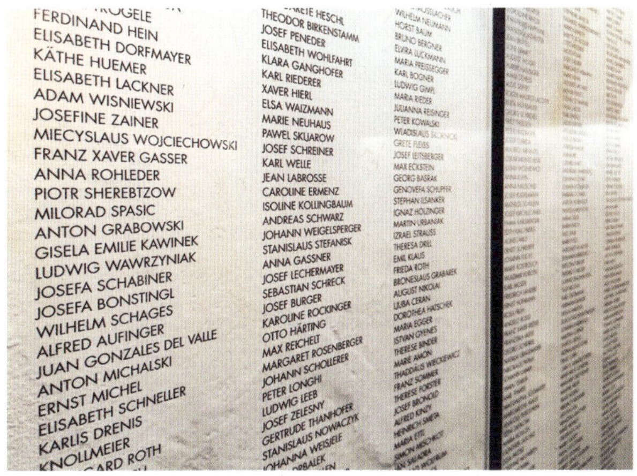

Beispiele für den Umgang mit Namen an Gedenk- und Erinnerungsorten, im Uhrzeigersinn, beginnend oben links: Grafeneck, Mainkofen, Hartheim und München-Haar

„Der Bestand [...] des Bundesarchivs umfasst rund 30.000 Krankenakten von Opfern der NS-‚Euthanasie' und ist über eine Datenbank erschlossen, die unter anderem Namen, Geburtsdaten und Anstaltsorte zu den Opfern der Tötungsverbrechen enthält. Diese Erschließungsinformationen hat das Bundesarchiv jetzt auch online bereitgestellt. Damit haben insbesondere Hinterbliebene von ‚Euthanasie'-Opfern die Möglichkeit festzustellen, ob beim Bundesarchiv Unterlagen zu ihren Angehörigen vorliegen, ohne dafür das Bundesarchiv aufsuchen oder kontaktieren zu müssen. Auch für Gedenkstätten und Erinnerungsorte wird die Recherche durch diesen Schritt erheblich vereinfacht. [...] Nach intensivem fachlichen Austausch und vor dem Hintergrund des breiten Einvernehmens darüber, dass im Zeitalter der Inklusion die Opfer der NS-Euthanasie nicht länger verschwiegen werden dürfen und ein liberalerer Umgang mit den archivischen Quellen zur NS-‚Euthanasie' im Interesse der wissenschaftlichen und familiengeschichtlichen Forschung geboten ist, hat sich das Bundesarchiv zur Veröffentlichung der Erschließungsdaten entschlossen. Die Nutzung der einzelnen Akten, die sensible Krankenunterlagen enthalten können, muss allerdings weiterhin einer sorgfältigen Prüfung und Güterabwägung im Einzelfall unterliegen."[5]

Die Diskussionen für und wider die Veröffentlichung von Opfernamen werden weiter geführt. Nach wie vor gibt es Institutionen, die restriktiv verfahren. Ein sensibler und differenzierter Umgang bleibt wünschenswert. So unterscheidet sich eine analoge Präsenz in Ausstellungssituationen oder Buchveröffentlichungen von der digitalen, die letztlich die unkontrollierte Möglichkeit zur Vervielfältigung bis hin zur Unlöschbarkeit beinhaltet.

Einigkeit herrscht darüber, dass man mit den Namen von Zwangssterilisierten besonders sensibel umgehen muss. Was aber ist mit Fällen, in denen Zwangssterilisierte an den Folgen des Eingriffs starben oder später Opfer der NS-„Euthanasie" wurden? Ein Opferbiogramm in diesem Band behandelt einen solchen Fall. Wir haben uns für die Namensnennung entschieden.

3
Andreas Nachama, Uwe Neumärker (Hg.), Gedenken und Datenschutz. Die öffentliche Nennung der Namen von NS-Opfern in Ausstellungen, Gedenkbüchern und Datenbanken, Berlin 2017, S. 16

4
NS-Dokumentationszentrum München, Bezirk Oberbayern, Michael von Cranach, Annette Eberle, Gerrit Hohendorf, Sibylle von Tiedemann (Hg.), Gedenkbuch für die Münchner Opfer der nationalsozialistischen „Euthanasie"-Morde, Göttingen 2018

5
www.bundesarchiv.de/DE/Content/Pressemitteilungen/nennung-opfernamen-euthanasie.html (Abruf am 15.4.2023)

Psychiatrische Anstalten **als gewordene und weitergenutzte Tatorte**

Jörg Skriebeleit

Tatorte oder: „Wie kann man denn da behandeln?"

Ende Juni 2019 machte sich von München aus eine Gruppe engagierter Bürger*innen, fachlich versierter Wissenschaftler*innen und familiär Betroffener zu einer Bildungs- und Gedenkreise ins oberösterreichische Schloss Hartheim auf. Die reisebusgroße Gruppe wollte am historischen Ort der Ermordung von mehr als 1.000 Münchner Männern, Frauen und Kindern im Rahmen der nationalsozialistischen Mord-Aktion „T4" der Opfer trauernd und ehrend gedenken und die Exkursion gleichermaßen mit einem aufrüttelnden öffentlichen Appell verbinden. „Bei der Vorbereitung dieser Gedenkreise entstand das Bedürfnis, aus unserer Erfahrung heraus Wünsche und Forderungen an die Gesellschaft zu äußern, in welcher Form die vergessenen Opfer dieser Verbrechen gewürdigt und in das familiäre und gesellschaftliche Gedächtnis zurückgebracht werden können."[1] Aus diesem Impetus heraus formulierte die geschichtspolitische Reisegruppe die sogenannte Hartheim-Deklaration vom 28. Juni 2019. In dieser steht nicht nur der Umgang mit den Opfern und ihren Angehörigen im Mittelpunkt, die Deklaration adressiert auch zentrale Forderungen an den topografischen und institutionellen Raum der Verbrechen: „Viele Heil- und Pflegeanstalten und Behinderteneinrichtungen waren an den Verbrechen beteiligt. Die meisten dieser Institutionen dienen auch heute der Behandlung und Begleitung von Menschen. In diesen Einrichtungen müssen die ehemaligen Tatorte würdig behandelt und dort passende Formen des Gedenkens gefunden werden." Der Initiativkreis wünscht sich weiter „eine öffentliche Diskussion darüber, ob es ethisch und therapeutisch vertretbar ist, heute in den Räumen, in denen so viele Menschen in grausamer Weise ermordet wurden, weiterhin Patienten zu behandeln und betreuen."[2]

Die Initiator*innen der Hartheim-Deklaration verwenden ausdrücklich den „Tatort"-Begriff. Sie verwenden ihn zunächst bewusst in topografischer Dimension und sie sprechen dezidiert in der Pluralform von „Tatorten". Der Schlusssatz der Deklaration weitet diese räumliche Dimension allerdings auf eine institutionelle aus. Die Frage, ob es ethisch und therapeutisch vertretbar sei, heute in den Räumen, die real oder symbolisch zu Tatorten wurden, weiterhin Menschen zu behandeln und betreuen, zielt auf die Institutionen der psychiatrischen Einrichtungen an sich.

Es geht in diesem Aufsatz nun nicht um die Bewertung der letzten Frage, es geht vielmehr um einen entwicklungsgeschichtlichen Blick auf die Baustruktur von psychiatrischen Einrichtungen, ehemaligen Kreisirrenanstalten, Heil- und Pflegeanstalten oder Bezirkskrankenhäusern. Es geht zum einen um deren historische und räumliche Dimension als geschaffene Räume für fürsorgerische oder medizinische Zwecke vor 1933. Es geht zum anderen um ihre historische und räumliche Dimension als Tatorte in der Zeit des Nationalsozialismus. Es geht des Weiteren um Nutzungskonzepte nach 1945 sowie schlussendlich um dort vorhandene oder (ein-)geforderte Gedenkformen.

Hierbei lohnt ein vergleichender Blick auf die architektonische Struktur von Konzentrationslagern als *intentional errichteten Tatorten* im Gegensatz zu psychiatrischen Einrichtungen als *gewordenen Tatorten*. Doch um diese Tatort-Definition struktur-

1
Präambel der „Hartheim-Deklaration"; siehe S. 150 in diesem Band

2
Ebd.

3
Vgl. hierzu Andrea M. Kluxen, Verwalten, pflegen, heilen. Zur Vorgeschichte und Entstehung der Bezirkskliniken, in: Saskia Müller (Hg. im Auftrag des Bezirks Mittelfranken), Patient Bezirksklinik. Erhaltung, Nutzung, Weiterentwicklung, Baden-Baden 2020, S. 51–73

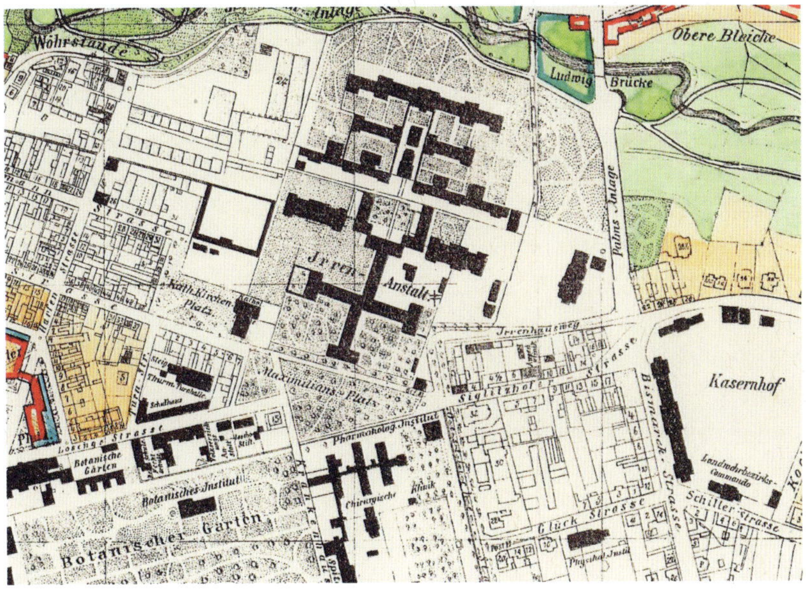

Das Areal der Heil- und Pflegeanstalt auf dem Baulinien-Übersichts-Plan für die K.B. Universitätsstadt Erlangen aus dem Jahr 1908

und erinnerungsgeschichtlich einordnen zu können, bedarf es zunächst einer Skizze der baulichen Entwicklungsgeschichte von Heil- und Pflegeanstalten bis 1933.

Bauensemble Heil- und Pflegeanstalt

Psychiatrische Großkomplexe spiegeln in ihrer fast 200 Jahre zurückliegenden Genese den Entwicklungsprozess des staatlichen Fürsorgewesens wider. Ihre medizinhistorischen und baugeschichtlichen Ursprünge sind jedoch viel früher zu verorten, wie die Kulturhistorikerin Andrea Kluxen überzeugend beschrieben hat: Das sind die der Pflege und Heilung verpflichteten mittelalterlichen Hospitäler und die isolierten, abgeschlossenen Seuchenhäuser der spätmittelalterlichen Pest-Zeit sowie die engstens mit Sakralbauten verknüpften Korridorbauten der Spitäler der Spätrenaissance, die sich bereits durch funktionale Bereichsgliederungen auszeichneten, bis hin zu den Verwahranstalten und „Tollhäusern", für die sich im 19. Jahrhundert der allgemeingebräuchliche Begriff der „Irrenanstalt" durchsetzte.[3] Während diese sich in einer Kombination aus Hospital-, Kloster- und Gefängnisarchitektur funktional verschränkenden Gebäudestrukturen primär der Separierung und Isolation psychisch Kranker dienten, eröffneten die preußischen Reformen unter Carl August von Hardenberg ab dem späten 18. Jahrhundert ein völlig neues Experimentierfeld für einen neuen, fortschrittsorientierten Aufbruch der medizinischen Psychiatrie.[4] Beeinflusst durch Reformprozesse in Großbritannien und Frankreich setzte sich nun die Erkenntnis durch, dass psychisch Kranke potenziell heilbar seien und dass dazu auch eine angemessene Architektur beitragen könne, die auf Zwangsstrukturen weitgehend verzichten solle.[5] Während in der Frühphase dieser an Caritas, Humanität und Fortschritt orientierten staatlichen Aufgabe die räumliche Adaption und Erweiterung ehemaliger Kloster- und Schlossanlagen stand, entschieden sich die administrativ verantwortlichen Provinzialregierungen spätestens ab Mitte des 19. Jahrhunderts für große Neubaukomplexe. „Ein Wissensnetzwerk aus Ärzten, Architekten und Verwaltungsbeamten suchte dabei beständig nach architektonischen Antworten auf die Frage, wie Räume zur medizinischen Heilung gestaltet und angeordnet werden konnten, so dass sie sowohl der Heilung des Geistes, als auch des Körpers dienten und zudem zweckmäßig wie auch bezahlbar waren."[6]

So befand sich die 1849 in Irsee eingerichtete „Kreisirrenanstalt" in einem ehemaligen benediktinischen Klosterkomplex.[7] Der vorhandene klösterliche Baukörper beeinflusste die Adaptierung, Umstrukturierung, Neuorganisation und Weiterentwicklung des Gebäudeensembles Kreisirrenanstalt Irsee in anderer Weise als der ab Mitte des 19. Jahrhunderts von der bayerischen Regierung als Prestigeprojekt protegierte Neubau einer Kreisirrenanstalt in Erlangen, ab 1910 „Heil- und Pflegeanstalt Erlangen" (HuPfla). Diese wurde in den Jahren 1834 bis 1846 als eine der ersten überregionalen Kliniken für psychisch kranke und geistig behinderte Menschen in Bayern geplant und errichtet. In mehreren Bauabschnitten entstand zwischen 1836 und 1901 ein im Kern panoptisches, noch der stationären Überwachung der Patienten verpflichtetes, später um pavillonartige Appendixe erweitertes Gebäudeensemble, das in seiner gewaltigen Ausdehnung den nördlichen städtebaulichen Abschluss Erlangens hin zur Schwabach bildete und schon während seiner Bauphase immer wieder umgeplant

4
Dieter Jetter, Grundzüge der Geschichte des Irrenhauses, Darmstadt 1981, S. 24

5
Vgl. Kluxen (wie Anm. 3), S. 61

6
Judith Sandmeier, Der bayerische Psychiatrieneubau zwischen Tradition und Innovation. Entwicklungslinien vom 19. bis zum frühen 20. Jahrhundert, in: Müller (wie Anm. 3), S. 76

7
Vgl. hierzu ausführlich Gerald Dobler, Warum Irsee? Die Gründungsgeschichte der Kreis-Irrenanstalt Irsee vom Ende der 1820er Jahre bis zur Eröffnung 1849 und ihr Ausbau bis zum Anfang des 20. Jahrhunderts, Irsee 2014

und erweitert wurde.[8] Wiederum anders stellt sich der Neubau der Münchener Irrenanstalt auf dem Gelände der Gemeinde Haar Anfang des 20. Jahrhunderts dar, der von Planungsbeginn an als völlig neues, reformpsychiatrisches Großprojekt in einem im Jugendstil gestalteten Bauensemble mit über 60 Gebäuden und Pavillons auf einer Fläche von 100 Hektar errichtet wurde.[9]

Die Neu- und Umbauten psychiatrischer Großanstalten waren dynamische und beständig lernende Prozesse, die in einem doppelten Wechselverhältnis standen. Einerseits mit einer sich rasant entwickelnden medizinischen Wissenschaft, andererseits mit einer ihren Bedürfnissen Raum und bauliche Strukturen verleihenden Baukunst, die sich wiederum in der architektonischen Aufbruchstimmung von Gründerzeit und Industrialisierung ebenso rasant wie volatil neu erfand. Die Einrichtungen sollten nun nicht mehr primär der Verwahrung, sondern vor allem der Genesung der Patient*innen dienen. Dies hatte unmittelbaren Einfluss auf die baulichen Planungen. Die Flächenwahl folgte nun zum Teil dem Prinzip der ‚agricolen Kolonie', die neue Pavillonbauweise ermöglichte lichtdurchflutete Öffnung und funktionale Gliederung zugleich, Gemeinschaftseinrichtungen und Isolierstationen wurden in erweiterbaren Funktionstrakten ensembliert.

Ganz grundsätzlich bleibt festzuhalten, dass sich in der steten Veränderung und Optimierung der Raumstruktur „Heil- und Pflegeanstalt" die jeweiligen politischen, medizinischen, ethischen und praktischen Paradigmen von Anstaltsleitung bzw. politischem System sowie medizinischem Diskurs und Ethos der Verantwortlichen widerspiegeln. Heil- und Pflegeanstalten zeichneten sich durch intentional durchrationalisierte Raumstrukturen aus. Sie dienten der Unterbringung, Verwahrung, Pflege, Betreuung, Behandlung und Versorgung von in der Regel mehreren Hundert Menschen, die unterschiedlichste Formen von geistigen Behinderungen und psychischen Erkrankungen aufwiesen. Psychiatrische Anstalten verfügten über Zonierungen von Funktionsbereichen, von teil-öffentlichen, internen und vollkommen abgeschlossenen Abteilungen, die in sich jeweils weiter ausdifferenziert waren und deren Zugänglichkeit reglementiert war. Für den Betrieb einer Heil- und Pflegeanstalt bedurfte es zudem immenser infrastruktureller und logistischer Funktionseinheiten, zuvörderst medizinische Untersuchungs- und Therapiezimmer, Operationssäle, Pathologiegebäude, Ärztebüros, Aufenthaltsräume für Schwestern und Pfleger sowie Verwaltungstrakte. Hinzu kamen Versorgungsbereiche wie Speisesäle, Großküchen, Anstaltsgärten, Heizanlagen, Wäschereien, Werk- und Arbeitsstätten. Konnten die in der jeweiligen Anstalt Verstorbenen nicht auf vorhandenen kommunalen Friedhöfen und Totenäckern beigesetzt werden, verfügten Heil- und Pflegeanstalten in der Regel auch über eigene Friedhöfe, auf denen sowohl Patient*innen wie auch medizinisches Personal bestattet wurden.

Heil- und Pflegeanstalten als gewordene Tatorte

Ab 1933 änderte sich die Funktion der Institution Heil- und Pflegeanstalt sukzessive[10] und ab 1939 fundamental. Dies betraf nicht nur die zu „T4-Euthanasie"-Anstalten umfunktionierten Einrichtungen in Bernburg, Brandenburg an der Havel, Grafeneck, Hadamar, Hartheim und Pirna, sondern auch den größten Teil der bestehenden psychiatrischen Anstalten. Aus Fürsorgeeinrichtungen wurden Mordstätten: Ärztezimmer wurden zu Selektionsräumen, Krankenstationen zu Sterbe- und Mordzonen, Türen, Tore, Auffahrten und Wege zu Deportationsetappen, Pathologien und Prosekturen zu Verwertungskomplexen menschlicher Überreste, Anstaltsfriedhöfe zu Entsorgungsarealen. 1939/40 wurden die Einrichtungen in Bernburg, Brandenburg an der Havel, Grafeneck, Hadamar, Hartheim und Pirna für diese neuen Aufgaben baulich ergänzt. Sie wurden zu den ersten intentional errichteten Vernichtungsstätten des nationalsozialistischen Regimes. In Seitentrakten oder Lagerkellern wurden nun Mordeinrichtungen errichtet: abgeschirmte Anlieferungskorridore mit Schleusen konstruiert, hermetisch verschließbare Kammern installiert, Kühlräume geschaffen sowie bisher nicht vorhandene Verbrennungsöfen der Berliner Firma Kori eingebaut. Teile dieser Einrichtungen wurden nun zu Orten planmäßigen Massenmordes an Menschen mit körperlichen oder psychischen Beeinträchtigungen.

Die Tötungsinstallationen wurden in bereits vorhandene Funktionsräume der bestehenden Anstalten eingepasst beziehungsweise existente Bau- und Raumstrukturen adaptiert, wie Maurermeister Erwin Lambrecht, der in Diensten der Reichsorganisation „T4" in allen „Euthanasie"-Anstalten beim Umbau tätig war, bei seiner Zeugenvernehmung vor dem Frankfurter Landgericht am 21. Juli 1965 aussagte: „In einem Raum (musste) ein Durchbruch gebrochen werden. Alsdann wurde eine Tür angebracht, die für Luftschutzräume Verwendung

8 Zur Baugeschichte der Heil -und Pflegeanstalt Erlangen vgl. u.a. Eberhard Lungershausen, Rolf Baer (Hg.), Psychiatrie in Erlangen. Festschrift zur Eröffnung des Neubaus der Psychiatrischen Universitätsklinik Erlangen, Erlangen 1985 sowie Judith Sandmeier, Die ehemalige Heil- und Pflegeanstalt Erlangen, in: Erlanger Bausteine zur fränkischen Heimatforschung, Bd. 54 (2012), S. 163–172, zudem dies., Die ehemalige Heil- und Pflegeanstalt Erlangen, in: Broschüre zum Tag des offenen Denkmals in Erlangen am 8. September 2013: „Jenseits des Guten und Schönen: Unbequeme Baudenkmale?", weiterhin Birgit Braun, Johannes Kornhuber, Die einzige „panoptische" Anstalt Deutschlands: Eine Würdigung der „Kreis-Irrenanstalt Erlangen", in: Fortschritte der Neurologie · Psychiatrie 81 (2013), S. 162–168

9 Zur Baugeschichte der Psychiatrischen Anstalt in Haar vgl. Gisela Goblirsch-Bürkert, Das Bezirkskrankenhaus Haar, ein Pavillon-Krankenhaus der Jahrhundertwende, sowie die Kirchen St. Raphael und Maria von den Sieben Schmerzen, in: Bayerisches Landesamt für Denkmalpflege (Hg.), Jahrbuch der Bayerischen Denkmalpflege, Bd. 42, München 1993, S. 159–174 sowie Sandmeier (wie Anm. 6), S. 83–88

10 Mit dem „Gesetz zur Verhütung erbkranken Nachwuchses" wurde 1933 die Grundlage dafür gelegt, dass bis 1945 etwa 400.000 Menschen zwangssterilisiert wurden; siehe dazu S. 20/21

fand. (...) Das war der Raum, der dann in Hartheim als Vergasungsraum benutzt worden ist. Mit dem Krematoriumsbau in Hartheim hatte ich nichts zu tun. Das war Sache der Firma Kori aus Berlin. (...) An dem Vergasungsraum in Hartheim ist auch ein Guckloch angebracht worden. Vom Hof her war eine alte Tür vorhanden. Diese wurde nicht beseitigt, sondern es wurde nur die innere Türlaibung zugemauert. Es blieb allerdings Raum für ein kleines Guckfenster in Kopfhöhe (...) Man konnte also die alte Tür vom Hof aus öffnen, stand dann vor der zugemauerten inneren Türlaibung und konnte durch das Guckfenster in den Vergasungsraum sehen."[11] In sehr ähnlicher Art und Weise erfolgten ab Winter 1939/40 die in der Regel vier- bis achtwöchigen Umbauarbeiten in allen „Euthanasie"-Anstalten. Bisweilen wurden, wie im württembergischen Grafeneck, auch bestehende Nebengebäude oder Schuppen zur Gaskammer umgerüstet.[12] Auch bei der Kremierung der Ermordeten und der Entsorgung ihrer menschlichen Überreste wurde auf vorhandene funktionale Strukturen zurückgegriffen. Die Verbrennungsöfen wurden jeweils an vorhandene Entrauchungs- und Kaminanlagen angeschlossen. Der Leichenbrand wurde in Gruben, Flüssen oder vorhandenen Anstaltsfriedhöfen entsorgt.[13]

Das Raumangebot der Anstalten wurde zudem für die Unterbringung der Beschäftigten des „T4"-Stabes beansprucht: Tötungsärzte, Sanitätspersonal, Transportabteilungen, Leichenbrenner quartierten sich in den Häusern temporär ein. Sie zählten nicht zum Stammpersonal der Anstalten, benötigten aber Büros, Arbeitszimmer, Unterkünfte und Aufenthaltsräume, die sie direkt in den Einrichtungen oder in deren Nähe akquirierten.

Während die sechs genannten Stätten der „Aktion T4" 1939/40 intentional zu Tatorten umgerüstet wurden, betraf das erbbiologische nationalsozialistische Euthanasieprogramm alle psychiatrischen Anstalten des Deutschen Reiches. In allen Einrichtungen wurden (weiter) Patientenakten geführt, Meldebögen ausgestellt und Transportlisten verfasst. Sie fungierten als Sammelstellen und als Zwischenstationen für zur Ermordung bestimmte Menschen. Die Krankensäle, Eisenbahnanschlüsse und Hofeinfahrten waren Deportationsetappen. Und auch die Einrichtungen selbst wurden zu Todesorten einer dezentralen Anstalts-„Euthanasie". In vielen Einrichtungen entstanden Zwischen- und Hungerstationen, wo Patient*innen jeden Alters durch systematische Mangelernährung oder überdosierte Medikationen gezielt getötet wurden. Durch den exponenziellen Anstieg der Todesfälle

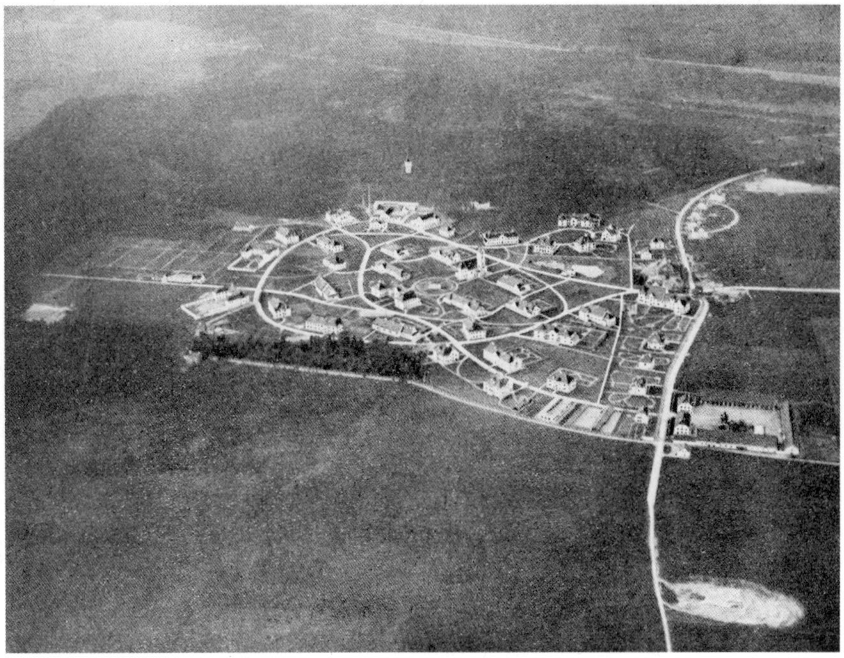

Schrägluftaufnahme der neu errichteten Heil- und Pflegeanstalt Eglfing, nach 1905

kamen überall die Pathologien, Prosekturen und Anstaltsfriedhöfe an ihre Kapazitätsgrenzen. Ein wesentlicher Teil der psychiatrischen Einrichtungen im Deutschen Reich waren so seit 1933 sukzessive auch zu Tatorten geworden.

Gleichwohl verloren selbst in der Zeit des nationalsozialistischen Terrorregimes Heil- und Pflegeanstalten nie gänzlich ihre Funktion als Therapieorte, wiewohl sich ärztliches und pflegerisches Bemühen primär auf jene Patient*innen beschränkte, die heilbar schienen. Jedoch basierte der Therapiewille weniger auf einem humanistischen Anspruch, der die zu Behandelnden als Individuen in den Blick nahm, sondern darauf, mit der Heilung den Nutzen des Einzelnen – primär dessen Arbeitskraft – für den „Volkskörper" wiederherzustellen.

Die aus den Massenmorden der „Aktion T4" in den „Euthanasie"-Anstalten gewonnenen Erfahrungen hingegen waren in organisatorischer, personeller und technologischer Hinsicht eine der zentralen Vorstufen bei der systematischen Vernichtung der europäischen Juden.[14] Personal, „Arbeits"-Prozesse und technische Abläufe bildeten die Grundstruktur der Vernichtungslager der „Aktion Reinhardt", in deren Rahmen zwischen Anfang 1942 und November 1943 in den Todesfabriken Bełżec, Sobibór und Treblinka mehr als 1,5 Millionen Jüdinnen und Juden und ca. 50.000 Sinti und Roma aus dem „Generalgouvernement" vergast wurden.[15]

11
Vernehmung des Zeugen Adolf Kaufmann vor dem Untersuchungsrichter beim Landgericht Frankfurt a.M. am 21. Juli 1965, zitiert in: Brigitte Kepplinger, Die Tötungsanstalt Hartheim 1940–1945, in: Oberösterreichisches Landesarchiv (Hg.), Tötungsanstalt Hartheim, Linz 2005, S. 50f.

12
Vgl. Brigitte Kepplinger und Hartmut Reese, Orte und Aktionen der NS-Euthanasie, in: ebd. S. 113–147

13
Ebd.

14
Wolfgang Neugebauer, Die Aktion „T4", in: Tötungsanstalt Hartheim (wie Anm. 11), S. 24

15
Stephan Lehnstaedt, Der Kern des Holocaust. Bełżec, Sobibór und Treblinka und die Aktion Reinhardt, München 2017

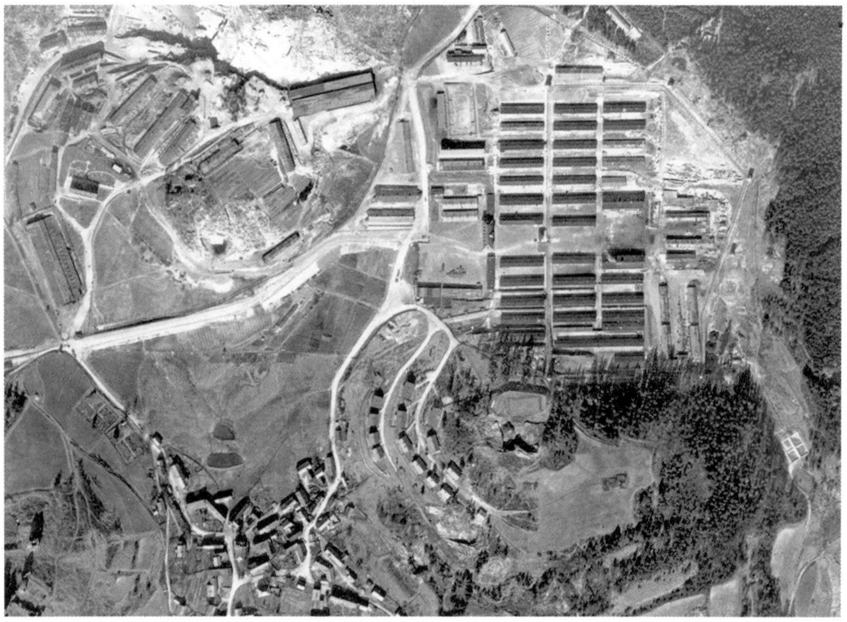

US-amerikanische Luftaufnahme des KZ Flossenbürg vom 23. März 1945

Konzentrationslager als intentional errichtete Terrororte

Anders als Heil- und Pflegeanstalten sind Konzentrationslager intentional errichtete Haftstätten. Sie sind Terror- und Tatorte per se. Die Geschichte der Konzentrationslager ist die Geschichte „staatlich krimineller Institutionen."[16] Sie entwickelten sich von improvisierten Stätten des Terrors zu systematisch geplanten Orten absoluter Macht. Aus einem befristeten Repressionsinstrument zur Etablierung des neuen Regimes im Jahr 1933 wurde ab 1934 eine Dauereinrichtung zur Inhaftierung, Isolierung, Terrorisierung, Ausbeutung und Vernichtung Hunderttausender Menschen, die dem nationalsozialistischen Regime aus politischen, rassistischen, religiösen, erb- oder kriminalbiologischen sowie gesellschaftlichen Gründen lebensunwert schienen. Aus den „wilden" Konzentrationslagern des Jahres 1933, die in aufgelassenen Industriearealen (exemplarisch Ahrensböck, Dachau, Sachsenburg) oder Militärgefängnissen (exemplarisch Columbiadamm/Berlin, Heuberg) eingerichtet wurden, entwickelte sich mit den Konzentrationslagern eine kriminelle Institution, die spätestens ab 1936 zum zentralen Herrschafts-, Repressions- und Vernichtungsinstrument des nationalsozialistischen SS-Staates zählte.[17]

Der Soziologe Wolfgang Sofsky sieht die Konzentrationslager als Laboratorien absoluter Macht, die in ihrer inneren Struktur die Strategien einer Reihe von Institutionen der Moderne weiterentwickelten: „Manufaktur, Fabrik und Verwaltung (als Zentralen der Buchführung und Aktenmäßigkeit, der wirtschaftlichen Ausbeutung und politischen Herrschaft. Die Militärkaserne, das Gefängnis (...), die Strafkolonie (...), das Spital, das Arbeits- und das Irrenhaus (...), in denen fernab öffentlicher Kontrolle die Verwandlung des Menschen betrieben" wurde.[18]

Ähnlich wie Heil- und Pflegeanstalten verfügten Konzentrationslager über durchrationalisierte Raumstrukturen. Sie wurden für unterschiedliche, aber miteinander unabdingbar verknüpfte Funktionen konzipiert: die Inhaftierung, Isolierung, Ausbeutung, Vernichtung und Entsorgung von Menschen. Diese Funktionen prägten die Baustruktur der Lager vom ersten Spatenstich an. SS-Bauleitungen mit eigenen Architekten und Bauingenieuren, über die jedes einzelne Konzentrationslager als Verwaltungseinheit verfügte, planten, realisierten und optimierten diese Raumstrukturen beständig.[19] Die mit elektrisch geladenem Zaun abgetrennten Barackensiedlungen der „Schutzhaftlager" dienten der Separierung und Abschirmung der Gefangenen von der deutschen „Volksgemeinschaft". Diese waren wiederum in sich zoniert: in Unterkunftsbaracken, die sogenannten Blocks; in lageröffentliche Zonen wie den Appellplatz; in Substrukturen wie Quarantänelager, Sonderbereiche für sowjetische Kriegsgefangen oder Lagerbordelle; in weitestgehend abgeschirmte Areale wie Lagergefängnisse, Massenvernichtungsstätten oder Krematorien.

Zur architektonischen Struktur der Konzentrationslager gehörten ebenfalls die Arbeitseinsatzbereiche. Sie waren die Orte der Zwangsarbeit der Häftlinge in Steinbrüchen, Ziegelwerken und Rüstungsfabriken. Ein drittes Element bildete der SS-Bezirk als „Gehäuse des sozialen Zwangsraums Konzentrationslager"[20] mit den Unterkünften der Wachmannschaften und Offiziere, den Verwaltungsbereichen, den Kontroll-, Registrierungs- und Verhörräumen und nicht zuletzt den massiven Torgebäuden und Eingangsbauwerken, welche die Grenze zwischen Außenwelt und der Zwangsgesellschaft der Gefangenen markierten.

Konzentrationslager sind intentional errichtete Tat- und Todesorte. Dies gilt für die Bau- und Raumstruktur als Ganzes. Gefoltert, gemordet und gestorben wurde in den Häftlingsarealen, in den Arbeitseinsatzbereichen, im SS-Verwaltungsbezirk und selbst in den umgebenden Kommunen. Allerdings gab es in den Lagern spezifische Todeszonen: die Sterbeblöcke, vor allem aber die Exekutionsstätten und die Krematorien.

16
Anna Pawełczyńska, Werte gegen Gewalt. Betrachtungen einer Soziologin über Auschwitz, Oświęcim 2001

17
Eugen Kogon, Der SS-Staat. Das System der deutschen Konzentrationslager, München 1946

18
Wolfgang Sofsky, Die Ordnung des Terrors. Das Konzentrationslager, Frankfurt a.M. 1993, S. 316

19
Vgl. ebd., S. 61–87

20
Ebd., S. 61

Doch trotz vieler organisatorischer Parallelen, die – in soziologischer Perspektive – die innere arbeitsteilige Struktur sowie – in architektonischer Perspektive – auch die Raumorganisation betreffen, diagnostiziert Sofsky einen fundamentalen Unterschied der Institution Konzentrationslager zu all ihren historischen Vorbildern und Vergleichseinrichtungen: „Das Universum des Konzentrationslagers ist eine beispiellose Welt der Tortur und Zerstörung."[21]

Heil- und Pflegeanstalten sowie Konzentrationslager unterscheiden sich schon allein intentional voneinander. Während Ersteren ein aufklärerischer und humanistischer Grundgedanke in Abkehr von den „Irrenanstalten" der Zeit vor 1800 innewohnte – Menschen mit Behinderungen und psychischen Erkrankungen zu heilen bzw. falls nicht möglich, menschenwürdig zu betreuen –, waren Konzentrationslager per se als Terror- und Unterdrückungsstätten konzipiert. Als Tatorte und Mordstätten ähneln sich Konzentrationslager und Heil- und Pflegeanstalten allerdings strukturell in ihrer Polylokalität, in ihrer konkreten „Vielörtlichkeit". Der topografische Tatort umfasst den architektonischen Raum des jeweiligen Bauensembles als Ganzes. Doch trotz aller funktional bedingten Ähnlichkeiten ist das architektonische Bauensemble „Heil- und Pflegeanstalt" in seiner baustrukturellen und baugeschichtlichen Überlieferung wesentlich heterogener als der eigens erbaute Tatort eines Konzentrationslagers. Dies machte es nach 1945 wesentlich einfacher, die Heil- und Pflegeanstalten gemäß ihrer ursprünglichen Bestimmung weiterzubetreiben.

Nachgenutzte Tatorte

Die im Nationalsozialismus als Verwahr-, Entwürdigungs-, Selektions- und Mordstätten genutzten Heil- und Pflegeanstalten wurden nach dem Ende des „Dritten Reiches" fast durchgängig als psychiatrische Anstalten weitergenutzt. Dieser Befund gilt länder- und systemübergreifend. Ob die „T4"-Anstalten in Hartheim in Oberösterreich[22] oder im hessischen Hadamar,[23] ob die psychiatrischen Einrichtungen im schwäbischen Irsee[24] oder in Erlangen:[25] Die Heil- und Pflegeanstalten wurden in baulicher und institutioneller, oft auch in personeller Kontinuität schlicht weiterbetrieben. Sie knüpften damit an die Funktion dieser Einrichtungen vor 1933 an. Ärztezimmer waren nach 1945 keine Selektionsräume mehr, Krankensäle waren nicht länger Verabreichungsstationen tödlicher Rationen, Anstaltsküchen bereiten wieder nahrhaftere Kost zu. Krematorien und Gaskammern, soweit nicht bereits von den nationalsozialistischen Tätern längst abgebaut,[26] wurden nun systematisch demontiert, räumlich marginalisiert und fielen dem aktiven Vergessen anheim. Im Laufe der Nachkriegsjahrzehnte wurden die psychiatrischen Einrichtungen zum Teil geschlossen, erweitert, verlegt oder räumlich ergänzt. So etwa in Irsee, wo ab den 1980er-Jahren ein überregional anerkanntes Bildungszentrum eingerichtet wurde, oder in Erlangen, wo ab den späten 1960er-Jahren das gesamte Areal der nun räumlich verlegten Heil- und Pflegeanstalt für die schrittweise Entwicklung der Einrichtungen des Universitätsklinikums freigemacht wurde.

Ganz ähnlich wurde mit den baulichen Relikten der intentional errichteten Tatorte der Konzentrationslager verfahren. Sowohl in der DDR als auch in der Bundesrepublik galten die unzerstörten Lager, d.h. die Realien, die Sachzeugnisse über viele Jahrzehnte als Denkmale an die Verbrechen des deutschen Nationalsozialismus als kaum erhaltenswert.[27] Und das, obwohl an nicht wenigen dieser Orte Denkmäler und Erinnerungszeichen errichtet wurden. Die Lagergelände selbst wurden mitunter als Haftstätten weitergenutzt oder als erschlossenes Bauerwartungsland definiert. Sie wurden enttrümmert und in Parks verwandelt. Ihre Gelände wurden nivelliert und aufgeforstet. Sie dienten und dienen teilweise noch heute als Siedlungs- und Gewerbegebiete.[28] Einige dieser Umgangsweisen entsprachen schlicht einer pragmatischen Weiterverwendung der Gelände, der Bauten, der vorhandenen Infrastruktur. Wesentlich häufiger wurden von den Verantwortlichen aber ganz gezielt Eingriffe und Abbrüche vorgenommen, um das „Gedächtnis der Orte", präziser: die Erinnerung an die Verbrechen, zu tilgen.[29]

Selbst für Denkmalssetzungen wurden die Überreste der Lager gezielt demontiert, um buchstäblich Platz für einheitliche, harmonisierende, im jeweiligen politischen Kontext gültige Interpretationen der Lagergeschichte zu schaffen. Anders formuliert: Über viele Jahrzehnte bemühten sich unterschiedlichste Akteur*innen, den intentional errichteten „Tatort Konzentrationslager" verschwinden zu lassen bzw. zu überformen – selbst bei memorialen Absichten.[30] „Die Minimierung der Relikte (...) schafft(e) wortwörtlich den Raum für eine einheitliche, widerspruchsfreie, scheinbar allgemeingültige Interpretation der Geschichte des Konzentrationslagers; eine Interpretation, die in Bezug auf ihren Geltungsanspruch die Authentizität des Denkmals aus der Zeit in Anspruch nimmt und die dieses doch gleichzeitig selektiv bearbeitet und überformt."[31]

21
Ebd. S. 318

22
Institut für Gesellschafts- und Sozialpolitik an der Johannes-Kepler-Universität Linz (Hg.), Baugeschichte des Schlosses Hartheim/Alkoven. Begleitpublikation zur Ausstellung des Landes Oberösterreich in Schloß Hartheim 2003, Linz 2003

23
Astrid Briehle, Jutta Schmelting, Von der Heil- und Pflegeanstalt Hadamar zum Zentrum für Soziale Psychiatrie. Entwicklung des Zentrums für Soziale Psychiatrie Hadamar in Trägerschaft des Landeswohlfahrtsverbandes Hessen seit 1953, in: Uta George u.a. (Hg.), Hadamar. Heilstätte – Tötungsanstalt – Therapiezentrum, Marburg 2006, S. 355–362

24
Für die Bau- und Strukturgeschichte der Irseer Einrichtung vgl. Gerald Dobler, Was wird aus Irsee? Die Geschichte der Psychiatrie in Irsee von der Eröffnung des Neubaus in Kaufbeuren 1876 bis zur Schließung der Irseer Anstalt im Jahre 1972, Irsee 2016. Für die Institutions- und Personalgeschichte vgl. Robert Domes, „Wir waren wie eine große Familie." Die Anstalt Irsee zwischen Kriegsende und Auflösung, Irsee 2017

25
Vgl. Anmerkung 12

26
Vgl. hierzu exemplarisch Gerhart Marckhgott, Hartmut Reese, Spuren des Geschehens: Bauarchäologische Dokumentation für die Jahre 1940–1945, in: Oberösterreichisches Landesarchiv (Hg.), Tötungsanstalt Hartheim, S. 165–188

Tatorte als Erinnerungsorte

Die Todeszonen der Konzentrationslager spielten im Prozess der Erinnerungsformierung und -symbolisierung nach der Befreiung der Lager eine entscheidende Rolle. Sie standen mit ihren räumlichen Arealen und baulichen Relikten nach 1945 für den Tat- und Todesort „Konzentrationslager" in toto, auch wenn sie auf den mehrere Dutzend Hektar großen Lagerkomplexen nur vergleichsweise kleine Bereiche ausmachten. Sie symbolisierten das jeweilige KZ und die dort begangenen Verbrechen, ebenso wie die Namen der Orte, die zu Metaphern des Terrors wurden. Die Lokalisierung und Einhegung der Erinnerung auf die konkreten Todeszonen der Krematorien und die sie ergänzenden Aschegruben und Gräberfelder schuf buchstäblich den Raum für eine ebenso profane wie pragmatische Nachnutzung des Gesamt-Tatortes Konzentrationslager.

Ähnlich wie die Krematorien in den ehemaligen Konzentrationslagern wurden in vielen Heil- und Pflegeanstalten die Friedhöfe und Prosekturen nach ihrer (Wieder-)Entdeckung zu Orten mit herausragender Bedeutung. Als Räume, welche das tausendfache Sterben, die mörderischen Taten und die Entsorgung von Leichen zwischen 1940 und 1945 symbolisierten, als Orte, „an denen die Toten zuletzt gewesen sind",[32] wurden die Friedhöfe und Prosekturen zu zentralen, auratisierten Orten des Gedenkens. Nicht selten erfolgte die herausragende Stellung dieser Erinnerungsorte aber auch aus pragmatischen Gründen. Anders als die Krankengebäude, die weiterhin für die Unterbringung und Behandlung gebraucht wurden, griffen Erinnerungssymbole auf den Friedhöfen oder Prosekturen – die mittlerweile ihre Funktion verloren hatten – nicht in den klinischen Betrieb ein und waren öffentlich zugänglich. Eine zweite Gedenkstrategie betraf die Errichtung von Mahnmalen und Gedenkzeichen an zentralen Orten der jeweiligen Einrichtungen, die stets im öffentlichen Raum positioniert und an den öffentlichen Raum gerichtet waren, mit ihren meist sehr allgemein gehaltenen Inschriften und ihren meist sehr klassischen, nicht selten religiösen, ikonografischen Formen.[33] Die ersten Gedenkzeichen an die Opfer der NS-Krankenmorde entstanden in Bayern Anfang der 1980er-Jahre. Der 50. Jahrestag des Kriegsendes 1995 wurde dann zu einem Impulsdatum für weitere Erinnerungsprojekte. Am Ort der ehemaligen Heil- und Pflegeanstalt Kaufbeuren/Irsee wurde vonseiten des Bezirkes Schwaben bereits 1981 auf dem ehemaligen Anstaltsfriedhof in Irsee ein Mahnmal für die Opfer der NS-Krankenmorde geschaffen, im Jahr 1996 die ehemalige Prosektur zur Gedenkstätte gestaltet. Im oberbayerischen Haar wurde 1990, ebenfalls unter Trägerschaft des Bezirkes, ein Mahnmal „an die Opfer der Euthanasie während der NS-Zeit" an relativ zentraler Stelle des Bezirksklinikums errichtet. Im schwäbischen Ursberg wurde vor dem heute noch als Behinderteneinrichtung betriebenen Klosterkomplex 2004 an zentraler Stelle ein Denkmal für die „Opfer der Euthanasie 1940 – 1945" errichtet. An diesen und vielen weiteren Orten gibt es gegenwärtig Überlegungen zur Weiterentwicklung, Ergänzung oder Neuformulierung der bisherigen Gedenkformen.[34]

„Wie kann man denn da wohnen? Wie kann man denn da behandeln?"

Und heute, acht Jahrzehnte nach den an so vielen Orten begangenen Verbrechen, stellt sich und stellen Besucher*innen von Gedenkstätten, Angehörige von Betroffenen und Aktivist*innen die Frage: „Wie kann man denn da wohnen?"[35] oder, wie in der Hartheim-Deklaration: „Wie kann man denn da behandeln?"

Dass Orte prinzipiell als Träger von Erinnerung wahrgenommen werden, ist kein Spezifikum des Blicks auf die Überreste von Terrorstätten und Tatorten wie nationalsozialistische Konzentrationslager oder „Euthanasie"-Anstalten. Orte oder materielle bauliche Überreste fungieren als Objekte, denen Sinn zugedacht wird, aber auch als Subjekte, in denen ein eigenes materielles Gedächtnis vermutet wird. Wiederholt hat die Kulturwissenschaftlerin Aleida Assmann belegt, dass materielle Orte kultur- und epochenübergreifend eine enorme erinnerungskulturelle Bindekraft besitzen, die aus deren Bewertung als Kontaktzone zwischen Nähe und Ferne resultiert. Erinnerungsorte „verkörpern eine Kontinuität der Dauer, die die vergleichsweise kurzphasige Erinnerung von Individuen, Epochen und auch Kulturen, die in Artefakten konkretisiert ist, übersteigt."[36] In materiellen Vergegenständlichungen wie Gräbern, Ruinen, Relikten und Überresten wird Vergangenheit sinnlich wahrgenommen, so dass man mit einem Rückgriff auf Walter Benjamin diesbezüglich mit einer gewissen Berechtigung von auratischen Orten sprechen könne: „Der Erinnerungsort ist in der Tat ein ‚sonderbares Gespinst aus Raum und Zeit', das Präsenz mit Absenz, sinnliche Gegenwart mit historischer Vergangenheit verschränkt."[37]

Erinnerungsorte an Gewaltverbrechen verfügen über vielfältige Assoziationsressourcen, die von den Bedeutungszuschreibungen derjenigen abhängen,

27 Vgl, Detlef Hoffmann (Hg.), Das Gedächtnis der Dinge. KZ-Relikte und KZ-Denkmäler 1945 – 1995, Frankfurt a.M./New York 1998

28 Vgl. Lena Möller, „Auf Stätten des Leids, Heime des Glücks". Die Siedlung am Vogelherd auf dem Areal des ehemaligen KZ Flossenbürg und ihre Emotionalisierung als Wohn- und Gedächtnisort, Münster 2019

29 Vgl. Jörg Skriebeleit, Erinnerungsort Flossenbürg. Akteure, Zäsuren, Geschichtsbilder, Göttingen 2009

30 Vgl. Jörg Skriebeleit, Relikte, Sinnstiftungen und memoriale Blueprints, in: Daniela Allmeier, Inge Malka, Peter Mörtenböck, Rudolf Scheuvens (Hg.), Erinnerungsorte in Bewegung. Zur Neugestaltung des Gedenkens an Orten nationalsozialistischer Verbrechen, Bielefeld 2016, S. 101 – 125

31 Volkhard Knigge, Buchenwald, in: Hoffmann (wie Anm. 27), S. 119

32 Ute Wrocklage, Neuengamme, in: Hoffmann (wie Anm. 27), S. 198

33 Vgl. den Beitrag von Stefanie Endlich (S. 198 – 207)

34 Siehe dazu die Beiträge zu Erlangen und Haar in diesem Band

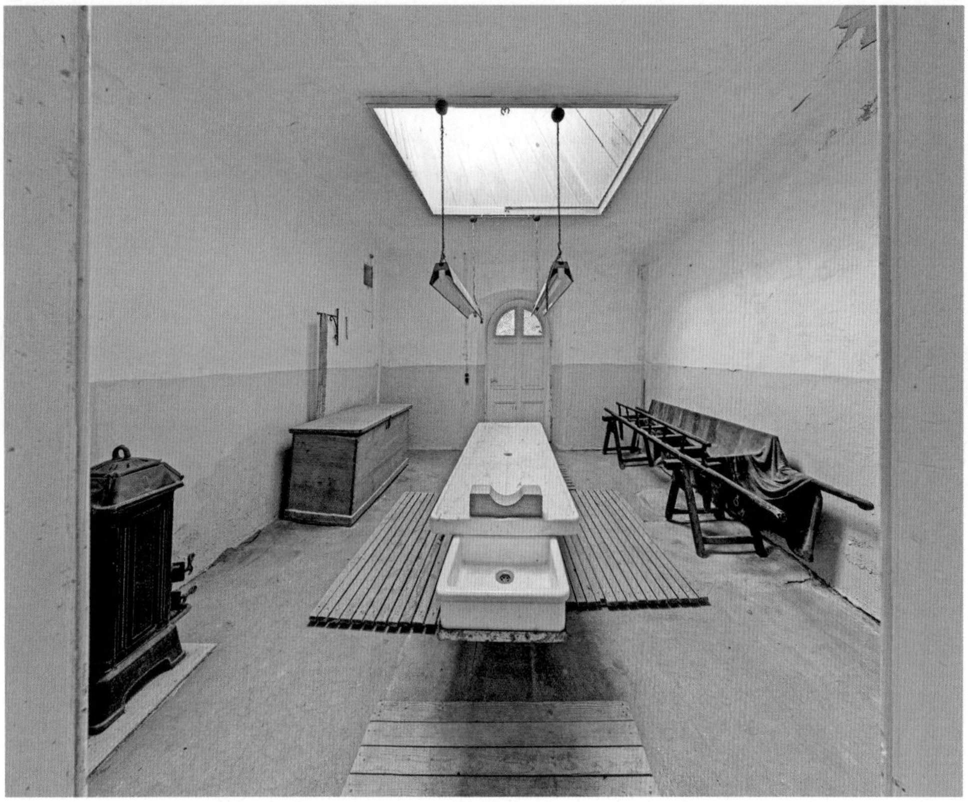

Gedenkraum der Prosektur in Irsee, 2009

die über diese sprechen und schreiben, die dort arbeiten, die dort betreut werden, die sie besuchen, verwalten oder in ihrer Nähe leben. Die Vielschichtigkeit und Komplexität der nationalsozialistischen Tatorte ergibt sich also nicht zuletzt durch die Heterogenität der Erinnerungen und Perspektiven all jener, die, in welcher Weise auch immer, mit ihnen räumlich, historisch, sozial, alltagspraktisch oder diskursiv verbunden sind.[38] Erinnerung an die Opfer von staatlichen oder terroristischen Gewaltverbrechen ist stets von sehr unterschiedlichen Betroffenheiten, Perspektiven und auch Interessen bestimmt. Diese sind selten statisch, sie verändern sich mit Nähe oder Abstand zu den Ereignissen. Sie sind virulent oder sie verblassen, sie brechen auf oder bleiben verkapselt, werden von Betroffenen oder von stellvertretenden Protagonist*innen artikuliert, die sich wiederum sehr unterschiedlicher Ausdrucksformen bedienen. Erinnerung und Gedenken sind dynamische Prozesse, die in den jeweiligen Entstehungs- und Tradierungskontexten gelesen, interpretiert und bewertet werden müssen. Bei der Auseinandersetzung mit dem Nationalsozialismus haben wir es mit einem Symbolsystem zu tun, das hochgradig diskursiv überlagert ist, und zwar sowohl alltagshermeneutisch wie auch mittels politischer Zuschreibungen. Dabei werden gleichzeitig Sinn- und Assoziationsressourcen transportiert, die einer beständigen Aktualisierung unterliegen.[39] Ein Erinnerungsort erhält „seine Bedeutung und seinen Sinn erst durch seine Bezüge und seine Stellung inmitten sich immer neu formierender Konstellationen und Beziehungen."[40]

Der politische und gesellschaftliche Umgang mit den topografisch fast allgegenwärtigen Tatorten des nationalsozialistischen Deutschen Reiches ist in seinen rezeptionsgeschichtlichen Konjunkturen vielfach beschrieben worden. Die neue Konjunktur der Auseinandersetzung mit den Stätten der NS-„Euthanasie" bezieht sich in ihrer qualitativen Zuspitzung, die sich in der Hartheim-Deklaration ausdrückt, aber nicht nur auf die erinnerungskulturelle Bedeutung von Tatorten, sondern sie zielt auf die Institution „Psychiatrische Klinik" als Ganzes. Bei der diskursiven und letztendlich memorialpolitischen Bewertung des Ortes der Institution scheint der „Tatort"-Begriff und das Reflektieren über die Architekturen von gebauten Tatorten und gewordenen Tatorten nicht nur hilfreich, sondern wesentlich zu sein. Die diskursive Bewertung des institutionellen Tatorts „Heil- und Pflegeanstalt" ist in ihrem Wesenskern aber eine medizinpolitische.[41] In dieser Verknüpfung von historisch reflektiertem Bewusstsein und Gegenwartsverantwortung liegt ein Schlüssel zur Beantwortung der Frage nach der künftigen Bedeutung des nationalsozialistischen Mordstaates für unser gesellschaftliches Zusammenleben.

35
Jörg Skriebeleit, Einstürzende Neubauten. Zur fragilen Statik von Entlastungsnarrativen, in: Henrike Bäuerlein, Josef Kirmeier, Rainer Wenrich (Hg.), Heimat(en) und Identität(en). Museen im politischen Raum, München 2019, S. 179–194

36
Aleida Assmann, Erinnerungsräume. Formen und Wandlungen des kulturellen Gedächtnisses, München 1999, S. 299

37
Ebd., S. 338

38
Vgl. ebd., S. 329

39
Vgl. ebd., S. 254

40
Etienne François, Hagen Schulze, Einleitung, in: dies. (Hg.), Deutsche Erinnerungsorte, Bd. I, München 2001, S. 18

41
Vgl. Michael von Cranach, Psychiatriereform und die Auseinandersetzung mit der Vergangenheit. Eine persönliche Erfahrung, in: Thomas Müller, Paul-Otto Schmidt-Michel, Franz Schwarzbauer (Hg.), Vergangen? Spurensuche und Erinnerungsarbeit – Das Denkmal der Grauen Busse, Zwiefalten 2017, S. 201–210

Bendorf-Sayn, Fotografie von Rainer Viertlböck; s. dazu S. 212

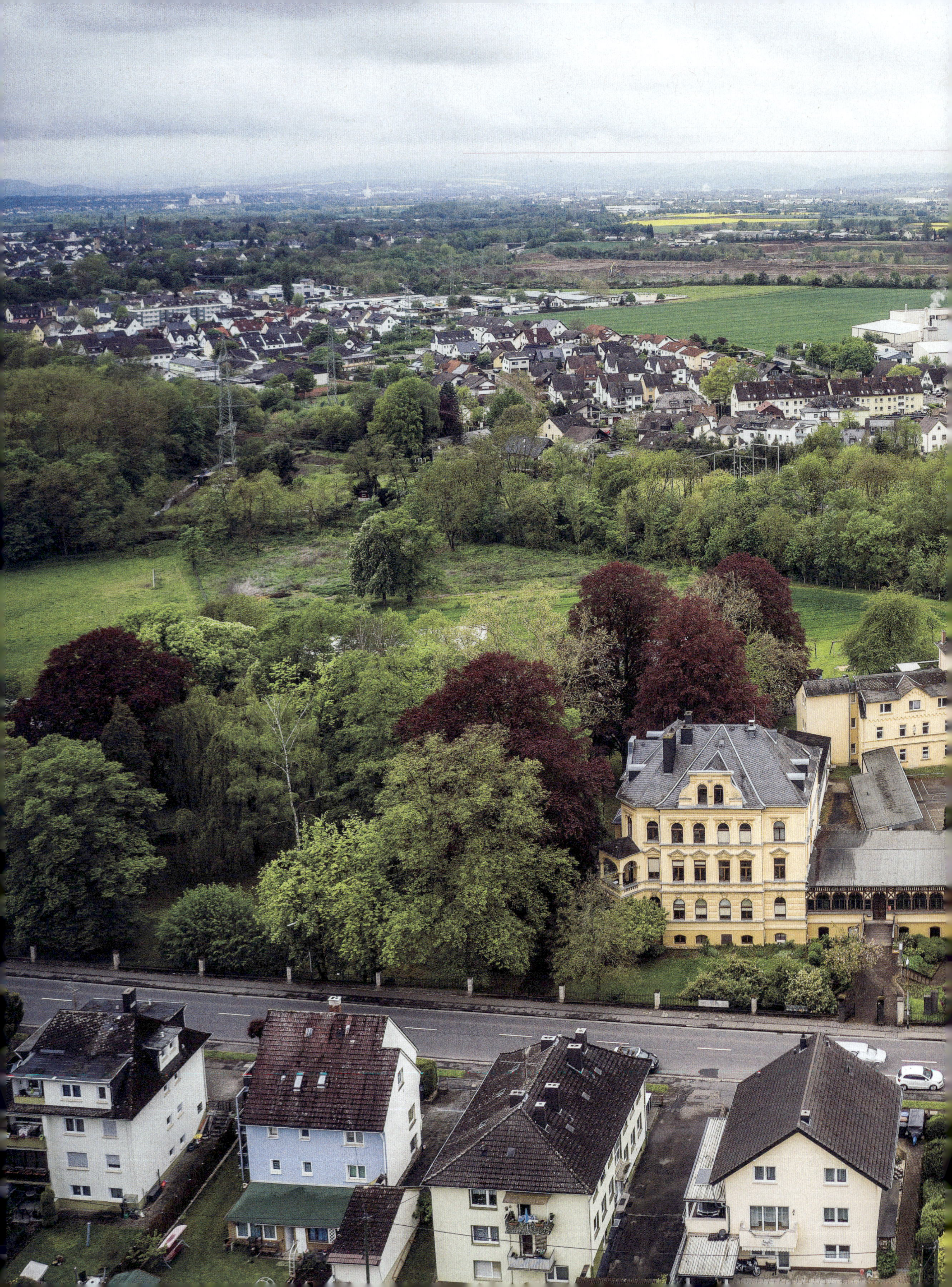

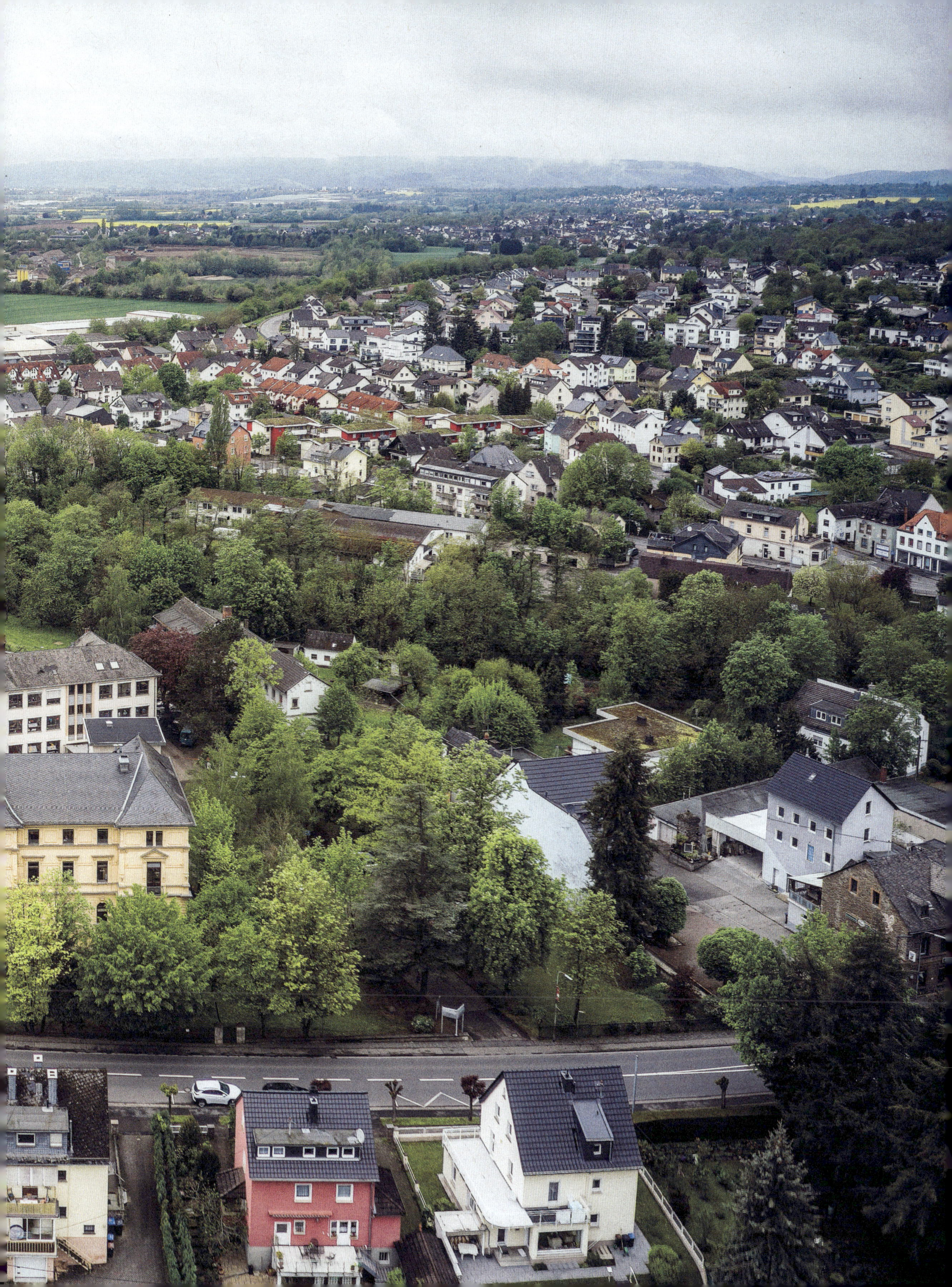

Die Betroffenenperspektive – **Traumata, Leerstellen, (Nicht-)Erzählungen**

Lars Polten

Von 2008 bis 2012 wurden im Bundesland Sachsen biografische Interviews mit den letzten noch lebenden Mitgliedern des Vereins „Bund der ‚Euthanasie'-Geschädigten und Zwangssterilisierten" (BEZ) geführt. Von bis zu 80 angefragten Registrierten waren viele krankheits- und altersbedingt nicht mehr zu einem Interview in der Lage. 14 Personen waren bereit, über ihr Leben zu sprechen. Teilweise stellten sie Dokumente zur Einsicht zur Verfügung oder stimmten weiteren Recherchen zu.

Es entstand ein Sample von 15 Interviews mit fünf Männern und sieben Frauen, etwa 33 Stunden aufgezeichnete Gespräche nebst Hunderten Seiten Egodokumenten (Briefe, Fotografien, Tagebücher und Ähnliches). Das Material wurde in zwei Aufsätzen und einer Dissertation bereits ausgewertet.[1] Im Folgenden werden exemplarisch zwei Lebenserzählungen dargestellt.

Frau Lisa Schmidt (geborene Hainbach),[2] deren Mutter während der „Aktion T4" ermordet wurde, beschäftigte sich im Rentenalter intensiv mit ihrer Vergangenheit. Sie war 80 Jahre alt, als sie 2003 einen größeren Schreibprozess begann, in dessen Folge weitere Recherchen einsetzten, ein Entschädigungsantrag mithilfe des BEZ gestellt und 2011 die Interviews geführt wurden. Zur Veranschaulichung ihres Lebens übergab sie mehrere Hefter voller Dokumente: Sozialversicherungsausweise, Arbeitsbücher, Geburts- oder Sterbeurkunden, Schulzeugnisse, Entschädigungsanträge, Auskünfte der Dienststelle für Benachrichtigungen der nächsten Angehörigen von Gefallenen, Kopien von Akten aus dem Bundesarchiv, Fotografien, Briefe und mehrere maschinengeschriebene Lebensberichte, die in erster Linie ihren Söhnen gewidmet sind.[3]

Die Mutter von Lisa Schmidt, im Lebensgeschichtlichen Archiv in Dresden als Frau Josephina Lina Hainbach benannt, brachte 1923 Lisa auf die Welt. Sie wurde als unehelich geborenes Kind gleich nach der Geburt unter Vormundschaft gestellt, das Amt übernahm eine Pflegerin der Jugendwohlfahrt. In einem Fragebogen des zuständigen Gerichts an die frische Mutter gab diese an, schon ein weiteres, bereits 22-jähriges Kind zu haben. Der Vater von Lisa starb kurze Zeit nach der Geburt. Es entwickelte sich ein Rechtsstreit mit dem ebenfalls unehelichen Erben. Den Schreiben der Anwälte lässt sich entnehmen, dass das Haus, einige wertvolle Einrichtungsgenstände und Bargeld des Verstorbenen vorzeitig der Erbmasse entzogen worden sein sollen. Schließlich wurde der Erbe 1925 zu Unterhaltszahlungen an Lisa verpflichtet.[4]

Als Lisas Mutter, Josephina Hainbach, von Februar bis September 1928 in eine Klinik und dann in die Landesanstalt Hubertusburg kam, wurde Lisa kurze Zeit zu einer Pflegefamilie, dann in ein Kinderheim nach Coswig und schließlich ab 1930 zu einer zweiten Pflegefamilie gegeben. Ihre Mutter versuchte 1928 vergeblich, sie wieder in ihre Obhut zu bekommen. Später erkrankte Josephina Hainbach erneut und kam von Januar bis Mai 1931 ein zweites Mal nach Hubertusburg.[5] Ein Foto zeigt, wie die Mutter Lisa in der Pflegefamilie besucht.[6]

Lisa hatte eine Schwester. Im Interview erzählte Frau Schmidt nichts davon, aber es gibt Hinweise dazu in den Akten: Auf einem Fragebogen zu Lisas Geburt ist ein Geschwisterkind angegeben: „[...] als Mutter war ich selbst Vormund das Kind befindet sich bei mir mit geht in ihre Arbeit".[7] Zur Klinikaufnahme im Januar 1931 ist nur ein Kind angegeben: Lisa. Im Dezember 1931 kam Josephina Hainbach wieder in die Klinik und danach in die Anstalt Hubertusburg. Diesmal sind in den betreffenden Unterlagen zwei Kinder angegeben, an zwei Stellen steht hinter Lisa: „1 tot."[8]

Der dritte Aufenthalt von Lisas Mutter in der Anstalt zog sich bis April 1940, dann wurde sie nach Hochweitzschen verlegt, im August erfolgte ein „Sam-

1 Lars Polten, Leben und Leid. Lebensgeschichtliche Interviews mit Zwangssterilisierten und „Euthanasie"-Geschädigten, in: Volkskunde in Sachsen (Schriftenreihe des ISGV Dresden), Marburg 2021, S. 161–180; Lars Polten, Zwangssterilisation und „Euthanasie" im Erinnern und Erzählen (zugleich Dissertation FSU Jena), Münster 2020; Manfred Seifert, Lars Polten, Der lange Schatten der NS-Medizin. Biografien von zwischen 1933 und 1945 Zwangssterilisierten und „Euthanasie"-Geschädigten, in: Günter Heydemann u.a. (Hg.), Sachsen und der Nationalsozialismus, Göttingen 2014, S. 365–380

2 Fast alle Zeitzeugen des Interviewprojektes wollten anonymisiert werden, so auch „Frau Schmidt". Auf der Internetseite des Lebensgeschichtliches Archivs (LGA) kann man sich eine Übersicht verschaffen: www.lga.isgv.de/projekte/33 (letzter Zugriff 03.01.2022)

Ausschnitte aus dem Lebensbericht von Lisa Schmidt

völlig ignoriert usw. So dumm sie waren, so groß war ihr Einfallsreichtum für Demütigungen, Schikanen und Gehässigkeiten vor allem mir gegenüber. Dazu noch folgende Tatsache: Ich war vielleicht in der 1. Klasse, glaubte noch an den Osterhasen und wurde aufgefordert, im Garten nach Ostereiern zu suchen. Welches Kind freut sich nicht darauf und siehe da, in einem Beerenstrauch fand ich ein schönes, buntes Papp-Osterei. Doch aus dieser Freude wurden bald bittere Tränen. Aus diesem Osterei fielen mir viele Kaninchennorbel (Kot) entgegen. Dazu sah ich dann noch,

Schlimmste war ja dann noch, daß meine Pflegemutter sich dann noch bei ihrem Mann, wenn er von der Schicht kam, über mein ‚böses' Verhalten beschwerte, und der rächte sich dann oftmals wegen meines "sturen Verhaltens bei seinem Bettbesuch" an mir. Einen Grund fanden beide immer, und ich frage mich heute noch, wie ein Kind so viele Schläge und Mißhandlungen überhaupt verkraften kann. In seiner Wollust hatte mich der Alte sogar mal auf den Küchenstuhl geschnallt und die Siebenriemsche auf micht prallen lassen. Mein Rücken und Po war voller Striemen. Zur Schule durfte ich einige Tage nicht gehen, dafür aber völlig mißachtend und zeitweise wimmernd das Bett hüten. Auch im Gesicht hatte ich oftmals Anzeichen von Striemen. Ich schämte mich so und hab dafür gegenüber anderen auch viel gelogen. All diese Dinge hat mein Vormund - diese Nonne, die bei ihren Elternbesuchen von ihrer Reise an das Grab von Jesus schwärmte, nie gesehen bzw. sehen wollen.

meltransport“ zu einem nicht angegebenen Ort, wahrscheinlich Pirna-Sonnenstein, wo sie vermutlich auch am gleichen Tag durch Gas getötet wurde.[9]

Lisa war unterdessen in ihrer zweiten Pflegefamilie ab 1930 mehrere Jahre lang seelischer und körperlicher Gewalt sowie sexuellem Missbrauch ausgesetzt. Im Interview brauchte sie mehrere Anläufe, ehe sie über die bestürzenden Ereignisse berichten konnte. Im Folgenden abgebildet finden sich Auszüge aus ihrem ersten, 30-seitigen Lebensbericht mit dem Titel „Kein Märchen“, den sie im Sommer 2003 begann.[10] Die Themen ihres Berichtes sind ihre Mutter, deren Abschiebung in eine Klinik, die erwähnte Erbunterschlagung und ausführlich ihr selbst erlebter Missbrauch.

Weitere Abschnitte sind ihrem ersten Ehemann gewidmet, den sie wohl bei der Wehrmacht kennengelernt und 1944 geheiratet hat. Er fiel kurz vor Kriegsende wahrscheinlich in der Nähe von Neupetershain. Sie erzählt von ihrem Verhältnis zu ihren Pflegeeltern, dem Verhältnis zur Familie ihres Mannes, die die Hochzeit ausgerichtet hatten. Sie erinnert auch Erlebnisse aus den Monaten nach dem Kriegsende: Wie sie unter Kohle versteckt die Zonengrenze Richtung Osten überfuhr, um in der Heimatstadt ihres Mannes auf ihn zu warten, von verschiedenen Arbeitsstellen auf Bauernhöfen bis hin zur Tätigkeit als Sekretärin auf verschiedenen Stellen. In ihrer Zeit als Sekretärin lernte sie ihren künftigen zweiten Ehemann kennen, Herrn Schmidt. Die zweite Ehe endete ähnlich tragisch für sie wie die erste. In einem weiteren mehrseitigen Bericht berichtet sie von folgenden Erlebnissen: Während der Schwangerschaft mit ihrem zweiten Kind ließ sie sich scheiden, als sie hörte, dass auch andere Frauen von ihrem Mann schwanger waren. Die Ärzte vermuteten Zwillinge. Lisa Schmidt war seelisch am Ende. Eine Nachbarin kam ob des Weinens zu Hilfe. Als sie in der folgenden Nacht aufstand, um den Gashahn für einen Suizid aufzudrehen, platzte die Fruchtblase. Es waren keine Zwillinge und ihr zweiter Sohn kam in der Klinik auf die Welt.

Lisa Schmidt kann das alles mitteilen, weil sie alle Lebenstiefen immer wieder überwand, ihre Söhne gut ausgebildet sind und sozial akzeptierte, zufriedene Leben führen. Dies alles habe sie aus eigener Kraft geschafft, das betonte sie mehrere Male mündlich und schriftlich.

Es folgt ein leserlich gestaltetes Beispiel aus der Verschriftlichung des Interviews. Manche Reaktionen des Interviewers sind in runden Klammern verblieben, in eckigen Klammern sind wichtige Reaktionen der Interviewten oder Erläuterungen notiert:

„Ich durfte dann auf der Strafbank sitzen. Ja? Und dahinter eh, stand doch meine Mutter verst-[sucht nach Worten, ist entsetzt] also eh, ich könnte, wissen Sie, ich bin. [leise:] Ich könnte auf dem Grab noch rumtrampeln. Eh, die war so eine Schlange, die konnte so heucheln [deutlich]. Ich kann Ihnen ein Bild zeigen, nach außen, und [sucht nach Worten, ist entsetzt], im Innern ein, entschuldigen Sie also, [leise/deutlicher/gedehnt:] ein Mistvieh hoch dr. [meint ‚hoch drei']

Die stand, ich stand früh auf, machte mich fertig, da hieß es [mimt:] du kriegst heute noch den Wanst voll. – Glauben Sie mir das. An der Wand hing die

3
LGA 030 Interviews mit Zwangssterilisierten und „Euthanasie“-Geschädigten: Lisa Schmidt

4
Sächsiches Staatsarchiv (SächsStA), StA-L, VII 740/35

5
Bundesarchiv (BArch), R179/13077, Bl. 2, 7f., 31f

6
LGA 030 Lisa Schmidt, Fotografien

7
SächsStA, StA-L, VII 740/35, Bl. 2f

8
BArch, R179/13077, Bl. 35, 57

9
BArch, R179/13077, Bl. 2. LGA 030 Lisa Schmidt, Hefter Lebensgeschichte, Schreiben Gedenkstätte Sonnenstein an Lisa Schmidt vom 10.03.2007

10
LGA 030 Lisa Schmidt, Lebensbericht „Kein Märchen“

Es ist selten, dass Leiden und Opferposition ausführlich versprachlicht wurden und wiruns so überhaupt eine Vorstellung von diesen Schicksalen machen können

Das teils sadistische Gedankengut meiner Pflegeeltern kannte keine Grenzen. Gab es mal mein Leibgericht (das waren damals die Eierkuchen), so wurde ich kurz gehalten und man nannte mich einen "Vielfraß". Piepen und Flecke (Innereien vom Rind), die mich schon bei der Zubereitung so anwiderten, die mußte ich schlucken. Oft saß dann Vater neben mir und versuchte, mit einem kleinen Quirl "nachzustopfen". Natürlich erbrach ich, doch selbst dieses Zeug mußte ich wieder schlucken. Meist erlösten mich dann die Schläge, die ich schließlich bekam, von dieser Prozetur.

Siebenriemige [Peitsche]. An der Wand hing die Siebenriemige, ja? Ich bin als Kind, wir hatten ja noch Religionsunterricht – ich will niemanden nahe treten. Die waren Atheisten, ich habe mich im Klo eingeschlossen, ja, hab [mimt:] du lieber Gott, hilf mir, dass ich bald den Wanst vollkriege. – Wenn Sie als Kind so ein Stoßgebet loslassen [Stimme setzt immer mal aus], ja, und wissen Sie wie ich geschl[agen] – gucken [leise:] Sie meine Nase an. Na? ([Interviewer ist auch entsetzt:] Ach Gott.)

Ich bin, die – ich bin vor Jahren, hat Kreuzschmerzen. Da hat mich der Arzt fertig gemacht: [mimt:] Was haben Sie denn gemacht? Da ist doch das, das ist da – Ich bin auf einen Stuhl geschnallt worden, ne? Und bin mitg e[unverständlich] [sucht nach Worten, ist entsetzt]. Ei, ich kann Ihnen das [ist kurz vor dem Weinen]. Entschuldigen Sie, aber ich [weint fast, schnieft].

So und dann, [leiser:] dann kam der Alte [flüstert]. Ja. [unverständlich, mimt wohl] Der sagte glattweg zu mir: [mimt:] Wenn du dich jetzt –, wenn ich heute Abend zu dir komm, sagt er, darfst du [dann durfte sie draußen etwas unternehmen, das waren Versprechen des Pflegevaters]. – [Stimme holprig:] Ich durfte zu gar keiner Geburtstagsfeier, ja, oder wenn, auf dem Dorf waren ja nun Dorffeste und und, ja so? Da nahm meine Mutter eine Karte, aber ich kann Ihnen versichern, fünf Minuten ehe der – haben sie sich gefreut, fünf Minuten eh der Umzug losging, ja, dann erfand die was, und wenn ich den Schnürsenkel nicht richtig oder Schuhe nicht richtig hingestellt hab: [mimt:] [deutlich:] mach dich ab ins Nest! – Da hab ich dann als Kind heimlich rausgeguckt, um nur mal zu überhaupt was zu sehen. [Leise/deutlicher/gedehnt:] Ich erzähle Ihnen keine Märchen. Ich hab hier einen, so, eh – und dann eh, wie gesagt, Sie können jetzt von mir denken was Sie wollen, was ich für Kraft aufgebracht habe, aber [deutlich:] unbewusst, wir waren ja damals noch nicht so aufgeklärt wie das heute der Fall ist, da naja. Und eh. Das einzige Mal, wo ich wirklich frohe Stunden hatten, Junge Mädel, und BDM, weil ja das ein Staatsdings war, dort mussten sie mich lassen. Ja?"[11]

Die Mitteilung über den Tod ihrer Mutter erhielt Lisa erst in den 1960er-Jahren durch ihre Pflegeeltern ausgehändigt. Wahrscheinlich hat sie bereits am Ende des Krieges vermutet, dass sie umgekommen ist. Die Mitteilung war 1941 in Hartheim/Österreich ausgestellt worden, aus Verschleierungsgründen wurden solche Nachrichten von weit entfernten, eigens eingerichteten Ämtern abgeschickt. Da Lisa Schmidt Mitglied der SED war und nicht in den „Westen" schreiben konnte, nahm eine Kollegin im Ruhestand Kontakt nach Österreich auf. Die Antwort der dortigen Behörden wirkt zeittypisch unwissend, vielleicht auch absichtlich verwirrend: Es habe dort „eine NS-Verbrennungsanstalt" gegeben, „in der sogenannte Euthanasieprozesse durchgeführt wurden".[12] Und erst 2007, im Alter von 84 Jahren, erfuhr sie aus den Kopien der Krankenakte der Mutter, dass diese sie nach ihrer ersten Entlassung 1928 zurückholen wollte.[13]

In ihrem Erzählen legt Frau Schmidt großen Wert auf die Feststellung, dass das Erbe damals von der Pflegefamilie unterschlagen worden sei und diese sich daran bereichert habe. Es sei sogar als Sprichwort im Ort erzählt worden: „Meyers Grundstück ist Hainbachs Lisa ihr Geld".[14] Der Inhalt der Aussage lässt sich heute nicht vollständig sachlich überprüfen. Im Interview berichtet sie, wie sie ihre Fürsorgeakte, in der ja alles stehen müsste, nach dem Krieg zufällig gefunden habe und ihr damaliger Chef sie ihr aus der Hand gerissen habe.

In den Vormundschaftakten findet sich dagegen ein Eintrag, dass sie 1948 Einsicht genommen hat. Auch hat sie schon 1944 das Sparbuch, auf das die Unterhaltszahlungen geleistet worden waren, aufgelöst.[15] Eine Anfrage um Bekleidungsgelder und Ähnliches wird 1948 in der Form beantwortet, dass sich in den früheren Dokumenten keine Hinweise

11 LGA 30, LS 1 Z 259–311, mit Kürzungen zur besseren Lesbarkeit

12 LGA 030, Briefe und Dokumente von Lisa Schmidt, Gemeindeamt Alkoven an Frau * * v. 21.12.1978

13 BArch, R179/13077, Bl. 31f.

14 LGA 30, LS 1 Z 213, Autobiografie „Kein Märchen", S. 2

15 SächsStA, StA-L, VII 740/35, Bl. 55f.

fänden.[16] In ihren letzten Briefen 2012 an das LGA bezweifelt Frau Schmidt die Echtheit dieser Akteninhalte und bleibt bei ihrer Interpretation.

Ich vermute, dass die Erzählung über die Veruntreuung des Erbes die extrem wichtige Funktion hat, eine elementar größere Verletzung aus dem Bewusstsein zu verdrängen. Wenn Lisa Schmidt zustimmen würde oder müsste, dass es doch kein Erbe und keine Ungerechtigkeit einer Veruntreuung gab, bliebe ein Schmerz, der sprachloser wäre und sie noch hilfloser machen würde gegenüber der Ungeheuerlichkeit der kindlichen und jugendlichen Erfahrung des Missbrauchs und der beispiellosen Brutalität des Pflegevaters. Die Erzählung des Unrechts einer Veruntreuung von Pflegegeldern wird wie ein Schild vorgehalten. Und dazu kommt noch der Schmerz um die weggenommene Mutter: eine Tat, der sie wohl als Augenzeugin beiwohnte.

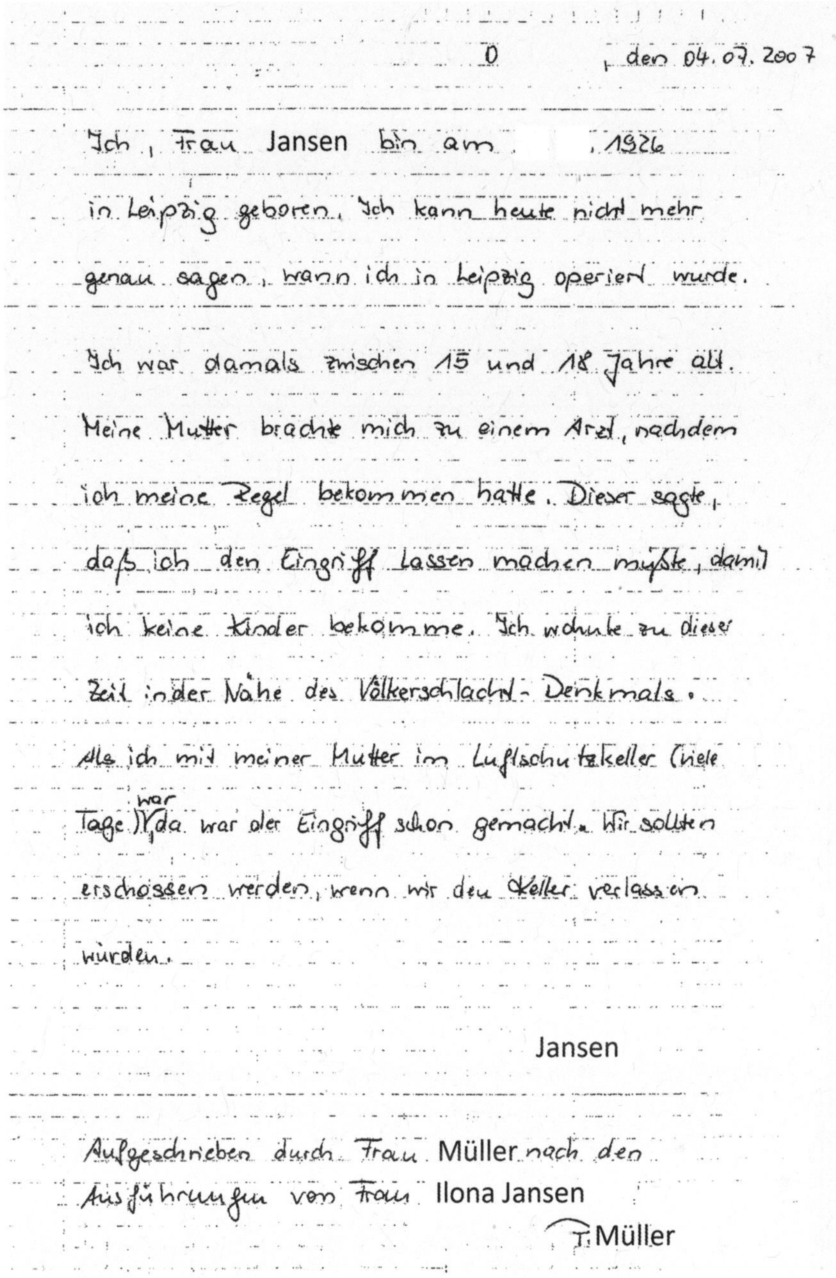
0 , den 04.07.2007

Ich, Frau Jansen bin am , 1926 in Leipzig geboren. Ich kann heute nicht mehr genau sagen, wann ich in Leipzig operiert wurde. Ich war damals zwischen 15 und 18 Jahre alt. Meine Mutter brachte mich zu einem Arzt, nachdem ich meine Regel bekommen hatte. Dieser sagte, daß ich den Eingriff lassen machen müßte, damit ich keine Kinder bekomme. Ich wohnte zu dieser Zeit in der Nähe des Völkerschlacht-Denkmals. Als ich mit meiner Mutter im Luftschutzkeller (viele Tage) war da war der Eingriff schon gemacht. Wir sollten erschossen werden, wenn wir den Keller verlassen würden.

Jansen

Aufgeschrieben durch Frau Müller nach den Ausführungen von Frau Ilona Jansen

T. Müller

Die von einer Pflegerin im Jahr 2007 mitgeschriebenen Erinnerungen von Ilona Jansen über ihre Zwangssterilisation

Lisa Schmidt ist ein seltenes Beispiel dafür, dass Leiden und Opferposition ausführlich versprachlicht wurden und wir uns so überhaupt eine Vorstellung von diesen Schicksalen machen können. Die allermeisten solcher und ähnlicher Erfahrungen, bestimmt Tausende, wenn nicht Zehntausende, sind unbekannt geblieben. Pflegefamilien waren fast so etwas wie ein Garant für eine schlimme Kindheit. Unter den im Projekt berichteten vier entsprechenden Erfahrungen war nur eine positive Erinnerung. Eine weitere Interviewpartnerin war Ilona Jansen. Sie steht als Beispiel für einen besonders fragmentarischen Lebensbericht. Wir besuchten sie 2008 in einem Wohnheim für Betreutes Wohnen. Wie bei jedem Interview waren wir zuversichtlich, aufgeregt und neugierig. Wie bei den anderen Gesprächen wurde die Gesamtsituation beschrieben und dokumentiert.[17] Frau Jansen „empfing uns mit einer Zeitung oder Broschüre unterm Arm und ging trotz ihres Alters flott vor uns entlang auf ihre Wohnung zu. Obwohl wir uns schon einander vorgestellt hatten, bemerkte ich erst in der Wohnung einen Sprachfehler (Stottern) und das Vorhandensein zweier Hörgeräte. Es war eine Einraumwohnung mit kurzem, in den Wohnraum übergehenden Flur, einer offenen Küchennische, einem vom Wohnraum abgetrennten Schlafzimmer sowie vom Flur zugänglichen Bad und Abstellkammer. Flur und Wohnraum waren mit Eckcouch, Couchtisch, Fernseher und kleinen Schränken eingerichtet. Auf Couch und Schränken saßen und lagen Plüschfiguren und Puppen […]. Frau Jansen hatte über ihre Pflegeschwester von ihrer Zwangssterilisation berichten lassen. Laut Frau Hamm[18] war es schon öfter vorgekommen, dass das Vorhandensein solcher Vorfälle in den Biografien nur über die betreuenden Schwestern öffentlich werde. Die Betroffenen werden ärztlich untersucht, wie im Fall von Frau Jansen wird es dann ärztlich bestätigt, und bekommen eine Entschädigung ausgezahlt."

„Frau Jansen wusste nicht viel und nachdem sie einige Aussagen getroffen hatte, wiederholte sich Gesagtes bzw. sie machte deutlich, dass es nicht mehr werde. Frau Jansen war beglückt über unseren Besuch. Mindestens dreimal tätschelte oder klatschte sie auf die Beine von Frau Hamm, einmal auch über meine. Es wurde gar so, dass sie Frau Hamm drückte bzw. umarmte. […] Die meisten

16
SächsStA, StA-L, VII 740/35, Bl. 58

17
Im Folgenden Ausschnitte aus dem Interviewprotokoll, LGA 030, Ilona Jansen

18
Margret Hamm war die Geschäftsführerin des BEZ und hatte schon mehrere Jahre biografische Interviews mit Geschädigten geführt. Sie war 2008 bei drei Interviews in Sachsen dabei.

Informationen aus Frau Jansens Rede waren verwirrend oder, wenn sie wiederholt worden, dann genau verkehrt herum. So erbrachte das ungefähr dreimalige Ansprechen ihrer (herausgehörten) zwei Hauptarbeitsorte in ihrem Leben das Resultat, dass sie mit jeder Beantwortung in ihrer biografischen Reihenfolge vertauscht erschienen. Wenn wir an genau so einer Stelle nachfragten, war es in der Antwort wieder anders herum. [...] So versuchten wir über die Plüschtiere, die wenigen Bilder im Glasschrank und an der Wand und über die hingestellte Kunstkeramik Auskünfte zu erhalten. Dabei wurde deutlich, dass sie keinerlei Verwandtschaft hat – alles stammte von Mitbewohnern oder Schwestern. So standen zwei Bilder aus einem Urlaub im Glasschrank – sie waren von einer Schwester zum Abschied geschenkt worden."

Das meiste Erlebte der „Euthanasie"-Opfer und -Geschädigten wird immer unerwähnt bleiben

In einer ersten Reaktion hatten wir das Interview als unergiebig oder als fruchtloses Bemühen angesehen, für das wir durch die halbe Republik gefahren waren. Frau Jansen schien auch eine Alterskrankheit wie Demenz zu haben. Erst in der Transkription und vor allem im mehrmaligen Lesen viel später wurde bewusst, dass das Interview auf eine gewisse Art auch gelungen war. Zum einen zeigte es die Realität: Nur wenige Eckpunkte zeugen noch davon, dass jemand gelebt hat, das meiste war Leere. Zum anderen beinhaltete der Bericht von Frau Jansen den typischen Aufbau einer Biografie, denn sie demonstrierte uns ihre soziale und individuelle Identität: Alltagsdinge und Geschenke nahestehender Personen waren im Wohnraum verteilt, sie hatte gearbeitet und Partner gehabt und konnte all dies erzählen. Nur weil sie Details chronologisch immer wieder vertauschte, wurden wir unsicher – zeitlich geordnet wäre unsere Einschätzung eine andere gewesen.

Dies waren zwei Beispiele aus der möglichen Bandbreite an Lebensberichten. Bei Frau Schmidt lernt man ausschließlich Belastungsmomente kennen, durch die deutlich wird, wie viele traumatische, brutale, ekelerregende, schmerzhafte, grausame, demütigende, hilflose Momente sie immer wieder erleben musste. Sie wollte, dass ihre Söhne später davon erfahren, auch wenn sie über deren Ablenkungen bei solchen Gesprächen froh war: „(Interviewer:) Also finden Sie das gut, dass sie, dass sie Sie ablenken wollen? (Frau Schmidt:) [überlegt] [leiser werdend:] Ich möchte sagen, ja."[19] Und bei Frau Jansen wird gerade noch deutlich, dass ein langes Leben hinter ihr liegt. Mehr ist von ihr nicht mehr erfahrbar. Ob es einige Arztdokumente in das BEZ-Archiv geschafft haben, ist am LGA nicht bekannt.

Für mich als Autor, Leser und Zuhörer ist wieder eine anstrengende Zeit des Schreibens vergangen. Wenn so ein Aufsatz wie dieser ansteht, freue ich mich anfangs. Am Ende habe ich fünfmal geweint, war noch öfter gereizt, unzufrieden, schimpfte öfter. Manchmal hörte ich das Grauen in Frau Schmidts Stimme wieder, das bei ihrem Erzählen mitgeschwungen ist. Für den Schriftsteller Dieter Forte ist dies die einzig richtige Methode: das Weitergeben des Grauens von Generation zu Generation, indem man es erzählt. Zwar hat Forte über den Bombenkrieg geschrieben, aber die Angst um das eigene Leben und die entsetzte Sprachlosigkeit ist ähnlich:

„Es gibt ein Grauen jenseits der Sprache, ein unaussprechliches Entsetzen, es gibt Augen, Münder und Schreie, das ist nicht mehr zu artikulieren. Es wird untergehen mit denen, die es erlebt haben. Wir bilden uns ein, alles aufschreiben und festhalten zu können, damit wir es weitergeben können. Ich glaube, das ist ein Irrtum. Wenn es nicht durch verdichtendes Erzählen von Generation zu Generation weitergegeben wird, sich tief einprägend, so daß [sic] es zum unvergessenen Schreckensbild im Erzählen wird, ist es für die Nachkommen verloren."[20]

Das meiste Erlebte der „Euthanasie"-Opfer und -Geschädigten wird immer unerwähnt bleiben, weil es nicht weitererzählt oder aufgeschrieben werden konnte. Deswegen ist es gut, sich immer wieder ausführlich in die Menschen und die damalige Zeit hineinzuversetzen. In der Ausführlichkeit kommt die Grausamkeit der damaligen Realität besser zur Sprache, und man kann ahnen, dass es im Erleben noch schlimmer war. Erzählerinnen und Erzähler, Zuhörerinnen und Zuhörer mussten sich daher Zeit nehmen, damit Gefühle aufkommen, abebben und erzählt werden können. Dadurch konnten sie auch miteinander essen und trinken, immer wieder. So war es bei allen Interviews. Es schließt sich nicht aus, sondern verstärkt die Erinnerungsgemeinschaft.

19
LGA 30, Interview 1 Z 1545–1547

20
Dieter Forte, Schweigen oder sprechen, herausgegeben und mit einem Vorwort versehen von Volker Hage, Frankfurt/Main 2002, 33f.

H. B. № 4815. 5877.

III. Kl.
Ortskr. K. Mü
-1.4.29

K

Akten

der

Heil- und Pflege-Anstalt
Eglfing
bei München.

Eingewiesen.

Betreff:

Rott Josefa, led. Dienstmädchen
München

geb. 27. 10. 1899 in " kath.

Eintritt	Austritt	Bemerkungen
~~10. VI. 1926.~~	~~17. 9. 26~~	~~geb. entl.~~
18. II. 1929	19. 7. 29.	geb. entlassen.
1. 8. 1929	15. X. 1932.	beurl. gilt
31. VII. 1933	25. IX. 1935.	als entlassen.

Gebr. Weiss & Cie., München

Josefa Rott

27. Oktober 1899 – 25. September 1935

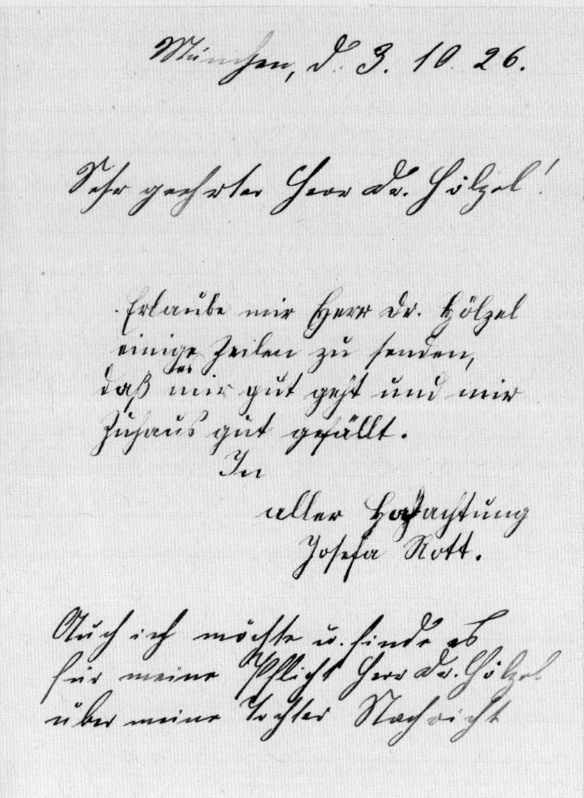
München, d. 3. 10. 26.

Sehr geehrter Herr Dr. Hölzel!

Erlaube mir Herr Dr. Hölzel einige Zeilen zu senden, daß mir gut geht und mir Zuhaus gut gefällt.
In aller Hochachtung Josefa Rott.

Auch ich möchte u. finde es für meine Pflicht Herr Dr. Hölzel über meine Tochter Nachricht

Brief von Julie und Josefa Rott vom 3. Oktober 1926 an die Heil- und Pflegeanstalt Eglfing-Haar. Die mittleren Zeilen schrieb Josefa Rott selbst.

Von Josefa Rott liegen nur Fotos vor, die in der Anstalt aufgenommen wurden und sie in einer herabwürdigenden Situation zeigen. Diese Täterfotos sollen hier nicht abgebildet werden.

von Verena Rapolder

Als Josefa Rott am 7. Juni 1926 von ihrem Vater Josef Rott in die Psychiatrische und Nervenklinik München gebracht wurde, wirkte sie ängstlich. Als die Ärzte sie fragten, ob sie Stimmen höre, zuckte sie zusammen, antwortete aber nicht. Auch in den nächsten Tagen sprach sie kaum. Sie bat nur immer wieder darum, heimgebracht zu werden.

Zu diesem Zeitpunkt war sie 26 Jahre alt. Leider gibt es keinen Brief oder Bericht, in dem sie selbst von ihrem Leben erzählt. Für die Anamnese sprachen die Ärzte aber mit ihren Eltern. Aus diesen Berichten ergibt sich das Bild einer traurigen Kindheit und Jugend. Der Vater misshandelte die Mutter und war auch gegen die Kinder aggressiv. Er selbst beschrieb seine Ausbrüche den Ärzten, die notierten: „Wenn er heim kam, hatte er in sich eine furchtbare Erregung, wie ein Fieber und konnte sich kaum mit Mühe beherrschen, dass er nicht gewalttätig gegen seine Frau wurde.“[1]

Über seine Tochter erzählte er, sie sei ein sehr stilles, fleißiges, gewissenhaftes Kind gewesen, das zum Sprechen und zum Vergnügen von der Mutter „aufgemuntert“ werden musste. Auch später habe sie keine Freundinnen oder Beziehungen zu einem Mann gehabt.

Von der Mutter wissen wir, dass ihr Ehemann sie 1902 mit einem Stock fast bewusstlos geschlagen hatte. Daraufhin sprach sie vier Jahre kein Wort mehr mit ihm. Von 1914 bis 1921 lebte sie getrennt von ihm und kümmerte sich alleine um Josefa und ihren jüngeren Bruder. Dann erhielt der Vater aufgrund eines Herz- und Nervenleidens den Invalidenstatus und kehrte zur Familie zurück, mitsamt der jähzornigen Gewaltausbrüche.

Josefa Rott lernte in der Schule schwer. Später arbeitete sie als Hausmädchen in der Orthopädischen Klinik, bis sie sich 1926 immer schlechter fühlte, fast nicht mehr sprach und aß und schließlich von ihren Eltern in die Klinik gebracht wurde. Die Ärzte dort rechneten mit einer längeren Krankheit und verlegten sie deswegen in die Heil- und Pflegeanstalt Haar.

Am 9. August 1926, also etwa zwei Monate nach Josefa Rotts Aufnahme in die Klinik, ging ihr Vater selbst dorthin, um seine Kopfschmerzen und Aufregungszustände untersuchen zu lassen. Er berichtete auch von religiösen Erscheinungen und Stimmen und wurde daher in der Heil- und Pflegeanstalt Eglfing untergebracht.

Josefa Rotts Befinden verbesserte sich in etwa ab dieser Zeit. Ihre Mutter führte das auf die Einweisung des Vaters zurück: Die Tochter habe gemeint, „dass es ihr besser gehe, seit sie wisse, der Vater sei in der Anstalt, weil sie nun keine Angst mehr zu haben brauche, Vater könne die Mutter umbringen, was sie oft träume.“[2] Ende September 1926 entließen die Ärzte Josefa Rott auf Wunsch ihrer Mutter. Im Oktober erhielten sie Nachricht von der Mutter – ihrer Tochter ginge es wieder gut. Diese bestätigte das mit ein paar kurzen Sätzen: „Erlaube mir Herr Dr. Hölzel einige Zeilen zu senden, daß es mir gut geht und mir Zuhaus gut gefällt. In aller Hochachtung Josefa Rott.“[3] (s. Abb.)

Leider hielt die Besserung nicht an. Im Dezember 1928 kam sie ins Krankenhaus Schwabing, drei Monate später wurde sie nach Eglfing verlegt. Ihre Mutter besuchte sie oft und holte sie immer wieder für kurze Zeit zu sich. Wenn sie danach in die Anstalt zurückmusste, war Josefa Rott enttäuscht und wütend. Im Oktober 1932 waren Mutter und Tochter anscheinend noch einmal überzeugt, dass Josefa Rott sich außerhalb der Anstalt zurechtfinden würde. Nach einer vierzehntägigen Beurlaubung kehrte sie nicht nach Eglfing-Haar zurück. Neun Monate konnte sie bei ihrer Mutter leben. Dann gab diese auf. Vor allem um ihre Periodenzeit herum sei die Tochter so „stürmisch", dass es zu Hause zu gefährlich werde. Am 31. Juli 1933 brachte sie Josefa Rott zurück nach Eglfing-Haar.

Der Mutter war sicher nicht bewusst, dass die Wiedereinweisung diesmal mit einer ungeahnten Gefahr für ihre Tochter verbunden war. Kurz zuvor, am 14. Juli, hatten die Nationalsozialisten ein Gesetz verabschiedet, das ihren ersten Eingriff in die Freiheit und Rechte von Menschen mit psychischen Krankheiten und Behinderungen markierte. Das „Gesetz zur Verhütung erbkranken Nachwuchses" trat zum 1. Januar 1934 in Kraft und bestimmte, dass Menschen nach der Entscheidung eines Erbgesundheitsgerichts auch gegen ihren Willen unfruchtbar gemacht werden konnten.

Das Gesetz basierte auf der „Eugenik". Seit Ende des 19. Jahrhunderts hatte sich die Idee einer „eugenischen" Bevölkerungs- und Gesundheitspolitik vor allem in Europa und Nordamerika verbreitet. Neue wissenschaftliche Erkenntnisse zur Vererbung sollten eine möglichst leistungsfähige und „gesunde" Gesellschaft schaffen. Einige Bevölkerungsgruppen, wie ethnische Minderheiten sowie Menschen mit Behinderungen und psychischen Krankheiten, galten in diesem Weltbild als unerwünscht. Diese Menschen sollten nach dem Willen der „Eugeniker" keine Nachkommen haben.

In der medizinischen Fachwelt traf das Gesetz auf breite Zustimmung. Für die Betroffenen begann hingegen ein beinahe aussichtsloser Kampf gegen eine übermächtige Bürokratie und Justiz. Wer die Diagnose „erbkrank" erhalten hatte, wurde von Amtsärzten oder Anstaltsleitern beim zuständigen Erbgesundheitsgericht gemeldet. Dieses beschloss in der ganz überwiegenden Zahl der Fälle die Sterilisation. Einsprüche dagegen wurden fast immer abgelehnt. Die durchgeführten Sterilisationen wurden auch zur Bedingung für eine Entlassung aus der Anstalt gemacht.

Auch Josefa Rotts Klinikaufenthalt wurde dem Gesundheitsamt zur Anzeige gebracht. Am 24. August 1935 erging die Entscheidung des Erbgesundheitsgerichts München. Am 10. September 1935 führte Dr. Gustav Scholten in Eglfing-Haar die Sterilisationsoperation durch. Die Wunde verheilte äußerlich gut, aber nach einer Woche hatte Josefa Rott starkes Fieber und klagte über Schmerzen im Bereich der Lunge. Sie erhielt Medikamente, und nach einigen Tagen fühlte sie sich wieder besser. Am 25. September war sie, wie im Krankenblatt beschrieben wird, „weitgehend beschwerdefrei". Ihr Fieber war gesunken und sie erhielt Besuch. Stationsarzt Dr. Nadler schilderte in der Krankenakte ausführlich, was dann passierte:

„Patientin sprach nach Tisch mit der sie besuchenden Mutter wenig, nach Angabe der Mutter Klagen über Atemnot. Um 3h verließ die Mutter Patientin auf Anraten der Pflegerin, da der Besuch die Kranke zu stark anstrenge. Wenige Minuten darauf fiel der Pflegerin die Atemnot der Kranken auf, Pat[ientin] klammerte sich voll Angst an die Pflegerin, der sofort herbeigerufene Arzt konnte aber lediglich noch den bereits eingetretenen Tod feststellen."[4]

Bei der Sektion fand man eine Venenthrombose, Zeichen von Lungeninfarkten und eine massive fulminante Lungenembolie. Josefa Rott war im Alter von „35 Jahren, 10 Monaten und 29 Tagen"[5] an Komplikationen nach ihrer Zwangssterilisation verstorben.

Deutschlandweit wurden etwa 350.000 bis 400.000 Menschen zwangssterilisiert. Schätzungen zufolge starben bis zu einem Prozent der Betroffenen an den Folgen.

1
Archiv des Bezirks Oberbayern, Heil- und Pflegeanstalt Eglfing-Haar, Patientenakten 4172

2
Ebd.

3
Brief von Julie und Josefa Rott vom 3.10.1926, in: Archiv des Bezirks Oberbayern, Heil- und Pflegeanstalt Eglfing-Haar, Patientenakten 10441

4
Archiv des Bezirks Oberbayern, Heil- und Pflegeanstalt Eglfing-Haar, Patientenakten 10441

5
So formuliert im Prosekturbefund, der sich in der Patientenakte befindet (wie Anm. 4)

Wie erinnern?

Die aktuelle Erinnerungskultur zur NS-„Euthanasie“

Ein Gespräch über die Erinnerungskultur an Gedenkstätten und in der Psychiatrie

Das Gespräch widmet sich dem Umgang mit der NS-„Euthanasie" an Gedenkstätten und in „belasteten" psychiatrischen Einrichtungen und stellt die Frage in den Mittelpunkt, was heute ein angemessenes Gedenken und Erinnern sein kann. Es diskutieren die Gedenkstätten-Pädagogin Irene Zauner-Leitner, der Gedenkstättenleiter Thomas Stöckle und der Psychiater Peter Brieger. Die Einrichtungen, an denen die Gesprächsteilnehmenden arbeiten, sind historisch verknüpft: Von der Heil- und Pflegeanstalt Eglfing-Haar aus wurden in den Jahren 1940/41 mehr als 2.000 Opfer in die Tötungsanstalten Grafeneck und Hartheim deportiert.

Prof. Dr. Peter Brieger ist Ärztlicher Direktor des kbo-Isar-Amper-Klinikums in Haar, ehemals Heil- und Pflegeanstalt Eglfing-Haar.

Irene Zauner-Leitner ist für die Pädagogik am Lern- und Gedenkort Schloss Hartheim in Oberösterreich verantwortlich.

Thomas Stöckle leitet die Gedenkstätte Grafeneck.

Das Gespräch im Café des Kleinen Theaters in Haar moderierte **Gregor Hoppe** (Bayerischer Rundfunk).

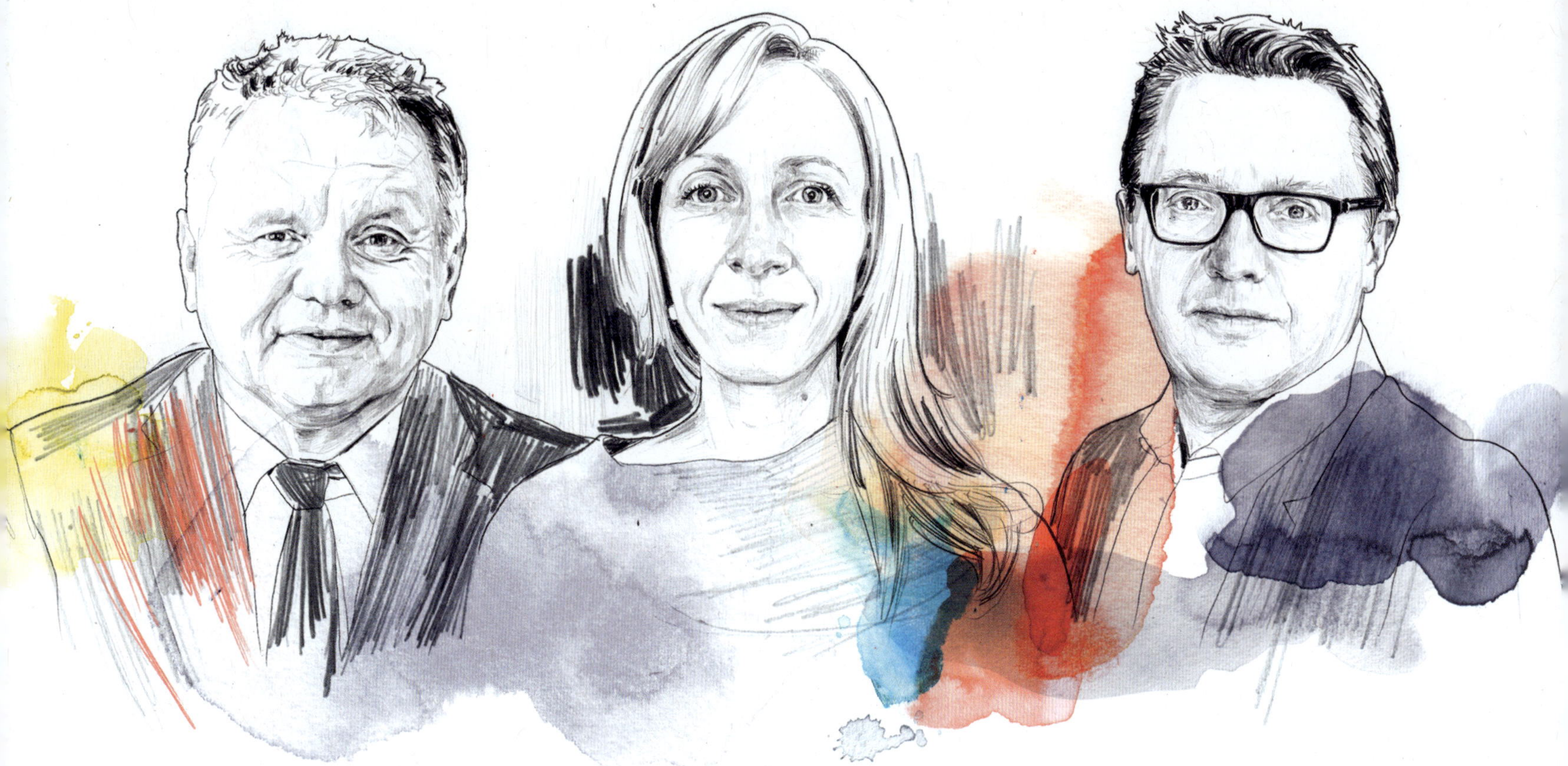

Erinnerungskultur verändert sich, Erinnerung braucht einen Ort. Warum ist ein Ort wichtig?

Irene Zauner-Leitner: Ich spreche jetzt in erster Linie aus der Position und aus der Situation heraus, dass ich an und zu einem historischen Ort arbeite. Dieser historische Ort der „Euthanasie"-Tötungen ist Schloss Hartheim. Dort wurden im Zuge der NS-„Euthanasie" Menschen mit einer körperlichen oder geistigen Behinderung, psychisch erkrankte Menschen, aber auch nicht mehr arbeitsfähige KZ-Häftlinge und Zwangsarbeiter ermordet. Das spielte sich im Zeitraum von 1940 bis 1944 ab, in dem an die 30.000 Menschen im Schloss ums Leben gebracht wurden.
Diesen Ort zu markieren und diesen Ort als einen Gedenkort festzusetzen, ist in erster Linie für Angehörige von Opfern ein ganz wesentlicher Punkt. Sie brauchen einen Ort, den Sie aufsuchen können, wo sie sich erinnern können, wo sie gedenken können. In der ganzen Herausbildung des Lern- und Gedenkortes Schloss Hartheim zeigt sich aber, dass das gar nicht so selbstverständlich ist. Es hat lange gedauert, bis in das Jahr 2003, dass der Lern- und Gedenkort Schloss Hartheim eingerichtet wurde. Da stellt sich die Frage: Was ist eigentlich zwischen 1945 und 2003 passiert? Warum hat das so lange gedauert, wo man doch weiß, dass dieses Bedürfnis vor allem vonseiten der Angehörigen gegeben war? Zudem ist es ja nicht nur von Bedeutung, einen Ort zu haben, der für Angehörige ein Gedenk- und Erinnerungsort ist, sondern es ist ja auch ein gesellschaftspolitischer Auftrag.

Herr Brieger, wie macht das eine Klinik, die am historischen Ort des Geschehens noch immer in ihrer Funktion als Heilstätte für Gemütskranke, für psychisch Kranke fungiert? Wie kann man damit umgehen, auch im Hinblick darauf, den unguten Ruf dieses Klinikums aus der Vergangenheit in etwas umzuwandeln, das dann positiv rüberkommt und auch vermittelt, dass wir inzwischen auf einer ganz anderen Grundlage arbeiten?

Peter Brieger: Das ist ein ganz wichtiger Punkt, den Sie da ansprechen. Wie kann ich gute psychiatrische, psychotherapeutische oder auch neurologische Behandlung an einem Ort durchführen, an dem früher Menschen getötet wurden? Das ist die Kernfrage. Das Klinikum hat sich gewandelt, und wir verstehen uns heute als modernen Gesundheitsdienstleister. Wir sehen uns als jemand, der in der Gemeinde tätig ist. Wir haben viele Standorte, zehn in und um München herum, mit vielen Tageskliniken, Ambulanzen oder aufsuchender Hilfe. Wie gehen wir also mit diesem historischen Geschehen um?

Die Erinnerung muss weiterwirken in dem, was heute geschieht

Ich habe an zwei Orten ganz Wesentliches gelernt: bei Thomas Stöckle in Grafeneck und bei Jörg Skriebeleit in Flossenbürg. Wenn Sie die Gedenkstätte in Grafeneck besuchen, gehen Sie zunächst durch eine Behinderteneinrichtung. Dort leben die Menschen an der Gedenkstätte. Wenn Sie die KZ-Gedenkstätte Flossenbürg besuchen, dann finden Sie auf dem ehemaligen KZ-Gelände eine Wohnsiedlung, die dort in den 1950er-Jahren erbaut wurde und in der heute junge Familien leben. Dieses Gelände wurde integriert. Es ist Teil der Erinnerungskultur.

Ich glaube nicht, dass es notwendig oder sinnvoll ist, große, leere Räume zu schaffen, die der Erinnerung dienen. Ich glaube, die Erinnerung muss weiterwirken in dem, was heute geschieht. Wir müssen das, was hier passiert ist, kenntlich machen. Da sind wir hier in Haar noch nicht weit genug, deswegen haben wir auch viele Ziele. Entscheidend ist für mich, dass wir aus dem, was hier passiert ist, für das Heute lernen. Dass wir uns vor Augen führen, was damals geschehen ist. Dass wir uns aber genauso klar darüber werden, weswegen wir uns mit dem Thema beschäftigen und weswegen wir uns mit menschlicher Psychiatrie, mit Ethik, mit entsprechenden Reflexionen befassen. Es macht keinen Sinn, hier ein Museum aufzubauen, das nur Museum ist. Wir wollen daraus auch das Ausstrahlen, das Wirken auf das Hier und Heute entwickeln, und deswegen versuchen wir an dieser Bruchstelle das zu integrieren, was hier vor Ort ist.

Lernen aus der Erinnerung ist das vornehmliche Ziel. Das Dokumentationszentrum in Grafeneck, in dem jetzt die Dauerausstellung untergebracht ist, ist auch erst relativ spät entstanden. Klinik und Gedenkstätte gab es bereits vorher. Herr Stöckle, warum kam das Dokumentationszentrum erst so spät dazu?

Thomas Stöckle: Herr Brieger sagte vorhin, dass sich in Grafeneck die Behinderteneinrichtung am Ort der Gedenkstätte befindet. Ich würde es genau umdrehen: Die Gedenkstätte ist am Ort der Behinderteneinrichtung. Die Anstalt im Schloss Grafeneck wurde 1930 in Betrieb genommen, also sehr spät, denn die meisten Einrichtungen dieser Art entstanden Mitte bis Ende des 19. Jahrhunderts. Dieses Behindertenheim hieß damals „Krüppelheim“ oder „Krüppelanstalt“. Das sind Begriffe, die wir heute nicht mehr benutzen. Dieses „Krüppelheim Grafeneck“ wurde 1939 vertrieben, der Ort wurde beschlagnahmt für „Zwecke des Reiches“, so steht es in den zeitgenössischen Erlassen. Die Behinderteneinrichtung wurde also aufgelöst, kam 1945 aber wieder zurück und die Arbeit mit Behinderten ging weiter. Man könnte es so ausdrücken: Der Ort wurde von seiner Geschichte entleert. Die Geschichte hatte über Jahrzehnte keine Bedeutung, sie spielte keine Rolle. Noch in den 1960er-Jahren gab es das Mordzentrum in Grafeneck, das sich auf dem Gelände des Schlosses befand und nicht, wie in Hartheim, integriert im Schloss. Das Gebäude, in dem die Morde stattgefunden hatten, wurde dann Mitte der 1960er-Jahre abgerissen. Die Geschichte wurde im Grunde getilgt. Und erst 1990, genau 50 Jahre oder zwei Generationen nach den Verbrechen, wurde in Grafeneck die Gedenkstätte errichtet. Die Gedenkstätte entstand, weil die Erinnerung einen Ort braucht. Es ist eine sakrale Gedenkstätte geworden: eine offene Kapelle mit einem jährlichen Gedenkgottesdienst. Diese Einrichtung hat einen evangelisch-diakonischen Träger, die Samariter-Stiftung, und deshalb wird im religiösen Sinn erinnert. Der erste Gedanke war also, eine Gedenkstätte als Kapelle zu bauen. Und erst dann kam der zweite Gedanke, dass nicht nur die Erinnerung einen Ort braucht, sondern auch die Information. Dem dient das Dokumentationszentrum, das jedoch erst 2005 errichtet wurde. Warum so spät? Grafeneck lag in so einer Art Niemandsland des Erinnerns, weil es einem kirchlichen, diakonischen Träger gehörte. Das Land Baden-Württemberg als potenzieller staatlicher Träger fühlte sich ebenso wenig zuständig wie die evangelische Landeskirche oder die Diakonie. Im Grunde befand sich dieses Grafeneck außerhalb aller Zuständigkeiten. Ein Gegenbeispiel wäre Hadamar, auch eine ehemalige Tötungsanstalt, die jedoch den Landeswohlfahrtsverband als Träger hat. Dort ging es deutlich schneller mit dem Gedenken und Informieren.

Auf Schloss Hartheim war es so, dass direkt nach dem Krieg zunächst die sogenannten Displaced Persons untergebracht waren. Also jene Menschen, die durch die Kriegswirren entweder aus Lagern befreit oder auf andere Weise durch Front- oder Fluchtbewegungen versprengt worden waren, jene, die nicht mehr nach Hause konnten, sondern erst einmal betreut werden mussten. Frau Zauner-Leitner, wie kam es zu dieser Idee, dort, wo Opfer der NS-Ideologie umgebracht worden waren, Displaced Persons unterzubringen?

Lassen Sie mich an das anschließen, was Thomas Stöckle gesagt hat, weil diese Parallelen zwischen den „Euthanasie"-Orten sehr interessant sind. Auch Hartheim wurde vorab als eine Behinderteneinrichtung genutzt, gegründet Ende des 19. Jahrhunderts als „Asyl für Schwach- und Blödsinnige, Idioten und Kretinöse" – auch hier wieder, analog zur „Krüppelanstalt", ein klar wertender Begriff. Aber in Österreich verlief die Entwicklung etwas anders. Mit dem sogenannten Anschluss 1938 hat sich nicht sofort etwas für die Pfleglinge, die zu diesem Zeitpunkt im Schloss untergebracht waren, verändert. Sie konnten im Schloss bleiben. Der Trägerverein wurde aufgelöst, dies war die einzige Konsequenz des Anschlusses. Die Verantwortung ging an den Gau Oberdonau weiter, und es dauerte dann bis März 1940, bis sich die Situation für die Pfleglinge tatsächlich änderte. Zu diesem Zeitpunkt wurden sie auf andere Heil- und Pflegeanstalten im Gau Oberdonau aufgeteilt. Das Schloss stand leer, und diese paar Wochen nutzte man, um Adaptierungsarbeiten durchführen zu können im Hinblick darauf, dass dieser Ort als eine „Euthanasie"-Anstalt genutzt werden sollte.

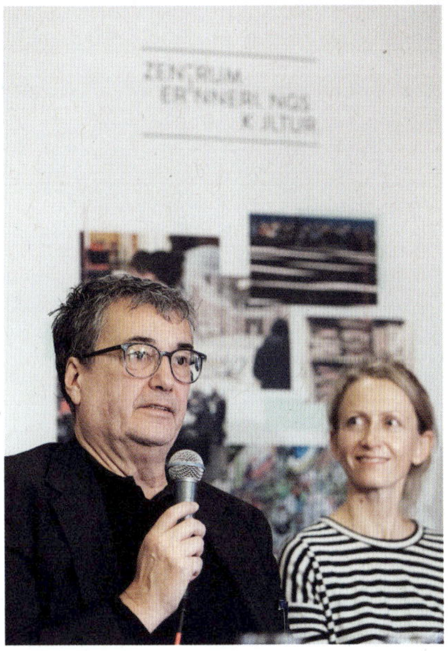

Jetzt komme ich zu der eigentlichen Frage, was 1944/45 passierte. Ich möchte nicht erst nach dem Kriegsende 1945 anfangen, weil bereits Ende 1944 absehbar wird, was die Absicht vor Ort war: Man wollte die Spuren beseitigen. Das passierte noch durch die Nationalsozialisten, die zu diesem Zeitpunkt vor Ort waren und mit Unterstützung von KZ-Häftlingen des Konzentrationslagers Mauthausen diese Rückbauarbeiten durchgeführt haben. Nichts sollte daran erinnern, wie dieser Ort genutzt worden war. Die Spuren sollten beseitigt werden, und dieser Umstand ist etwas, was uns dann bis zur Etablierung des Lern- und Gedenkortes ins Jahr 2003 begleitet hat. Diese Frage nach einer Spurensuche, die nicht stattgefunden hat, und dann, bei der Einrichtung des Lern- und Gedenkortes, die Annahme, es gäbe keine Spuren mehr. Wobei man dann erkannte, dass es diese Spuren sehr wohl gibt, wenn auch nicht in großem Umfang. Es gibt Anknüpfungspunkte, und diese Spuren sind natürlich wichtig für einen Ort wie Hartheim, weil unsere Erinnerung genau an diese Spuren gebunden ist. Und natürlich sind Spuren auch Beweise. Aber es gab eben Ende 1944 diese Rückbauarbeiten und Anfang 1945 wurde noch ein Kinder-Fürsorge-Heim untergebracht – all das passierte, um den Anschein zu erzeugen, an diesem Ort sei nichts Schlimmes passiert.
Nach Kriegsende kamen dann die Kriegsflüchtlinge, schlichtweg weil man einen Ort brauchte, wo sie unterkommen konnten. Das Schloss selbst wurde wieder an den Trägerverein des Behindertenheims, das vor der NS-Zeit dort untergebracht war, übergeben. Es sollte direkt vor Ort wieder die Arbeit mit Behinderten aufgenommen werden, was aber aus unterschiedlichen Gründen nicht möglich war. 1954 gab es

dann ein schweres Donauhochwasser. Die Donau ist ja ganz nahe am Schloss. Viele Menschen haben ihr Zuhause verloren. Einige davon konnten im Schloss Ersatzwohnungen beziehen. Dadurch wurde das Schloss Stück für Stück zu einem Wohnhaus. Gleichzeitig kamen bereits in den 1950er- und 1960er-Jahren Angehörige von Opfern der NS-„Euthanasie“, die diesen Ort aufgesucht haben und die eigentlich vor den Kopf gestoßen wurden, dass da ein Wohnhaus untergebracht ist und nichts dafür vorgesehen war, dass man hier in irgendeiner Art und Weise gedenken konnte. Die Angehörigen hatten oftmals in Eigenregie Gedenktafeln dabei, die sie dann einfach in den Arkadengängen aufgehängt haben.
Hier nun der Brückenschlag zu dem, was ich anfangs gesagt habe: die Notwendigkeit, diesen Ort zu markieren und zu sagen, da ist es passiert und da möchte ich auch gedenken. Und wenn auch nur in Form einer Gedenktafel, die 50 mal 30 cm groß ist. Ende der 1960er-Jahre entstanden dann erste Gedenkräume. Schließlich folgte die einschneidende Veränderung in den 1990er-Jahren mit der Gründung des Vereins Schloss Hartheim und der Absicht, dieses Schloss jetzt ausdrücklich als Gedenkort, als Gedenkstätte, als Ausstellungsort zu nutzen. Bis Ende der 1990er-Jahre wohnten aber noch Leute im Schloss!

Eine gute Beweisführung dafür, dass Erinnerung tatsächlich einen konkreten Ort braucht. Wie machen Sie das hier in Haar, Herr Brieger? Wo ist hier der Erinnerungsort?

Es gibt seit 1990 ein Denkmal nahe der Evangelischen Kapelle. Das ist ein Gedenkort, der zentral liegt und an dem wir auch immer zum 18. Januar die Gedenkveranstaltung machen. Die „Euthanasie“ auf deutschem Reichsgebiet begann ja in Haar. Wir hatten den ersten Transport mit 25 Patienten am 18. Januar 1940 nach Grafeneck.
Wir haben viel mit Veranstaltungen, mit Kooperationen gemacht. Und wir haben jetzt im Hauptgebäude einen weiteren Gedenkort geschaffen, den Synchronoptischen Zeitstrahl. Es gab da einen Gang, in dem alle Direktorenporträts hingen. Wir haben uns vor einer Weile gefragt: Warum hängen die da eigentlich und ist das wirklich legitim? Wir haben dann gleichzeitig mit der Umbenennung der von-Braunmühl-Straße in Max-Isserlin-Straße die Porträts abgenommen und uns zu einer ganz anderen Form der Präsentation entschieden. Wir haben jetzt im Verwaltungsgebäude, da, wo die Direktoren saßen und sitzen, diesen Synchronoptischen Zeitstrahl, der nicht nur die Zeit der NS-Diktatur, sondern den kompletten Zeitraum seit der Gründung der Einrichtung 1905 bis heute abbildet. Wir versuchen darzustellen: Wie hat sich die Weltgeschichte entwickelt? Wie hat sich die Psychiatrie entwickelt? Wie hat sich die Anstalt, die Klinik entwickelt? Welche Personen waren da integriert? Wie viele Menschen sind hier gestorben? Was waren die Verbrechen?

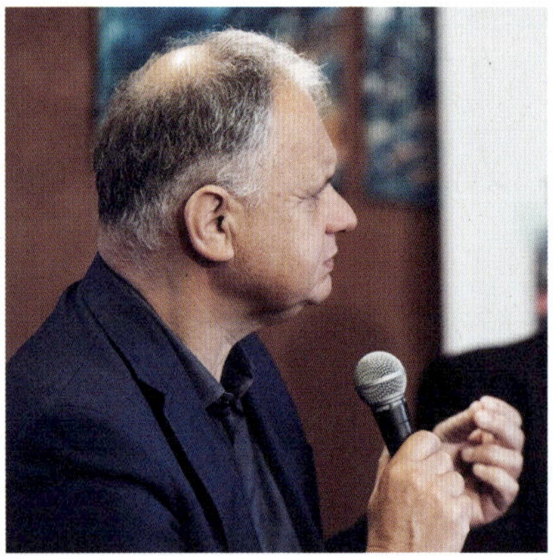

Als Nächstes wollen wir einen Gedenkort in der Nähe des Denkmals schaffen. Da haben wir sehr konkrete Vorstellungen. Ein ganz wesentlicher weiterer Aspekt ist, dass wir die Orte im Gelände kenntlich machen, die im Zusammenhang mit den NS-Verbrechen stehen. Diese sollen für jeden erkennbar sein, besonders – aber nicht nur – für diejenigen, die etwas darüber erfahren wollen. Ein weiterer Aspekt ist, dass das Ganze natürlich auch in den digitalen Raum muss. Wir sind gerade dabei, ein Digitalisierungskonzept für diese Art von Erinnerungskultur vorzulegen. Ein ganz wesentlicher Aspekt des Gesamtprojektes ist – und da haben wir uns von Aleida Assmann das Konzept des „unfertigen Denkmals“ abgeschaut –, dass wir dieses unfertige Denkmal immer weiterentwickeln wollen. Ein weiterer Aspekt ist eine passgenaue Öffentlichkeitsarbeit. All das, was wir gerade machen, dazu gehören auch die Einbettung in die Lehre, die enge Zusammenarbeit mit Schulen, mit Gymnasien, mit den Krankenpflegeschulen, mit der Universität, mit Fortbildungen – all das wollen wir in einen Diskurs integrieren. Das alles sind verschiedene Ebenen: die Ausweisung der Gebäude, die Gedenkorte, das Digitale, die Lehre, die Öffentlichkeitsarbeit. Und für diese verschiedenen Ebenen haben wir einen Zeitplan, wie wir das in den nächsten zwei bis vier Jahren umsetzen.

Die beiden Gedenkstätten, also Grafeneck in Deutschland und Schloss Hartheim in Österreich bieten auch Fortbildungen an. Für welches Publikum bieten Sie Fortbildungen an und wie viele Menschen erreichen Sie damit? Was sind die ethisch-philosophischen Grundlagen, an denen diese Fortbildungsmaßnahmen ausgerichtet sind?

Eine der Kernfunktionen, die Gedenkorte oder Gedenkstätten haben, ist die Bildung. Bei uns hat sich das im Laufe von drei Jahrzehnten entwickelt. Sie haben gehört, wie spät die Gedenkstätte in Grafeneck entstanden ist. Sie wurde 1990 errichtet, und 2005 kam das Dokumentationszentrum hinzu. Ich habe in den 1990er Jahren Geschichte und Politikwissenschaft in Stuttgart studiert und dann die Magisterarbeit – heute sagt man Masterarbeit – über Grafeneck geschrieben. Es gab zu dieser Zeit keinen Masterplan, wie Bildungsarbeit auszusehen hat. Es gab überhaupt keinen Masterplan, wie eine Gedenkstätte zu funktionieren hat. Es gab kein Handbuch für Gedenkstätten. Es gab auch keine Ausbildung zum Gedenkstättenmitarbeiter, -pädagogen oder -leiter, wie man sich das ganz klassisch vorstellen könnte. Es war sehr viel im Fluss.

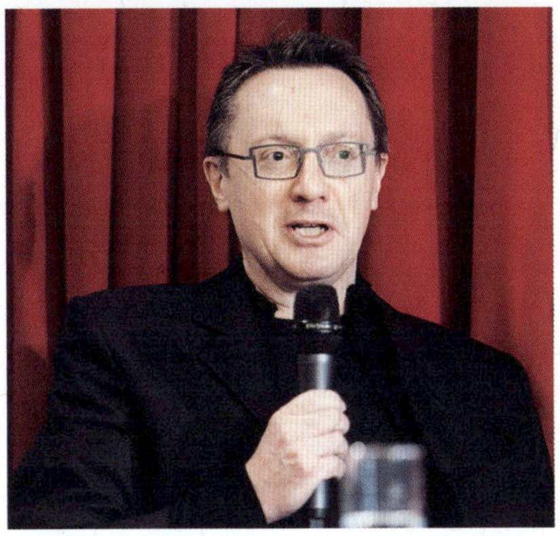

Und noch einmal: Was macht diese Orte aus? Es sind historische Orte, an denen die Verbrechen stattfanden. Das macht einen Unterschied zu einem Denkmal. Eine Gedenkstätte ist etwas anderes als ein Denkmal. Ein Denkmal kann an einem beliebigen Ort positioniert werden. Die Gedenkstätte ist da, wo der historische Ort des Geschehens, in dem Fall des Verbrechens, ist. Das heißt: Der Kern der Gedenkstätte ist die Erinnerung. Dann schließt sich daran – so war das bei uns erstaunlicherweise – die Forschung an. Zuerst wurde eine Gedenkstätte gebaut, und dann erst wurde geforscht. 10.654 Opfer waren im Jahr 2000 noch nicht namentlich bekannt. Heute wissen wir: Von Januar bis Dezember 1940 wurden in Grafeneck 10.654 Menschen ermordet. Nach der Forschung kam die Dokumentation – Sie haben vorhin vom Dokumentationszentrum gehört, 2005 – und dann kam die Information.

Meist nach einem Vorgespräch am Telefon kommen Verwandte an die Gedenkstätten. Das gilt für Hartheim sicherlich genauso. Jede Woche kommen noch Verwandte der mehr als 10.000 Opfer. Als ich anfing, waren das noch die direkten Verwandten, zum Teil noch Geschwister, die an den Ort kamen, an dem ihre eigenen Brüder und Schwestern ermordet worden waren. Heute sind es Kindeskinder, Neffen, Enkel und Urenkel, die zu uns kommen. Also: Über die Erinnerungen kam die Forschung, die Dokumentation und die Information, und ganz am Schluss die Bildung. Es gibt einen wunderbaren Film über die Gedenkstätte Auschwitz-Birkenau: „Am Ende kommen Touristen". Auch bei uns kommen Touristen an die Gedenkstätte. Und ich finde es auch nicht verkehrt. Ich finde es sehr schön, diese mittlere Schwäbische Alb ist schließlich ein touristischer Hotspot. Und es kommen Zigtausende Touristen. Und wenn da ein kleiner Teil die Gedenkstätte besucht, dann ist das, finde ich, fantastisch. Das ist die Funktion, die Aufgabe, die so eine Gedenkstätte zu erfüllen hat.

Eine der Kernfunktionen, die Gedenkorte oder Gedenkstätten haben, ist die Bildung

Was die Bildung angeht, sind wir heute bei ungefähr 30.000 Besuchern im Jahr. Natürlich kommen nicht alle zu Bildungs- und Seminarzwecken. Aber wir zählen in Vor-Corona- und Nach-Corona-Zeiten ungefähr 400 Seminare im Jahr. Das ist enorm viel für eine kleine Gedenkstätte, die im ländlichen Raum liegt. Die Gedenkstätten unterliegen als Kulturort der Landeshoheit. Wir haben also keine Bundesförderung aus Berlin. Wir haben einen Jahreshaushalt von 300.000 Euro. Das ist sehr bescheiden. Ich vermute, ein kleiner Kindergarten hat einen größeren Haushalt als unsere Gedenkstätte. Aber wir erreichen 30.000 Menschen und können 400 Seminare im Jahr anbieten. Während der Pandemie waren es nur 250, und inzwischen finden auch viele im digitalen Raum statt. Was Herr Brieger sagte, ist auch ganz wichtig: dass die Geschichte vom Ort lebt, aber man heute zumindest partiell den digitalen Raum bespielen muss. Natürlich macht es einen Unterschied, ob das Seminar vor Ort ist oder im virtuellen Raum. Aber so kann sich eben auch eine Besuchergruppe aus Berlin anmelden und muss nicht die 700 Kilometer zurücklegen. Aber ansonsten ist der Ort wichtig und die Bildung, die wir auch schwerpunktmäßig für Pflegeschulen, Bundeswehr, Polizei oder allgemeinbildende Schulen ausrichten.

Ist es bei Ihnen im Schloss Hartheim ähnlich, Frau Zauner-Leitner? Woran richten Sie Ihre Pädagogik aus?

Das geschieht in Hartheim, ähnlich wie in Grafeneck, nach der Dreigliedrigkeit, nach diesen drei Hauptaufgaben eines Gedenkortes: dem Gedenken, dem Dokumentieren und dem Vermitteln. Das Vermitteln ist für mich eine ganz wichtige und zentrale Aufgabe. Wir richten uns mit unseren Angeboten an alle interessierten Menschen. Unterm Strich kommen in erster Linie Schülerinnen und Schüler zu uns. Das ist sicherlich die Gruppe, die den Lern- und Gedenkort im Rahmen von Exkursionen am häufigsten besucht. Wir haben über das Jahr rund 18.000 Besucher*innen, und der Großteil von ihnen sind Schülerinnen und Schüler, und davon vor allem Oberstufenschüler zwischen dem 15. und 18. Lebensjahr. Wobei auch wir versuchen, ganz spezifische Angebote mit unterschiedlichen Schwerpunktstellungen zu setzen oder unterschiedliche Altersgruppen zielgenau anzusprechen. Genauso wie wir auch berufsbegleitende oder berufsspezifische Angebote haben, vor allem für den Bereich der Gesundheits- und Krankenpflege oder für angehende Polizist*innen, weil sich dabei eben dieser berufliche Bezug zum Ort ergibt. Es waren ganz viele Pflegerinnen und Pfleger in der Tötungsanstalt tätig, genauso wie Polizisten.

Und Mediziner.

Und Mediziner, ja. Aber für die Mediziner haben wir kein spezifisches Angebot. Das sollte noch kommen. Es gibt immer was zu tun. Zurück zur grundlegenden Frage: Was kann ich an einem Ort wie Hartheim oder Grafeneck vermitteln? Was ist mein Ziel? Für mich geht es in erster Linie darum, eine Möglichkeit, einen Rahmen für Austausch zu schaffen und für eine möglichst selbständige Annäherung an diesen Ort. Ich will mit meiner Vermittlungsarbeit die Voraussetzungen dafür schaffen, um über diesen Ort, seine Spuren, seine Menschen und die dahinterstehenden Mechanismen und Prozesse ins Gespräch zu kommen. Das ist schon mal ein großes Ziel, das wir uns da stecken. Natürlich kann ich das auf unterschiedliche Art und Weise versuchen. Es liegt viel an der Art des Kommunizierens, wie man seinem Gegenüber auf Augenhöhe begegnet, wertschätzend und offen, dass ich nicht versuche, ihn gleich mit vorgefertigten Meinungen zu überfahren, sondern aufrichtig interessiert bin auch an dem, was der Besucher mitbringt.

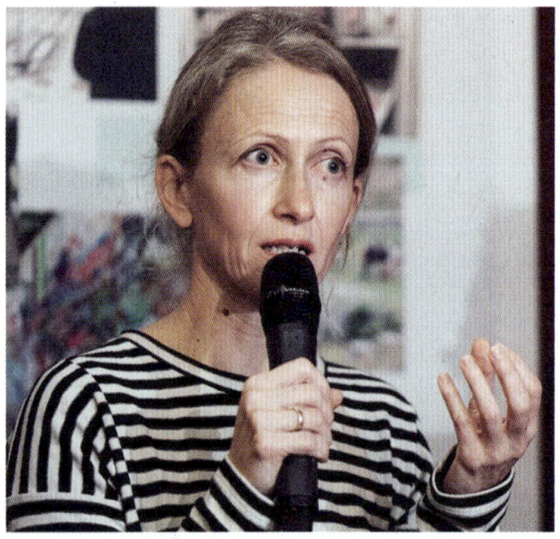

Ich meine, unsere zentrale Aufgabe liegt darin, eine Relevanz für jeden einzelnen Besucher herzustellen. Warum ist es für mich als 16-jähriger Schüler, als 24-jährige Studentin oder als 80-jähriger Pensionist wichtig, an diesen Ort zu gehen? Was ist meine persönliche Relevanz – mit meiner Biografie und mit meiner Identität? Wenn wir es schaffen, hier einen Bezug und eine Relevanz herzustellen, dann hätten wir ein wichtiges Ziel erreicht. Erst dann wird klar, dass diese Orte weiterhin von Bedeutung sind, damit es kein leeres Erinnern und Gedenken wird. Ich brauche den Bezug zu unseren Besuchern, und die müssen – in dem Rahmen, den wir dafür schaffen – diesen möglichst auch selbstständig herstellen können.

Da kann ich unmittelbar anschließen. Wir haben von den historischen Orten gehört, an denen Menschen als sogenanntes lebensunwertes Leben ermordet wurden. Das heißt, dass die Frage nach dem Wert des Lebens eine entscheidende Rolle spielt. Wir sind alle keine Philosophen, so wie wir hier auf dem Podium sitzen. Aber es geht um ganz pragmatische Kernüberlegungen: Was macht den Menschen aus? Wie wurde unwertes Leben definiert von den Mördern, von den Nationalsozialisten, von den Vordenkern, von den Tätern? Das Leben wird als nicht gesund, nicht arbeitsfä-

Der Mensch hat keinen Wert, sondern er hat Würde!

hig, nicht produktiv definiert. Zuerst einmal konterkariert das die Vorstellungen von Besuchern, die zu uns kommen. Letztendlich kamen die 10.000 Grafenecker Opfer aus 50 Behinderteneinrichtungen und Kliniken, und sie wurden danach ausgewählt, ob sie arbeiten konnten oder nicht. Überhaupt nicht nach der Frage, ob sie behindert oder krank waren. Das spielte eine sekundäre oder gar tertiäre Rolle. Entscheidend war, wie produktiv die Menschen noch waren. Das bedeutet schlussendlich, dass ganz viele alte Menschen ermordet wurden.

Die erste Frage ist im Grunde: Kann man aus der Geschichte lernen? Die zweite Frage ist: Was kann man aus der Geschichte lernen? Oder: Ist Erinnern ein Wert an sich? Volkhard Knigge, der ehemalige Leiter von Buchenwald, hat einmal sinngemäß gesagt: Erinnern an sich ist kein Wert, sondern es kommt darauf an, an was wir uns erinnern wollen. Es hört sich jetzt in diesem Zusammenhang merkwürdig an, aber da haben die Gedenkstätten auch eine große Macht. Historiker, auch die in Gedenkstätten, konstruieren ein Geschichtsbild, und das finde ich ganz wichtig: Geschichte zu besetzen, nicht bloß die Orte, sondern auch die Geschichtsbilder zu besetzen. Um es mal böse zu sagen: Jeder Rechtsextremist und Neonazi würde auch von sich behaupten, aus der Geschichte gelernt zu haben – aber was ganz anderes, als wir in der Mehrheit die Geschichte verstehen.

Das Grundgesetz spricht in seinem ersten Satz nicht vom Wert, sondern von der Würde des Menschen, die unantastbar sein soll. Und der zweite Satz, den kaum noch jemand kennt, lautet: „Sie zu achten und zu schützen ist Verpflichtung aller staatlichen Gewalt." Lesen wir das als Kommentar zu Hartheim und Grafeneck. Da werden Menschen ermordet, weil sie angeblich unwert sind. Und wer tut es? Es ist die Gewalt des deutschen Staates, des NS-Staates, den wir in dieser Zeit hatten. Ein Besucher in Grafeneck hat das einmal mit Bezug auf Adorno auf den Punkt gebracht: Der Mensch hat keinen Wert, sondern er hat Würde! Man muss kein Philosoph sein, um das zu verstehen. Und wenn man das Schülern oder Besuchern ansatzweise vermittelt, ist viel gewonnen.

Die Bundesregierung hat einen Ethikrat, weil sie den Rat von Fachleuten einholen muss, um die rasanten Fortschritte in der Medizin bewerten zu können. Kann denn, um mich an den Mediziner unter uns zu wenden, kann denn das richtige Erinnern uns stärken, auch im Hinblick auf medizinisch-ethische Diskussionen, die wir führen?

Ich möchte zunächst an das anschließen, was gerade auf dem Podium gesagt wurde. Einer meiner Vorgänger, Hermann Pfannmüller, war der ärztliche Direktor zur NS-Zeit. Er hat hier Zehntausende Menschen durch die Anstalt gejagt, sie präsentiert, um so Eglfing-Haar zur NS-Musteranstalt zu machen. Es gab viele Ausbildungs- und Weiterbildungs-Curricula hier. Es kamen Polizisten, Staatsbeamte, Ärzte. Herr Pfannmüller hat hier demonstriert, in welcher Konsequenz und wie gut die NS-Anstalt funktioniert. Das zeigt, dass Schulung auch eine völlig perverse Art und Weise annehmen kann. Ungefähr 4000 Menschen sind hier in Eglfing-Haar mittelbar oder unmittelbar zu Tode gekommen. Das ist eine Zahl, die bestürzend ist. Wenn ich jetzt an das heutige Erinnern denke, dann gibt es für mich zwei Ebenen. Es gibt einmal die Ebene der Darstellung: Was ist hier passiert? Wo ist es passiert? Wie ist es passiert? Warum ist es passiert? Diese Fakten darzustellen ist wichtig. Das muss auch Teil der Erinnerungs- und der Gedenkkultur sein. Es ist wichtig, dass diese Fakten da sind und dass sie auch nicht revidiert werden. Die zweite Ebene ist dann tatsächlich: Was nehme ich für meine Tätigkeit heute mit? Und das haben Sie, Herr Hoppe, ganz zu Recht angesprochen. Da gibt es ganz viele Themen. Was ich schwierig finde, da verwehre ich mich auch ein Stück weit dagegen, das ist der Kurzschluss. Wir haben morgen in zwei Wochen die Generaldebatte im Bundestag zum assistierten Suizid. Ich finde es nicht richtig, diese Generaldebatte mit der „Euthanasie"-Diskussion zu verbinden. Das sind für mich zwei verschiedene Ebenen und da macht man es sich auch zu einfach, wenn man hier eine direkte Linie herstellt. Das ist komplexer.

Dennoch kann man sagen, es gibt dahinter übergreifende Überlegungen zur Würde des Menschen, zu den Menschenrechten, zum Menschenbild, zur Aufgabe von Medizin. Nehmen wir eine psychiatrische Klinik. Wir haben Zwang und Gewalt als Thema bei uns. Wir haben ein staatliches Gewaltmonopol. Aber die Gewalt geht natürlich teilweise auch von der Medizin aus. Wir haben heute Themen, wie beispielsweise Gewalt in Notaufnahmen, die wir reflektieren müssen, auch auf dem Hintergrund der historischen Themen. Wir sind derzeit hier in Haar dabei, ein klinisches Ethikkomitee zu etablieren, in dem wir ab Mai nächsten Jahres komplexe ethische Fragen mit Ethikern, mit Leuten, die auch eine entsprechende Ausbildung haben, diskutieren und genau die angesprochenen Themen aufnehmen. Das entwickelt sich auch aus der Beschäftigung mit der NS-Vergangenheit heraus. Da sehe ich eine direkte Linie. Aber ich glaube, wir müssen auch eine gewisse Brüchigkeit in alldem haben. Es gibt für wenige Fragen einfache, klare Antworten, die schwarz oder weiß sind. Es sind sehr oft Dinge, die wir auch austarieren müssen. Wir müssen zu einer entsprechenden Diskurskultur kommen. Wenn das über die Erinnerungs- und Gedenkkultur gelingt, dann wäre das ein erfolgreicher Schritt.

Ich frage mich dennoch, ob es in unserem Land nicht weite Kreise gibt, in denen bestimmte ethische Standards gerade in der Diskussion medizinischer Fragen oft unter ganz sonderbaren Kriterien laufen. Beispielsweise ein alter Mensch, der nicht mehr aufkommt, der bettlägerig ist, der vielleicht dement ist und aus dessen Umfeld dann diese Frage kommt: „Was soll das eigentlich alles noch?“ Ist das etwas, wo wir uns nicht ausreichend Auskunft gegeben haben auch im Erinnern des NS-Krankenmordes, über unsere Vergangenheit, darüber, wie das früher ethisch vollkommen pervertiert war?

Ich muss gestehen, mir geht es ein klein wenig wie Herrn Brieger. Es ist nicht leicht, aus dieser Geschichte eine Lehre zu ziehen, zu sagen, ganz unmittelbar aus der Geschichte folgt dieses und jenes. Die Beschäftigung mit der Geschichte gibt mir ad hoc keine Auskunft darüber, wann Leben beginnt, wann Leben endet. Das geht nicht. Irene Zauner-Leitner wird es auf Schloss Hartheim ganz ähnlich gehen: Gedenkstättenbesucher kommen oft mit gewissen Vorerwartungen. Wir haben ein wunderschönes Gästebuch, vollgeschrieben mit Kommentaren unserer Besucher. Darin werden ganz schnell Parallelen zwischen damals und heute gezogen. So schnell lassen sich diese Parallelen aus meiner Sicht nicht ziehen. Deswegen haben wir ja auch gewisse Begrifflichkeiten. Man bezeichnet die Tötung von Menschen als „Euthanasie“. Das ist natürlich ein Euphemismus, der „schöner“ oder „guter Tod“ bedeutet. Aber es geht um einen staatlich organisierten Massenmord. Davon müssen wir Fragen des assistierten Suizids in unserer Diskussion deutlich abgrenzen.

Ich finde, die Aufgabe eines Ortes wie Hartheim oder Grafeneck ist nicht, Antworten zu geben, sondern Fragen aufzuwerfen. Wir können den Besucher*innen die Antworten nicht vorgeben und das möchten wir auch nicht. Das, was wir möchten, ist, dass unsere Besucher*innen dahingehend sensibilisiert werden, dass das auch aktuelle Fragen oder Fragestellungen sind, die Bedeutung für sie und für ihre Gegenwart haben: für unsere Leben, für unsere Gesellschaft, für unsere kranken Menschen, für unsere alten Menschen, für unsere behinderten Menschen. Und diesem wandelnden Menschenbild auch nachzuspüren, nicht nur fokussiert auf die Zeit des Nationalsozialismus, sondern auch weiter zurückzugehen und zu schauen, wie es denn überhaupt so weit hat kommen können. Das kam nicht auf einen Schlag mit der Machtübernahme der Nationalsozialisten, dass Menschen mit Behinderung ein Wert abgesprochen wurde.
Die Fragen an diese Geschichte kann ich insofern auch zu Fragen der Gegenwart werden lassen, indem ich das zur Diskussion stelle: Wer bestimmt, nach welchen Kriterien wir heute Menschen sortieren? Mit welchen Konsequenzen? Wer wird

Die Aufgabe eines Ortes wie Hartheim oder Grafeneck ist nicht, Antworten zu geben, sondern Fragen aufzuwerfen

gehört und wer wird nicht gehört? Ich glaube, dass die Besucher durch die Konfrontation mit diesen Fragen dafür sensibilisiert werden, dass es Themen sind, die auch sie angehen. Wir werden alle alt, idealerweise. Die meisten Behinderungen bestehen oder entstehen durch eine chronische Erkrankung oder durch einen Unfall. Unser Leben kann sich relativ schnell ändern. Sich davor schon einmal Gedanken gemacht zu haben, welchen Stellenwert ich einem Menschenleben zuspreche, das finde ich durchaus sinnvoll. Und wenn Orte wie Hartheim oder Grafeneck oder andere Initiativen und Orte zur Beschäftigung mit solchen Themen beitragen können, dann ist das natürlich sehr gut.

Vielleicht noch ein Gedanke aus Sicht des Arztes. Ein zentraler Punkt ist für mich die Begründung ärztlichen Handelns. In der NS-Zeit ging es um die Volksgesundheit, und das hat etwas Kollektivierendes. Es ging darum, dass der Einzelne sich einer Gesamtideologie unterzuordnen hatte. Unter dem Deckmantel der Volksgesundheit wurden die Menschen getötet, die nicht mehr arbeitsfähig waren. Bewertungsbogen wurden ausgefüllt und die Ausgemusterten wurden in die Tötungsanstalten geschickt. Da sind die individuelle Freiheit und die individuelle Würde verloren gegangen. Das sind Diskussionen, die kann man heute weiterführen. Wenn man Volksgesundheit ins Englische übersetzt, kommt man zu Public Health. Das ist die wörtliche Übersetzung. Public Health ist heute ein ganz zentraler Punkt in der Medizin. Aber auch da haben wir die ethische Diskussion: Inwieweit kann Public Health oder Public Mental Health das große Ganze betrachten und dabei den Einzelnen verlieren? Bei manchen Diskussionen ist es wichtig, das Ganze zu sehen. Ich will jetzt nicht die Impfdiskussion aufmachen, aber das wäre ein Beispiel.
Aber um mit etwas Positivem abzuschließen: An unserer heutigen Veranstaltung nehmen selbstredend Psychiatrieerfahrene und ihre Angehörigen teil. Dieses Diskutieren auf allen Ebenen und mit allen Betroffenen wird hoffentlich zur Selbstverständlichkeit. Dazu gehört auch, dass sie sich hier willkommen fühlen.

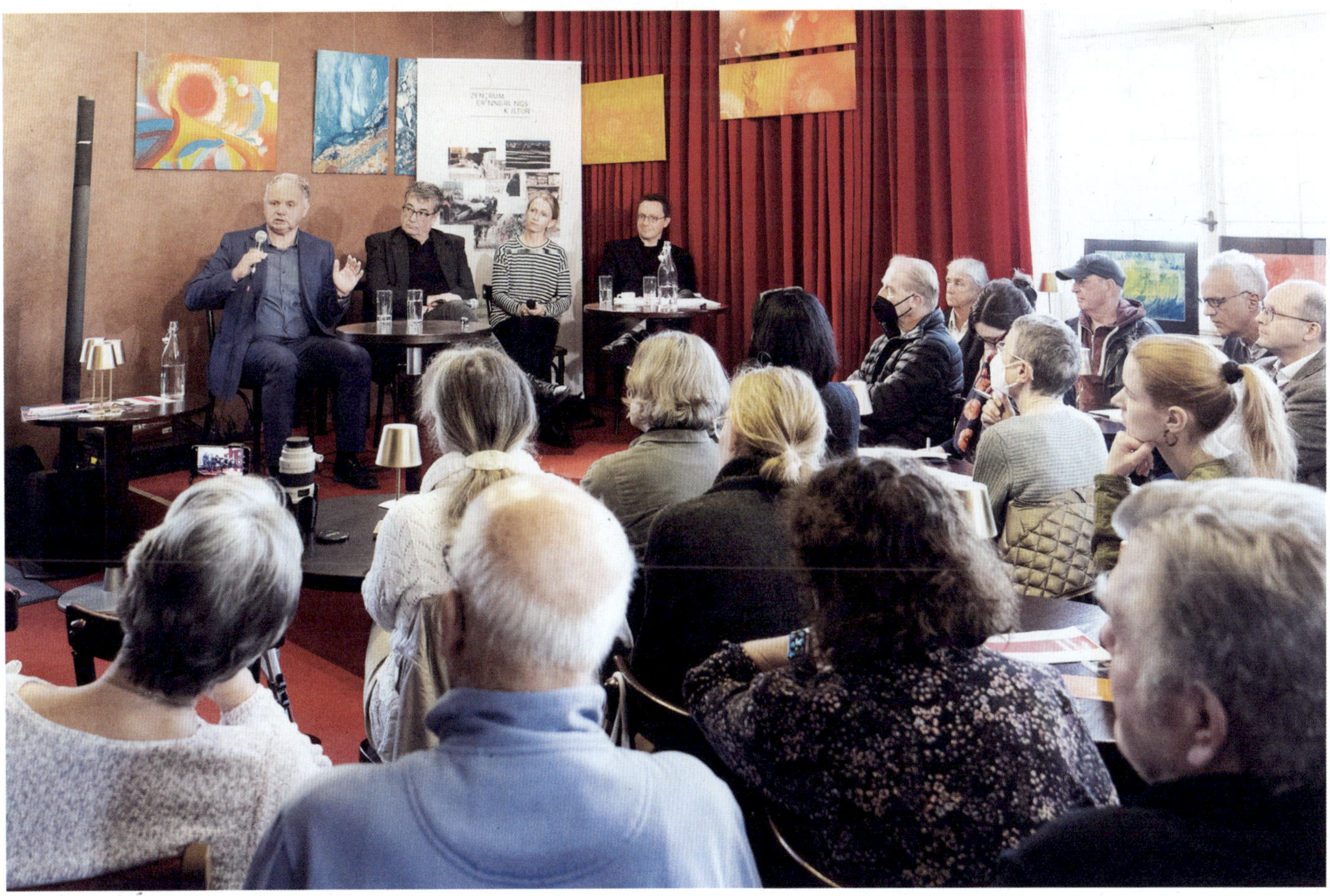

Die Erinnerungskultur zur NS-„Euthanasie“ im Bezirk Oberbayern – das Beispiel Eglfing-Haar

Winfried Helm

Die oberbayerische Heil- und Pflegeanstalt Eglfing-Haar im Osten Münchens war ein zentraler Ort der NS-„Euthanasie“. Mehr als 2.000 Opfer wurden von hier aus in die Gasmordanstalten Grafeneck und Hartheim (Oberösterreich) deportiert; etwa 1.600 Patienten kamen vor Ort durch Hunger, Medikamente und Vernachlässigung ums Leben; in der „Kinderfachabteilung“ wurden 332 Kinder und Jugendliche ermordet. Die Aufarbeitung dieser Verbrechen hatte in Eglfing-Haar zwar einen frühen Auftakt, sie währte aber nicht lange: Der von den US-Amerikanern im Juni 1945 als Anstaltsleiter eingesetzte Gerhard Schmidt beschäftigte sich intensiv mit den Krankenmorden.[1] Bereits im Juli 1946 wurde er entlassen und durch einen Kollegen ersetzt, der aufgrund eigener Belastung kein Interesse an einer Aufarbeitung hatte. So ließ die Auseinandersetzung mit den NS-Verbrechen – wie in vielen vergleichbaren Einrichtungen – lange auf sich warten. Erst in den 1980er-Jahren setzten Initiativen ein, die von interessierten und engagierten Einzelpersonen angestoßen und forciert wurden. Bernhard Richarz, Assistenzarzt am Bezirkskrankenhaus Haar,[2] arbeitete die Geschichte der Heil- und Pflegeanstalt Eglfing-Haar bis zum Ende des Nationalsozialismus in seiner 1987 erschienenen Dissertation auf.[3] Damit lagen wesentliche Fakten auf dem Tisch – zum wiederholten Mal, aber nun, 20 Jahre nach der Veröffentlichung der Recherchen von Gerhard Schmidt, war die Zeit reif dafür, die NS-Verbrechen in die Öffentlichkeit zu tragen. Einen wesentlichen Beitrag dazu leistete der evangelische Pfarrer und Pastoralpsychologe Klaus Rückert, der von 1983 bis 1995 als Krankenhaus-Seelsorger am Bezirkskrankenhaus Haar tätig war. Er trug maßgeblich dazu bei, die anfangs durchaus vorhandenen Widerstände in der Kommunalpolitik, beim Krankenhausträger und bei Teilen des Krankenhauspersonals abzubauen und die Grundlage für eine kontinuierliche Erinnerung an die NS-Verbrechen zu schaffen.

Ende der 1980er-Jahre erklärte sich der Bezirk Oberbayern als Träger des Bezirkskrankenhauses dazu bereit, auf dem Krankenhausgelände ein „Euthanasie“-Mahnmal zu errichten. Eingeweiht wurde das vom Bildhauer Josef Gollwitzer geschaffene Denkmal am 18. Januar 1990, dem 50. Jahrestag der ersten Deportation von 25 Patienten aus Eglfing-Haar in die Tötungsanstalt Grafeneck. Als Standort wählte man einen Platz neben der evangelischen Kapelle – was durchaus ein Aus-dem-Blick-Rücken war im Vergleich zum zunächst favorisierten, deutlich prominenteren Platz bei der repräsentativen Vorfahrt zum Verwaltungsgebäude Vockestraße 72. Dennoch war ab nun das Thema NS-„Euthanasie“ dauerhaft im öffentlichen Raum präsent.

2005 wurde in Eglfing-Haar ein Psychiatriemuseum eingerichtet, das die damals 100-jährige Geschichte der Anstalt präsentiert. Die Initiative dazu kam von Mitarbeiter*innen des Krankenhauses. Etwa zur gleichen Zeit wurde das Thema NS-„Euthanasie“ fester Bestandteil der Ausbildung in der Pflegefachschule. Zum 70. Jahrestag der ersten Deportationen fand am 18. Januar 2010 wieder eine große Gedenkfeier am Mahnmal statt. Seitdem hat dieses Datum einen festen Platz im Veranstaltungskalender des Klinikums.

1 Das bereits 1947 fertiggestellte Manuskript über die NS-Verbrechen in der Anstalt Eglfing-Haar wurde erst 1965 veröffentlicht: Gerhard Schmidt, Selektion in der Heilanstalt 1939 – 1945, Stuttgart 1965, 2. Auflage Frankfurt a. M. 1983, Neuausgabe mit ergänzenden Texten Berlin/Heidelberg 2012

2 Die 1905 gegründete „Heil- und Pflegeanstalt Eglfing“ wurde 1931 mit der 1912 gegründeten „Heil- und Pflegeanstalt Haar“ zur „Oberbayerischen Kreis-Heil- und Pflegeanstalt Eglfing-Haar“ vereint. Es folgten folgende Umbenennungen: 1957 „Nervenkrankenhaus Haar bei München des Bezirks Oberbayern“, 1971 „Bezirkskrankenhaus Haar“, 2008 „kbo-Isar-Amper-Klinikum Haar“, 2020 „kbo-Isar-Amper-Klinikum Region München“.

3 Bernhard Richarz, Heilen, Pflegen, Töten. Zur Alltagsgeschichte einer Heil- und Pflegeanstalt bis zum Ende des Nationalsozialismus, Göttingen 1987

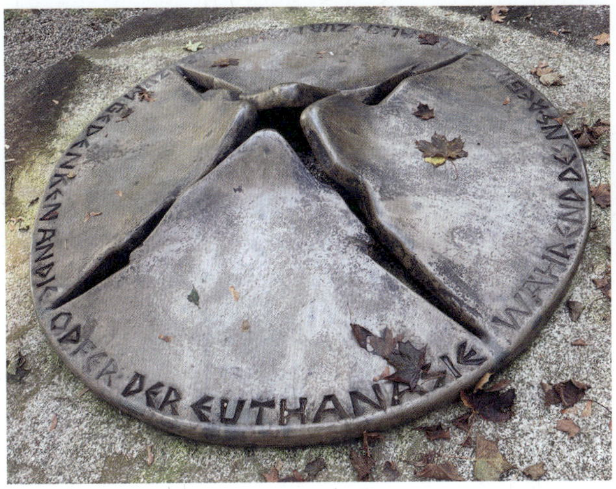

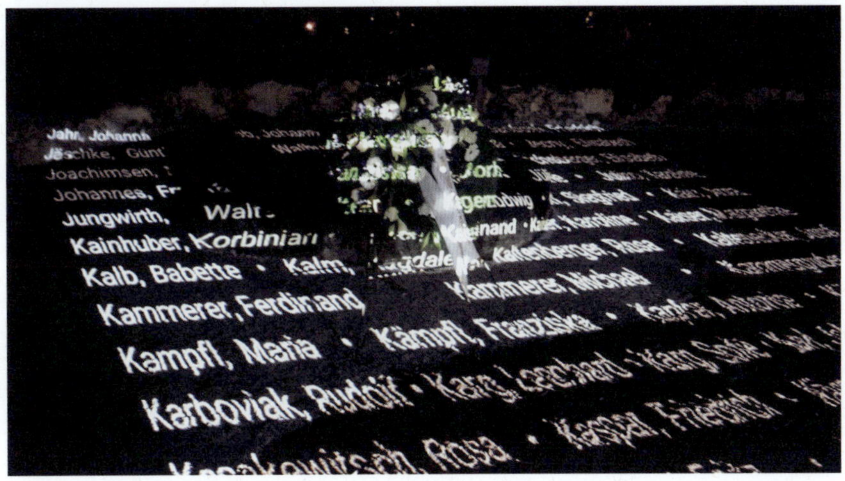

Am 1990 auf dem Klinikgelände errichteten Mahnmal wird seit 2010 jährlich am 18. Januar, dem Jahrestag der ersten Deportation, eine Gedenkfeier veranstaltet. 2019 begleitete eine Lichtinstallation des Künstlers Georg Soanca-Pollack das Gedenken.

In den 2010er-Jahren verdichteten sich im Bezirk Oberbayern die Initiativen für eine intensive Beschäftigung mit der NS-„Euthanasie". Entscheidende Impulse setzten bundesweite Organisationen und Projekte. 2014 wurde der nationale Gedenk- und Informationsort für die Opfer der nationalsozialistischen „Euthanasie"-Morde an der Berliner Tiergartenstraße 4 eröffnet. Dem gingen viele Jahre Recherchen, Publikationen und Öffentlichkeitsarbeit voraus. Wesentlich dazu beigetragen hat der bereits seit den 1980er-Jahren existierende Arbeitskreis zur Erforschung der nationalsozialistischen „Euthanasie" und Zwangssterilisation. Der 2021 verstorbene Psychiater und Medizinhistoriker Gerrit Hohendorf engagierte sich maßgeblich sowohl beim erwähnten Arbeitskreis als auch bei der Entwicklung des nationalen Gedenkortes. Seinen Arbeitsplatz hatte er in München, wo er den Arbeitsbereich Medizingeschichte am Institut für Geschichte und Ethik der Medizin an der Technischen Universität leitete. In Oberbayern trug er Wesentliches zur Erinnerung an die NS-Krankenmorde bei. Er war Mitherausgeber des 2018 erschienenen, bundesweit beachteten Gedenkbuches für die Münchner „Euthanasie"-Opfer.[4] Im Vorfeld fanden Debatten über das Problem der Namensnennung statt.[5] Das Gedenkbuch, in dem die Namen, Lebensdaten und Todesorte von 2.026 Opfern genannt sind, setzte – zusammen mit Aktionen wie öffentlichen Namenslesungen – ein deutliches Zeichen dafür, dass die Würdigung der Opfer ins Zentrum des Erinnerns an die NS-„Euthanasie" gerückt war. Die Aktionen und die Geleitworte im Buch verweisen auf das erinnerungskulturelle Zusammenwirken von Wissenschaft, kommunaler Politik auf Stadt- und Bezirksebene sowie zivilgesellschaftlichen Initiativen wie die der Angehörigen der Opfer, der Angehörigen psychisch Kranker und der Psychiatrieerfahrenen.

Ein wesentlicher Baustein für die erinnerungskulturelle Arbeit ist die Möglichkeit der Recherche und damit die Verfügbarkeit einschlägiger Dokumente. Dafür liegen im Bezirk Oberbayern sehr gute Voraussetzungen vor. Der Bezirk als Träger der Nachfolgeeinrichtungen der Heil- und Pflegeanstalten unterhält ein eigenes Archiv, in dem die von den Kliniken abgegebenen Patientenakten gelagert, konserviert und erschlossen werden. Das Bezirksarchiv ist dadurch die entscheidende Anlaufstelle für die bislang stetig zunehmenden Anfragen von Angehörigen und Forschenden und arbeitet eng mit den betroffenen Kliniken bei den erinnerungskulturellen Projekten zusammen.[6]

Die erinnerungskulturelle Konjunktur der 2010er-Jahre wurde vom Bezirk Oberbayern aufgegriffen und konsequent weitergeführt. Josef Mederer, Bezirkstagspräsident von Oberbayern seit 2008, hat den Bezirkstag von der Bedeutung des Themas überzeugt und mit Peter Brieger, dem Ärztlichen Direktor des kbo-Isar-Amper-Klinikums Region München – so heißt die ehemalige Heil- und Pflegeanstalt Eglfing-Haar heute –, einen Mitstreiter gefunden. 2017 gründete der Bezirk den Arbeitskreis Erinnerungskultur, den Peter Brieger leitet und koordiniert. Der Arbeitskreis hat das Ziel, „die Verbrechen der ‚Euthanasie', der Ermordung psychisch kranker und behinderter Menschen in den damaligen Pflegeanstalten Eglfing-Haar und Gabersee[7], wissenschaftlich aufzuarbeiten, würdige Formen der

4
NS-Dokumentationszentrum München, Bezirk Oberbayern, Michael von Cranach, Annette Eberle, Gerrit Hohendorf, Sibylle von Tiedemann (Hg.), Gedenkbuch für die Münchner Opfer der nationalsozialistischen „Euthanasie"-Morde, Göttingen 2018

5
Siehe dazu auch das Gespräch ab S. 49 und den Beitrag auf S. 74f. in diesem Band

6
Siehe dazu den Beitrag ab S. 128 in diesem Band

7
Gabersee war die zweite oberbayerische Heil- und Pflegeanstalt. Sie wurde Anfang 1941 aufgelöst. Die Patienten kamen entweder direkt in die Tötungsanstalt Hartheim oder nach Eglfing-Haar. Die heute als kbo-Inn-Salzach-Klinikum firmierende Einrichtung wurde 1953 wiedereröffnet.

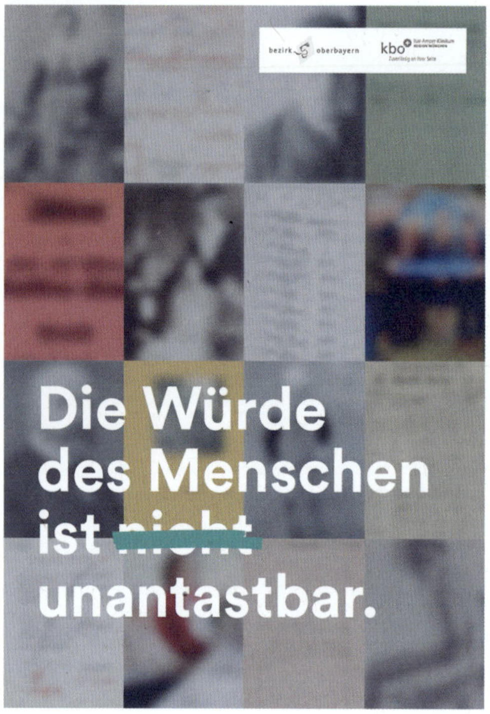

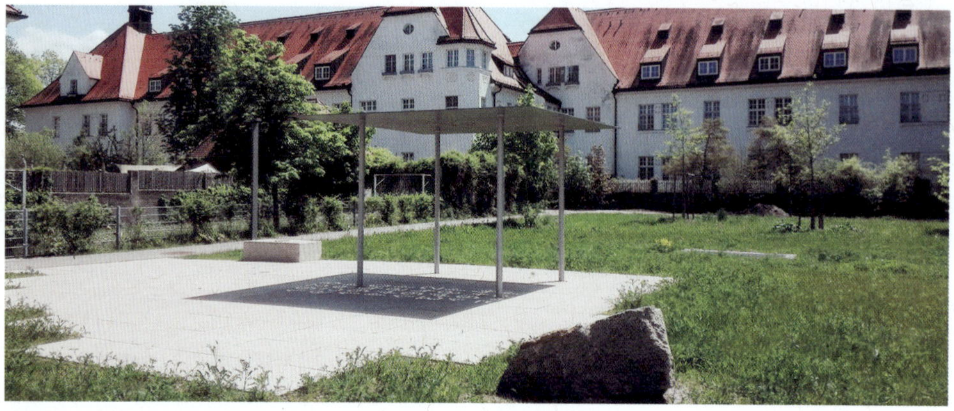

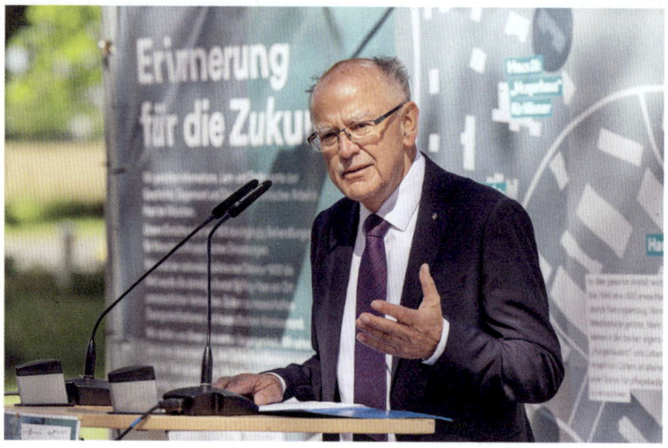

Cover der 2021 veröffentlichten Broschüre zur Erinnerungskultur am Haarer Klinikum.
Die Gedenkskulptur „Restlicht“ von Werner Mally, seit 2021 dauerhaft installiert in der Nähe der ehemaligen „Kinderfachabteilung“, in der mehr als 300 Kinder ermordet wurden.
Der Bezirkstagspräsident von Oberbayern Josef Mederer bei der Bautafelenthüllung im Frühjahr 2021

Erinnerung zu schaffen und daraus einen Auftrag für die Zukunft abzuleiten. Diese Aufgabe sieht der Bezirk als Teil seiner Gesamtverantwortung, der Ausgrenzung und Stigmatisierung von Menschen mit Krankheit oder Behinderung wirksam zu begegnen und allen Formen der Diskriminierung entgegenzutreten“.[8] Ein politischer Beirat, der sich aus Mitgliedern des Bezirkstags zusammensetzt, fungiert als „Impulsgeber und Begleiter“[9] des Arbeitskreises.

Der Bezirk Oberbayern forciert als Heraus- und Geldgeber den Folgeband des oben erwähnten Münchner Gedenkbuches, in dem die oberbayerischen Opfer der nationalsozialistischen „Euthanasie“-Morde veröffentlicht werden sollen. Das Buchprojekt verzögerte sich durch den Tod von Gerrit Hohendorf, der bereits 2019 eine Projektskizze vorgelegt hatte. Als neue Projektleiterin gewann der Bezirk Oberbayern im Jahr 2022 die Psychiaterin und Medizinhistorikerin Maike Rotzoll. Eine Folge der Verzögerung ist das vorliegende erinnerungskulturelle Buchprojekt. Die Idee dazu hatte Jörg Skriebeleit, Leiter der KZ-Gedenkstätte Flossenbürg und Gründungsdirektor des Zentrum Erinnerungskultur der Universität Regensburg. Der Bezirk Oberbayern fungiert auch bei diesem Ende 2021 gestarteten Projekt als Heraus- und Geldgeber.

Jörg Skriebeleit berät das kbo-Isar-Amper-Klinikum bereits seit 2018, als sich eine Arbeitsgruppe bildete, um die Erinnerungskultur in dieser Einrichtung weiterzuentwickeln. Ein entscheidendes Merkmal dieser Gruppe ist die breite Verankerung in der Einrichtung, von der Ärzteschaft und der Verwaltung bis hin zum Pflegebereich, sowie die Hereinnahme beratender Experten für kultur- und geschichtswissenschaftliche sowie kuratorische und gestalterische Fragen.

Die erste dauerhaft in der Öffentlichkeit sichtbare Maßnahme war 2019 die Umbenennung der von-Braunmühl-Straße in Max-Isserlin-Straße[10] in der Gemeinde Haar. Recherchen hatten ergeben, dass Anton von Braunmühl, Krankenhausdirektor von 1946 bis 1957, aus ethischer Sicht für den Tod vieler Patienten mitverantwortlich war. Die Entscheidung zur Umbenennung war durch ein breites Einverständnis auf kommunaler Ebene getragen.

Zeitgleich wurden im sogenannten Direktorengang des Verwaltungsgebäudes die dort in klinikinterner Tradition aufgereihten Porträts der früheren Direktoren abgenommen und durch ein Plakat mit der Überschrift „Wir denken nach“ ersetzt. Ausgehend von dieser symbolischen Handlung sollte die Neugestaltung der Erinnerungskultur im kbo-Isar-Amper-Klinikum auf den Weg gebracht und im Austausch mit Mitarbeiter*innen, mit Behandlungspartner*innen, mit Patient*innen und Angehörigen umgesetzt werden.

8
Bezirk Oberbayern (Hg.), Kultur ist Heimat. Kulturaktivitäten des Bezirks Oberbayern, Infoheft, Stand Mai 2019, S. 35

9
Ebd.

10
Der Neurologe Max Isserlin war Chefarzt der Heckscherschen Nervenheil- und Forschungsanstalt in München. Nach seiner Entlassung 1933 emigrierte er in die Schweiz und später nach England.

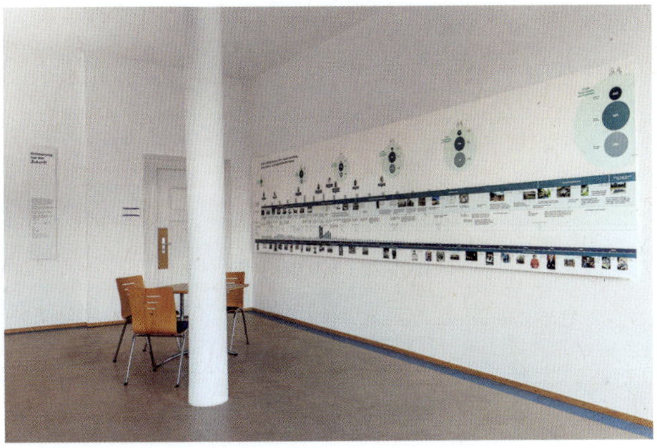

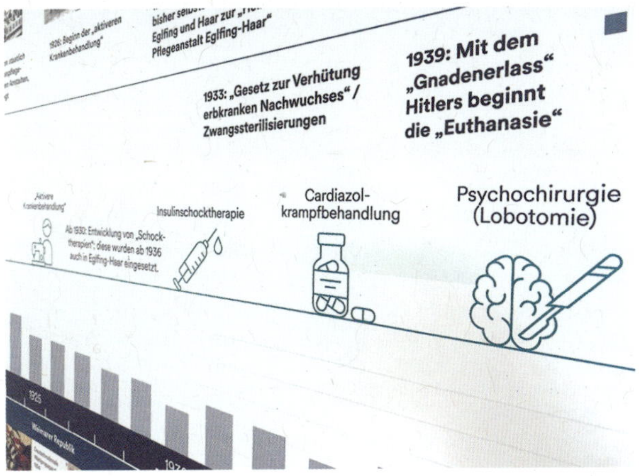

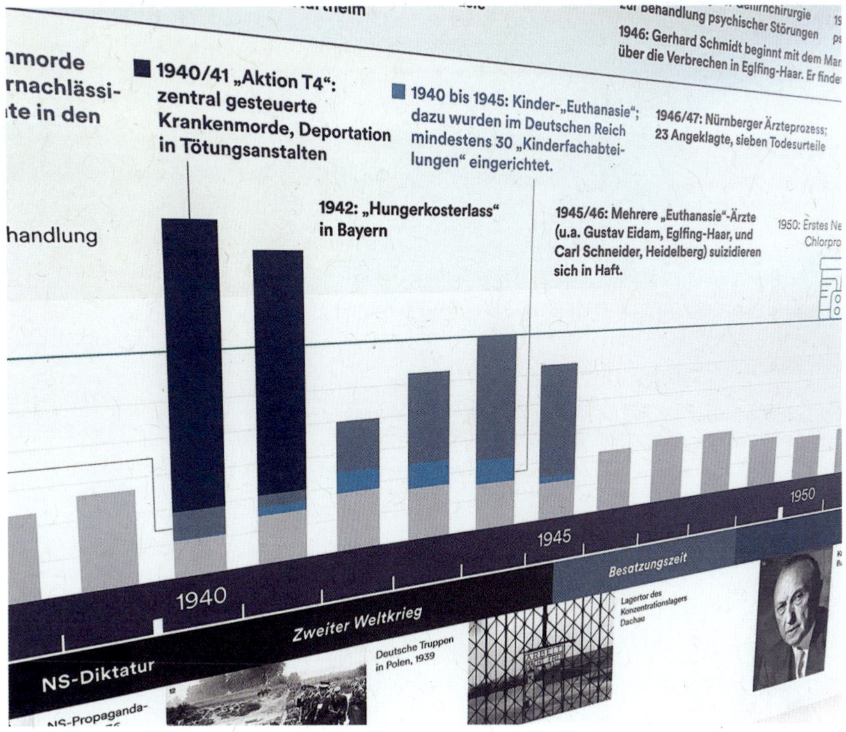

Synchronoptische Zeitleiste im Verwaltungsgebäude der Haarer Klinik; Detailaufnahmen zu den Themen Sterblichkeitsraten und Entwicklung der psychiatrischen Therapien

2020 initiierte die Arbeitsgruppe einen Planungsprozess, der Teilprojekte für die Sichtbarmachung der Klinikgeschichte in Gelände und Gebäuden definierte. Im Frühjahr 2021 wurde diese Planung in die Öffentlichkeit getragen. An der Hauptzufahrt zur Klinik wurde eine für Fußgänger und Straßenbenutzer gut sichtbare und in der Nacht beleuchtete Projekttafel installiert, die sich aus vier Bauzaun-Elementen zusammensetzt. Präsentiert werden darauf das Schlüsselmotiv der Maßnahmen, ein Geländeplan mit Kennzeichnung und inhaltlicher Formulierung der Teilprojekte sowie eine Liste der derzeit bekannten Opfer, die zwischen 1939 und 1945 von Eglfing-Haar aus zur Tötung deportiert oder hier vor Ort ermordet wurden. Zum Stand Mai 2021 konnten von den vermutlich etwa 4.000 Opfern 3.570 Namen genannt werden. Die Recherchen laufen kontinuierlich weiter. Gleichzeitig zur Bautafelenthüllung wurde eine Broschüre fertiggestellt, die die historischen Zusammenhänge zu den NS-Verbrechen in Eglfing-Haar erläutert, auf die Geschichte der Aufarbeitung eingeht und die aktuellen Initiativen und Pläne eingehend beschreibt. Zudem verfassten zwei Opferangehörige Beiträge, die sich dem Leben der ermordeten Verwandten widmen und gleichzeitig auf die eigene Motivation zur Beschäftigung mit dem Thema eingehen.[11] Bei der Gestaltung der Broschüre sowie der Bautafel kam das für die Erinnerungskultur der Klinik neu entwickelte grafische Leitbild erstmals zum Einsatz.[12] Im Sommer 2021 wurde auf dem ehemaligen Klinikgelände, das seit 2017 als hochwertiges Wohnviertel „Jugendstilpark“ entwickelt wird, ein zweiter, künstlerisch gestalteter Gedenkort geschaffen. Die seit 2012 an unterschiedlichen Standorten präsentierte Skulptur „Restlicht“ des Münchner Künstlers Werner Mally fand seinen endgültigen Platz in der Nähe des Kinderhauses (heute Kindergarten) und der „Kinderfachabteilung“ der ehemaligender Heil- und Pflegeanstalt.

Im Sommer 2022 wurde mit der „Synchronoptischen Zeitleiste“ das erste Teilprojekt der Arbeitsgruppe Erinnerungskultur nach anderthalbjähriger Planungszeit realisiert. Diese multidimensionale Darstellung der Klinikgeschichte befindet sich im Foyer des Obergeschosses des zentralen Verwaltungsgebäudes in der Vockestraße 72. Die Zeitleiste stellt zeitgleich (synchron) auf einen Blick (optisch) die Geschichte der Einrichtung von ihrer Gründung im Jahr 1905 bis heute dar. Insgesamt elf inhaltliche Ebenen sind einer Zeitskala zugeordnet.

11
Die Würde des Menschen ist ~~nicht~~ unantastbar, herausgegeben vom kbo-Isar-Amper-Klinikum Region München, 2021; die Broschüre kann angefordert werden unter Henner.Luettecke@kbo.de.

12
Das grafische Leitbild wurde von Susanne Asenkerschbaumer, Berlin, erstellt. Teile davon (z.B. die Typografie) wurden im vorliegenden Band übernommen, um die beiden Projekte visuell zusammenzuschließen.

Die inhaltlichen Ebenen der Synchronoptischen Zeitleiste, die die Entwicklung der Klinik von 1905 bis heute im psychiatrie- und zeitgeschichtlichen Kontext erschließt

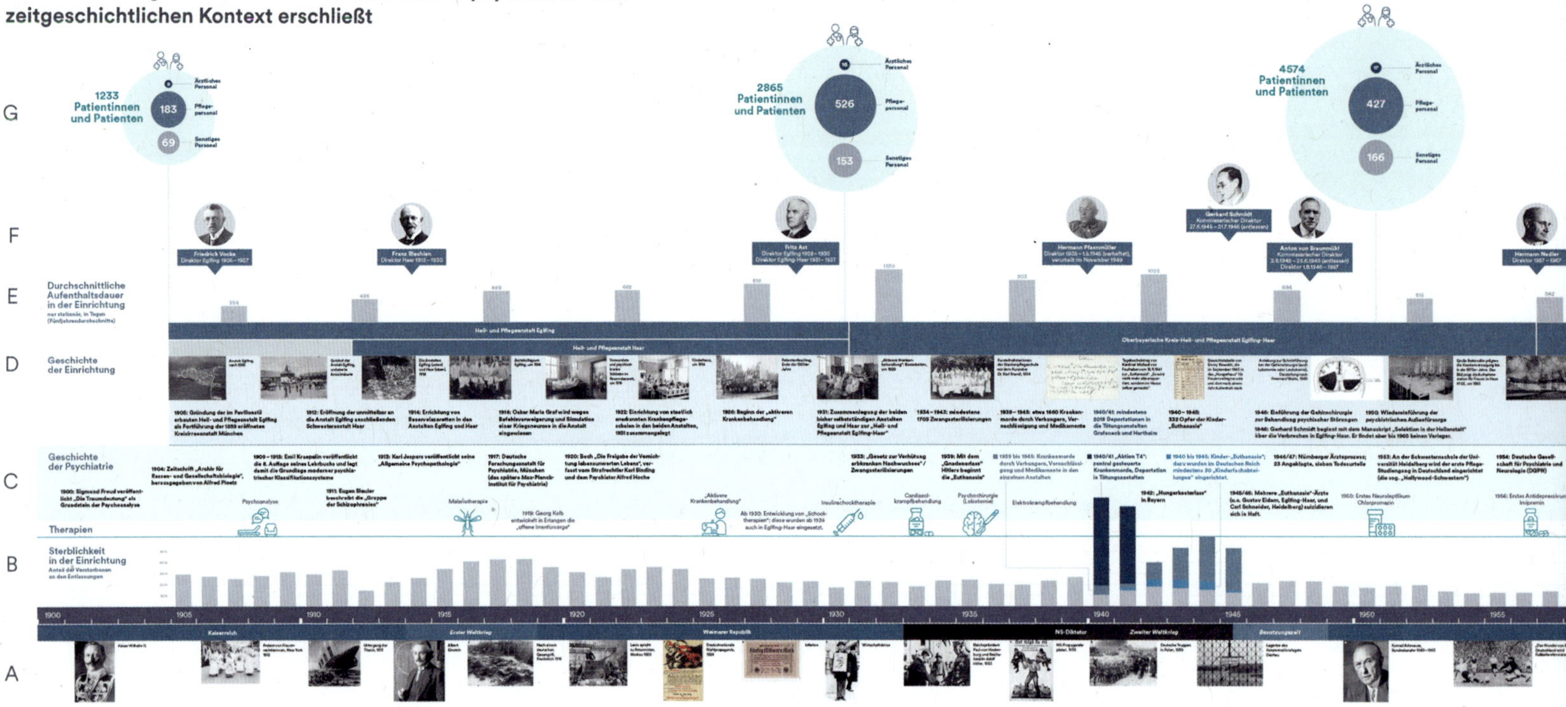

A Die beiden Ebenen unterhalb der Zeitskala stehen für die allgemeine Geschichte. Die Epochen der deutschen Geschichte werden benannt, von Kaiserreich, Weimarer Republik, NS-Diktatur, Besatzungszeit, der Zeit von BRD und DDR bis hin zur jetzigen Bundesrepublik. An dieser Epochenleiste hängen ikonische Bilder, die die jeweilige Zeit visuell repräsentieren.

B Direkt auf der Zeitskala sitzt die grafische Darstellung der Sterblichkeit in der Klinik. Diese Mortalitätsrate gibt den Anteil der Verstorbenen an den Entlassungen oder Abgängen wieder. Diese zieht den Blick durch die vehementen Ausschläge sehr schnell auf die Jahre 1939 bis 1945. Dort werden die drei zum Tod führenden Verbrechenskategorien „Aktion T4", Kinder-„Euthanasie" und das dezentrale Töten vor Ort grafisch differenziert ausgezeichnet.

C Die nächsten beiden Ebenen der Zeitleiste stellen einen allgemeinen psychiatrisch-fachbezogenen Kontext her. Die Entwicklung der Therapieformen wird mittels bildlicher Symbole mit knapper Benennung ins Spiel gebracht und die wichtigsten Etappen der Psychiatriegeschichte werden in kurzen Sätzen umrissen.

D Informationen zur Klinik werden über und unter einer Leiste dargestellt, die für die Einrichtung steht und auf der die jeweiligen Benennungen der Klinik stehen, von der Heil- und Pflegeanstalt, dem Nervenkrankenhaus, dem Bezirkskrankenhaus bis hin zur kbo.
An der Klinikleiste hängende kommentierte Bilder zur Einrichtung; darunter vermitteln kompakte Texte die wichtigsten Entwicklungsetappen.

E Auf der Klinikleiste sitzt ein Balkendiagramm, das die stationäre Aufenthaltsdauer in der Einrichtung in Fünfjahresdurchschnitten visualisiert.

F Darüber sind die Porträts der ärztlichen Direktoren mit Namen und Amtszeiten abgebildet; auf die Wiedergabe der noch lebenden Personen wurde bewusst verzichtet.

G Die Zeitleiste endet nach oben hin mit der grafisch visualisierten Anzahl zu Patientinnen und Patienten sowie zum Klinikpersonal für sechs Stichjahre; beim Personal wird unterschieden in ärztliches, Pflege- und sonstiges Personal.

Die Synchronoptische Zeitleiste ist ein hervorragendes didaktisches Mittel. Es bietet dem Blick viele Haltestellen; es ermöglicht das schnelle Erfassen diachroner Abläufe; es fordert dazu auf, Beziehungen herzustellen; es weist unzählige Assoziationspotenziale auf, die die Betrachterinnen und Betrachter fast automatisch tätig werden lassen. Die Zeitleiste bringt zuverlässig recherchierte Fakten ins Spiel. Das sind Bausteine für Erzählungen, Gespräche, Diskussionen, die bei Einzelnen oder auch begleiteten Gruppen entstehen können. Es ist ein großer Pool, der Gedanken in Bewegung bringen kann. Ein Bewerten oder sogar Moralisieren unterbleibt. So wird bei der Darstellung der Ärztlichen Direktoren selbstverständlich auch der Nationalsozialist Pfannmüller abgebildet. Aus der alten Direktorengalerie war Pfannmüllers Porträt ja entfernt und durch einen erläuternden Text ausgetauscht worden. Die Synchronoptische Zeitleiste ersetzt die alte Direktorengalerie auf eine zeitgemäße Weise. Die Fakten im synchronen Kontext sprechen für sich. Die Synchronoptische Zeitleiste vermeidet insbesondere eine erinnerungskulturelle Fokussierung auf die Phase 1933/1945. Der Blick auf die gesamte Geschichte der Einrichtung ist dem Arbeitsteam wichtig.

Der nächste Projektschritt steht kurz vor der Realisierung. Es wird noch im Jahr 2023 eine Darstellung der Erinnerungskultur in den Kliniken des Bezirks Oberbayern im digitalen Raum geben. Auch die Planung für die Gestaltung eines zentralen Erinnerungs- und Informationsortes, der im Umfeld des 1990 geschaffenen Denkmals entsteht, und für die Markierung der Verbrechensorte im Gelände ist auf den Weg gebracht.

13
Harald Welzer, Erinnerung und Gedächtnis. Desiderate und Perspektiven, in: Christian Gudehus, Ariane Eichenberg und Harald Welzer (Hg.), Gedächtnis und Erinnerung. Ein interdisziplinäres Handbuch, Stuttgart 2010, S. 8f.

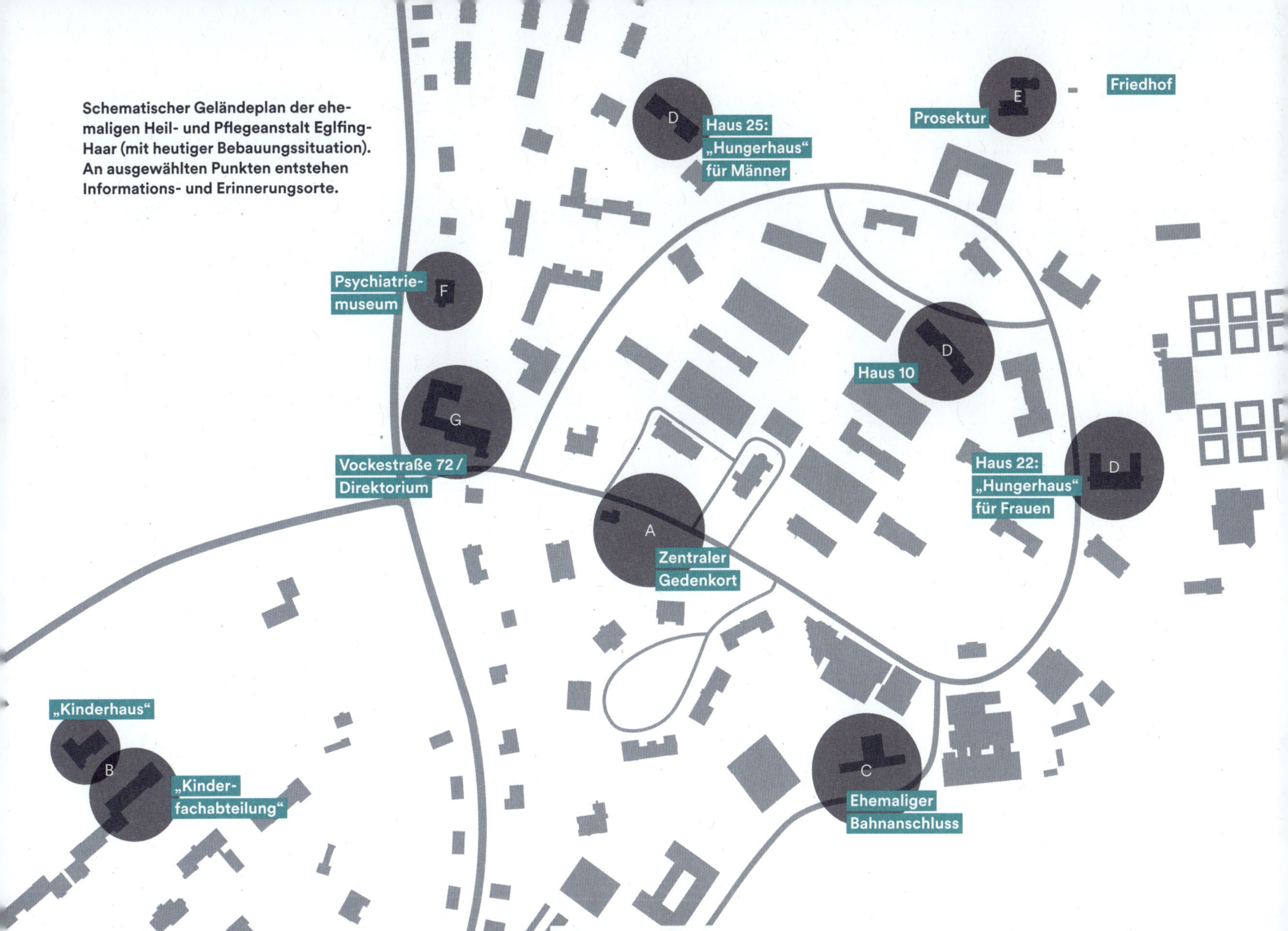

Schematischer Geländeplan der ehemaligen Heil- und Pflegeanstalt Eglfing-Haar (mit heutiger Bebauungssituation). An ausgewählten Punkten entstehen Informations- und Erinnerungsorte.

A Der Platz am 1990 errichteten Mahnmal wird als zentraler Ort für Gedenken und grundlegende Information gestaltet.

B Hier wurden zwischen 1940 und 1945 durch Überdosierung von Medikamenten 332 Kinder und Jugendliche ermordet. Im Umfeld der beiden Tatorte befindet sich seit 2021 die Gedenkskulptur „Restlicht“.

C Hier bestiegen von Mitte 1940 bis Mitte 1941 annähernd 1900 Opfer die Deportationszüge zur Tötungsanstalt Hartheim (bei Linz). Die ersten Transporte wurden bereits ab Januar 1940 mit Bussen durchgeführt. Ziel war die Tötungsanstalt Grafeneck (Baden-Württemberg). Insgesamt wurden 2018 Menschen aus Eglfing-Haar deportiert und ermordet.

D In der gesamten Anstalt wurden von 1939 bis 1945 etwa 1600 erwachsene Patienten durch Nahrungsentzug, Vernachlässigung oder Medikamente getötet. Mehr als 400 von ihnen kamen in den beiden eigens eingerichteten „Hungerhäusern“ ums Leben. Etwa die gleiche Anzahl von Opfern ist alleine im Haus 10, einer Station für pflegebedürftige Frauen, zu verzeichnen.

E Die Deutsche Forschungsanstalt für Psychiatrie in München betrieb seit 1926 eine Prosektur in Eglfing. Hier wurden verstorbene Patienten obduziert sowie Gehirne entnommen und untersucht.

F Das 2005 eröffnete Museum wird neu konzipiert und gestaltet.

G Das Gebäude spielt als Sitz des Direktoriums eine Rolle als historischer „Ort der Täter“. In einem Foyer des Verwaltungsgebäudes erschließt eine Synchronoptische Zeitleiste die Geschichte der Psychiatrie in Eglfing-Haar.

Das breit angelegte erinnerungskulturelle Projekt in Haar trägt den Titel „Erinnerung für die Zukunft“. Diese Wendung ist für das Projektteam alles andere als ein hübsches Motto. Darin spiegelt sich der Wille, zur Gestaltung der zukünftigen Entwicklung der Klinik beizutragen. Fachlich unterfüttert wird es durch ein wesentliches Ergebnis der interdisziplinären Gedächtnisforschung: Der funktionale Überlebenswert des menschlichen Gedächtnisses hängt von seinem Zukunftsbezug ab.[13] Pointiert formuliert: Es ist die Zukunft, die konstitutiv für unser Erinnern ist, nicht die Vergangenheit.

Transparenzhinweis: Der Verfasser des Beitrags ist bei der Arbeitsgruppe Erinnerungskultur am kbo-Isar-Amper-Klinikum Region München als Berater tätig und zuständig für kulturwissenschaftliche und kuratorische Fragen.

Haar, Fotografie von Rainer Viertlböck; s. dazu S. 212

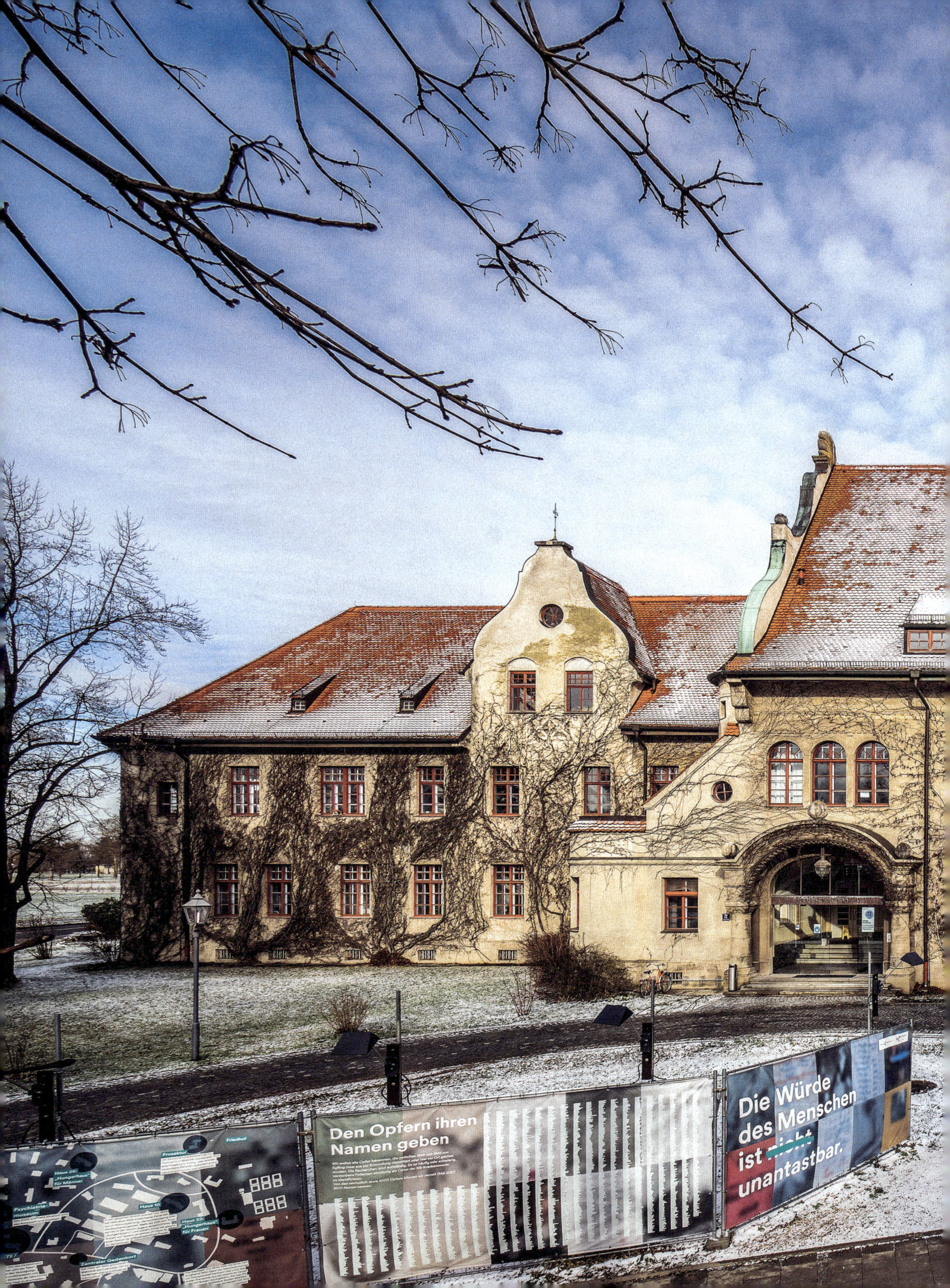
Den Opfern ihren
Namen geben
Die Würde
des Menschen
ist nicht
unantastbar.

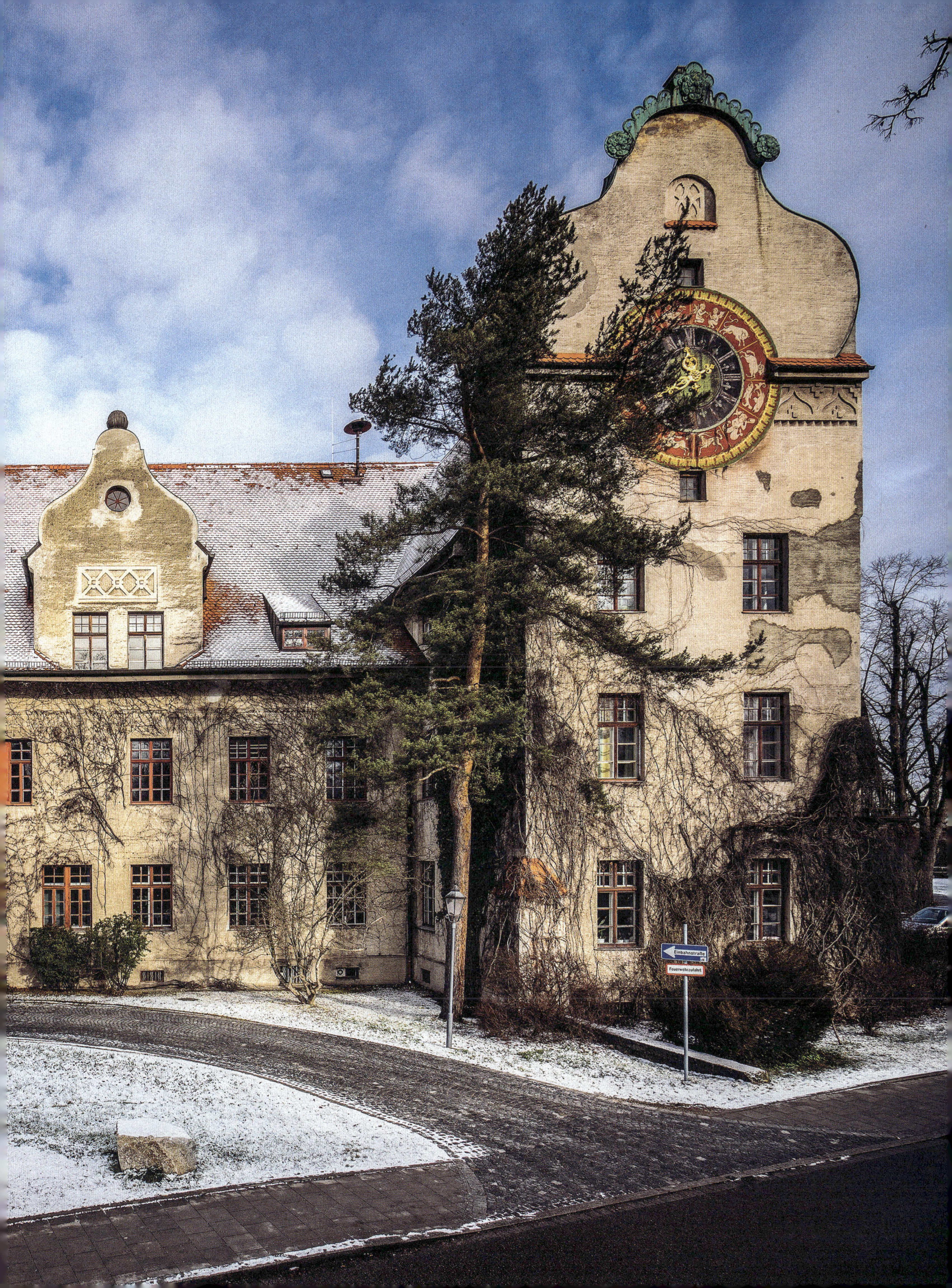
Einbahnstraße
Feuerwehrzufahrt

Vom Umgang der staatlichen Psychiatrie mit den NS-Krankenmorden.

Ein Beispiel aus Baden-Württemberg

Thomas Müller

Wie soll, wie kann eine deutsche psychiatrische Klinik heute mit ihrer Geschichte während der Jahre des Nationalsozialismus umgehen? Mit welchem Selbstverständnis tritt man der Geschichte seiner Einrichtung entgegen? Was bedeutet es für die gegenwärtige therapeutische Behandlung von Patientinnen und Patienten oder für die Ausbildung junger Menschen in den seitens der Klinik angebotenen Ausbildungen, dass wir von historischen Verbrechen am Ort unserer Klinik wissen, die den Zielen medizinischer Wissenschaft diametral entgegenstehen?

Zur lokalen Situation – eine Hinführung

Unsere Klinik im deutschen Südwesten geht hier eigene Wege. Bei dieser Klinik handelt es sich um einen Teil des Klinikverbundes der „Zentren für Psychiatrie in Baden-Württemberg", der heute dem baden-württembergischen Sozialministerium unterstellt ist. Der hier dargestellte Verbundteil entspricht ursprünglich drei traditionsreichen, ehemaligen württembergischen Heil- und Pflegeanstalten: Zwiefalten (gegründet 1812), Schussenried (1875) und Weissenau bei Ravensburg (1892). Fokussiert wird hier das Beispiel des Standorts Weissenau des Zentrums für Psychiatrie (ZfP) Südwürttemberg, seit 1967 auch Psychiatrische Universitätsklinik der Universität Ulm.

Aus Sicht der mit der historischen Aufarbeitung an dieser Klinik Betrauten gibt es mindestens drei Motivationsbündel, sich aktiv mit der Geschichte von Morden an Patientinnen und Patienten zwischen 1940 und 1945 zu befassen.[1] Diese Morde ereigneten sich nach der Deportation dieser Menschen in die Tötungsorte der zentralen „Euthanasie" oder gar im Rahmen der dezentralen „Euthanasie" in den damaligen Einrichtungen der psychiatrischen Infrastruktur selbst.

Erstens erleben es viele Verantwortliche in Einrichtungen für psychisch Kranke seit etwa dem Beginn der 1980-er Jahre als ethisches Gebot, die Verbrechen der Psychiatrie im Nationalsozialismus aufzuarbeiten und diese Entwicklung, soweit möglich, nachvollziehen zu können.[2] An den Verbrechen der „Euthanasie" waren insgesamt viele Berufsgruppen beteiligt. In Tötungsanstalten der sogenannten Euthanasie wie Grafeneck arbeiteten kaum weniger als 100 Menschen, was in deutlicher Diskrepanz zu der geringen Zahl an Täterinnen und Tätern steht, die nach 1945 angeklagt wurden.[3] In zentraler Verantwortung der damaligen Krankenhäuser befand sich zweifelsfrei das ärztliche Personal. Die bekannten historischen Medizinverbrechen während der Jahre des Nationalsozialismus sind in ihrer Charakteristik singulär. Eine Gleichsetzung dieser Verbrechen, die von deutscher Seite aus in weiten Teilen Europas ausgeübt wurden, mit allgegenwärtigen Verbrechen unter Beteiligung medizinischen Personals in Geschichte und Gegenwart, verbietet sich. Allerdings ist im Umkehrschluss naheliegend, die Geschichte der Medizin im Nationalsozialismus hinsichtlich ihrer Charakteristik mit Medizinverbrechen in anderen Regionen zu vergleichen. Bei solchen Medizinverbrechen handelt es sich nicht um einmalige, viele Dekaden zurückliegende Ereignisse, deren erneutes Auftreten höchst unwahrscheinlich ist. Vielmehr ergibt eine Recherche über

1
Mueller 2018, S. 789 f.; Müller/Schmidt-Michel/Schwarzbauer 2017

2
Mueller 2018

3
Kinzig/Stöckle 2011

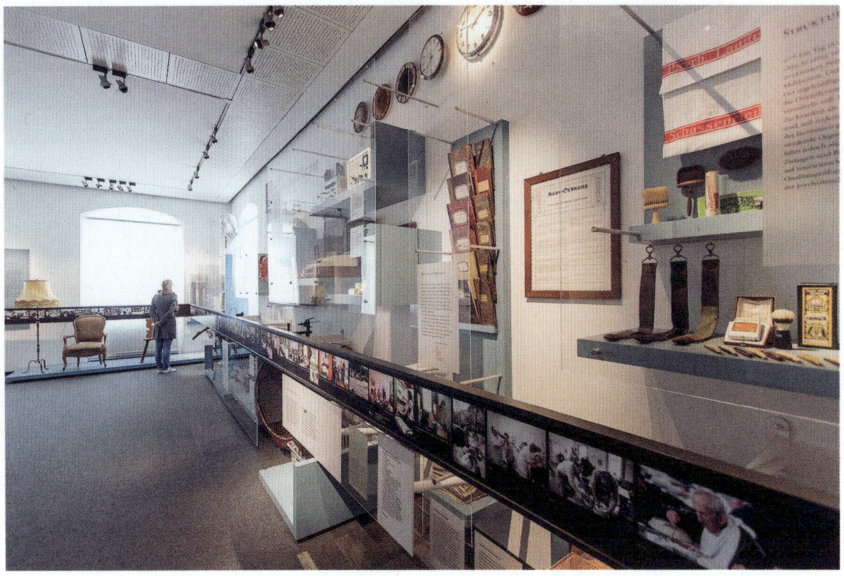

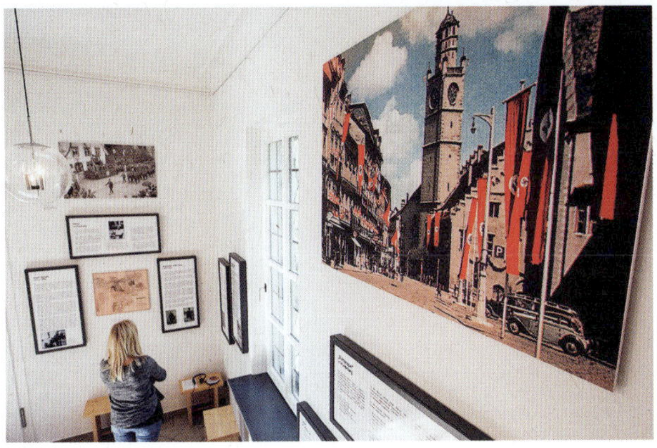

Oben: Württembergisches Psychiatriemuseum, Standort Bad Schussenried
Links: Württembergisches Psychiatriemuseum, Standort Zwiefalten

die Zeit, dass sich seit den Verbrechen der NS-Zeit auch in nachfolgenden Jahrzehnten in vielen Teilen der Welt Beispiele für ärztliches Fehlverhalten oder Verbrechen gegen die Menschlichkeit finden lassen: Mit Medizinverbrechen ist, zumal in nicht demokratischen Gesellschaften, offenbar bleibend zu rechnen. Das Zurückdrängen dieser möglichen Bedrohung als ethisches Ziel der Ausbildung in allen medizinischen Berufen ist also der zweite Grund, sich bleibend mit dieser Thematik zu beschäftigen.

Eine dritte Motivation, sich der Geschichte der „Euthanasie", etwa in der Geschichte der eigenen Einrichtung, zu stellen, wird eher von außen an die Nachfolgeeinrichtungen ehemaliger Heil- und Pflegeanstalten herangetragen: in Form von Anfragen seitens Familienangehöriger, Forschungseinrichtungen, Initiativen oder kommunalen Verwaltungen bezüglich biografischer Informationen zu den Opfern der „Euthanasie". Diese Nachfragen nahmen unserer Erfahrung nach in der dritten Generation der Betroffenen stark zu und umfassen weitere Medizinverbrechen wie die Zwangssterilisierung in den 1930er- und 1940er-Jahren in Deutschland. Dieser dritte Anlass, sich mit der Thematik dieser Verbrechen auseinanderzusetzen, verdeutlicht das bleibende Interesse der Öffentlichkeit an diesem Teil der Medizingeschichte: Von einem „Schlussstrich" unter die Beschäftigung mit diesem Thema kann also keine Rede sein.

Die historischen „Ereignisse" als Anlass und Gegenstand der Erinnerung

Die ehemalige Heilanstalt Weissenau bei Ravensburg war in den Jahren 1940/41 – ähnlich wie die Heilanstalten Zwiefalten und Schussenried – Ort der Deportation im Rahmen der zentralen „Euthanasie" von (nach aktuellem Forschungsstand) 691 Patientinnen und Patienten. Seitens der Berliner Zentrale dieser „Aktion T4" und vermittelt über das württembergische Innenministerium in Stuttgart wurden hier insgesamt elf sogenannte Transporte organisiert. Verwendet wurden zunächst rote Reichspost-Busse, im Verlauf dann grau gefärbte Busse. Bei zehn dieser Deportationen gelangten die Opfer in das als reine Tötungsanstalt fungierende Grafeneck bei Münsingen auf der Schwäbischen Alb. Bei der elften und letzten Deportation wurden die Opfer nach Hadamar in Hessen verbracht.

Ein Interesse an der Aufarbeitung dieser Morde bestand nach Ende des Zweiten Weltkriegs im Wesentlichen nur für wenige Jahre und im Rahmen der ersten Ärzteprozesse. Die erste Schrift zu den „Euthanasie"-Morden überhaupt stammte dabei aus dem deutschen Südwesten und wurde seitens des französischen Militärarztes Robert Poitrot beigetragen.[5] Dieses Interesse an der Aufarbeitung der Medizinverbrechen der NS-Zeit erlosch jedoch nach wenigen Jahren. Wiederaufbau und

4
Spohr/Müller 2017

5
Mueller/Reichelt 2019

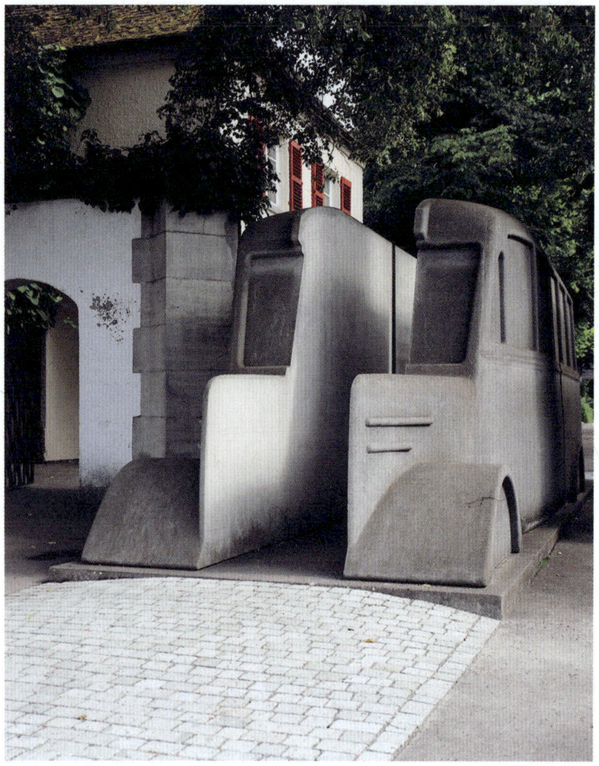

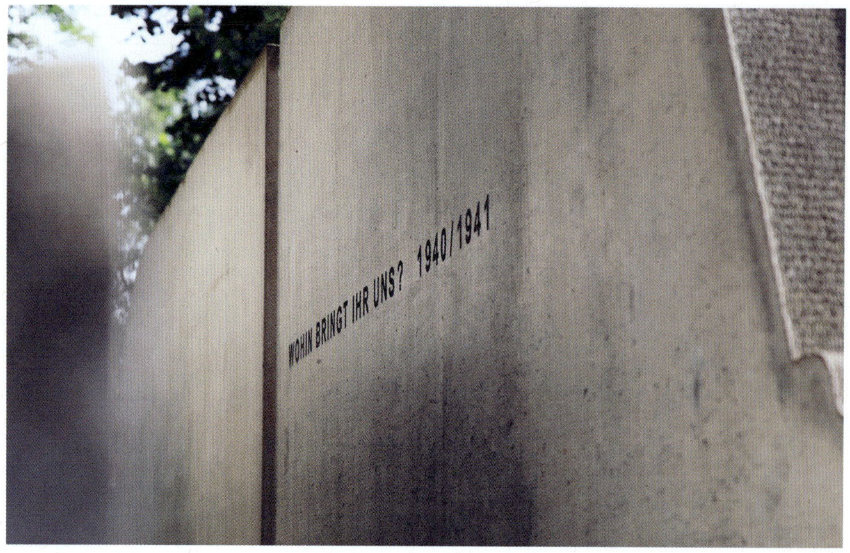

Denkmal der Grauen Busse,
Standort Weissenau

„Wirtschaftswunder" standen im Fokus des gesellschaftlichen Interesses, auch die Rollenfindung in der neuen politischen Weltlage des beginnenden „Kalten Krieges".

Neues Interesse entflammte erst wieder mit Beginn der 1980er Jahre. Die Opfer der zentralen „Euthanasie", ihre regionale Umsetzung in Württemberg sowie die Täterinnen und Täter standen jetzt im Zentrum der Aufmerksamkeit der in Weissenau im nationalen Vergleich sehr früh einsetzenden Recherchen und Publikationen.[6]

Die Schicksale von Patientinnen und Patienten sind Gegenstand zahlreicher Anfragen an die Klinik oder von Forschungsrecherchen. Studien zum ärztlichen Personal in den genannten Heilanstalten, wie zu der Ärztin Dr. Martha Fauser (1889 – 1975) oder dem Arzt Maximilian Sorg (1877 – 1954), sind Gegenstand von akademischen Qualifikationsarbeiten und freien Forschungspublikationen des klinikeigenen Forschungsbereichs für Geschichte und Ethik in der Medizin. Auch das ärztliche Leitungspersonal in der Tötungsanstalt Grafeneck, wie beispielsweise der Arzt Horst Schumann (1906 – 1983) als erster ärztlicher Leiter Grafenecks und Pirna-Sonnensteins, der später in den nationalsozialistischen Vernichtungslagern des Holocaust in Osteuropa auch für diese Verbrechen verantwortlich war, steht im Fokus des Interesses. Anfragende wollen hierbei in zwei Richtungen adressiert sein: klinikintern sowie in die klinikexterne Öffentlichkeit.

An einem Klinikstandort, der im Dreierverbund etwa 4.000 Mitarbeiterinnen und Mitarbeiter aufweist und wo an jedem einzelnen Standort jährlich dreistellige Zahlen an Menschen stationär und ambulant behandelt werden, „begegnen" uns klinikintern sehr unterschiedliche Gruppen bezüglich ihres Bezugs zur Geschichte der Einrichtung. Diese Menschen werden in naheliegender Weise mit selbsterklärenden Hinweistafeln zur Geschichte des Standorts informiert oder nehmen an sogenannten Klinik-Spaziergängen teil, wie wir sie erstmalig am Standort Zwiefalten entwickelt haben.

Historische Themen sind in angemessenem Anteil regelhaft Gegenstand der zentralen, seitens der Landesärztekammer zertifizierten Fort- und Weiterbildungsveranstaltungen für ärztliche und psychologische Berufsgruppen der Klinik. Der Klinikverbund bildet darüber hinaus eine große Zahl an jungen Menschen in Gesundheits-, Verwaltungs- und technischen Berufen aus, für die Veranstaltungen der genannten Art offenstehen. Als regional bedeutender Träger sogenannter Freiwilligendienste bietet die klinikinterne Abteilung „Bildung und Wissen" für den Standort selbst wie auch für andere seitens des Bundesamtes für Freiwilligendienste akzeptierte Trägereinrichtungen der hiesigen Landkreise Pflichtseminare an. In diesen theoretischen Unterrichtsteil der Freiwilligendienste sind Unterrichtseinheiten zur Psychiatriegeschichte und insbesondere NS-Geschichte ebenso integriert wie Besuche der mit unserer Klinik kooperierenden

6
Kretschmer 1983; Steinert 1985; Jokusch/Scholz 1992; Kretschmer 1998; nachfolgend Müller/Schmidt-Michel/Schwarzbauer 2017; Müller/Kanis-Seyfried/Reichelt 2022

KZ-Gedenkstätte Dokumentationszentrum Oberer Kuhberg (DZOK) in Ulm und der Gedenkstätte/Dokumentationszentrum Grafeneck.

Die Doppelfunktion des Klinikstandorts Weissenau bei Ravensburg als Versorgungskrankenhaus einerseits sowie als erster und ältester psychiatrischer Universitätsklinik der Medizinischen Fakultät der 1967 gegründeten Universität Ulm andererseits bringt darüber hinaus mit sich, dass etwa 60 – 80 Studierende pro Semester ein Blockpraktikum mit Residenzpflicht in Weissenau absolvieren. Das Praktikum beinhaltet neben einer Vielzahl psychiatrischer Unterrichtsinhalte eine Veranstaltung zur Psychiatrie im Nationalsozialismus. Dies zusätzlich zu den einschlägigen Modulen, deren Inhalte zu diesem Themenbereich in den Veranstaltungen des Fachs Geschichte und Ethik in der Medizin an anderer Stelle des Curriculums vermittelt werden. Insbesondere mit dieser Zielgruppe kann im Unterricht eine Diskussion zum Thema Medizinverbrechen in verschiedenen globalen Kontexten der 1950er- bis 2020er-Jahre initiiert werden. Eine solche Diskussion befördert den seit Langem geforderten Aspekt einer europäischen Erinnerungskultur, auch hinsichtlich Verbrechen gegen die Menschlichkeit durch medizinisches Personal. Eine derart geweitete Perspektive gewinnt so auch vor dem Hintergrund der demografischen Veränderungen in einer Migrationsgesellschaft, für die Generationen hierzulande ausgebildeter Studierender in der Medizin und Psychologie selbst stehen, ihre Plausibilität.

Ein wesentlicher Anteil der genannten Gruppen besucht im Rahmen der skizzierten Veranstaltungen auch das 2003 am Klinikstandort Zwiefalten gegründete „Württembergische Psychiatriemuseum", das in einer Kooperation mit „Staatliche Schlösser und Gärten Baden-Württemberg" am Klinikstandort Bad Schussenried im Jahr 2010 einen zweiten Standort eröffnet hat. Psychiatriegeschichte wurde in Bad Schussenried im Rahmen einer Dauerausstellung zur Geschichte der Klöster in Oberschwaben etabliert. Besucherinnen und Besucher der Dauer- und Wechselausstellungen dieses Museums stellen eine Schnittmenge der beiden eingangs beschriebenen Richtungen dar, in denen im Sinne der Annäherung an die Öffentlichkeit verschiedene klinikinterne Gruppen und klinikexterne Teil-Öffentlichkeiten erreicht werden können.

Neben der Möglichkeit, die musealen Einrichtungen des Klinikverbunds für die Verbreitung von Wissen zu den NS-Medizinverbrechen zu nutzen, nehmen Veranstaltungen anlässlich des 1996 begründeten „Gedenktags für die Opfer des Nationalsozialismus", die beispielsweise in Weissenau oder Zwiefalten am außerschulischen Lernort und, etwa in Weissenau, auch in den (historischen) Räumlichkeiten der alten Klinik stattfinden, einen hohen Stellenwert ein. Die Stadt Ravensburg und das ZfP Südwürttemberg begehen alljährlich eine gemeinsame Gedenkfeier, die in den beiden Jahren 2009 und 2021 zugleich die zentralen Gedenkfeiern des Landtags von Baden-Württemberg darstellten.

Neben historischen Führungen auf Anfrage finden seit 2004 im Januar eines jeden Jahres Diskussionsveranstaltungen mit den 9. Klassen (G8) oder 10. Klassen (G9) der regionalen Schulen statt, an denen jährlich 200 – 300 Schülerinnen und Schüler sowie deren Lehrkräfte teilnehmen. Organisiert von einer eigens hierfür etablierten interprofessionellen Arbeitsgruppe des Klinikstandorts Weissenau werden neben Impulsreferaten hier ausschnittsweise dokumentarische Filmmaterialien zur regionalen Geschichte der „Euthanasie" präsentiert und abschließend intensiv diskutiert. Erstmals 2006 begleitete Klinikpersonal Schulklassen auf Busfahrten entlang der Deportationsstrecke der „Euthanasie"-Transporte von Weissenau nach Grafeneck. Seit 2019 werden solche Busfahrten für alle in der Psychiatrie tätigen Berufsgruppen in der Region, zusammen mit interessierten Patientinnen und Patienten, angeboten.

Die Zahl der Anfragen nach Schicksalen von Patientinnen und Patienten seitens Angehöriger stieg seit 2007 stark an

Ein bedeutender Teil der Öffentlichkeit, die einschlägiges historisches Interesse von extern an die Klinik richtet, sind selbsttätig an uns herantretende Angehörige von Opfern, Gemeindevertreter, akademische Forschungsgruppen sowie die oben erwähnten Schulklassen. Insbesondere die Zahl der Anfragen nach Schicksalen von Patientinnen und Patienten seitens Angehöriger stieg seit 2007 stark an: Am 27. Januar des genannten Jahres wurde das zweifache, im Sinne der Konzeptkunst funktionierende „Denkmal der Grauen Busse" in Ravensburg der Öffentlichkeit übergeben. Das inzwischen an

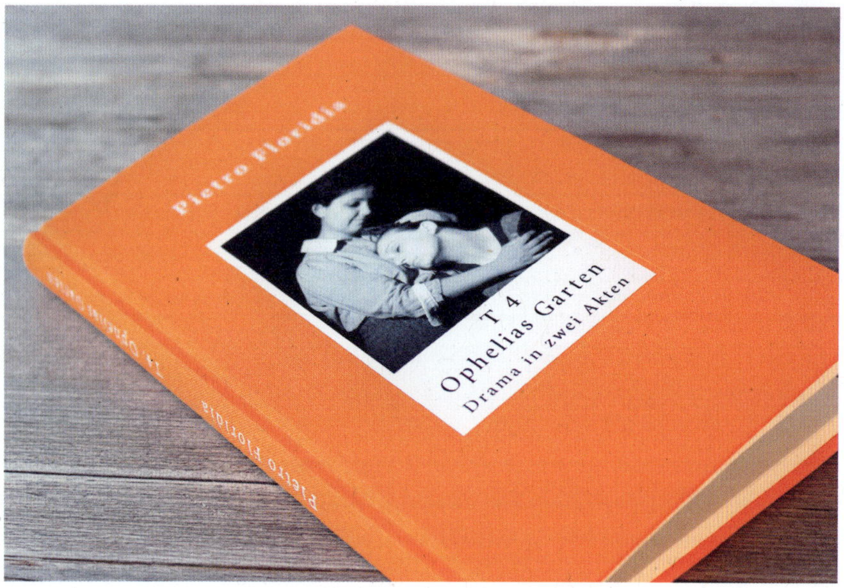

über 20 Orten im Inland und an einem Standort in Polen ausgestellte zweite und mobile Denkmal transportiert den Impuls der Erinnerung an die NS-Psychiatrie in andere Regionen. Das erste Denkmal hingegen blockiert die historische Ausfahrt der ehemaligen Heilanstalt, durch die die Busse während der eingangs erwähnten elf Deportations-Transporte fuhren, im Sinne eines „Nie wieder". Das stark zunehmende Aufkommen an Kontaktaufnahmen zu uns interpretieren wir bisher als Reaktion der Öffentlichkeit auf die Etablierung dieses Denkmals: Die Haltung der heutigen Klinik symbolisierte Gesprächsbereitschaft.

Am genannten Forschungsbereich des Klinikstandorts ergaben sich neben einer großen Zahl an Publikationen auch Kooperationen mit regionalen, nationalen und internationalen Partnereinrichtungen. In zweijährlichem Turnus werden seit 2018, initial organisiert seitens unseres Forschungsbereichs sowie des Denkstättenkuratoriums Oberschwaben, Fachtagungen durchgeführt, die Forschungs- und Gedenk- wie auch museale Initiativen zur Geschichte des Nationalsozialismus zusammenbringen. Ein klinikeigener Verlag „Psychiatrie und Geschichte" ergänzt das breite Publikationswesen der Klinik in Fachzeitschriften und nationalen oder internationalen Verlagen. Ein aus dem Italienischen übersetztes Theaterstück zur „Euthanasie" im nationalsozialistischen Deutschland[7] sei hier, Pars pro Toto, als eine der Publikationen im eigenen Verlagshaus genannt.

Ein vorläufiges Fazit

Unsere Forschungs- und Erinnerungsarbeit zur Geschichte der Psychiatrie im Nationalsozialismus ist der Idee von Begegnung mit Geschichte auf emotionaler und kognitiver Ebene zugleich verschrieben. Der professionsübergreifende gemeinsame Besuch historischer Lernorte seitens im Gesundheitswesen tätiger Menschen und Interessierter ermöglicht unserer Erfahrung nach eine sehr direkte, konkrete und zugängliche Begegnung mit der Vergangenheit – auch dort, wo diese Begegnung Herausforderungen mit sich bringt. Historische Aspekte der Entwicklung ethischer Richtlinien ärztlichen Verhaltens, auch im Sinne einer *europäischen* Vorstellung von Geschichte und zeitgemäßer Gedenkkultur, betrachten wir als wertvolle und notwendige Ziele der Ausbildung und Vermittlung historischen Wissens.

7
Müller/Floridia 2016

Literatur

Ulrich Jockusch, Lothar Scholz (Hg.), Verwaltetes Morden im Nationalsozialismus. Verstrickung, Verdrängung, Verantwortung von Psychiatrie und Justiz, Regensburg 1992

Jörg Kinzig, Thomas Stöckle (Hg.), 60 Jahre Tübinger Grafeneckprozess, Zwiefalten 2011

Manfred Kretschmer, Von der Königlich-Württembergischen Staatsirrenanstalt zum Akademischen Krankenhaus, in: Peter Eitel (Hg.), Weißenau in Geschichte und Gegenwart. Sigmaringen 1983, S. 337–354

Manfred Kretschmer, Die Heilanstalt Weißenau 1933–1945, in: Peter Eitel (Hg.), Ravensburg im Dritten Reich. Beiträge zur Geschichte der Stadt, Ravensburg 1998, S. 361–378

Thomas Müller (Hg.), Pietro Floridia (Autor), Kirsten Maria Düsberg (Übersetzerin aus dem Italienischen), T4. Ophelias Garten. Drama in zwei Akten, Zwiefalten 2016

Thomas Mueller, Remembering psychiatric patients in Germany murdered by the Nazi regime, in: The Lancet – Psychiatry, Vol. 5, Issue 10, Oct. 2018, S. 789f.

Thomas Müller, Uta Kanis-Seyfried, Bernd Reichelt, Renate Schepker (Hg.), Psychiatrie in Oberschwaben. Die „Weissenau" bei Ravensburg zwischen Versorgungsfunktion und universitärer Forschung, Zwiefalten 2017

Thomas Müller, Uta Kanis-Seyfried, Bernd Reichelt (Hg.), Psychiatrie und Nationalsozialismus im deutschen Südwesten und angrenzenden Gebieten (I), Zwiefalten 2022

Thomas Mueller, Bernd Reichelt, The 'Poitrot Report', 1945. The first public document on Nazi Euthanasia, in: History of Psychiatry 2019; 30: 314–324. DOI: doi.org/10.1177/0957154X19842017

Thomas Müller, Paul-Otto Schmidt-Michel, Franz Schwarzbauer (Hg.), Vergangen? Spurensuche und Erinnerungsarbeit – Das Denkmal der Grauen Busse, Zwiefalten 2017

Marc Spohr, Thomas Müller, Zwangssterilisationen an einem Städtischen Krankenhaus zur Zeit des Nationalsozialismus, in: Müller/Kanis-Seyfried/Reichelt/Schepker 2017, S. 171–195

Tilman Steinert, Die Geschichte des Psychiatrischen Landeskrankenhauses Weissenau. Darstellung der Anstaltsgeschichte von 1888 bis 1945 im ideengeschichtlichen und sozio-ökonomischen Kontext, Weinsberg 1985

Häuserkämpfe und Bilderstürme – Erinnerungsorte als Projektionsflächen. **Erlangen und Irsee**

Jörg Skriebeleit

Im mittelfränkischen Erlangen tobt der Häuserkampf und im schwäbischen Irsee wütet der Bildersturm. Nein, wir befinden uns nicht in den späten 1970er-Jahren, als in Erlangen aktivistische Student*innen Teile der leer stehenden und zum Abbruch freigegebenen Gebäude der ehemaligen Heil- und Pflegeanstalt (HuPflA) besetzten. Und nein, wir befinden uns auch nicht im Spätsommer des Jahres 1802, als die Säkularisierung des Benediktinerklosters und Reichsstifts Irsee mit der Eingliederung in das Kurfürstentum Bayern eher administrativ als revolutionär begann.[1] Wir befinden uns in der allerneuesten Zeitgeschichte und die Kämpfe flammen wieder auf.

In Erlangen wird aktuell mit allen erdenklichen Finten, harten Bandagen und öffentlichen Skandalisierungen um den baulichen Erhalt des Ostflügels des sogenannten Nordbaus der ehemaligen Heil- und Pflegeanstalt gekämpft. In reißerischen Lettern und kaum mehr zu überbietender Zuspitzung lässt sich der Medizinethiker der Friedrich-Alexander-Universität mit der Frage zitieren: „Würde jemand ein KZ abreißen?“ und gibt darauf gleich selbst die Antwort: „Einen solchen Ort der ‚Euthanasie‘ nahezu komplett abzureißen, ist vielleicht sogar noch dramatischer. Denn hier sind Tötungen inmitten der Zivilgesellschaft passiert.“[2] Die Vorgänge in der ehemaligen Erlanger Heil- und Pflegeanstalt werden als experimentelle Vorstufe des Holocaust bezeichnet. Die organisierte Massentötung in den Gasmordanstalten als Vorstufe der Vernichtung der jüdischen Bevölkerung zu setzen, ist historiografisch korrekt, entbehrt für die Erlanger Anstalt, von der aus etwa 900 Menschen in die „T4“-Tötungsanstalten deportiert wurden und in der etwa 1.000 weitere Patient*innen durch Hungerkost, Medikamente und Vernachlässigung ermordet wurden,[3] allerdings jeglicher Grundlage. In einem anderen Blatt wird selbst Hannah Arendt als Kronzeugin bemüht, um die Bedeutung der noch vorhandenen „steinernen Zeugnisse“ zu beschwören.“[4]

In Irsee wiederum wurde 2018 nach dem alljährlichen Abschlussfest des Kunstsommers – veranstaltet von der renommierten Schwabenakademie, die sich seit 1981 im sanierten Gebäude der ehemaligen „Kreis-Irren-Anstalt“ befindet – ein Triptychon der Künstlerin Beate Passow abgehängt. Seitdem herrscht im beschaulichen Allgäuer Voralpenland der Unfrieden. Auslöser hierfür war die Intervention einer anderen Künstlerin, Mechthild Schöllkopf-Horlacher, die wenige Jahre zuvor am Irseer Kunstsommer teilgenommen hatte: „Beim ersten Rundgang durch das prächtige Klostergelände erfuhr ich, dass in den Jahren 1939 bis 1945 das Kloster als ‚Heil- und Pflegeanstalt‘ genutzt wurde und im Rahmen der Euthanasie über 2.000 Patienten, darunter viele Kinder, in Irsee getötet oder in Vernichtungslager deportiert wurden. In einer kleinen Gedenkstätte (der ehemaligen Prosektur) hängt ein Bilderzyklus, der aus drei großformatigen, künstlerisch bearbeiteten Fotos besteht. Darauf ist ein abgemagertes, missgebildetes Kind in verschiedenen Körperhaltungen abgebildet. Diese Fotos haben mich sehr irritiert, denn das gezeigte schreiende hilflos nackte Kind (brutal festgehalten von Mitarbeitern der Heil- und Pflegeanstalt) wird dem Betrachter buchstäblich vorgeführt. Ich empfand, daß dieses Kind hier erneut verletzt wird, weil es wehrlos und würdelos jedermanns Blicken ausgesetzt ist.“[5]

Was haben die beiden Konfliktszenarien gemeinsam? Was verbindet sie erinnerungskulturell jenseits der jeweils örtlichen Eigentümlichkeiten

1
Helmut Zäh, Das Kloster Irsee am Vorabend der Säkularisation, in: Stefan Raueiser, Christian Strobel (Hg.), Irseer Blätter zur Geschichte von Markt und Kloster Irsee, Heft 5 (2021)

2
Interview von Olaf Przybilla mit Andreas Frewer, Professor für Ethik in der Medizin an der Friedrich-Alexander-Universität Erlangen (FAU), Süddeutsche Zeitung, 19. Februar 2023

3
Vgl. Hans-Ludwig Siemen, Heil- und Pflegeanstalt Erlangen, in: Michael von Cranach, Hans-Ludwig Siemen (Hg.), Psychiatrie im Nationalsozialismus. Die Bayerischen Heil- und Pflegeanstalten zwischen 1933 und 1945, München 1999, S. 159–173

4
Stephan Sahm, Ärzteverbrechen werden in Erlangen überbaut, Frankfurter Allgemeine Zeitung, 31. Januar 2023

5
Mechtild Schöllkopf-Horlacher, „Kinder wir machen einen Ausflug!“, Katalog zur gleichnamigen Ausstellung, Stuttgart 2019

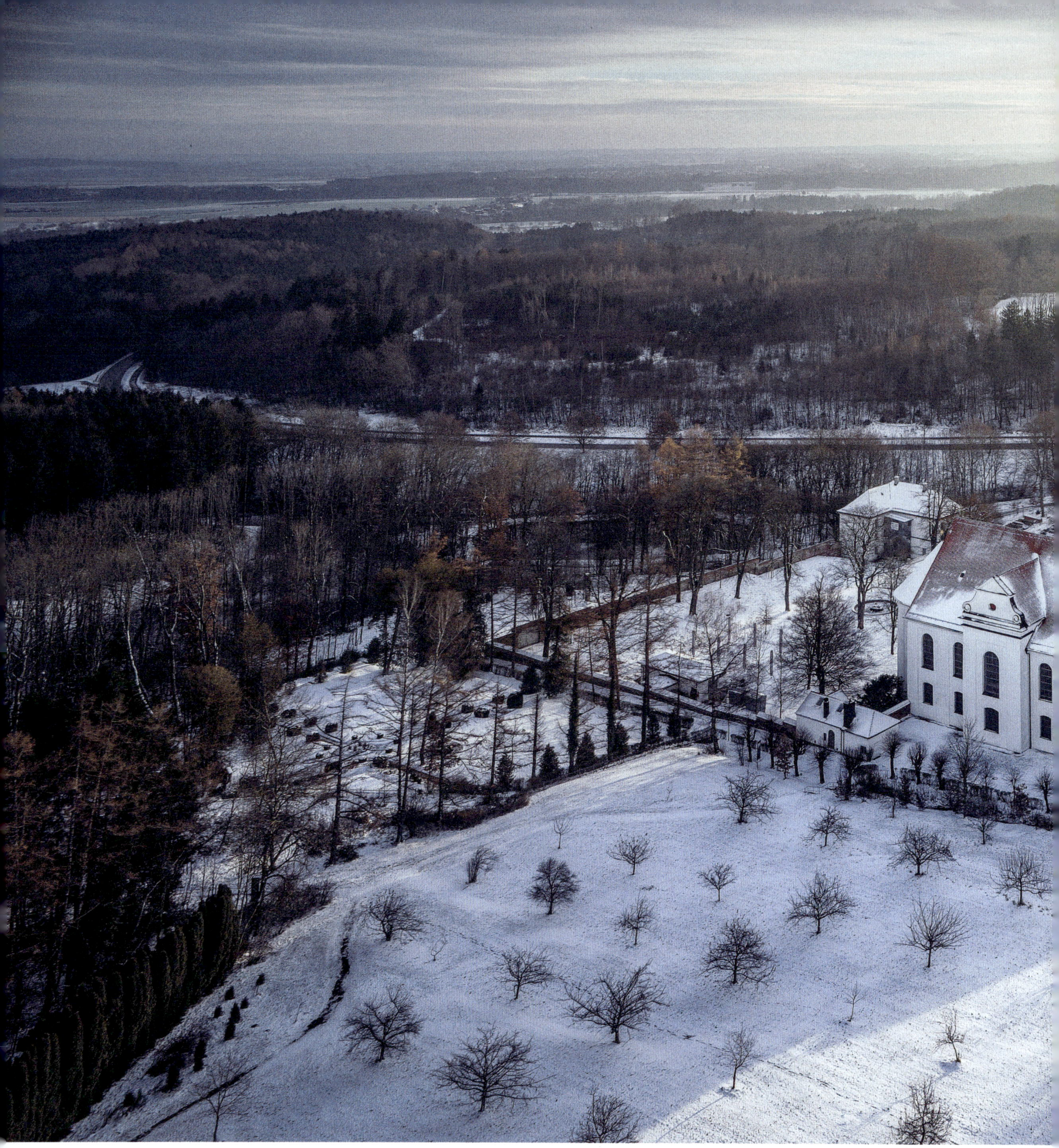

Irsee, Fotografie von Rainer Viertlböck;
s. dazu S. 212

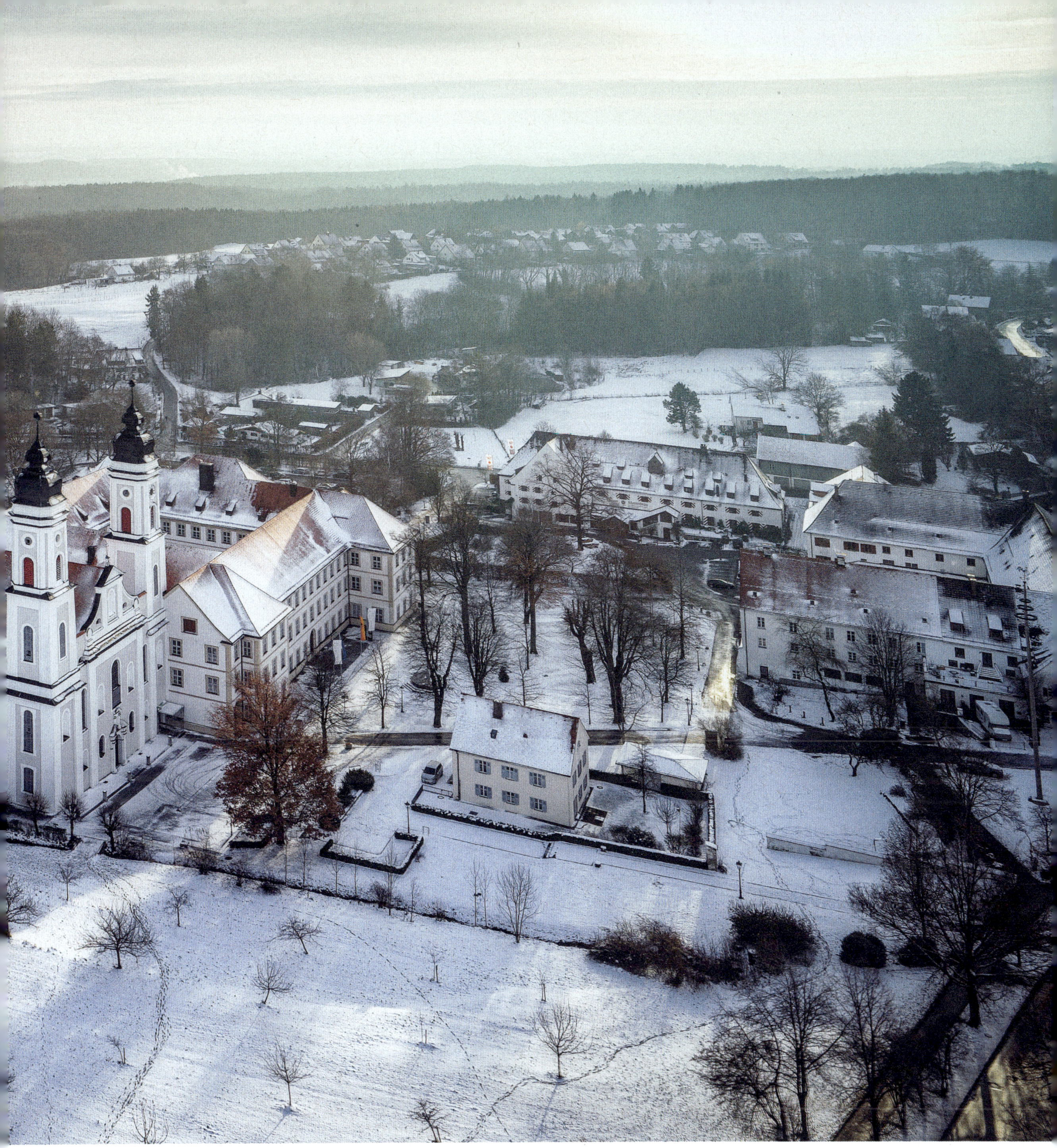

der Konfliktparteien und der lokalen politischen Gemengelagen? In beiden Fällen geht es um die Neu- bzw. Wiederentdeckung von Erinnerung und Erinnerungsspuren an die nationalsozialistischen „Euthanasie"-Verbrechen. Konkreter: Die jeweiligen politischen Diskurse und manifesten Kämpfe beschäftigen sich mit Repräsentationsformen dieser Verbrechen. In Erlangen wird um deren bauliche Repräsentanz gestritten, in Irsee wird um deren künstlerische Repräsentierbarkeit gerungen. Beide Fälle behandeln vordergründig Fragen nach der Konkretion der „Euthanasie"-Morde. Aus kulturwissenschaftlicher Perspektive geht es aber vor allem um ihre symbolische Repräsentation. Diese Frage ist an beiden Orten hochaktuell, sie ist, rezeptionsgeschichtlich betrachtet, aber alles andere als neu. Zwei Ortsbesuche mögen das veranschaulichen.

Erlangen und Irsee – Zwei Ortsbesuche

Erlangen und Irsee, eine international anerkannte Universitätsstadt mit einem renommierten Klinikum und die malerische Marktgemeinde mit ihrem schwäbischen Bildungszentrum. An beiden Orten befanden sich psychiatrische Einrichtungen, in denen zwischen 1940 und 1945 von der Ärzteschaft und dem Pflegepersonal „Euthanasie"-Verbrechen begangen wurden. An beiden Einrichtungen wurde an den betroffenen Standorten in den 1970er-Jahren die psychiatrische Arbeit beendet.

In Erlangen entschied die zuständige Bezirksregierung zusammen mit der Stadt und dem Freistaat Bayern bereits in den 1960er-Jahren, die Heil- und Pflegeanstalt an ihrem bisherigen Standort aufzulösen, diese in den Stadtwesten zu verlegen und das frei gemachte Gelände für die Entwicklung der Universitätskliniken zur Verfügung zu stellen. Noch vor Abzug des Bezirkskrankenhauses wurde auf einem leeren Teil des Heil- und Pflegeanstaltsgeländes mit dem Bau des Kopfklinikums begonnen. Ende 1976 zogen die ersten Patient*innen in das neugebaute Bezirkskrankenhaus um. Der Gebäudekomplex der ehemaligen HuPflA stand fortan leer und wurde zum Teil geplündert. Am 24. Mai 1978 besetzten etwa 50 Personen das leer stehende Verwaltungsgebäude am Maximiliansplatz 3, um gegen den völligen Abbruch der Heil- und Pflegeanstalt mit all ihren Nebengebäuden zu demonstrieren. Der Hintergrund als Ort von NS-Medizinverbrechen spielte im damaligen Häuserkampf keinerlei Rolle, es ging den Besetzer*innen vor allem um die angespannte Wohnungsmarktsituation für Studierende. „Schützen wir die HUPFLA! (...) Sichert ein Wohnhaus!" skandierte die örtliche Szene.[6] Allen Protesten zum Trotz begannen im Juni 1978 die Bagger mit dem Abriss. Stehen blieben zunächst die Verwaltungs- bzw. Wohngebäude am Maximiliansplatz 1–3, die ehemalige Direktorenvilla und das letzte Patientengebäude der eigentlichen Anstalt, die Schwabachanlage Nr. 10. Dieses Gebäude, in dessen Souterrain sich für einen gewissen Zeitraum auch die „Hungerstationen" für männliche und weibliche Patient*innen befunden hatten, beherbergte bis zu seinem später geplanten Abriss medizinische Forschungseinrichtungen und Labore. Es wurde in den Folgejahren mehrfach umgebaut, adaptiert und in seiner inneren Grundstruktur fast vollständig verändert. Ab 2009 liefen die Vorbereitungen und Genehmigungsverfahren für den Bau eines Translational Research Center (TRC) der Universitätskliniken und ein von der Max-Planck-Gesellschaft errichtetes Zentrum für Physik und Medizin (ZPM) auf dem noch zur Verfügung stehenden Nord-Gelände, wofür nun auch das Gebäude Schwabachanlage Nr. 10 abgerissen werden sollte. Im Jahr 2017 wurden diese Pläne mit der Rechtskraft aller notwendigen Genehmigungsverfahren konkret.[7] Seitdem ist ein Teil des Erlanger politaktivistischen Spektrums in Aufruhr. Die im Jahr 2015 bürgerschaftlich initiierte und vom Erlanger Stadtrat grundsätzlich beschlossene Schaffung eines „Gedenkortes NS-‚Euthanasie'" verengte sich vom zunächst breit und konsensual getragenen Partizipationsverfahren ab 2017[8] – mit den konkreten (Teil-)Abrissplänen – rasch zum Symbol- und Häuserkampf für den vermeintlichen Zentralbau der NS-„Euthanasie", bei dem um jeden Raummeter des „authentischen" Ortes (v)erbitterte Schlachten geführt wurden und werden.

Auch in Irsee dauerte die Psychiatriegeschichte nur bis Anfang der 1970er-Jahre. Nachdem in den Jahren zuvor immer mehr Patient*innen in das Bezirkskrankenhaus Kaufbeuren verlegt worden waren, wurde die Anstalt in Irsee im Jahr 1972 endgültig geschlossen. Bereits zuvor hatten intensive Diskussionen über die Zukunft des ehemaligen Kloster- und Krankenhausstandortes eingesetzt. Im Herbst 1974 fasste der schwäbische Bezirkstag unter seinem Präsidenten Dr. Georg Simnacher den Beschluss, die weiträumige Anlage zum Tagungs- und Bildungszentrum auszubauen. Hierfür wurde das ehemalige Benediktinerkloster in mehrjährigen Bauarbeiten grundlegend saniert. Fast alle Spuren der mehr als 100-jährigen Gebäudegeschichte als psychiatrische Anstalt wurden systematisch eliminiert und der historische Baukomplex gemäß seiner künftigen Nutzung als Bildungs- und Tagungszentrum angepasst. Historische bauliche Relikte, sofern sie erhalten waren oder wieder sichtbar gemacht

6 Was Lefft. Erlanger Stadtzeitung, Heft 19, Juni 1978

7 Für die Hinweise zur Nachnutzungschronologie der ehemaligen Heil -und Pflegeanstalt danke ich Dorothea Rettig, stellvertretende Leiterin des Stadtarchivs Erlangen, sehr herzlich.

8 Der gesamte Partizipationsprozess ist dokumentiert auf www.erlangen.de/aktuelles/gedenkort-opfer-ns-euthanasie.

9 Gerald Dobler, Warum Irsee? Die Gründungsgeschichte der Kreis-Irrenanstalt Irsee vom Ende der 1820er-Jahre bis zur Eröffnung 1849 und ihr Ausbau bis zum Anfang des 20. Jahrhunderts, Irsee 2014 sowie ders., Was wird aus Irsee? Die Geschichte der Psychiatrie in Irsee – von der Eröffnung des Neubaus in Kaufbeuren 1876 bis zur Schließung der Irseer Anstalt im Jahre 1972, Irsee 2016

10 Rahmendaten und Details zum Irseer Anstaltsfriedhof finden sich in Wiebke Janssen, „Es wird wohl eine Seltenheit sein, dass eine Gemeinde vier Friedhöfe hat." Die Irseer Anstaltsgräber, Irsee 2016.

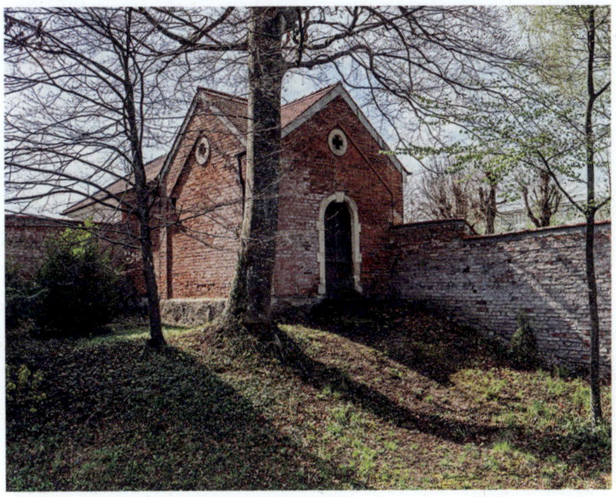

Prosektur in Irsee, 2014

wurden, bezogen sich in den Hauptgebäuden ausschließlich auf kunst- und architekturhistorisch bedeutende Schichten des früheren Benediktinerklosters, so beispielsweise das imposante barocke Treppenhaus mit dem berühmten Deckenfresko und andere Stuckaturen aus der Wessobrunner Schule.[9] Parallel zum Abschluss der Bauarbeiten im neuen Tagungs- und Bildungszentrum Irsee wurde der ehemalige Anstaltsfriedhof hinter der früheren Klosterkirche hergerichtet. Im November 1981 wurde dort ein Denkmal des schwäbischen Künstlers und Bildhauers Martin Wank für die Opfer der NS-Psychiatriemorde der Öffentlichkeit übergeben.[10] Parallel zur Etablierung des Irseer Anstaltsfriedhofes als Erinnerungsort für die Opfer der NS-Krankenmorde wurde zudem ein Relikt der ehemaligen Heil- und Pflegeanstalt (wieder-)entdeckt, das die Grundsanierung des früheren Kloster- und Krankenhauskomplexes offenbar völlig unbemerkt überdauert hatte: die ehemalige Prosektur, ein Gebäude zur Leichenaufbahrung, -beschauung und -obduktion. Das in seiner baulichen Struktur aus dem Jahr 1880 stammende und in den Jahren bis zu seiner Schließung 1972 zwar immer wieder innenräumlich angepasste, aber doch weitestgehend unveränderte Leichenschauhaus hatte auch zwischen 1941 und 1945 als Sektionsraum gedient. Trotz der zeitlichen und funktionalen Herkunft des Gebäudes als Teil einer Klinik, bestehend aus Sektionsraum mit entsprechendem Seziertisch, Vorräumen, Installationen und erhaltenen Gerätschaften wie einer Sargtrage, erhielt das Gebäude nach seiner (Wieder-)Entdeckung Ende der 1980er-Jahre rasch den Status einer Gedenkstätte und wurde ab 1996 auch offiziell so bezeichnet.

Ein Jahr später wurde die Prosektur um eine künstlerische Installation ergänzt. Die in München lebende Künstlerin Beate Passow hatte sich im neu gegründeten Kunstmuseum der Stadt Kaufbeuren bei der Eröffnungsausstellung 1997 zum Thema „Heimat" eindeutig positioniert. Mit ihrem Werk „...möchte ich Sie noch höflichst bitten, mir folgende Fragen zu beantworten:" schuf sie einen eindeutigen und provokativen Bezug zwischen dem Thema „Heimat" und den „Euthanasie"-Verbrechen im nahen Irsee. Passow stellte sich mit ihrem Werk konsequent in die Tradition der Polit-Kunst. Sie gestaltete ein Triptychon aus drei Fotografien, die aus Patientenakten der Heil- und Pflegeanstalt Kaufbeuren stammten. Sie zeigen zutiefst verstörende Fotos eines völlig nackten, sich sträubenden Jungen, der von medizinischem Personal ganz offensichtlich gegen seinen Willen zum Fotografieren festgehalten wird.[11] Aus diesen Aufnahmen gestaltete die Künstlerin ein sich bewusst an die christliche Ikonografie des Triptychons anlehnendes Werk und collagierte zu den Bildern des Jungen einen lapidaren Text aus dem üblichen Anstaltsschriftverkehr.[12] Der Ankauf des Werkes durch die damalige Leitung des Schwäbischen Bildungswerkes in Irsee mit dem frisch eingerichteten Gedenkort erschien daher nur konsequent, und die Anbringung in der Prosektur war seinerzeit ein logischer Schritt.[13] Doch an der Frage, ob diese aus damaliger Sicht künstlerisch und konzeptionell stimmigen Entscheidungen heute noch angemessen sind, entzündete sich im Frühsommer 2018 ein Konflikt, der umgehend zur Schließung der Prosektur für den Publikumsverkehr und die Abhängung der künstlerischen Installation führte.

Repräsentationen und Projektionsflächen

Der Irseer Anstaltsfriedhof und die ehemalige Prosektur fungieren seit ihrer öffentlichen Gestaltwerdung (Friedhof mit Mahnmal seit 1981) respektive ihrer teil-öffentlichen Gedenkstättenfunktion (Prosektur seit 1996) als zentraler und (nahezu) einziger Erinnerungsort an die NS-Kranken- und „Euthanasie"-Morde in Irsee. Während der seinerzeit alle Gebäude umfassende „Tatort Irsee" seit vielen Jahrzehnten als Tagungs- und Bildungszentrum dient, in dem sich keinerlei Spuren der dort begangenen Verbrechen mehr finden, fokussierten sich alle Gedenk- und Erinnerungsleistungen – wie auch Projektionen – auf den vermeintlich authentischen Ort der Prosektur. Obwohl die meisten vorhandenen baulichen Spuren wohl nicht genuin aus der Zeit des Nationalsozialismus stammten, repräsentierte und repräsentiert die Prosektur eine Art „heiligen Bezirk". Dies umso mehr, als sie sich in unmittelbarer Nähe des früheren Anstaltsfriedhofs befindet, der seit 1981 als symbolischer und realer Gedenkort für die in Irsee Ermordeten fungiert. Schließt man sich dieser Perspektive an, so trifft auf

11
Erst 2018 wies Dietmar Schulze unzweifelhaft nach, dass es sich bei „dem" abgebildeten Jungen um die Aufnahmen von zwei Jungen aus den jeweiligen Patientenakten handelt. Dietmar Schulze, Zu den Bildvorlagen für das Triptychon „...möchte ich sie noch höflichst bitten, mir folgende Fragen zu beantworten:" von Beate Passow in der Gedenkstätte Prosektur des Schwäbischen Bildungszentrums Irsee, in: Barbara Holzmann, Stefan Raueiser (Hg.), Die Gedenkstätte Prosektur von Kloster Irsee. Entwicklungen – Kontroversen – Perspektiven, Irsee 2022, S. 107–110

12
Eine Abbildung des Werkes findet sich im Katalog zur damaligen Ausstellung im Kunsthaus Kaufbeuren: Boris von Brauchitsch (Hg.), Das Schweigen im Walde. Zwölf europäische Künstler zum Thema Heimat, Tübingen 1996, S. 30-32. Aus Gründen der Pietät gegenüber den zwangsfotografierten Jungen wird hier auf eine Wiedergabe bewusst verzichtet.

13
Vgl. Rainer Jehl, Vom Sezierraum zur Gedenkstätte. Das Gedenken an die nationalsozialistische Euthanasieaktion in Irsee, in: Kaufbeurer Geschichtsblätter, Band 22 (Nr. 3) 2020, S. 87–99

Erlangen, Fotografie von Rainer Viertlböck; s. dazu S. 212

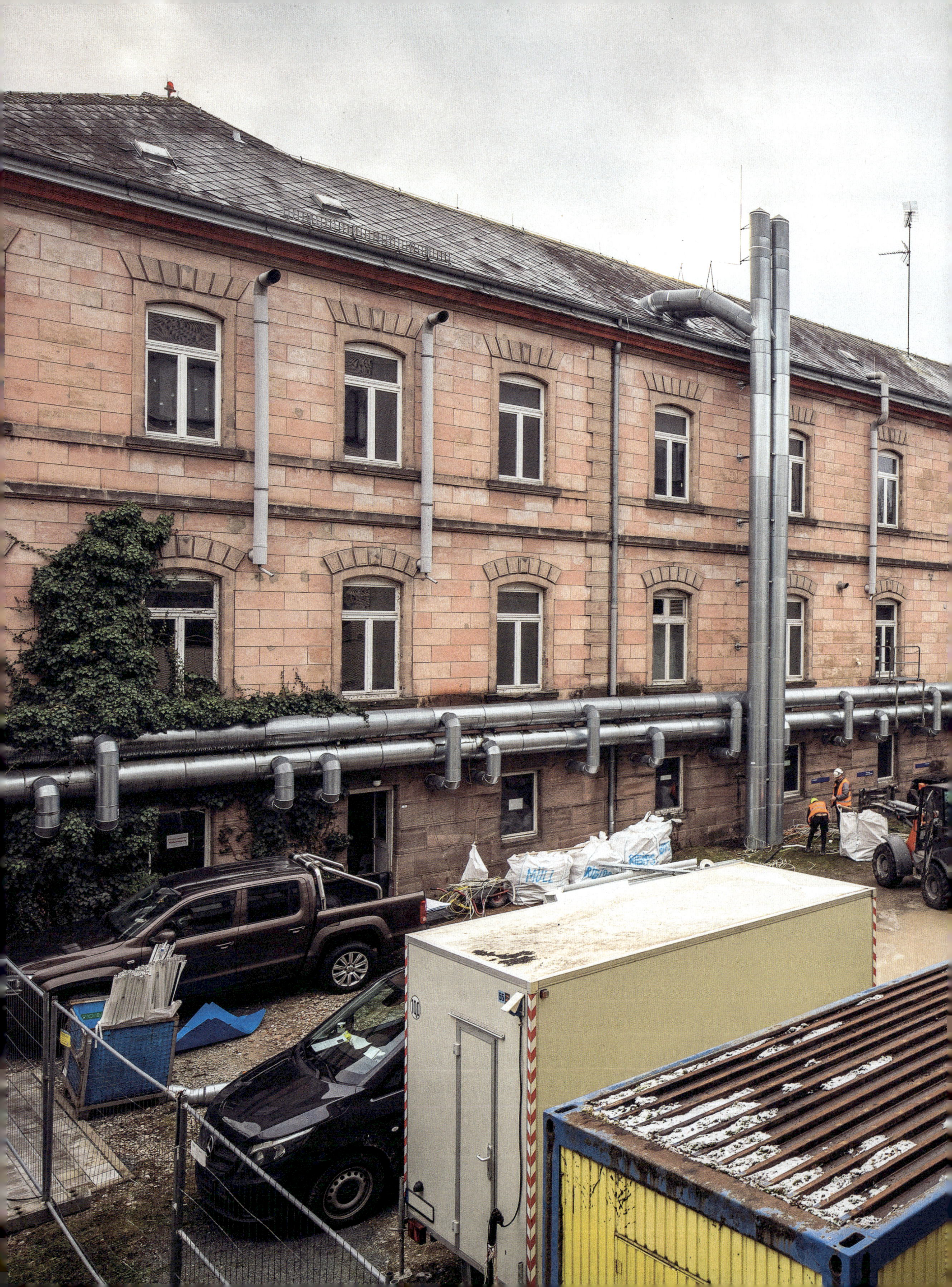

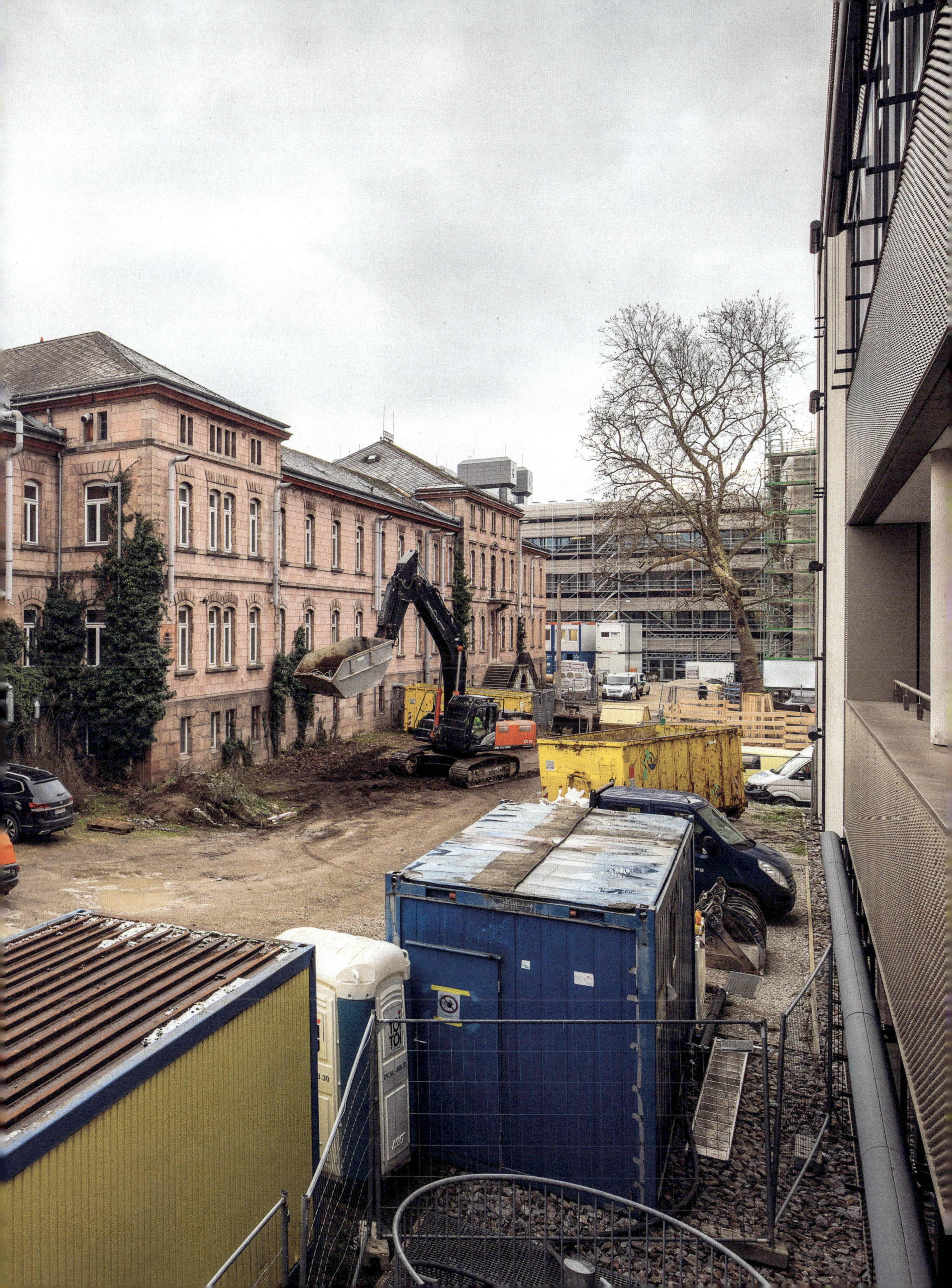

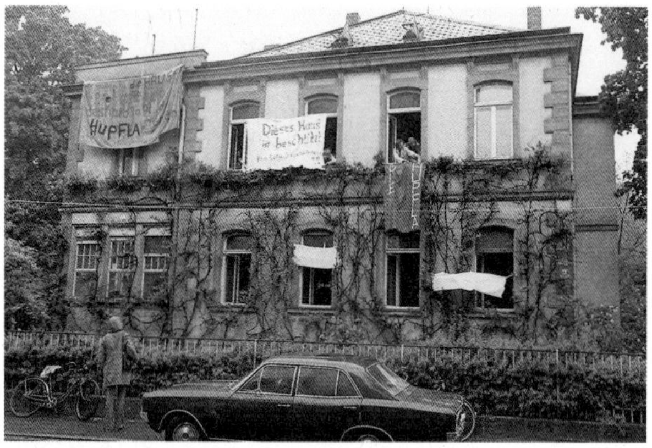

Besetztes ehemaliges Verwaltungsgebäude der Heil- und Pflegeanstalt Erlangen, Mai 1978

die Prosektur in ähnlicher Weise zu, was Volkhard Knigge in Bezug auf die KZ-Krematorien formuliert hat. Die Prosektur ist weniger baulicher Verbrechensbeweis als vielmehr „geheiligter Boden, der die Vergangenheit nicht repräsentiert(e), sondern in dem diese und die Toten unmittelbar präsent waren“[14]. Wie die Krematorien in Buchenwald, Dachau und Flossenbürg diente in Irsee die Prosektur als „Magnet für alle grausigen Emotionen.“[15]

In Erlangen wiederum wird ein verbliebener Gebäuderest des ehemaligen „Tatortes HuPflA“ als authentischer Ort zum KZ-ähnlichen Relikt überhöht und zum „Zentrum des NS-Massenmordes“[16] umgedeutet. „Dass steinerne Zeugnisse in einer Zeit, in der die meisten Zeitzeugen schon gestorben sind, immer wichtiger werden, dürfte klar sein“, lässt sich der Erlanger Mediziner und Ethiker Frewer zitieren.[17]

Nun ist die Frage nach Authentizität und Repräsentanz baulicher Strukturen und dinglicher Überreste nicht ganz neu. Und auch ihre normative Aufladung ist kein Spezifikum der Beschäftigung mit Relikten der NS-Zeit oder Überbleibseln ehemaliger „Euthanasie“-Einrichtungen. Bereits in den kulturpolitischen Debatten der 1980er-Jahre, die sich mit Vertrautheitsschwund und kompensatorischen Verdinglichungsstrategien beschäftigten, tauchten Begriffe wie „Aura“ und „Authentizität“ in Form einer normativen Setzung auf.[18] Mit ihnen wurde eine Wirkkraft beschworen, die sich auf Originalität, Echtheit und Unverfälschtheit von Objekten bezog.[19] In einer seinerzeit vielbeachteten Polemik diagnostizierte der Publizist Karl Markus Michel eine regelrechte Sehnsucht nach materiellen Erinnerungsorten, nach authentischen Gedenkstätten und Ruinen: „Eine Welle des Gedenkens rollt über unser Land, fast alles kann zum Mahnmal werden, besonders dann, wenn es bislang unbeachtet geblieben war oder als Schandfleck galt. Die Bedingung ist nur, daß es sich begehen läßt.“[20] Michel kritisierte jedoch weniger das erinnernde Gedenken als vielmehr die Tendenz dinglicher Vergangenheitsverklärung und -bewahrung, die er despektierlich als Topolatrie, als Ortsbesetzung, typisierte. „Daß es gute Gründe dafür gibt, nicht allein die rührenden Relikte des Fortschritts zu konservieren, sondern auch die verruchten Stätten der Barbarei unter dem Schutt des Vergessens freizulegen, versteht sich. Was sich weniger versteht, ist die Verkürzung unseres Bewußtseins auf Orte, in denen der Sinn nisten soll, ein Sinn, der uns von den Wanderpredigern als Ersatzreligion, von den Zeitgeistlichen als Mythos angedient wird. Es wäre das Ende der Geschichte, in deren Namen jene Ortsbegehungen erfolgen.“[21]

So stellen sich die Fragen nach „Relikten“ und „Reliquien“ sowie nach „Aura“ und „Authentizität“, aber auch nach „Repräsentanzen“ und „Projektionen“, welche die inhaltlichen und konzeptionellen Fachdebatten über die Neukonzeptionen der ehemaligen Konzentrationslager prägten,[22] im Kontext der Erinnerung an die „Euthanasie“-Verbrechen erneut. Sie stellen sich auch an jedem der ehemaligen „Tatorte“ in ihrer historischen, situativen Komplexität. Und sie stellen sich im „Wechselverhältnis von Rationalität und Emotionalität“ in ihrer politik- und sozialpsychologischen Dimension, worauf Stefanie Endlich unmissverständlich hingewiesen hat: „Selbst wenn gar keine historischen Relikte mehr vorhanden sind und die Orte sich bis zur Unkenntlichkeit verändert haben, werden sie als materielle Zeitzeugen wahrgenommen.“[23]

Häuserkämpfe und Bilderstürmerei – eine Zwischenbilanz

In Irsee und in Erlangen finden sich bis heute (fast) nur symbolische Repräsentationen für die an den Orten verübten „Euthanasie“-Verbrechen. Während in Irsee mit dem Umbau der ehemaligen „Kreis-Irrenanstalt“ zum Bildungszentrum bereits in den 1980er-Jahren aktiv räumliche und symbolische Erinnerungszeichen geschaffen wurden, setzte dieser Prozess in Erlangen bemerkenswerterweise erst über zehn Jahre später ein. Erst 1996 wurde vor dem ehemaligen Verwaltungsgebäude am Maximilianplatz ein Gedenkstein für die Opfer der Heil- und Pflegeanstalt errichtet, angestoßen und finanziert von Mitarbeiter*innen des Bezirksklinikums. Das Haus beherbergt bis heute verschiedene Verwaltungseinheiten des Universitätsklinikums und dient als Verweisort für die ehemalige HuPflA, da es topografisch auch eine räumliche Schnittstel-

14 Volkhard Knigge, Gedenkstätten und Museen, in: ders. und Norbert Frei (Hg.), Verbrechen erinnern. Die Auseinandersetzung mit Holocaust und Völkermord, München 2002, S. 380

15 Detlef Hoffmann, Dachau, in: ders. (Hg.), Das Gedächtnis der Dinge: KZ-Relikte und KZ-Denkmäler 1945–1995, Frankfurt a.M. 1998, S. 65

16 Vgl. Anm. 2

17 Ebd.

18 Vgl. Gottfried Fliedl (Hg.), Museum als soziales Gedächtnis. Kritische Beiträge zu Museumswissenschaft und Museumspädagogik, Klagenfurt 1988

19 Vgl. bspw. Hagen Schulzes Debattenbeitrag zu den Planungen für ein Deutsches Historisches Museum, in: Berliner Morgenpost, 7. März 1982, abgedruckt in: Christoph Stölzl (Hg.), Deutsches Historisches Museum. Ideen – Kontoversen – Perspektiven, Berlin 1988, S. 73

20 Karl Markus Michel, Die Magie des Ortes. Über den Wunsch nach authentischen Gedenkstätten und die Liebe zu Ruinen, in: Die Zeit, 11. September 1987

21 Ebd.

22 Vgl. Daniela Allmeier, Inge Malka, Peter Mörtenböck, Rudolf Scheuvens (Hg.), Erinnerungsorte in Bewegung. Zur Neugestaltung des Gedenkens an Orten nationalsozialistischer Verbrechen, Bielefeld 2016

le zwischen Stadt und Kliniken darstellt. 2007 wurden vor diesem Gebäude 27 Stolpersteine für ermordete jüdische Patient*innen verlegt. 2018 wurde vor der Kinderklinik der Universität schließlich ein weiterer Gedenkstein für die 20 Opfer der Kinder-„Euthanasie" enthüllt.[24] Dass diese symbolischen Markierungen und Repräsentationen nicht als ausreichend empfunden wurden, dokumentierte der Erlanger Stadtratsbeschluss aus dem Jahr 2015, der das Ziel formulierte, einen „Gedenkort" für die „Euthanasie"-Opfer der HuPflA zu schaffen. Mit den Abbruchplänen (und Genehmigungen) für eines der letzten verbliebenen Gebäude der einstigen Anstalt entbrannte ein öffentlicher Streit, der darauf abzielte, die gesamten geplanten medizinischen Forschungseinrichtungen in Frage zu stellen. Nach Beauftragung eines externen Gutachtens und einem breiten öffentlichen Beteiligungsverfahren sowie intensiven Gesprächen zwischen der Stadtspitze, der Friedrich-Alexander-Universität und der Klinikumsdirektion rückte das Klinikum von der Notwendigkeit eines vollständigen Abrisses des Gebäudes ab. Stattdessen sollte zumindest ein Appendix am östlichsten Teil erhalten werden. Noch vor Veröffentlichung des Gutachtens im Jahr 2020 konnte zwischen den Beauftragten und den zuständigen Beteiligten dann erreicht werden, dass der Mittelrisalit des einst markanten Gebäudes mit jeweiligen Verweisflächen auf den West- und den Ostflügel, die ehemaligen Frauen- und Männerstationen, ein zentraler baulicher Bezug auf die HuPflA und die in ihren Mauern begangenen Verbrechen erhalten werden kann. Im Gutachten formulieren die Autoren dazu: „Es war (...) klar, dass der gesamte Baukörper des Gebäudes nicht mit Funktionen für einen wie auch immer definierten ‚Gedenkort' herhalten kann und sich dafür auch nicht eignet, weder aufgrund historischer Befunde, noch auf der Basis konzeptioneller Überlegungen. Von Anfang an galt das Bemühen der Autoren daher dem Mittelrisalit des Nordflügels mit jeweiligen Appendixen im Ost- sowie Westflügel. Dieses Kernstück repräsentiert in seinen historischen Geschossflächen den Verbrechenscharakter der in Erlangen begangenen NS-Medizinverbrechen in paradigmatischer Weise. Es war für uns von entscheidender Bedeutung, dass sich im westlichen und östlichen Untergeschoss auch Teile der einstigen ‚Hungerstationen' für Männer und Frauen befunden haben. Daher ist ein Teil-Erhalt bzw. eine Teil-Nutzung dieser Räumlichkeiten wesentlich für die Gesamtkonzeption. Aufgrund zahlreicher Gebäudebegehungen und -analysen ist für uns evident, dass der Mittelrisalit des Nordflügels mit der Ergänzung um mindestens drei Fensterreihen des Ost- und Westflügels den neu zu gründenden ‚Dokumentationsort' beherbergen soll."[25] Doch die zunächst so einhellig gerühmte Lösung blieb eine (Zwischen-)Etappe im Erlanger Häuserkampf, der bis heute um jeden Quadratmeter Boden und Fläche ringt, welcher für die geglaubte „Authentizität" der Erinnerung zu bürgen scheint. Wann, wie und wo der für die Universitäts- und Medizinstadt Erlangen im Rahmenkonzept empfohlene und von den politischen Gremien beschlossene „Erinnerungs- und Zukunftsort" realisiert wird, ist eine bislang völlig offene Frage.

Im beschaulichen Irsee ist man da schon etwas weiter. Die Prosektur war bis zu ihrer völligen Schließung im September 2018 lediglich ein teil-öffentlicher Raum. Tagungsteilnehmer*innen sowie Besucher*innen konnten den Erinnerungsort der Prosektur nur im Rahmen einer angebotenen Führung oder auf Nachfrage und gegen Aushändigung eines Schlüssels besichtigen. Auch dort wurden nach der kompletten Schließung Gutachten beauftragt, Symposien veranstaltet und Beiräte einberufen – und auch dort gab es bedauernswerte persönliche Verwerfungen.[26] Das Schwäbische Bildungszentrum und der Bezirk Schwaben als dessen Träger haben sich aber sehr rasch und überaus konsequent entschlossen, den „zentralen Gedenkort der Prosektur" zu erhalten, ihn als Relikt emotional zu ent-„auratisieren" und ihm informierende Elemente hinzuzufügen. So soll in einem der Prosektur benachbarten Gebäude ein neuer Informationsraum für die Öffentlichkeit und für die Tagungsgäste geschaffen werden.[27] Was mit dem abgehängten und in einem Depot verwahrten Triptychon von Beate Passow geschieht, bleibt allerdings ungeklärt.

So lässt sich abschließend sowohl für den mit argumentativem „Authentizitäts"-Furor geführten Erlanger Häuserkampf als auch für den opferempathischen Irseer Bildersturm ebenso hoffnungsvoll wie skeptisch das wissenschaftlich selbstreflexive Grundverständnis des Kunsthistorikers Detlef Hoffmann zitieren. Hoffmann betonte stets die Mehrdimensionalität des Erscheinungszustandes nationalsozialistischer Mordstätten, die für ihn gerade den besonderen Wert in der historisch-politischen Auseinandersetzung und wissenschaftlichen Untersuchung ausmacht. „Die jüngeren Schichten interpretieren die älteren um, wie die älteren zur Deutung der jüngeren unerlässlich sind. Gedenken ist auf diese Weise immer gestört, nie eindeutig. Das Miteinander der zeitlich aufeinander folgenden Spuren und Schichten ist nur am Ort erfahrbar – und Erfahrung ist eine notwendige Form der Erkenntnis."[28]

23
Stefanie Endlich, „Das Gedenken braucht einen Ort" – Formen des Gedenkens an den authentischen Orten, in: Kristina Hübener (Hg.), Brandenburgische Heil- und Pflegeanstalten in der NS-Zeit, Berlin 2001, S. 349

24
Vgl. Katrin Kasparek, Wege der Aufarbeitung und Erinnerung an die nationalsozialistische *Euthanasie* und Zwangssterilisation und die Rolle der Bezirkskliniken, in: Saskia Müller (Hg. im Auftrag des Bezirks Mittelfranken), Patient Bezirksklinik. Erhaltung, Nutzung, Weiterentwicklung, Baden-Baden 2020, S. 191

25
Der gesamte Partizipations- und Entscheidungsprozess sowie das Konzept findet sich unter www.erlangen.de/aktuelles/gedenkort-opfer-ns-euthanasie. Das Zitat bezieht sich auf S. 37f. des dort veröffentlichten Konzeptes.

26
Vgl. hierzu die Debattenbeiträge bei Holzmann/Raueiser (wie Anm. 11)

27
Erich Hackl, Barrierefreie Erschließung und ein Leitsystem – Das Gestaltungskonzept der Gedenkstätte Prosektur, in: Holzmann/Raueiser (wie Anm. 11), S. 156–161

28
Detlef Hoffmann, Authentische Erinnerungsorte. Oder: Von der Sehnsucht nach Echtheit und Erlebnis, in: Hans-Rudolf Meier, Marion Wohlleben (Hg.), Bauten und Orte als Träger von Erinnerung. Die Erinnerungsdebatte und die Denkmalpflege, Zürich 2000, S. 39

Umgang mit den Patientenakten. Überlieferung – Benutzung – Aufbau

Nikolaus Braun

Jedem, der sich mit der Geschichte der „Euthanasie" und ihrer Opfer auseinandersetzt – für wissenschaftliche wie private Recherchen – stellen sich vorab grundlegende Fragen: Welche Unterlagen stehen zur Verfügung, die Auskunft geben können, was steht in diesen Unterlagen und wie und wo sind diese Unterlagen einsehbar?

Vorausgeschickt: Aufnahme, Behandlung und Entlassung von Patientinnen und Patienten in psychiatrischen Fachkrankenhäusern („Heil- und Pflegeanstalten") fanden ihren Niederschlag in verschiedenen schriftlichen Unterlagen. Deren wichtigste sind die Patiententakten, die für jede Patientin und jeden Patienten individuell vom behandelnden Arzt unmittelbar geführte Akte, die alle für die Behandlung wichtigen oder im Rahmen der Behandlung entstandenen Schriftstücke beinhaltet. Parallel dazu wurde in der Verwaltung der Anstalten für jede Patientin und jeden Patienten eine „Verwaltungsakte" geführt, die insbesondere Schriftstücke zur Kostenübernahme enthielt. Für die oberbayerischen Anstalten sind die „Verwaltungsakten"– bis auf wenige Ausnahmen – bedauerlicherweise sämtlich verloren, sie wurden schon sehr früh sukzessive vernichtet.

Überlieferung der Patientenakten

Im Gegensatz zu den somatischen Kliniken sind in den psychiatrischen Facheinrichtungen, den Heil- und Pflegeanstalten bzw. den psychiatrischen Universitätskliniken die Patientenakten bis zur Gründungszeit zurückreichend weitgehend erhalten. Dies ist vor allem durch die Notwendigkeit des Rückgriffs auf ältere Patientenakten (bei Wiederaufnahme bzw. Behandlungen naher Angehöriger) bedingt.

In welchem Umfang Patientenakten insgesamt bzw. ob Patientenakten von „Euthanasie"-Opfern erhalten sind, ist differenziert zu betrachten:

Akten zur „Aktion T4": Die erste Phase der „Euthanasie", die Ermordung von Psychiatriepatientinnen und -patienten in den sechs Mordanstalten – nach dem Sitz der ausführenden Tarnorganisationen in der Tiergartenstraße 4 in Berlin auch „Aktion T4" genannt – begann Anfang 1940. Die Transporte in die Tötungsanstalten wurden von der „Gemeinnützigen Krankentransport-Gesellschaft" („Gekrat"), einer Tarnorganisation, durchgeführt. So ordnete der Leiter der Gesundheitsabteilung im bayerischen Innenministerium, Walter Schultze, mit Schreiben vom 18.10.1940 an den Direktor der Anstalt Eglfing-Haar die Verlegung von 120 Patienten für den 24.10.1940 an. „Die Krankenpersonalakten und Krankengeschichten", so Schultze weiter, „sind dem Transportleiter mitzugeben".

Mit den verlegten Patientinnen und Patienten verließen also auch die Patientenakten die Anstalten. Ihr weiterer Verbleib ist in Grundzügen bekannt: Nach Beendigung der „Aktion T4" im August 1941 und Schließung der meisten Mordanstalten wurden die Akten aus allen Tötungsanstalten zunächst in Berlin zusammengezogen und etwa im August 1943 in die noch bestehende Anstalt Hartheim verlagert. Bei Kriegsende befanden sich die noch erhaltenen Akten in der Anstalt Pfafferode in Thüringen, wo sie später vom Ministerium für Staatssicherheit (MfS) übernommen wurden. Mit der „Wende" 1990 wurden diese Akten der „T4"-Opfer entdeckt: Sie befinden sich heute im Bundesarchiv Berlin (Bestand R 179).

Die sogenannte Hartheim-Statistik, eine Zusammenstellung der in den sechs Tötungsanstalten ermordeten Patientinnen und Patienten, weist die Zahl von 70.273 Opfern aus; im Bestand Bundesarchiv R 179 sind etwa 30.000 Akten vorhanden, die Überlieferungsquote beträgt also etwa 40 %. Die Verluste dürften in erster Linie durch eine große Vernichtungsaktion im Herbst 1944 zu erklären sein.

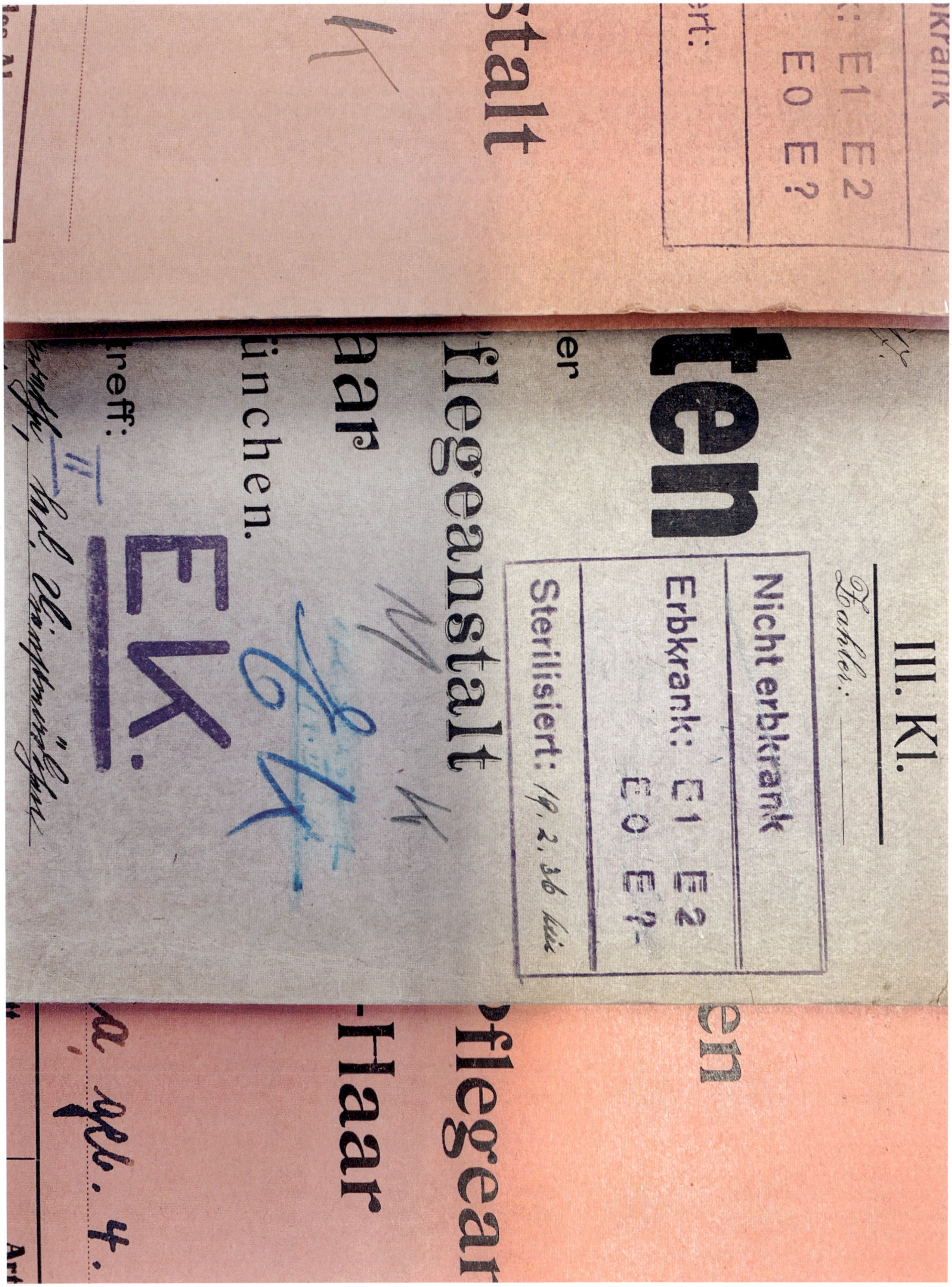
III. Kl.
Nicht erbkrank
Erbkrank: E1 E2
E0 E?
Sterilisiert:

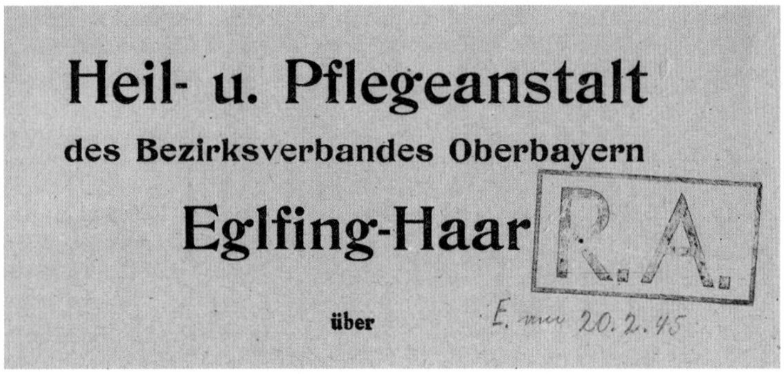

Die Patientenakten der Kinder, die in der „Fachabteilung" des „Reichsausschusses zur wissenschaftlichen Erfassung von erb- und anlagebedingten schweren Leiden", der Tarnorganisation der Kinder-„Euthanasie" untergebracht waren, wurden durch den Stempel „R.A." (für „Reichsausschuss") gekennzeichnet. Unterhalb dieses Stempels wurde handschriftlich mit Bleistift das Datum der Ausstellung der „Behandlungsermächtigung" vermerkt. Dieses Kind starb als eines der letzten in der „Fachabteilung" am 16.4.1945.

Die Überlieferung der Akten oberbayerischer „T4"-Opfer in diesem Bestand Bundesarchiv R 179 gestaltet sich differenziert: So ist ungefähr die Hälfte der Patientenakten der insgesamt etwa 1850 aus oder über Eglfing-Haar verlegten Patientinnen und Patienten erhalten. Von den annähernd 500 aus Gabersee stammenden, direkt oder über Eglfing-Haar verlegten Opfern der „Aktion T4" sind mehr als 360 Akten erhalten (also fast zwei Drittel). Die Überlieferungsverhältnisse für Gabersee sind auch insofern besonders, als – bedingt durch die spezifischen Umstände der Selektion (durch eine Gutachterkommission vor Ort) – regelmäßig nur der jüngere Aktenbestandteil entnommen und abtransportiert wurde; der ältere Teil der Akten ist erhalten geblieben und befindet sich derzeit noch im Inn-Salzach-Klinikum Wasserburg.

Bei den Akten im Bestand Bundesarchiv R 179 handelt es sich um die originalen Patientenakten, die in den jeweiligen Anstalten bei der Aufnahme angelegt und fortgeführt wurden. Die Akten enden – unmittelbar vor der Verlegung in die Tötungsanstalten – regelmäßig mit einem mehr oder minder gleichlautenden, handschriftlichen oder zumeist gestempelten Eintrag: „Wird gemäß Anordnung des Kommissars für Reichsverteidigung in die Reichsanstalt [auch: in eine Pflegeanstalt der Gemeinnützigen Stiftung für Anstaltspflege, Anm. d. Verf.] überführt".

Akten der „Kinder-Euthanasie": Planung und Organisation der „Kinder-Euthanasie" begannen etwa im Sommer 1939. Als Tarnorganisation wurde der „Reichsausschuss zur wissenschaftlichen Erfassung von erb- und anlagebedingten schweren Leiden" eingerichtet. Die Selektion erfolgte durch drei „Gutachter". Am Ende der Einzelfall-Begutachtung stand eine „Behandlungsermächtigung", ein neutral gehaltenes Schreiben des „Reichsausschusses" an die „Fachabteilungen", dass das Kind in „Behandlung" zu nehmen ist, also Maßnahmen zur Tötung des Kindes unternommen werden dürfen. Insgesamt wurden reichsweit mehr als 30 „Fachabteilungen" des „Reichsausschusses" eröffnet, in denen zwischen 1939/40 und 1945 mehr als 5.000 Kinder und Jugendliche ermordet wurden.

In Bayern wurden drei „Fachabteilungen" des „Reichsausschusses" eingerichtet: in der Heil- und Pflegeanstalt Eglfing-Haar (Oktober 1940), der Anstalt Kaufbeuren (Dezember 1941) und der Anstalt Ansbach (Ende 1942). Die Patientenakten der in den „Fachabteilungen" des „Reichsausschusses" untergebrachten Kinder befinden sich derzeit in den jeweiligen Archiven bzw. den Krankenhäusern selbst. Am folgenden Beispiel der „Fachabteilung" in Eglfing-Haar sollen die Überlieferungsverhältnisse dargestellt werden.

Das Einzugsgebiet der „Fachabteilung" in Eglfing-Haar umfasste anfänglich den größten Teil des heutigen Bayern (ohne Unterfranken) sowie die angrenzenden heutigen Bundesländer Salzburg und Vorarlberg. Zwischen Oktober 1940 und Ende April 1945 waren wohl etwa 450 Kinder im Rahmen des „Reichsausschuss"-Verfahrens in Eglfing-Haar untergebracht. Von diesen verstarben 332 (Zahl nach Gerhard Schmidt), mindestens 117 Kinder wurden aus dem „Reichsausschuss" entlassen oder von ihren Eltern herausgenommen. Für die insgesamt etwa 450 „Reichsausschuss"-Kinder sind annähernd 400 Akten erhalten, es ist also ein Verlust von mindestens 50 Akten anzunehmen. Es scheint allerdings so, als gäbe es hier Schwerpunkte: So sind von insgesamt 49 Kindern und Jugendlichen, die am 2./3.6.1944 aus der Pflegeanstalt Schönbrunn überführt wurden, nur für 12 die Akten erhalten, die Mehrzahl der Akten fehlt. Es liegt die Vermutung nahe, dass diese gezielt vernichtet wurden.

Akten der „dezentralen Euthanasie": Unter „dezentraler Euthanasie" in der Heil- und Pflegeanstalt Eglfing-Haar wurden früher alle diejenigen Todesfälle von Patientinnen und Patienten gefasst, die in den sogenannten Hungerhäusern an den Folgen der systematischen und bewussten Mangelernährung verstarben. Das Verständnis hat sich mittlerweile erweitert – gerade durch die Recherchen im Rahmen des „Gedenkbuchs für die Münchner Opfer der nationalsozialistischen ‚Euthanasie'-Morde". Als Opfer der „dezentralen Euthanasie" werden alle nicht natürlichen Todesfälle bewertet, die durch Mangelernährung, systematische Vernachlässigung oder überdosierte Medikamentengaben herbeigeführt wurden. Nur auf der Grundlage einer intensiven Analyse der in der Patientenakte vorhandenen Unterlagen kann eine Bewertung und Entscheidung erfolgen, ob ein Todesfall als „Euthanasie“ anzusehen ist.

Zwischen 1.9.1939 und 31.7.1945 (der Untersuchungszeitraum des „Münchner Gedenkbuchs“) verstarben in der Anstalt Eglfing-Haar nach Ausweis der Leichenschauhefte mehr als 2.600 erwachsene Patientinnen und Patienten. Für diese über 2.600 Todesfälle sind annähernd 2.200 Patientenakten erhalten, d.h. mehr als 80%. Auch hier scheint es Einseitigkeiten der Überlieferung zu geben: Für die etwa 470 in den damals schon sogenannten Hungerhäusern (den Häusern 22 und 25) verstorbenen Patientinnen und Patienten sind nur etwa 320 Akten erhalten (also etwa 68%); hier müssen gezielte Überlieferungsverluste angenommen werden. Auch insgesamt scheint die Überlieferung der erhaltenen Akten ab 1943 zurückgegangen zu sein.

Benutzung

Seitdem das Thema „Euthanasie“ verstärkt in den Blick von Forschung und Öffentlichkeit gerückt ist, gibt es Bemühungen um Zugänglichmachung und Benutzung von Patientenakten durch Wissenschaftler wie Angehörige. Wo nun befinden sich die Patientenakten und unter welchen Voraussetzungen können diese eingesehen werden?

Die noch erhaltenen Patientenakten der „T4“-Opfer befinden sich – wie oben ausgeführt – im Bundesarchiv und sind dort zu benutzen.

Seit etwa den 1990er-Jahren setzt die Entwicklung ein, dass vonseiten der Kliniken – der ehemaligen Heil- und Pflegeanstalten – die älteren Unterlagen einschließlich der Patientenakten an die zuständigen öffentlichen Archive abgegeben werden. Bei einem Teil der Kliniken liegen die älteren Unterlagen noch vor Ort.

Welches öffentliche Archiv zuständig ist bzw. an welches öffentliche Archiv die Unterlagen abgegeben wurden, bestimmt sich zunächst nach dem Träger des Klinikums, d.h.: Für Kliniken in staatlicher Trägerschaft ist das jeweilige Staatsarchiv zuständig. Kommunale Kliniken (z.B. die Kliniken der Landschaftsverbände, des Landeswohlfahrtsverbands Hessen und der bayerischen Bezirke) geben ihre Unterlagen regulär an das jeweils zuständige Archiv des Trägers ab.

Für Bayern ist die Situation uneinheitlich: Einige bayerische Bezirke unterhalten eigene historische Archive (Oberbayern, Schwaben). Vereinzelt wurden die älteren Patientenakten beim jeweiligen Staatsarchiv hinterlegt (z.B. der ehemaligen Heil- und Pflegeanstalt Erlangen). Die Akten anderer ehemaliger Heil- und Pflegeanstalten befinden sich noch in den heutigen Nachfolgeeinrichtungen.

Von den genannten Möglichkeiten ist die nachhaltigste die Überführung in und Aufbewahrung der Patientenakten durch ein öffentliches Archiv, das durch Satzung oder Gesetz errichtet wurde. Archive gewähren die physische, konservatorische Erhaltung dieses Schriftguts. Archive bieten professionelle Hilfestellung und Betreuung der Nutzenden. Darüber hinaus: Zu den Kernaufgaben der Archive gehört die systematische und kontinuierliche Überlieferungsbildung, die durch intensive archivische Betreuung und Begleitung der abgebenden Einrichtungen gewährleistet wird. Der Anspruch der Archive ist: Es soll jetzigen wie künftigen Nutzenden ermöglicht werden, alle Fragen, die sie an die Vergangenheit stellen, zu beantworten. Die Benutzung der in öffentlichen Archiven liegenden Unterlagen („Archivalien“) richtet sich nach dem Bundesarchivgesetz und den jeweiligen Landesarchivgesetzen bzw. den jeweiligen Satzungen; sofern keine Schutzfristen entgegenstehen, können diese Unterlagen eingesehen werden. Für Recherchen zu „Euthanasie“-Opfern bedeutet dies: Da für diese die Schutzfristen bereits abgelaufen sind, können die Akten von „Euthanasie“-Opfern im Normalfall problemlos vorgelegt und eingesehen werden.

Wie kann nun bei einer Recherche konkret vorgegangen werden? Ein möglicher Rechercheansatz beginnt beim Krankenhausträger und dessen Archiv, sofern ein solches besteht. Der andere Weg, Kontaktaufnahme mit dem Klinikum, führt ebenfalls zum zuständigen Archiv.

Aufbau der Patientenakten

Für jede Patientin und jeden Patienten wurde bei Aufnahme eine Patientenakte angelegt; handelte es sich um eine wiederholte Aufnahme, wurde die bereits bestehende Akte „gezogen“ und fortgeführt.

Rein formal gesehen besteht eine Patientenakte aus einem Umschlag mit Inhalt: Der Umschlag, ein für die jeweilige Einrichtung eigens angefertigter und mit dem Namen der Einrichtung versehener Aktendeckel, enthält auf der Vorderseite grundlegende persönliche Informationen zur Patientin bzw. zum

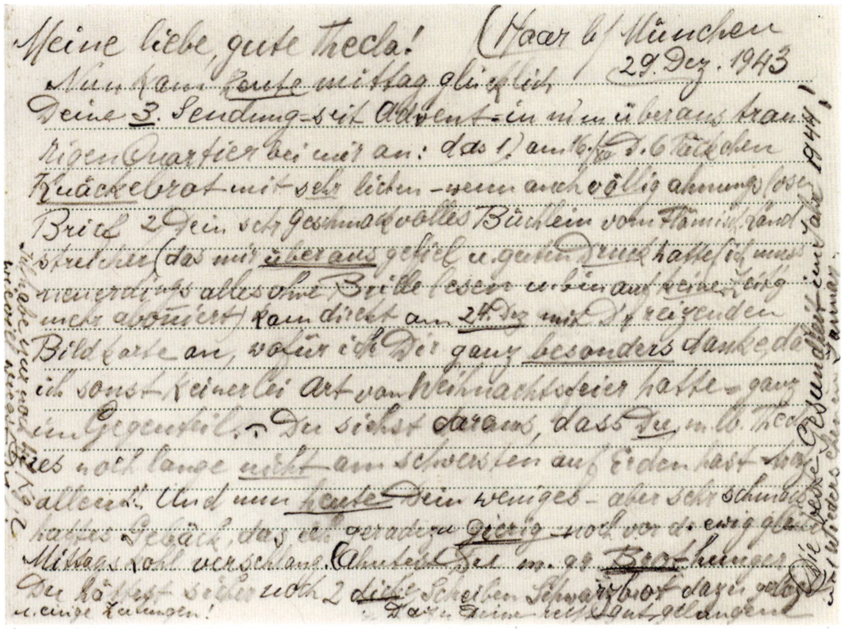

In den Patientenakten liegen mitunter auch Briefe von oder an die Patientinnen und Patienten. Die von diesen selbst geschriebenen und erhaltenen Briefe wurden von der Anstalt zurückgehalten und nicht abgesandt. Mit dieser Karte bedankt sich Emmy Rowohlt bei Ihrer Schwester Thekla für die erhaltenen Pakete und bittet um weitere Lebensmittel. Zu Emmy Rowohlt vgl. NS-Dokumentationszentrum München u.a. (Hg.), S. 361 ff.

Patienten (Name, Geburtsdatum, -ort) und die Aufnahme- und Entlassdaten. Die Patientenakte enthält – allgemein gesprochen – alle im Verlaufe des Aufenthalts und der Behandlung entstandenen und für diese Behandlung notwendigen Unterlagen, also: Personalbogen, Krankengeschichte, Labor- und sonstige Befunde, Fieberkurven, Gewichtstabellen; bei verstorbenen Patienten liegt noch der Leichenschauschein und das Ergebnis einer durchgeführten Sektion bei. Fotoaufnahmen wurden standardmäßig nur für Kinder, bei Erwachsenen erst ab den 1950er-Jahren angefertigt. Häufig befinden sich in der Patientenakte auch Briefe oder Abschriften von Briefen von bzw. an die Patientin bzw. den Patienten. Dass diese in der Akte erhalten sind, dürfte dadurch zu erklären sein, dass sie als aussagekräftig für den Zustand der Patientin bzw. des Patienten zurückgehalten wurden.

Der zentrale Bestandteil der Patientenakte ist die „Krankengeschichte", die laufend vom behandelnden Arzt handschriftlich oder – selten – mit Maschine geführte Dokumentation über den Zustand der Patientin und des Patienten bei Aufnahme und dessen weitere Veränderungen. Die Krankengeschichte beginnt regelmäßig mit den zumeist ausführlich niedergelegten Ergebnissen der Aufnahmeuntersuchungen, und zwar sowohl des körperlichen wie psychischen Zustands. Immer wird auch die Vorgeschichte der Erkrankung (die „Anamnese") abgefragt. Ein Spezifikum psychiatrischer Krankengeschichten ist, dass regelmäßig auch – sofern deren Erhebung möglich war – die Familienanamnese enthalten ist. Diese Anamnesen geben also wichtige biografische Hinweise zu den Patientinnen und Patienten wie zu ihren Familien.

Patientenakten enthalten ferner regelmäßig die Krankengeschichte von Voraufenthalten: Bei der Aufnahme einer Patientin oder eines Patienten wurde stets ein möglicher früherer Aufenthalt in einer anderen psychiatrischen Einrichtung abgefragt; diese Voreinrichtung wurde sodann angeschrieben und um eine Abschrift der damals angelegten Krankengeschichte gebeten.

Für das Verständnis der Patientenakten sind einige grundsätzliche Beobachtungen angebracht: Die Binnenstruktur der Heil- und Pflegeanstalten war ganz auf den jeweiligen Zustand der Patientinnen und Patienten, vor allem auf deren Pflege- und Überwachungsaufwand ausgerichtet: So gab es „Wachstationen" (für Neuaufnahmen) und spezifische Stationen für „ruhige", „unruhige" „unsichere" oder „sieche" Kranke; daneben bestanden „offene" oder „halboffene" Stationen, in denen sich die Patientinnen und Patienten mehr oder weniger unbeschränkt bewegen konnten. Veränderte sich der Zustand einer Patientin oder eines Patienten, konnte die Verlegung auf eine anders ausgerichtete Station notwendig werden. Eine solche interne Verlegung fand ihren direkten Niederschlag in der Krankengeschichte mit einem Eintrag wie „verlegt nach Haus …". Zugleich konnte auch der behandelnde Arzt wechseln; damit erscheint auch eine neue Handschrift innerhalb der Krankengeschichte. Wichtig ist diese Beobachtung etwa für die – systematisch bislang noch nicht untersuchte – Frage, welche Patientinnen und Patienten auf die Anfang 1943 eingerichteten „Hungerhäuser" verlegt wurden.

Charakteristisch für die Patientenakten der Jahre 1940–1945 ist, dass Dichte und Umfang der Dokumentation erheblich zurückgehen. Es ist nicht untypisch, dass in der Krankengeschichte teilweise über Monate, mitunter sogar mehrere Jahre hinweg keine Einträge vorgenommen werden. Zugleich nimmt auch der Umfang der Einträge ab, sie werden kürzer, stichwortartiger. Eine solche lückenhafte Dokumentation macht es mitunter sehr schwer nachzuvollziehen, woran eine Patientin oder ein Patient verstorben ist – das ist für die Einschätzung der Opfer der „dezentralen Euthanasie" zu beachten. Eine denkbare Erklärung für diesen Wandel könnte in den sich verschlechternden Versorgungsverhältnissen in den Einrichtungen liegen: Mit Beginn des Krieges wurden drei von 14 Ärzten in Eglfing-Haar eingezogen, im Jahr 1943 waren bereits sechs von 13 Ärzten bei der Wehrmacht. Aufgrund stark gestiegener Zugangszahlen erhöhte sich das durchschnittliche Zahlenverhältnis zwischen Ärzten und zu behandelnden Patienten deutlich, von 1:260 (auf einen Arzt kamen im Durchschnitt 260 Patientinnen/Patienten) im Jahr 1939 auf etwa 1:450 in den Jahren 1943/44. Das musste Auswirkungen auch für die Führung der Patientenakten nach sich ziehen.

Zugleich ist eine weitere Entwicklung auffällig: Die Sprache der Ärzte in den Krankengeschichten – und damit auch die Einschätzung, das Bild, das sich der behandelnde Arzt von der Patientin und dem Patienten machte – wandelt sich, sie wird zunehmend entwertender, entwürdigender. Im Rahmen der Recherchen zum „Münchner Gedenkbuch“ wurden Beispiele zusammengetragen: Zuschreibungen wie „asozial“ oder „lebensunwert“ treten verstärkt auf.

Die Patientenakten der „Reichsausschuss“-Kinder heben sich von anderen Patientenakten durch den „R.A.“-Stempel (für „Reichsausschuss“) auf dem Aktendeckel ab. Auffällig ist ihr geringer Umfang, insbesondere die Krankengeschichte umfasst zumeist nur einen Bogen. Die Krankengeschichte beinhaltet regelmäßig die Ergebnisse der Aufnahmeuntersuchung und dokumentiert in zumeist nur wenigen Einträgen den Tod des Kindes. Einträge, welche Maßnahmen zum Tod geführt haben – die Verabreichung überdosierter Beruhigungsmittel –, fehlen immer.

Die Patientenakten der „Reichsausschuss“-Kinder stellen also insgesamt nur eine Art Gerüst für das wirkliche Geschehen dar: Es fehlen jegliche Angaben zur Vorgeschichte, etwa zur Frage, wie und unter welchen Umständen das Kind an den „Reichsausschuss“ gemeldet und in die „Fachabteilung“ aufgenommen wurde. Dieser Schriftverkehr müsste vereinzelt in den Akten der Gesundheitsämter zu finden sein. Es fehlt insbesondere der gesamte Schriftverkehr zwischen „Fachabteilung“ und dem „Reichsausschuss“, so etwa auch die vom „Reichsausschuss“ angeforderten Befundberichte, die die Grundlage für die Entscheidung für die Ermordung des Kindes darstellten. Es fehlen auch die „Behandlungsermächtigungen“. Nur eine einzige, fehlerhaft abgelegte „Behandlungsermächtigung“ ist erhalten; vermutlich waren diese niemals Bestandteil der Akten, sondern wurden vom Direktor von Eglfing-Haar, Hermann Pfannmüller, gesammelt – und wohl unmittelbar vor Kriegsende vernichtet.

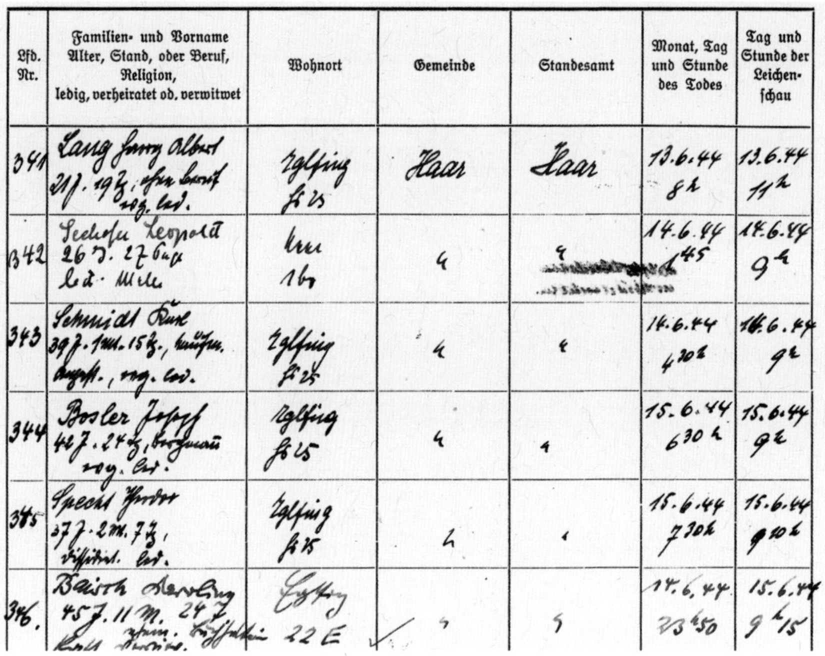

Lfd. Nr.	Familien- und Vorname Alter, Stand, oder Beruf, Religion, ledig, verheiratet od. verwitwet	Wohnort	Gemeinde	Standesamt	Monat, Tag und Stunde des Todes	Tag und Stunde der Leichenschau
341	[illegible]	Eglfing H 25	Haar	Haar	13.6.44 8 h	13.6.44 11 h
342	[illegible]	[illegible]	4	4	14.6.44 1 45	14.6.44 9 h
343	Schmidt [illegible]	Eglfing H 25	4	4	14.6.44 4 30	14.6.44 9 h
344	Bosler Josef	Eglfing H 25	4	4	15.6.44 6 30 h	15.6.44 9 h
345	[illegible]	Eglfing H 25	4	4	15.6.44 7 30 h	15.6.44 9 30 h
346	[illegible]	Eglfing 22 E	4	4	14.6.44 23 50	15.6.44 9 15

Durch die erhaltenen Leichenschauhefte lassen sich teilweise auch Opfer der „Euthanasie“, für die die Patientenakten nicht erhalten sind, ermitteln. Für die hier unter Nr. 341 und 343 – 345 genannten Patienten fehlten die Patientenakten. Sie starben im Haus 25, einem der „Hungerhäuser“.

Für Recherchen zu „Euthanasie“-Opfern ist also die Überlieferung der Patientenakten recht gut. Für die Todesfälle derjenigen Patientinnen und Patienten, für welche keine Akte erhalten ist, verbleibt zumindest der Rückgriff auf andere Unterlagen: Zu- und Abgangsbücher (auch „Krankengrundregister“ genannt) sowie erhaltene Transportlisten ermöglichen die Feststellung von „T4“-Opfern. Leichenschauhefte weisen Todesursache und letzte Station nach, können also – für die Opfer der „Hungerhäuser“ – Hinweise auf die Feststellung der Opfer der „dezentralen Euthanasie“ geben.

Weiterführende Hinweise und Literatur

www.bundesarchiv.de/DE/Content/Downloads/Aus-unserer-Arbeit/liste-patientenakten-euthanasie.html (Liste der im Bundesarchiv, Bestand R 179 erhaltenen Akten der „T4“-Opfer; Abruf am 15.4.2023)

Gerhard Schmidt, Selektion in der Heilanstalt 1939 – 1945. Neuausgabe mit ergänzenden Texten, Berlin/Heidelberg 2012

Maike Rotzoll, Gerrit Hohendorf, Petra Fuchs u.a. (Hg.), Die nationalsozialistische „Euthanasie“-Aktion T4 und ihre Opfer. Geschichte und ethische Konsequenzen in der Gegenwart, Paderborn 2010

NS-Dokumentationszentrum München, Bezirk Oberbayern, Michael von Cranach, Annette Eberle, Gerrit Hohendorf, Sibylle von Tiedemann (Hg.), Gedenkbuch für die Münchner Opfer der nationalsozialistischen „Euthanasie“-Morde, Göttingen 2018

Rosa Künstler

Geboren:
17. Februar 1876
Eintritt:
9. Februar 1925
Austritt:
24. Dezember 1930
Wiedereintritt:
1. Oktober 1934
Verstorben:
20. September 1940

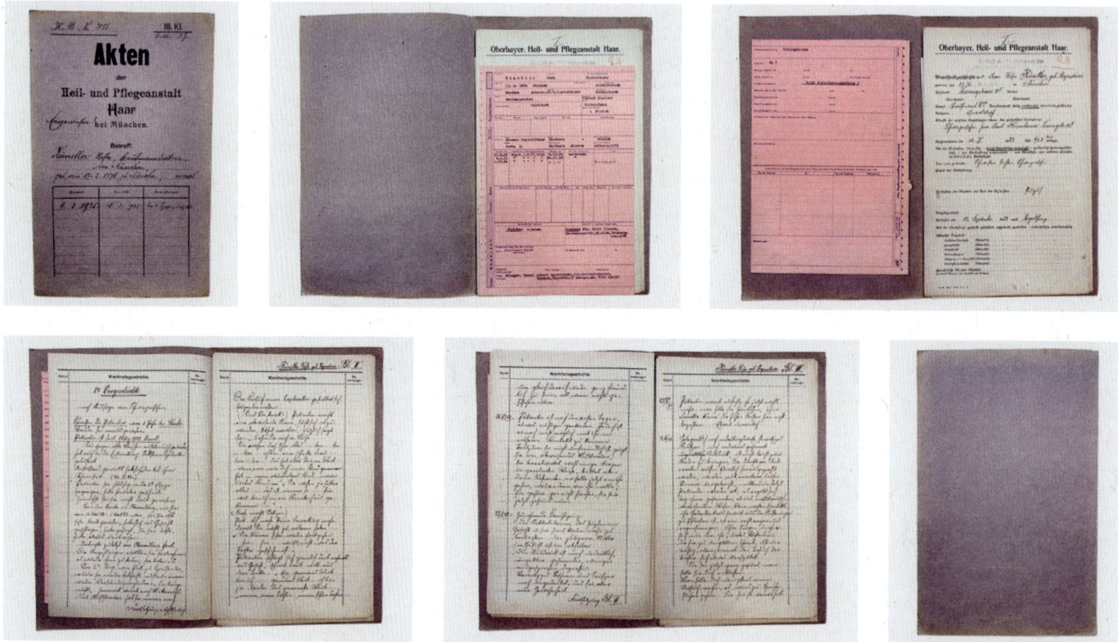

Robert Nieberle

Geboren:
31. März 1942
Eintritt:
7. Januar 1944
Verstorben:
21. Februar 1944

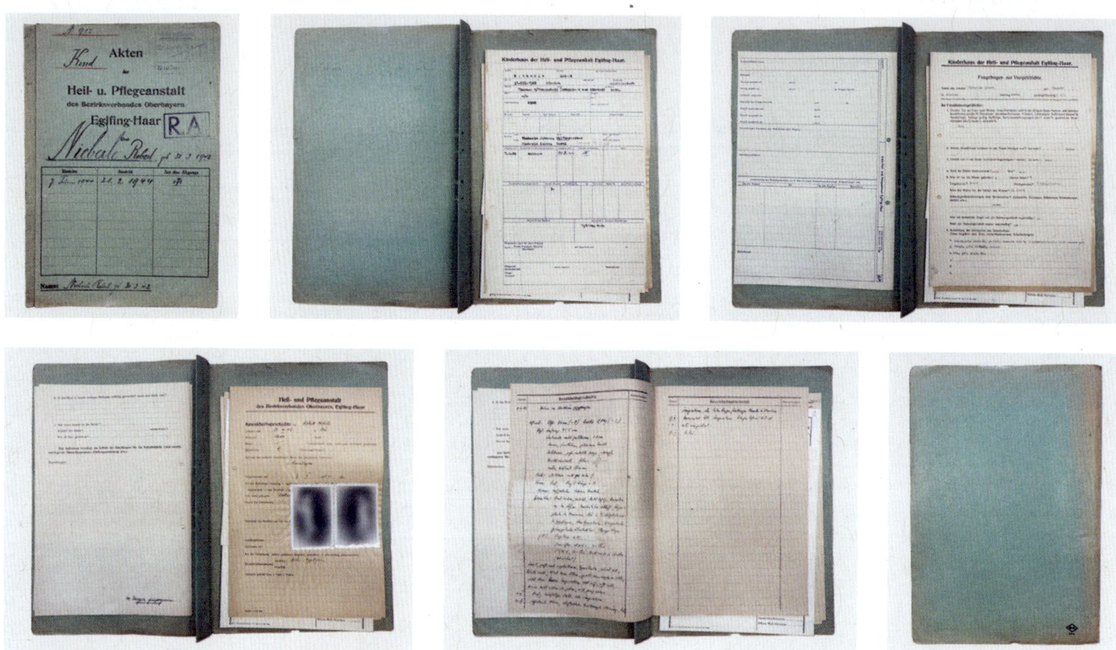

Jakob Neumeyer

Geboren:
19. Juni 1901
Eintritt:
27. Mai 1936
Verstorben:
26. September 1944

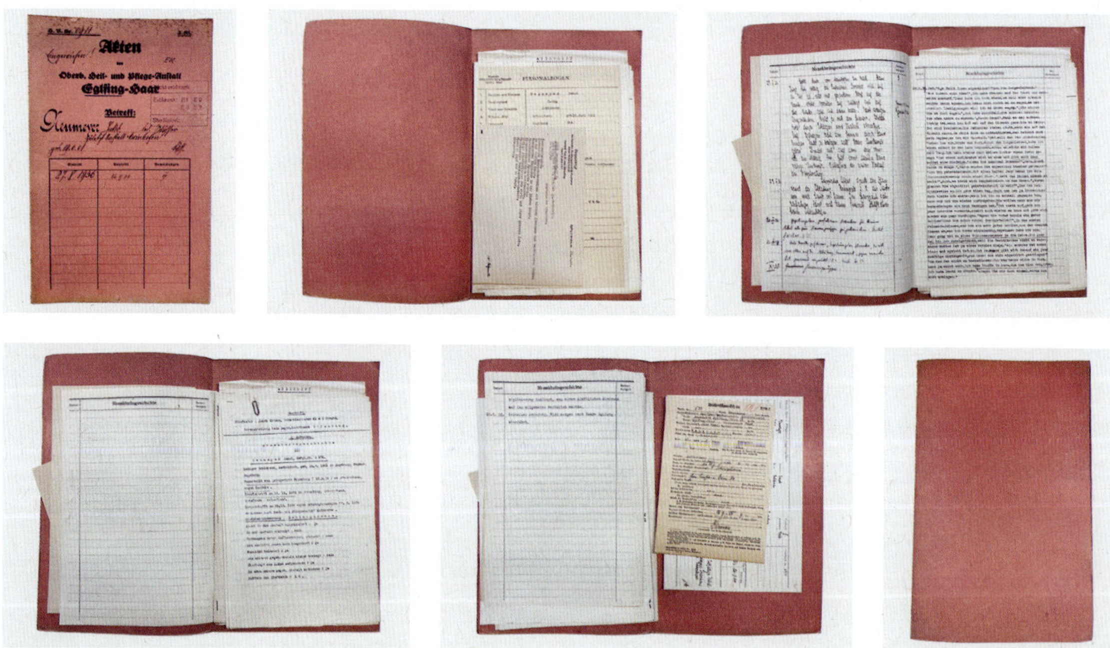

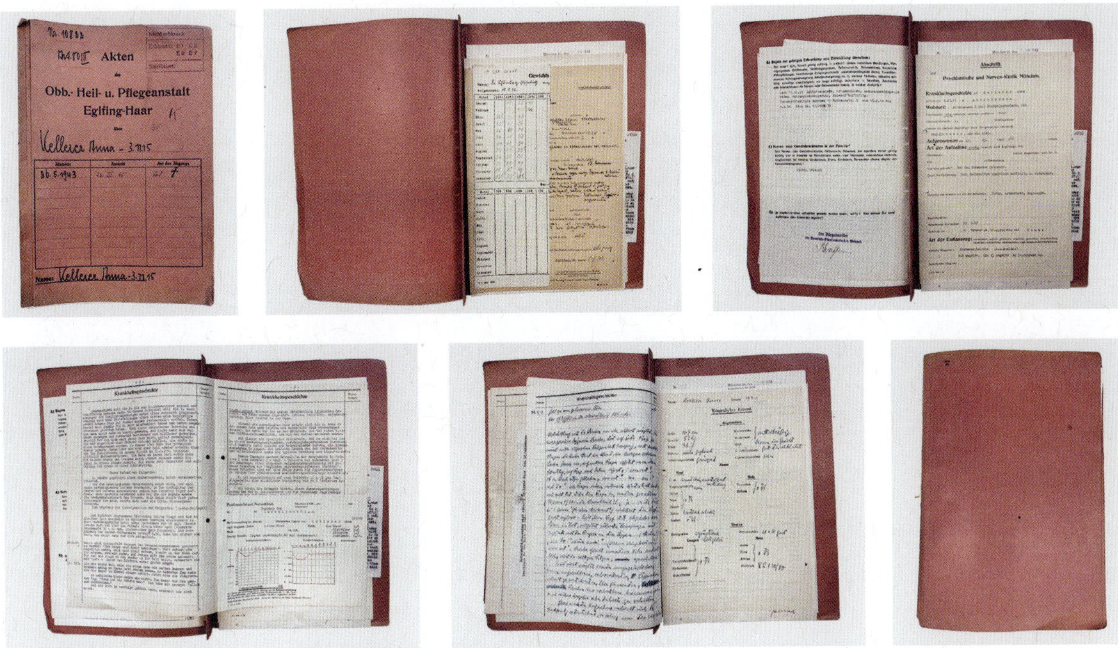

Anna Kellerer

Geboren:
3. November 1915
Eintritt:
26. Mai 1943
Verstorben:
23. März 1945

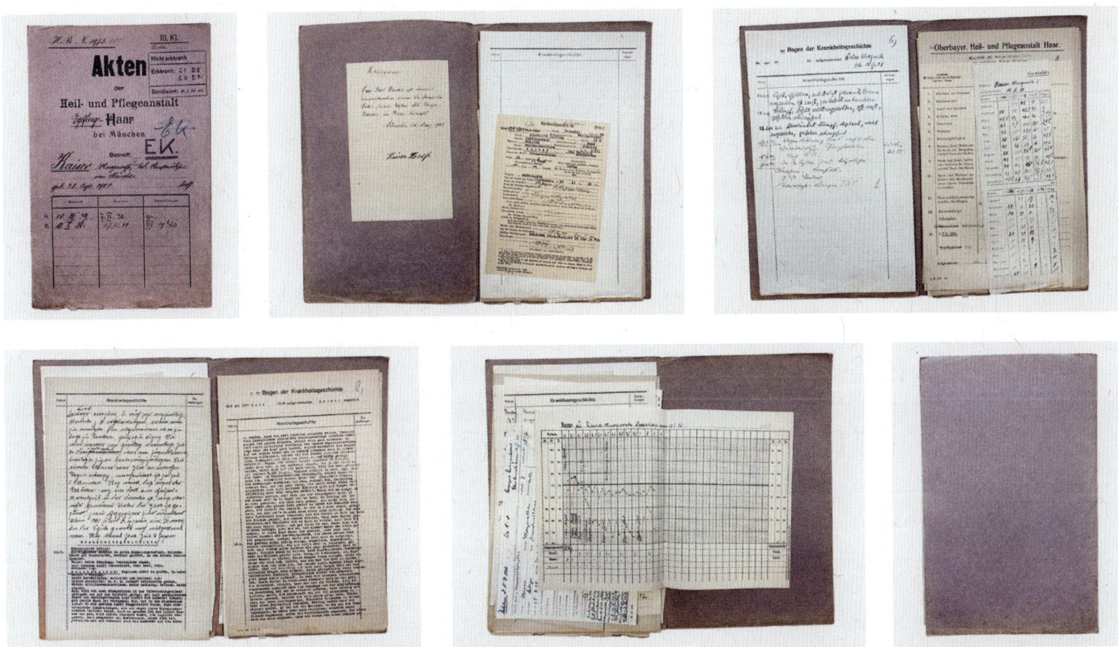

Margarethe Kaiser

Geboren:
25. September 1908
Eintritt:
10. Juli 1924
Austritt:
7. September 1924
Wiedereintritt:
10. Februar 1936
Verstorben:
17. Dezember 1944

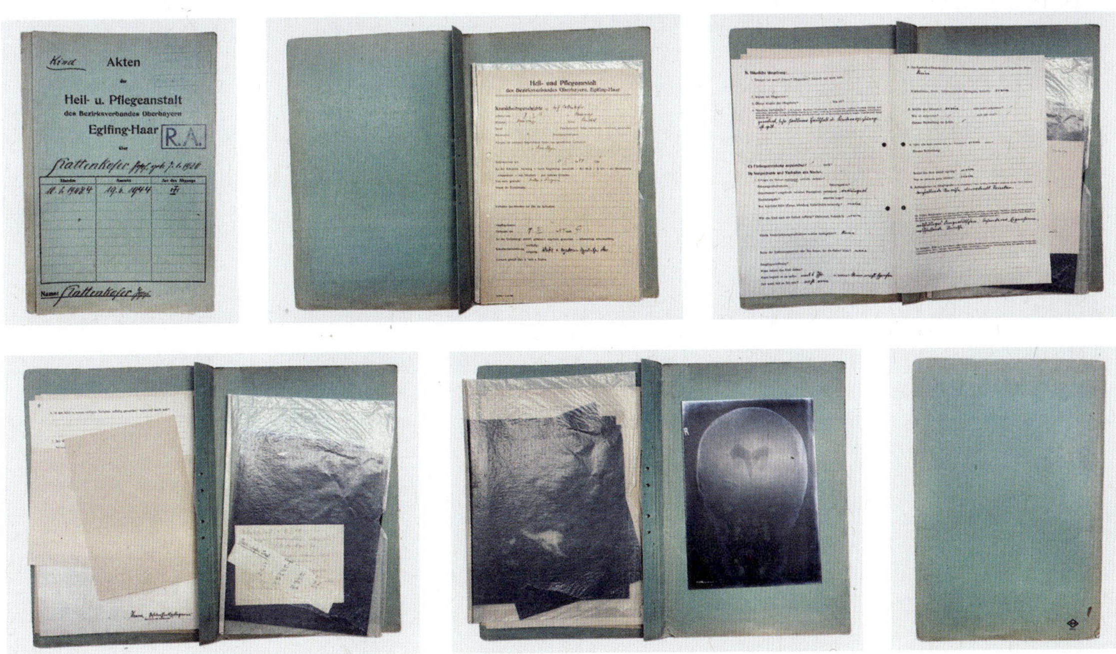

Josef Hattenkofer

Geboren:
7. Januar 1936
Eintritt:
10. Januar 1944
Verstorben:
19. Juni 1944

Das Thema NS-„Euthanasie“ in der schulischen Bildung – Beispiele aus Oberbayern

Winfried Helm

Die Chance, als Schülerin oder Schüler an einer allgemeinbildenden Schule in Bayern etwas über die NS-„Euthanasie“ zu erfahren, ist gering. Das Thema ist in den staatlichen Lehrplänen so gut wie nicht vorhanden. Anders sieht es in Sachsen aus. Dort taucht die „Euthanasie“ in den Lehrplänen von Gymnasium und Oberschule sowohl im Geschichts- als auch im Ethikunterricht auf. Beim Ethik-Thema Sterbehilfe wird auf das „Euthanasieprogramm“ des NS-Staates verwiesen. Im Geschichtslehrplan findet im Kontext des Nationalsozialismus die „Zwangssterilisation und die Ermordung ‚unwerten Lebens'“ ihren Platz und es steht ein Besuch der Gedenkstätte Pirna-Sonnenstein auf dem Programm.[1] Letzteres erklärt die dezidierte Verankerung im Lehrplan: Im Bundesland Sachsen befindet sich mit Pirna-Sonnenstein eine der fünf Gedenkstätten in Deutschland, die am Ort von ehemaligen Gasmordanstalten entstanden sind. So ist es auch in Baden-Württemberg (Grafeneck), Hessen (Hadamar), Sachsen-Anhalt (Bernburg) und Brandenburg (Brandenburg). Diese Gedenkstätten werden in der Regel von den Bundesländern staatlich gefördert. Das dürfte für die Berücksichtigung im Lehrplan durch die jeweiligen Kultusministerien förderlich sein.

Bayern hat keine Gedenkstätte am Ort einer ehemaligen Anstalt, an der viele Tausende Menschen den Tod im Gas fanden und dann eingeäschert wurden. Für die NS-„Euthanasie“ spielte Bayern dennoch eine wichtige Rolle. Die oberbayerische Heil- und Pflegeanstalt Eglfing-Haar im Osten Münchens war eine bedeutende süddeutsche Drehscheibe für Deportationen in Gasmordanstalten; von hier aus wurden mehr als 2.000 Opfer in die „Reichsanstalten“ Grafeneck und Hartheim (Oberösterreich) „verlegt“. In Eglfing-Haar kamen zudem mehr als 1.500 Patienten durch Hunger, Medikamente und Vernachlässigung ums Leben. Es gab eine Kinderfachabteilung, in der 332 Kinder und Jugendliche ermordet wurden. So nimmt es nicht wunder, dass die ehemalige Heil- und Pflegeanstalt und heutige Klinik für Psychiatrie, Psychotherapie, Psychosomatik und Neurologie – die heute als kbo-Isar-Amper-Klinikum Region München firmierende Einrichtung ist eine der größten in der Bundesrepublik – einer der Kristallisationspunkte wurde, von dem aus das Thema NS-„Euthanasie“ Zugang in schulisches Lernen findet. Ein weiterer dieser Orte ist Gabersee bei Wasserburg. Dort befand sich die andere der beiden oberbayerischen Heil- und Pflegeanstalten. Sie wurde 1941 aufgelöst. Die Patient*innen kamen entweder direkt in die Tötungsanstalt Hartheim oder nach Eglfing-Haar. Insgesamt wurden mehr als 600 Patient*innen Opfer der NS-„Euthanasie“. Die heute als kbo-Inn-Salzach-Klinikum firmierende Einrichtung wurde 1953 wiedereröffnet.

2020 wurde in Wasserburg am Inn das Denkmal für die Opfer des Nationalsozialismus eingeweiht. Die Gedenkstätte würdigt die Opfer, die vor Ort durch Zwangsarbeit und NS-„Euthanasie“ ums Leben kamen, verbunden mit einer Information über die historischen Zusammenhänge. Das breit angelegte erinnerungskulturelle Projekt findet eine professionell konzipierte und gestaltete, zudem gut gegliederte und materialreiche Präsenz im Internet.[2] Verantwortlich dafür zeichnet das Stadtarchiv Wasserburg. Zu den Themen NS-„Euthanasie“ und Zwangsarbeit wurden Lehr- und Lernmaterialien zum Einsatz in der Mittelstufe (Klasse 9) und in der Oberstufe (Klasse 11) des Gymnasiums erarbeitet. Dieses Material und zusätzlich je Klassenstufe eine „LehrerInnenhandreichung“ stellt das Stadtarchiv auf der Homepage als PDF-Dateien zum Download bereit.[3] Weitere Unterlagen zum Erwartungshorizont liefert das Stadtarchiv auf Anfrage.

Die gut aufbereiteten Materialien[4] stellen konkrete Lehrplanbezüge für beide Klassen her. Im Zentrum der regionalgeschichtlichen Unterrichtseinheit ste-

1 Die Lehrpläne können eingesehen werden unter www.schule.sachsen.de/lehrplaene-und-arbeitsmaterialien-6025.html (Abruf am 15.4.2023).

2 www.wasserburg.de/gedenken (Abruf am 15.4.2023)

3 www.wasserburg.de/gedenken/informationen/fuer-en (Abruf am 15.4.2023); hier auch die folgenden Zitate zum Lehrplanbezug

4 Die Materialien wurden von Philipp T. Haase erarbeitet, einem Historiker, der seit 2021 als Lehrer im Hamburger Schuldienst tätig ist und an der Universität Heidelberg promoviert.

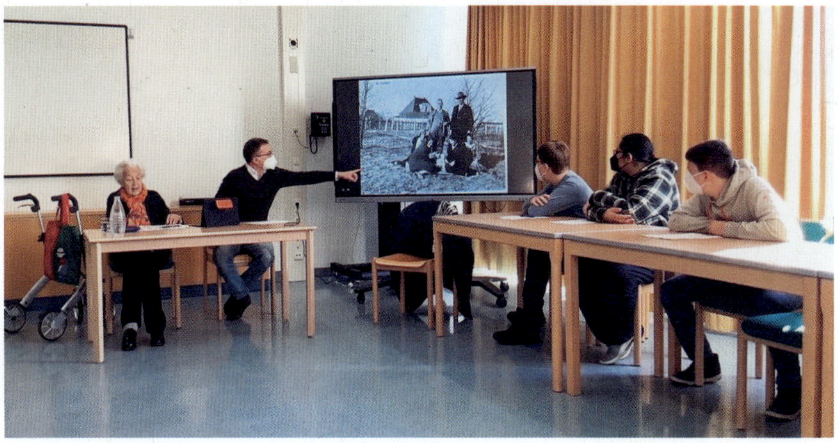

Die Zeitzeugin Lisa Wanninger bei einem Unterrichtsbesuch in der Thea Diem Schule. Die Förderschule in Unterhaching trägt seit 2022 den Namen eines NS-„Euthanasie"-Opfers. Thea Diem war die Tante von Lisa Wanninger.

hen für beide Klassen die Zwangssterilisierungen, die Morde im Rahmen der „Aktion T4" und der dezentralen Euthanasie sowie deren Umsetzung in Oberbayern. In der 9. Klasse kann die Unterrichtseinheit „aufgrund ihrer engen Verflechtung mit dem Themenkomplex ‚Holocaust' entweder als Übergang zu diesem Thema oder als anschließende Erweiterung gedacht werden. Sie fungiert so auch als Bindeglied zu den ebenfalls angedachten Themen zu ‚Bayern im NS-Staat' und deckt deren regionalspezifischen Blick auf lokaler Ebene ab". In der 11. Klasse ist die Unterrichtseinheit „als Übergang zwischen dem Großthemen ‚Weimarer Republik' und ‚Die Deutschen und der Holocaust' denkbar, stellt sie doch eine Verbindung zwischen den auch in Weimar präsenten Ideen der Eugenik und der Umsetzung ‚rassenhygienischer' Modelle im ‚Dritten Reich' mit dem Kulminationspunkt Auschwitz dar." An dieser Stelle wird „ausdrücklich auf die Parallelen im Tötungsprozess mittels Gas hingewiesen". Für beide Klassen ist die Unterrichtseinheit „anhand des zur Verfügung gestellten Materials frei organisierbar und in einer Einzel- oder Doppelstunde sowie in einem Projektzusammenhang denkbar". Es wird empfohlen, mit Primärquellen zu arbeiten, also mit Gesetzestexten, Bildern und Plakaten sowie Verwaltungsschriftgut. Mithilfe der Literatur könne so „sichergestellt werden, dass der verschwommene Geheimhaltungscharakter der Krankenmorde" erkannt wird. Gleichzeitig werden die Schüler*innen auf einen Besuch am Denkmal für die Wasserburger Opfer des Nationalsozialismus vorbereitet. Eine Nachfrage im Stadtarchiv Wasserburg ergab, dass das Material auf großes Interesse von Lehrkräften insbesondere an der Realschule und am Gymnasium gestoßen ist.

Das Stadtarchiv stellt auf der Denkmal-Homepage zudem Materialien in Leichter Sprache zum Einsatz an Förderschulen bereit.[5] Dieses wurde durch die Makarius-Wiedemann-Schule in Attl für Besuche der NS-Gedenkstätte in Wasserburg erarbeitet. Die Stiftung Attl wurde 1873 in einem ehemaligen Benediktinerkloster als Einrichtung für Menschen mit Behinderung gegründet. 1941 wurde die Einrichtung von den Nationalsozialisten beschlagnahmt und als Wehrmachtslazarett verwendet. Etwa 230 Menschen mit Behinderung wurden in die Gasmordanstalt Hartheim deportiert. Seit 1950 ist die Stiftung Attl wieder eine Einrichtung für Menschen mit Behinderung. Karin Erhardt, die Schulleiterin der dortigen Makarius-Wiedemann-Schule, gibt bei einer aktuellen Nachfrage die Auskunft, dass das Thema NS-„Euthanasie" in der Unterrichtspraxis an ihrer Schule derzeit keine Rolle spiele. Es habe sich bisher noch keine Lehrerin und kein Lehrer an das für die behinderten Schüler*innen intellektuell schwierige Thema herangewagt. Das Material in Leichter Sprache wurde von erwachsenen Testleser*innen auf Verständlichkeit überprüft und vom Fachdienst der Stiftung Attl auch an einigen Schüler*innen getestet und so weiterbearbeitet. Beim Fachdienst ist man aber nicht zufrieden mit dem Ergebnis: Es sei unübersichtlich und überfrachtet, die Bildauswahl und die Verwendung der Icons wird kritisiert. Eine Behandlung des Themas NS-„Euthanasie" im Unterricht und in der Projektarbeit sei generell sehr schwierig. Befürchtet wird auch eine schwer kontrollierbare Triggerwirkung. Wenn überhaupt, dann sollte man das Thema nur begleitet durch Gespräche im familiären Umfeld bearbeiten, was aber sehr aufwendig ist. Eine Empfehlung zur Behandlung der Thematik in der Erwachsenenbildung wird ausgesprochen.

Eine Behandlung des Themas NS-„Euthanasie" im Unterricht einer Förderschule gelang 2022 im Rahmen der Umbenennung einer Schule.[6] Das „Förderzentrum Förderschwerpunkt geistige Entwicklung Unterhaching" wurde nach einem oberbayerischen Opfer der NS-„Euthanasie" in „Thea Diem Schule" umbenannt. Bis 2012 hatte die Einrichtung den Namen „Erwin-Lesch-Schule" getragen. Dann

5
www.wasserburg.de/fileadmin/Dateien/Dateien/Stadtarchiv/Vermittlungsarbeit/Konvolut_EUT_Foerderschulen.pdf (Abruf am 19.4.2023)

6
Dazu und zum Folgenden ein Beitrag von Monika Goetsch, in: Bayerische Staatszeitung, Nr. 18 vom 6. Mai 2022, S. 3

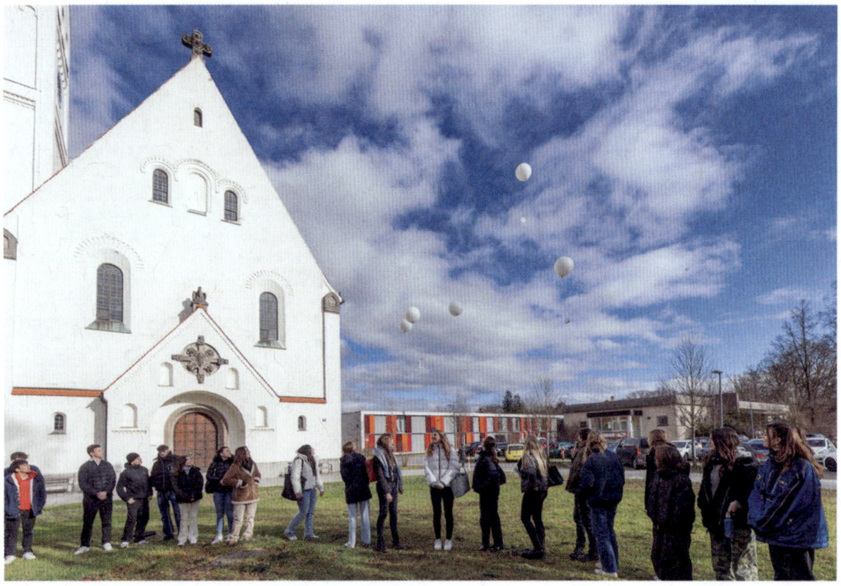

Abschlussaktion des Schulprojektes zum Gedenktag am 18. Januar 2023 in der Haarer Klinik, gestaltet durch ein P-Seminar am Ernst-Mach-Gymnasium Haar

wurde bekannt, dass der Sonderpädagoge Lesch sich in der NS-Zeit an der Selektion angeblich bildungs- und schulunfähiger Kinder beteiligt hatte. Deswegen suchte die Schule nach einem neuen Namen. Für den neuen Schulnamen setzte sich insbesondere Lisa Wanninger ein, die Nichte der ermordeten Thea Diem. Wanninger erklärte sich auch bereit, eine Seminarstunde in der Förderschule Unterhaching zu besuchen und zu erzählen, was für ein Mensch ihre an Epilepsie leidende Tante Thea war. Auf den Besuch der Zeitzeugin wurden die Schüler*innen intensiv vorbereitet. Der Plan, die NS-„Euthanasie" zum Unterrichtsthema zu machen, war bei den Lehrkräften umstritten: „Wie würden ihre Schutzbefohlenen mit den Informationen aus dem Seminar umgehen? Würden sie verkraften, was sie dort hörten? Und hat es nicht etwas nachhaltig Bedrückendes, eine Schule nach einem Euthanasieopfer zu benennen?"[7] Die Schulleiterin Ricarda Friderichs, die auch als Lehrbeauftragte am Lehrstuhl für Geistige Entwicklung an der Ludwig-Maximilians-Universität in München tätig ist, packte das Thema mit Unterstützung des Lehrstuhls an. Für sie stand außer Frage, dass es mit didaktischem Geschick möglich sei, „das nötige Wissen zu vermitteln, ohne die Schüler*innen, die zwischen 16 und 18 Jahre alt sind, nachhaltig zu belasten".[8]

Lisa Wanninger, deren Tante von Eglfing-Haar aus nach Hartheim zur Ermordung deportiert wurde, engagiert sich in der Angehörigengruppe von „Euthanasie"-Opfern, die sich seit 2015 in München zusammengefunden hat. Derzeit arbeitet die Gruppe an einem Projekt, wie man das Thema im Schulunterricht passend vermitteln kann.

Eine Haarer Schule, die sich seit vielen Jahren kontinuierlich mit der am Ort dokumentierten NS-„Euthanasie" auseinandersetzt, ist das Ernst-Mach-Gymnasium. Im Rahmen des Konzepts „Politische Bildung am Ernst-Mach-Gymnasium" finden in der 9. Klasse Zeitzeugenlesungen statt. Das Thema wird so zu einer zusätzlichen Lerneinheit zum Themenkomplex Nationalsozialismus mit regionalem Bezug. Immer wieder beschäftigen sich Projekt-Seminare zur Studien- und Berufsorientierung (P-Seminar) mit den lokalen NS-Verbrechen. Im Schuljahr 2022/2023 brachte ein P-Seminar der 12. Jahrgangsstufe in Zusammenarbeit mit dem kbo-Isar-Amper-Klinikum ein Projekt zum „Euthanasie"-Gedenken am 18. Januar 2023 zum Abschluss. Am Gedenktag wurde der gesamten 10. Jahrgangsstufe zunächst in der Schule ein aktueller Film über die Erinnerungsarbeit einer Initiative von Opfer-Angehörigen gezeigt. Danach gingen die etwa 100 Schüler*innen ins Haarer Klinikum, um dort mit Angehörigen und leitendem Klinikpersonal ins Gespräch zu kommen. In Arbeitsgruppen wurden daraufhin resümierende Texte verfasst. Anschließend ging es zu einer Gedenkveranstaltung am Mahnmal im Klinikgelände. Zum Abschluss wurden Luftballons mit den vorher verfassten Texten gen Himmel geschickt. Die komplette mehrstündige Aktion wurde von den Schüler*innen des P-Seminars konzipiert, organisiert und durchgeführt.

Ein herausragendes Projekt des Ernst-Mach-Gymnasiums, das immer noch nachwirkt, ist das Theaterstück „Spurensuche", das sich im Schuljahr 2016/2017 intensiv mit der NS-„Euthanasie" am Schulort Haar auseinandersetzte. Anhand von Recherchen vor Ort, Zeitzeugengesprächen und der Beschäftigung mit eigenen Familiengeschichten wurde ein Stück entwickelt, das das historische Geschehen mit den Mitteln des Theaters dokumentiert und das Publikum mit einbezieht. „Spurensuche" versteht sich als theatrales Gedenken an die Opfer der „Euthanasie"-Verbrechen, das einerseits die Spuren der Haarer NS-Zeit aufdeckt, andererseits Auswirkungen auf die Gegenwart erkennen und dadurch das eigene Verhalten in der Welt reflektieren will. Das Projekt wurde von der Theaterpädagogin Farina Simbeck initiiert und wird von ihr und Thomas Ritter, der Deutsch und Theater am Ernst-Mach-Gymnasium unterrichtet, geleitet.[9] Die Gruppe ist mit ihrem Stück seit 2016 auf Tournee und war Gast auf vielen Festivals im In- und Ausland. Ein „Spurensuche 2.0-Projekt" hat mittlerweile viele neue Jugendliche integriert. Insgesamt wurde die Performance über hundertmal gezeigt. Für 2020 und 2021 geplante Tourneen mussten

7
Ebd.

8
Ebd.

9
www.emg-haar.de/index.php/schulleben/theater (Abruf am 15.4.2023)

„Spurensuche", ein überregional wirksames Theaterprojekt des Ernst-Mach-Gymnasiums in Haar

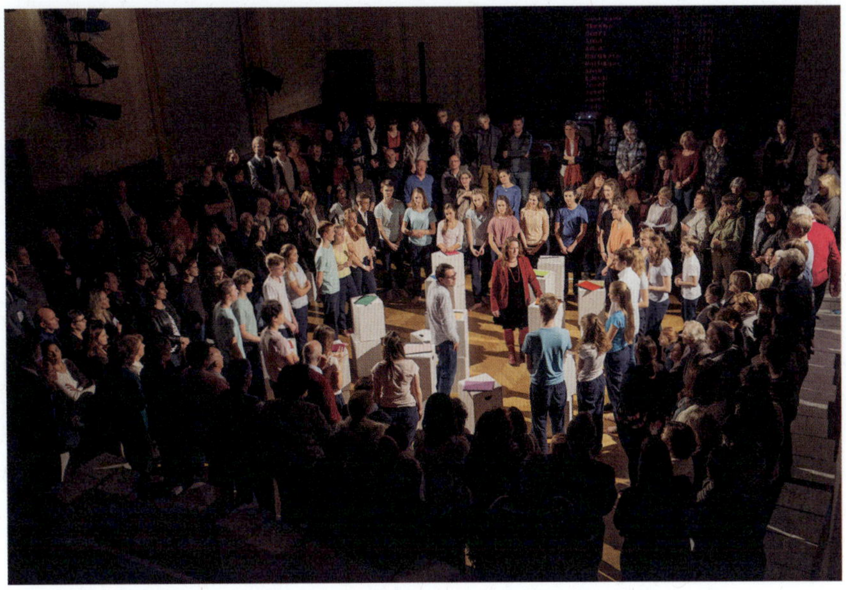

coronabedingt abgesagt werden. Nach der vorläufigen Einstellung ist für 2023/2024 eine Wiederaufnahme und angepasste Neuentwicklung mit einer neuen Gruppe geplant.[10]

Der Bezirk Oberbayern als „Träger von Einrichtungen, in denen zwischen 1933 und 1945 in eklatanter Weise Menschenrechte und Menschenwürde verletzt wurden", stellt sich dieser Vergangenheit „und übernimmt dafür die kollektive Verantwortung."[11] Neben der Förderung der Erinnerungskultur[12] „sieht der Bezirk als Teil seiner Gesamtverantwortung, der Ausgrenzung und Stigmatisierung von Menschen mit Krankheit oder Behinderung wirksam zu begegnen und allen Formen der Diskriminierung entgegenzutreten". Der Bezirk ist Träger von Bildungseinrichtungen, in denen Menschen mit Beeinträchtigung gefördert werden. Deswegen versucht er Impulse dafür zu setzen, dass gerade dort, wo die Geförderten in der NS-Zeit möglicherweise betroffen gewesen wären, die Auseinandersetzung mit der NS-„Euthanasie" ihren Platz findet.

Eine dieser Einrichtungen ist das Schulzentrum Förderschwerpunkt Hören und Sprache in München-Johanneskirchen. An der Berufsschule zur sonderpädagogischen Förderung ist zu erfahren, dass das Thema NS-„Euthanasie" in den letzten Jahren zwar für den Schulträger sehr wichtig gewesen ist, die Schule aber kaum Freiräume dafür hat. Die Thematisierung im Unterricht, vor allem im Fach Politik und Gesellschaft, ist den Lehrkräften freigestellt. Aktuell laufen aber keine besonderen Projekte. Ein weiterer Teil des Schulzentrums Förderschwerpunkt Hören und Sprache ist die Anni-Braun-Schule, eine staatliche Schule zur Sprachförderung, die nach den Lehrplänen der Mittelschule unterrichtet. Dort ist ein Lehrer tätig, der im Schuljahr 2021/2022 mit seiner Klasse eine Exkursion ins kbo-Isar-Amper-Klinikum in Haar machte, um sich vor Ort mit dem Thema NS-„Euthanasie" zu beschäftigen. Dieser Lehrer hat einen besonderen Bezug zur Klinik, da er dort seinen Zivildienst verrichtet hat.

Die vom Bezirk Oberbayern getragene Johann-Nepomuk-von-Kurz-Schule in Ingolstadt ist ein Förderzentrum mit dem Förderschwerpunkt körperliche und motorische Entwicklung. Den Schulalltag bestimmen dort soziale Themen, Mobilität, Lebenspraxis und der Erwerb von Alltagskompetenzen. Eine Thematik wie die zur NS-„ Euthanasie" findet da nach Auskunft der Schulleitung nur sehr schwer Platz.

Einen dauerhaften Platz im Unterricht hat unser Thema seit vielen Jahren an den Pflegefachschulen der beiden ehemaligen Heil- und Pflegeanstalten in Oberbayern, Eglfing-Haar (heute kbo-Isar-Amper-Klinikum Region München) und Gabersee (kbo-Inn-Salzach-Klinikum), sowie der Landesfürsorgeanstalt Taufkirchen (heute kbo-Isar-Amper-Klinikum Taufkirchen/Vils). Die Impulse zur Beschäftigung mit der NS-Geschichte der Einrichtungen, die zu den Patient*innenmorden führte, kamen dabei aus der Mitarbeiterschaft. In Haar und Wasserburg/Gabersee sind Psychiatriemuseen entstanden, die in den Unterricht einbezogen werden. Bestandteil des Unterrichts an den Pflegefachschulen sind immer wieder Exkursionen in die KZ-Gedenkstätte Dachau, zum Lern- und Gedenkort Schloss Hartheim oder ins NS-Dokumentationszentrum München.

Abschließend lässt sich feststellen, dass es durch die fehlende Verankerung des Themas NS-„Euthanasie" in den Lehrplänen für die allgemeinbildenden Schulen in Bayern letztlich an persönlichen und institutionellen Impulsen hängt, ob die Thematik Eingang in den Unterricht findet. Aus didaktischer Sicht würde eine Beschäftigung sehr sinnvoll sein, denn es ließe sich damit gut eine persönliche Betroffenheit herstellen. Etwa jede(r) achte Deutsche hat ein Opfer in seiner Familie. Vor allem aber kennen alle Schüler*innen den Problemkreis psychische Erkrankungen – entweder bei sich selbst oder im direkten Lebensumfeld.

10
www.blickwechsel.theater/projekte/spurensuche (Abruf am 15.4.2023)

11
Bezirk Oberbayern (Hg.), Kultur ist Heimat. Kulturaktivitäten des Bezirks Oberbayern, Infoheft, Stand Mai 2019, S. 35; hier auch das folgende Zitat

12
Siehe dazu den Beitrag ab S. 106 in diesem Band

Spuren auf Papier.
Ein Serious Game zum Thema NS-Psychiatrie

Florian Fischer

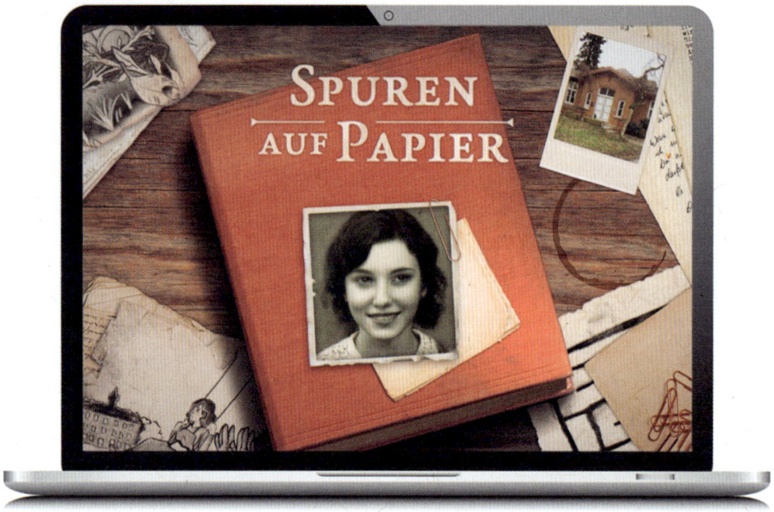

Bildschirmspiele, Videospiele, Games, Computerspiele: Das gesellschaftliche Phänomen, um das es in diesem Beitrag gehen soll, trägt viele Namen und ist seit Jahrzehnten Teil der Popkultur. Der Verband der deutschen Games-Branche gibt an, dass im Jahr 2022 knapp 60 % der Menschen in Deutschland mindestens gelegentlich ein digitales Spiel nutzen, sei es ein Puzzle-Game auf dem Smartphone oder Tablet, ein Strategiespiel auf dem PC oder einen Ego-Shooter auf der Playstation. Im Durchschnitt ist die spielende Person 37 Jahre alt und zu 48 % eine Frau und zu 52 % ein Mann. Die Umsätze, die 2021 mit digitalen Spielen erwirtschaftet wurden, sind mit knapp 5,5 Milliarden Euro enorm.[1] Digitale Spiele haben daher eine ebenso große Relevanz für die Popkultur wie Literatur, TV-Serien oder Kinofilme – und damit auch Einfluss auf unser Geschichtsbild.

Geschichtsdarstellungen im digitalen Spiel gibt es in großer Zahl, denn Geschichte ist ein beliebtes Setting, sei es nun das Springen über die Dächer von Florenz während der italienischen Renaissance in *Assassin's Creed II* (Ubisoft, 2009), mittelalterliches Bauen einer Burg wie in der Aufbau-Strategiereihe *Stronghold* (Firefly Studios, seit 2001) oder die Teilnahme an Schlachten des Zweiten Weltkriegs aus der Ego-Perspektive wie in *Battlefield V* (DICE, 2018). Es ist noch ungeklärt, inwieweit digitale Spiele einen Einfluss auf das Geschichtsbild derer haben, die vor den Bildschirmen sitzen. Doch es gilt als gesichert, dass dieser Einfluss existiert – wie bei anderen popkulturellen Medien auch. Games mit Bezug zum Zweiten Weltkrieg sind ein beliebtes Szenario, vor allem im Shooter- und Strategiegenre. Eine ernsthafte Auseinandersetzung mit den ideologischen Ursachen des Zweiten Weltkriegs oder gar mit den Massenmorden und Verbrechen der Nazi-Diktatur fand bislang hingegen kaum bis überhaupt nicht statt. Erst mit den Spielen *Attentat 1942* (Charles Games, 2017) und *Through the Darkest of Times* (Paintbucket Games, 2019) setzte eine Auseinandersetzung mit den Verbrechen des Dritten Reiches in digitalen Spielen ein, die über bloße Andeutungen oder kontrafiktionale Darstellungen hinausgeht.

Mit dem im Frühjahr 2022 erschienenen Titel *Spuren auf Papier* wird nun auch explizit die „Euthanasie" während der NS-Zeit im digitalen Spiel thematisiert. *Spuren auf Papier* wurde von dem Berliner Entwicklerteam Playing History zusammen mit dem Gedenkkreis Wehnen e.V. als gemeinsames Serious-Game-Projekt produziert und erschien im Frühjahr 2022. Es ist kostenfrei auf der Webseite der Gedenkstätte Wehnen als Browsergame spielbar und sonst auf keiner anderen Plattform erhältlich. Die Entwicklung des Titels war Teil eines Projekts, welches im Rahmen eines Programms der Kulturstiftung des Bundes *dive in. Programm für digitale Interaktionen* und durch das Programm *Neustart Kultur* der Beauftragten der Bundesregierung für Kultur und Medien gefördert wurde. Die Texte sind von einer Synchronsprecherin komplett vertont worden. *Spuren auf Papier* dient zur ortsunabhängigen Auseinandersetzung mit dem Thema „Euthanasie" im Nationalsozialismus und versteht sich als Möglichkeit, einen Besuch an der Gedenk-

1 Siehe hierzu die Statistiken des Verbands der deutschen Games-Branche: www.game.de/marktdaten/#Zahlen%20und%20Fakten (Abruf am 15.4.2023)

stätte vor- oder nachzubereiten.[2] Das Spiel ist auf der Webseite nur in deutscher Sprachausgabe vorhanden. Das Zielpublikum richtet sich hierbei an Schüler*innen der 9. bis 13. Jahrgangsstufe, Klassen aus Pflegeberufen, Studierende im Pflegebereich oder Patient*innen und ehemalige Patient*innen der Karl-Jaspers-Klinik.[3] Da es sich um ein Browsergame handelt, gibt es keine Möglichkeit, Zwischenfortschritte zu speichern. Dies ist jedoch aufgrund der sehr kurzen Spieldauer (ca. 15 bis maximal 30 Minuten) nicht erforderlich. Der Fokus des Spiels liegt auf der Erzählung einer Geschichte mit vereinzelten Rätseln als Gameplayeinlagen, daher gibt es auch zum Beispiel keine Mehrspielermodi. Begleitet wird das Spiel mit einem auf der Homepage des Gedenkkreises downloadbaren Handbuch mit weiterführenden Informationen und inhaltlichen Erklärungen sowie einer Arbeitsblättersammlung.

In *Spuren auf Papier* schlüpfen die Spielenden in die Rolle einer älteren Dame, die sich auf die Suche nach dem Schicksal ihrer Schwester begibt. Die meisten im Spiel vorkommenden Charaktere sind rein fiktional, wurden aber anhand von existierenden Biografien ehemaliger Patient*innen der Heil- und Pflegeanstalt Wehnen erstellt. Der Avatar ist im Spiel nicht sichtbar, sondern führt die Spielenden anhand der eingesprochenen Texte mit seiner Stimme durch das Spiel. Die Geschichte wird anhand eines Buches erzählt, in dem die Spielenden das Schicksal der vermissten Schwester in der Heil- und Pflegeanstalt in zehn Kapiteln nachvollziehen können. Das Spiel beginnt, indem der Avatar in die Familiengeschichte einführt. Der Vater der vierköpfigen Familie war aufgrund seiner Erfahrungen aus dem Ersten Weltkrieg depressiv, weshalb das NS-Regime ihn als erbkrank einstufte und ihm 1936 die Kriegsrente strich. Daraufhin nahm er sich das Leben. Die älteste Tochter Anna, auf deren Spurensuche sich die Spielenden begeben, wurde im Juni 1939 mit diagnostizierter manischer Depression in die Heil- und Pflegeanstalt Wehnen eingewiesen.

In jedem Kapitel müssen die Spielenden ein Rätsel lösen, um weiterzukommen. So zum Beispiel durch das Steuern einer Figur durch ein Labyrinth via drag & drop der Computermaus (Abb. A). Mit der Lösung der Aufgabe beginnt die Stimme weiterzuerzählen. Die verschiedenen Rätseleinlagen bilden die einzigen Gameplayelemente des Spiels. Sie stellen die von Anna während ihres Aufenthalts in der Anstalt angefertigten Zeichnungen dar. In einem vom Autor geführten Interview erläutert Dr. Martin Thiele-Schwez, CEO und Game Director von Playing History, dazu:

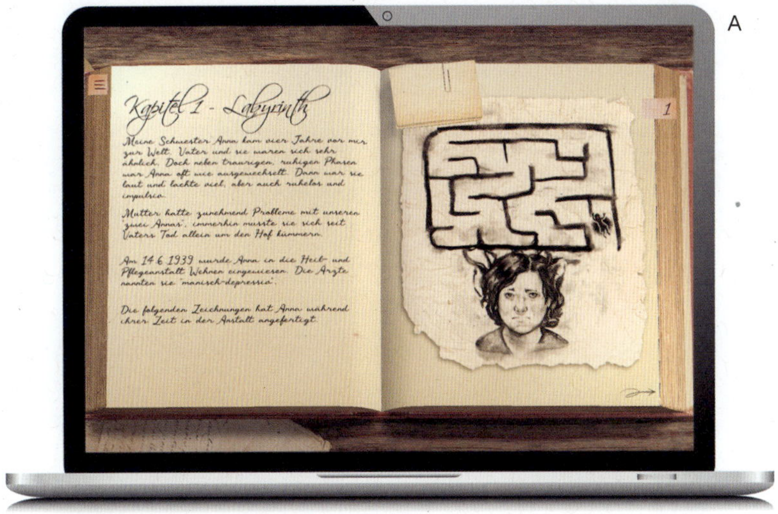

A

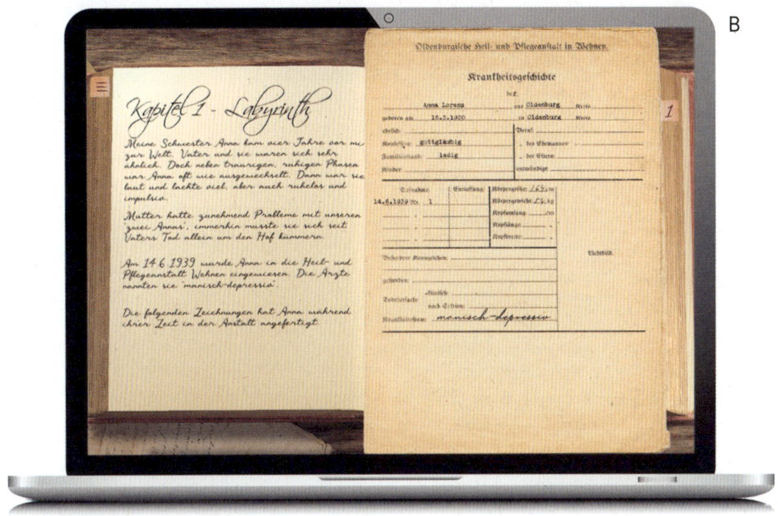

B

„Was wir zeigen, ist letztlich eine Sammlung von Dokumenten, durch die wir uns durchklicken, durchrecherchieren […]. Und die Frage, die sich uns stellt, wenn wir von Anna berichten, die Zeichnungen in ihrer Zeit in der Pflegeanstalt gemacht hat, ist: Wie hatte sie überhaupt Zeichnungen machen können? Die hatte natürlich keine riesige Farbpalette, sondern am Ende vielleicht einmal einen Bleistift oder irgendein Kohle- oder Grafitstück, mit dem sie was zeichnen konnte. Das heißt, die Zeichnungen sind überwiegend mit sehr spärlichen und rudimentären Mitteln gemacht, mit ebenjenen Mitteln, die ihr möglicherweise zur Verfügung gestanden hätten."

Das historische Setting wird über das Anheften von Dokumenten unterstützt. Manche sind Kopien von Originalen, während andere Originaldokumenten nachempfunden sind. Im in Abb. B gezeigten Fall wird nach der gelösten Aufgabe eine Kopie der Krankheitsgeschichte der eingewiesenen Patientin beigefügt. Das Formular ist authentisch, während der Inhalt fiktional ist. Im Spielverlauf werden zu-

2
Spuren auf Papier – Gedenkkreis Wehnen e.V. (2022); online verfügbar unter www.gedenkkreis.de/spuren-auf-papier, zuletzt aktualisiert am 27.1.2022, zuletzt geprüft am 12.8.2022

3
Interview mit Dr. Martin Thiele-Schwez

C

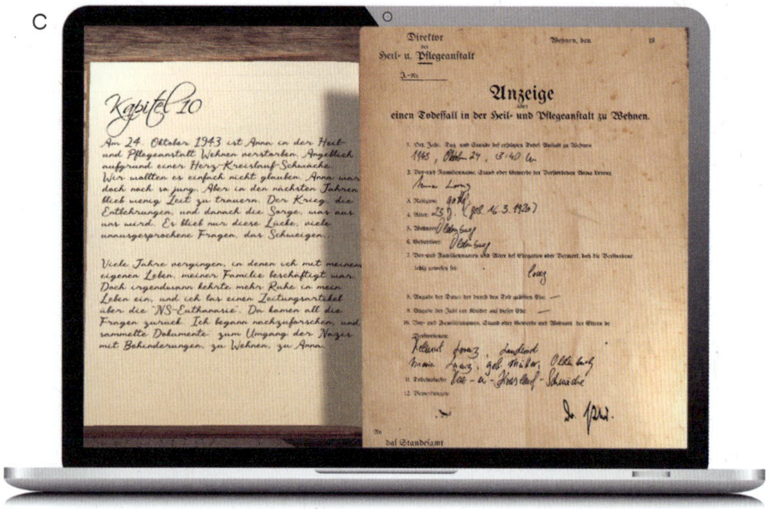

D

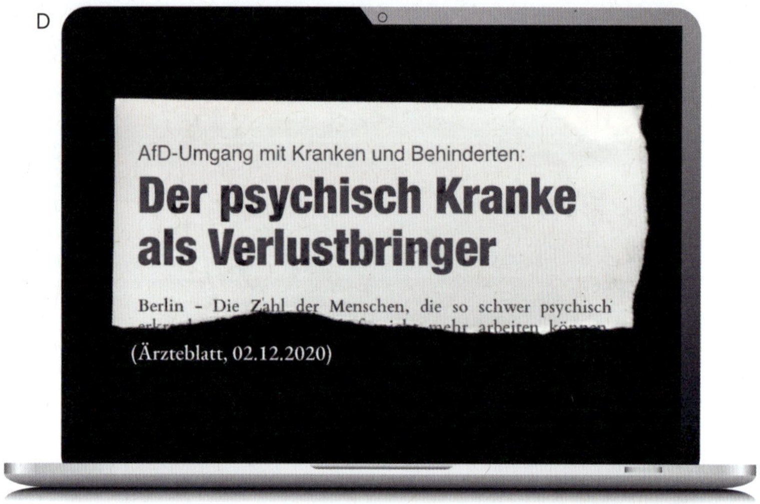
AfD-Umgang mit Kranken und Behinderten:
Der psychisch Kranke als Verlustbringer
Berlin – Die Zahl der Menschen, die so schwer psychisch
(Ärzteblatt, 02.12.2020)

E

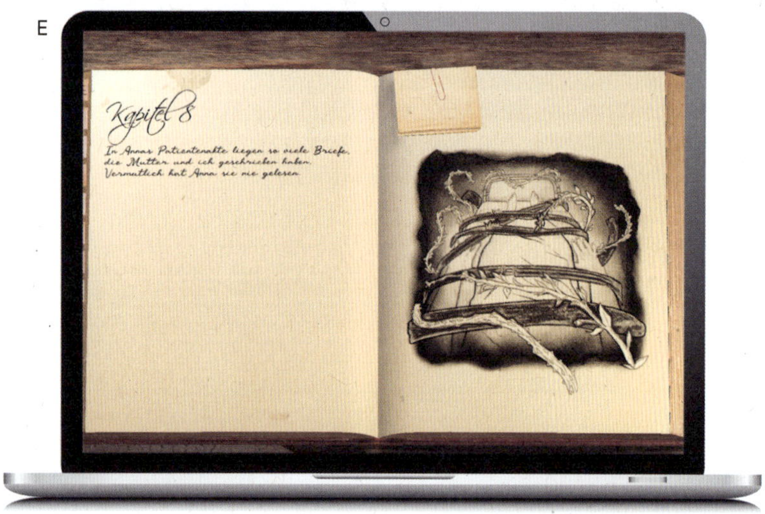

dem die in unserem Zusammenhang zentralen historischen Begriffe wie „Euthanasie" oder „Aktion T4" erläutert.

Das Spiel geht auch auf die Verschlechterung der Zustände innerhalb der medizinischen Einrichtung aufgrund des andauernden Krieges ein. Die Patient*innen werden teilweise schutzlos Luftangriffen überlassen, während sich das Personal in Bunker flüchtet.

Die Lage der Patient*innen verschlimmert sich zunehmend durch die immer knapper werdenden Rationen, die Sterberaten schießen in die Höhe. Das Pflegepersonal beginnt, sich an der Verpflegung zu vergreifen. Gegen Ende des Spiels erfährt man von Annas Tod durch Vernachlässigung. Der Mord wird durch das Attest „Herzkreislaufschwäche" verschleiert (Abb. C).

Das Spiel endet mit dem eindringlichen Hinweis, dass sich die menschenverachtende Ideologie der Nationalsozialisten auch nach 1945 erhalten hat. Das wird begleitet durch die Einblendung von Schlagzeilen, die auf aktuelle rechtsextremistische Bewegungen und deren Parallelen zur NS-Ideologie Bezug nehmen (Abb. D). Nach dem Ende des Spiels kann das Buch mit den abgeschlossenen Kapiteln durchgesehen werden.

Eine Frage der Perspektive

Die Geschichte der ermordeten Anna wird aus drei unterschiedlichen Perspektiven erzählt. Bei der ersten Perspektive handelt es sich um die der älteren Dame, die tagebuchartig das Schicksal ihrer ermordeten Schwester niederschreibt und mit ihrer Stimme als Erzählerin durch das Spiel führt. Sie verbindet durch ihre Funktion als Avatar gleichzeitig die Spielenden mit dem Spiel und der Geschichte, indem sie Verknüpfungen zur Gegenwart herstellt.

Das Spiel bietet spannenderweise auch einen Einblick in die Täter*innenperspektive, indem es die Spielenden die von den Ärzt*innen und Pfleger*innen ausgestellten Krankenakten und Schriftwechsel einsehen lässt. Hierbei werden die bürokratischen Prozesse und die dahinterstehende dehumanisierende Logik gezeigt, die zu der Ermordung von Hunderttausenden Menschen geführt haben. Das geschieht bspw. durch die Abschrift eines Briefes, in dem der Verwaltungschef Siems stolz die Ergebnisse seiner Einsparungsmaßnahmen auflistet, durch die etliche Patientinnen und Patienten umgekommen sind.

Die letzte Perspektive wird durch die von Anna angefertigten Zeichnungen dargestellt. Diese beinhalten auch die Hauptgameplay-Elemente des Spiels, denn sie sind gleichzeitig Puzzle- und Rätseleinlagen, die zum Weiterkommen notwendig sind. Neben Briefen an die Angehörigen gehören solche Zeichnungen zu den wenigen Selbstzeugnissen der Opfer der NS-„Euthanasie". Wie bereits erwähnt, wurden diese oft nur mit einfachsten Mitteln angefertigt: Papier, Kohle oder Bleistift. Indem das Spiel dies aufgreift, zeigt es den Mangel und das Leid, das den Opfern widerfährt, ohne dabei auf drastische Gewaltdarstellungen zurückzugreifen. Im in Abb. E gezeigten Beispiel ist Anna an ein Bett gefesselt, und durch das Mausklicken versucht man, an den Fesseln zu rütteln. Doch es erscheinen Dornenranken, und je öfter man klickt, desto enger umschlingen sie Anna und machen ein Entkommen unmöglich. Mit diesem Gameplay-Element wird noch einmal die Ausweglosigkeit der Situation unterstrichen.

Zusammen ergeben diese drei Perspektiven einen umfassenden Einblick in die Geschichte der NS-„Euthanasie" und ermöglichen eine ernsthafte und dem Thema gerechte Auseinandersetzung. Zum einen ist da das Leid der Angehörigen, verkörpert durch den Avatar der Spielenden, zum anderen die tödliche bürokratische Logik der Täter*innen und letztlich das Leid der Opfer selbst, dargestellt durch die angefertigten Zeichnungen. Gleichzeitig wird in diesem Spiel keine Heldengeschichte erzählt, sondern die Not, die Wehrlosigkeit der Opfer und deren beinahe aussichtslose Lage verständlich und ohne zu überfordern nachgezeichnet.

Multiperspektivität – mit Grenzen

Aus dem Vorangehenden lässt sich der Schluss ziehen, dass Multiperspektivität einer der Schlüssel zu einem adäquaten und ethischen Umgang mit dem Thema NS-Verbrechen im digitalen Spiel ist. Nur so lassen sich die komplexen Zusammenhänge zeigen, welche zu diesem dunklen Kapitel in unserer Geschichte geführt haben. Doch aktuell gibt es im Bereich der digitalen Spiele noch Grenzen.

Zum einen ist weder bei *Spuren auf Papier* noch bei anderen Titeln wie *Through the Darkest of Times* der Avatar des Spiels direktes Opfer des NS-Terrors. Diese Ereignisse erleben die Spielenden hier hauptsächlich aus der Perspektive des Beobachtenden. Das ist auf der einen Seite nachvollziehbar, denn es ist fraglich, ob die erlebte Grausamkeit eines KZ- oder „Euthanasie"-Opfers in einem spielerischen Setting simuliert werden kann und soll. Auf der anderen Seite erleben wir seit Jahren die Simulation von Krieg und deren Beteiligten im digitalen Spiel. Die Qualität der ludischen Auseinandersetzung mit dem Thema Krieg variiert sehr stark von Spiel zu Spiel, doch positive Beispiele wie *Valiant Hearts – The Great War* (Ubisoft, 2014) oder *This War of Mine* (11 Bit Studios, 2014) zeigen, dass eine ethisch wertvolle Beschäftigung mit dem Thema Krieg auch bei direkter Betroffenheit des Avatars durchaus möglich ist.

Darüber hinaus gibt es bisher so gut wie kein Spiel aus Sicht der Täter*innen. Es ist nachvollziehbar, warum sich Studios bisher nicht an diese Idee herangewagt haben. Eine ethisch korrekte Auseinandersetzung dürfte sich äußerst schwierig gestalten. Schließlich sollen die von den Nazis verübten Grausamkeiten, die Ausbeutung und der Missbrauch auch weiterhin nicht nachspielbar sein. Eine der wenigen Ausnahmen für eine Täter*innenperspektive im Spiel ist das 2018 erschienene Spiel *Battlefield V* mit der Singleplayer-Kampagne *Der letzte Tiger*, welches das Ende des Zweiten Weltkriegs aus der Sicht eines deutschen Panzerkommandanten zeigt. NS-Verbrechen spielen hierbei allerdings lediglich in der Form hingerichteter Deserteure eine Rolle. Das ist eine verpasste Chance und problematisch, denn die Verbrechen der Wehrmacht beschränken sich nicht auf die Hinrichtung von Deserteuren.

Auch öffentliche historische Bildungseinrichtungen täten gut daran, ihr Bildungsprogramm um digitale Spiele zu erweitern

Entwickler*innen scheinen in den beiden oben genannten Perspektiven bisher eine rote Linie zu sehen, die nicht überschritten werden sollte. Ob diese Linien unpassierbar bleiben oder ob sich zukünftig kreative Wege finden lassen, die direkte Opfer- und Täter*innenperspektiven ethisch verantwortungsvoll in einem digitalen Spiel zu verarbeiten, wird sich noch zeigen. Es wäre wünschenswert, dass mehr Entwickler*innen den Schritt zu einem seriösen Umgang mit der NS-Vergangenheit wagen. Auch öffentliche historische Bildungseinrichtungen täten gut daran, ihr Bildungsprogramm um digitale Spiele zu erweitern. Ein solches Vermittlungsformat könnte für jüngere Generationen ansprechend sein, auch wenn es selbstverständlich eine analoge Ausstellung nicht ersetzen kann. Best-Practice-Beispiele wie *Attentat 1942*, *Spuren auf Papier* oder *Through the Darkest of Times* machen es vor. Themen gäbe es zur Genüge.

Der lange Schatten der Entwürdigung

Robert Domes

Als die Nationalsozialisten 1939 mit den Krankenmorden begannen, löschten sie nicht nur die Ärmsten und Schwächsten der Gesellschaft aus, sondern vielfach auch die Erinnerung an sie. Die ermordeten Menschen sind von der Politik bis heute offiziell nicht als Opfer der nationalsozialistischen Verbrechen anerkannt. Sie tauchen im allgemeinen Gedenken selten auf. Und sie gerieten vielfach auch in den Familien in Vergessenheit. Dabei ist eine umfassende Aufarbeitung der Krankenmorde dringend überfällig.

Seit beinahe zwanzig Jahren führe ich Gespräche mit Angehörigen von Opfern der NS-„Euthanasie". Bei allen persönlichen Unterschieden der Familien- und Opfergeschichten gibt es dabei einige Ähnlichkeiten. Viele Beispiele zeigen, dass das Aufdecken und Erinnern für die Angehörigen zwar oft ein schmerzvoller Weg ist, aber letztlich eine heilsame Wirkung hat. Denn die Täter haben einen heimtückischen Dämon hinterlassen: die Scham. Noch immer – Generationen später – schämen sich Nachkommen und Verwandte für die Opfer. Noch immer trauen sich viele nicht, die Verbrechen offen anzusprechen und die Namen öffentlich zu nennen. Noch immer schwebt das Stigma der psychischen Erkrankung, der „Erbkrankheit" über den Familien. Die Ausgrenzung und Entwürdigung, die den Opfern widerfahren ist, begleitet die Angehörigen bis heute wie ein Schatten.

Jeder achte deutsche Bundesbürger hat ein Opfer der „Euthanasie" in der Familie

„Jeder achte deutsche Bundesbürger hat ein Opfer der ‚Euthanasie' in der Familie", sagt Prof. Dr. Michael von Cranach, der sich seit den 1980er-Jahren für die Aufarbeitung der Krankenmorde einsetzt. Es ist also keineswegs ein Randthema. Cranach ist überzeugt, dass die Namen der Opfer genannt und ihre Geschichten erzählt werden müssen. Das sei nicht nur für die betroffenen Familien wichtig, sondern auch für die Gesellschaft insgesamt. Cranach: „Dann können wir vielleicht früher Zeichen erkennen, dass es wieder in so eine Richtung geht."

Auch Prof. Dr. Peter Brieger, Ärztlicher Direktor des kbo-Isar-Amper-Klinikums in Haar, begründet, warum die Auseinandersetzung mit den NS Krankenmorden wichtig ist: „Wir müssen diese Erinnerung als Thema nehmen, um zu überlegen: Wie gehen wir heute mit Menschen um, die schwach sind, die psychisch krank sind, die benachteiligt sind?"

Obwohl sich die Fachleute einig sind, dass ein offener ethischer Diskurs über die Krankenmorde und eine respektvolle Erinnerungskultur wichtig sind, wird das Thema noch immer vor allem von unten aufgegriffen, von Gedenkinitiativen und den Nachfahren der Opfer. Ein kurzer Rückblick zeigt, warum das so lange gedauert hat und warum es bis heute für die betroffenen Familien schwer ist, die Wahrheit über ihre ermordeten Verwandten zu erfahren. Ursache dafür ist eine giftige Mischung aus Lügen, Stigmatisierung, Verunsicherung und Scham. Die Saat haben bereits die Täter in der NS-Zeit gelegt.

Die Kranken wurden bei der „T4-Aktion" ohne Wissen und Zustimmung der Angehörigen verlegt. Wenn sich die Angehörigen wunderten und nachfragten, erhielten sie ein Standardschreiben von der Direktion, in dem es hieß, man habe die Patienten „im Rahmen planwirtschaftlicher Räumungsmaßnahmen in eine andere Anstalt, die uns nicht bekannt ist, verlegt". Zu dem Zeitpunkt waren die Opfer bereits in den Gaskammern der Tötungsanstalten ermordet worden.

Anschließend erhielten die Verwandten Trostbriefe. Dafür gab es in den Tötungsanstalten eigene Standesämter. Dort stellten Mitarbeiter mit Decknamen gefälschte Totenscheine aus. Um die Morde zu verschleiern, waren in den Schreiben an die Angehörigen nicht nur die Todesursache falsch, sondern auch das Todesdatum und der Todesort. Gegen Bezahlung wurde dann die angebliche Asche der Toten verschickt.

Als dann ab 1941 in den Heil- und Pflegeanstalten selbst das Morden begann, als die Patientinnen und Patienten durch Hungerkost, durch Vernachlässigung oder Überdosen von Medikamenten getötet wurden, waren Besuche von Angehörigen unerwünscht. Entsprechend waren die Schreiben formuliert. Oft erhielten die Verwandten Briefe, in denen eine Verschlechterung des Zustands ihres Patienten beschrieben wird. Wenn diese Briefe ankamen, war es meist zu spät, um die Patientinnen und Patienten noch zu retten.

Die Familien wurden über die Umstände und Todesursachen ihrer Angehörigen systematisch angelogen, sie wurden abgewimmelt und ferngehalten. Und sie wurden mit ihren Fragen, Sorgen und Ängsten alleine gelassen.

Zugleich waren sie doppelt belastet. Zum einen als Familie mit einem psychisch kranken oder behinderten Menschen. Zum anderen waren sie mit dem Stigma der „Erbkrankheit" gebrandmarkt. Das hatte in den Familien dramatische Folgen. Viele Angehörige trauten sich nicht, die Verbrechen öffentlich anzuklagen aus Furcht, selbst mit der psychischen Erkrankung in Verbindung gebracht zu werden. Sie trauten sich oft auch nicht, bei Freunden und Bekannten Trost und Rat einzuholen. „Diese Verunsicherung war ein Riesenproblem", sagt Michael von Cranach.

Die Scham wirkte ebenso nach innen. Peter Brieger spricht vom Konzept des Selbst-Stigmas, dass sich Angehörige selber kleinmachen, weil sie sich für die Krankheit ihres Verwandten schämen. Das führte häufig zu Schweigen. Brieger: „Dann war das wie ein toxisches Familiengeheimnis, das vielleicht alle wussten, über das aber keiner gesprochen hat."

Nach dem Krieg bekamen die Familien weder Aufklärung noch Trost, auch keine Entschädigung. Die Opfer wurden weder anerkannt noch gewürdigt. Das Stigma der psychischen Krankheit blieb erhalten, teilweise bis heute.

Die meisten Familien ahnten zwar, dass ihre kranken Angehörigen umgebracht worden waren. Aber die wenigsten erkundigten sich nach dem Krieg über das tatsächliche Schicksal ihrer Verwandten.

Michael von Cranach nennt neben der Stigmatisierung weitere Gründe dafür. Die Familien seien voller Schuldgefühle, Selbstzweifel und Verunsicherung gewesen. Sie fragten sich: „War es richtig, meine Angehörige in die Anstalt zu geben? Hätten wir sie besser frühzeitig rausholen sollen? Hätten wir sie retten können? War die „Euthanasie", die ja als staatliche Maßnahme getarnt war, wirklich Unrecht?"

War es richtig, meine Angehörige in die Anstalt zu geben? Hätten wir sie besser frühzeitig rausholen sollen? Hätten wir sie retten können?

All diese Fragen wurden in der Nachkriegszeit nicht offen gestellt. Und wenn jemand es wagte, sie anzusprechen, wurde er abgewiesen. Die Familien, die versuchten, das Schicksal ihrer toten Verwandten zu klären, wurden abgespeist, berichtet Brieger. So habe eine Angehörige nach 1945 den Leiter der Anstalt Eglfing-Haar, Dr. Anton von Braunmühl, zur Rede gestellt. „Er hat einfach schlichtweg alles geleugnet."

So ist es kein Wunder, dass in den Familien Verunsicherung und Scham die Jahrzehnte überdauerten. Viele ermordete Angehörige blieben ungenannt. In den Familien wurde über sie geschwiegen und bald wurden sie vergessen.

Fatal für die Opfer und ihre Angehörigen war, dass es nach dem Krieg keinen Bruch in der deutschen Psychiatrie gab. Die Pflegekräfte, Ärzte, Klinikdirektoren waren im NS-System groß geworden. Die meisten haben einfach weitergearbeitet, auch viele Täter setzten ihre Karriere nahtlos fort. In den Einrichtungen für psychisch kranke und behinderte Menschen herrschte Stillstand. Sie blieben trostlose Orte, in denen eine Ausgrenzungs- und Verwahrpsychiatrie betrieben wurde mit katastrophalen, menschenunwürdigen Zuständen.

Dies änderte sich erst mit der Psychiatrie-Enquête von 1975, in der schwerwiegende Mängel in der damaligen psychiatrischen Versorgung festgestellt wurden. Daraufhin kam eine Reform in Gang mit dem Ziel, die Zustände in den psychiatrischen Kliniken und die Behandlung der Patienten zu verbessern.

Im Zuge dieser Reform kam Anfang der 1980er-Jahre auch Bewegung in das Thema der „Vergangenheitsbewältigung". Es gab Veröffentlichungen, auch einige Einrichtungen machten sich an die Aufarbeitung. Cranach, zu der Zeit Direktor im Bezirkskrankenhaus Kaufbeuren, erinnert sich: „Als wir anfingen, in der Zeitung zu publizieren, was passiert ist, und Aufrufe machten für Angehörige, bekamen wir Hunderte von Anfragen." Oft war es die nächste Generation, die sich auf Spurensuche begab, um das Schicksal eines Familienmitglieds zu klären und die ermordeten Verwandten zurück in die familiäre und gesellschaftliche Erinnerung zu holen.

Dieser Weg ist nach wie vor schwer. Betroffene brauchen Unterstützung, und sie brauchen Austausch mit Menschen mit einer ähnlichen Familiengeschichte. Deshalb hat sich 2015 in München eine Angehörigengruppe gegründet, die sich regelmäßig im NS-Dokumentationszentrum trifft. Die Gruppe hat sich den Namen „Gedenkinitiative für die ‚Euthanasie'-Opfer / Angehörigengruppe" gegeben. Die Mitglieder helfen sich gegenseitig dabei, Dokumente und Akten zu finden, vor allem auch kompetente Ansprechpartner, um die vielen Fragen zu klären, die sich im Laufe der Spurensuche ergeben. Denn häufig geht aus den Unterlagen nicht eindeutig hervor, ob die Patienten eines natürlichen Todes gestorben oder ermordet worden sind. Auch brauchen die Familien fachliche Hilfe, um die Diagnosen aus der damaligen Zeit einzuordnen. Die Akten müssen kritisch gelesen und gedeutet werden.

„Ich bin stolz, dass die Wahrheit ans Licht gekommen ist. Mir wurde leichter ums Herz, als alles aufgeführt wurde."

Selbst heute, rund 80 Jahre nach den Verbrechen, erfordert so eine Spurensuche viel Mut von den Angehörigen. Sie gehen durch eine emotionale Achterbahn, erleben Trauer, Wut, Angst und Schuldgefühle. Nach wie vor sind die Suchenden mit Unverständnis, manchmal auch Ablehnung in der eigenen Familie und im Freundeskreis konfrontiert. Ihnen wird geraten, das Thema ruhen zu lassen. Es bringe nichts, außer Unruhe und Unfrieden in der Familie.

Jede Familiengeschichte ist anders, jedes Opferschicksal ist individuell, jede Spurensuche folgt unterschiedlichen Motiven. Doch es gibt eine Reihe von Parallelen. Fast alle, die sich auf die Suche nach ihren ermordeten Verwandten machen, berichten von Scham und Schweigen in der Familie. Und sie berichten davon, wie fassungslos und wütend sie waren, als sie die Akten zum ersten Mal gelesen haben. Und wie sie auch oft verstanden, in welcher Zwangslage die Betroffenen – sowohl die Kranken als auch ihre Familien – damals waren.

Familien mit einem behinderten Kind hatten es in der NS-Zeit besonders schwer. Schon die Behinderung wurde als gesellschaftlicher Makel betrachtet. Ab August 1939 wurden Ärzte und Hebammen per Erlass dazu verpflichtet, Kinder mit körperlichen oder geistigen Behinderungen an das zuständige Gesundheitsamt zu melden. Diese Informationen dienten keineswegs dazu, die Eltern zu unterstützen. Im Gegenteil: Durch die heimtückische Politik der nationalsozialistischen Rassenhygiene wurde nun die ganze Familie unter Generalverdacht gestellt, der Volksgesundheit zu schaden. Der Erlass diente allein dazu, Kinder zu selektieren und zu töten. Am Ende mussten die Angehörigen machtlos zusehen, wie ihr Kind einem staatlich angeordneten Mord zum Opfer fiel.

Obwohl die Familien von den Behörden über die Hintergründe und die wahre Todesursache belogen wurden, war ihnen bewusst, dass ihre Angehörigen nicht auf natürliche Weise starben. Dies geht aus zahlreichen Briefen hervor, die von Verwandten an die Kliniken geschrieben wurden. Aus ihnen spricht aber auch zugleich das Gefühl der Machtlosigkeit.

Ähnlich wie Behinderte waren während der NS-Zeit psychisch Kranke in Gefahr. Und mit ihnen ihre ganze Familie. Unter dem Stichwort „erbkrank" kamen die Kinder und teils auch die Enkel solcher Patienten ins Visier der Gesundheitsbehörden. Schon bei der geringsten Abweichung von der Norm – oder von dem, was damals als Norm galt – drohte den Nachkommen die Zwangssterilisation oder gar die Einweisung in eine Anstalt. Den Familien war dies bewusst. Zur Scham kam die Angst – und auch hier wieder Schweigen.

In diesem Zusammenhang muss auch der Personenkreis der sogenannten Asozialen erwähnt werden. Hilfsbedürftige wurden als „gemeinschaftswidrig" stigmatisiert, in Verwahrung genommen und viele von ihnen im Zuge der „Euthanasie" ermordet. Die Angehörigen dieser Opfer waren als

„minderwertige" Familien zugleich beschämt und auch selbst in Gefahr. Auch solche Ausgrenzungen – und die damit verbundenen Tabus – bestanden bis weit in die Nachkriegszeit.

Neben Scham und Angst gibt es eine weitere Parallele, von der die Angehörigen in den Gesprächen immer wieder berichten: Dankbarkeit. Die Suchenden sind froh, dass sie das Schweigen gebrochen, die Schatten vertrieben und ihre vergessenen Angehörigen zurück ins Licht geholt haben. Es ist, als hätten sie eine alte Wunde versorgt, die nun heilen kann. Sie fühlen sich entlastet und sind zu Recht stolz.

Natürlich ist die Trauer um einen Angehörigen zunächst ein sehr persönlicher und intimer Moment. Dennoch ist es wichtig, dass die Namen der Opfer öffentlich genannt und ihre Geschichten – soweit die Angehörigen zustimmen – erzählt werden.

„Es ist wichtig, den Opfern einen Namen zu geben", sagt Peter Brieger. Denn erst wenn der Name genannt wird, werde der Mensch auch greifbar. Wenn wir uns nicht über Zahlen unterhalten, sondern über Menschen, wenn wir ihre Fotos betrachten und ihre Namen nennen, können wir uns mit ihnen identifizieren.

Nicht zuletzt ist die öffentliche Aufarbeitung ein Weg, um die Familien von Scham, Angst und Schuldgefühlen zu befreien. Denn machen wir uns nichts vor: Behinderung und psychische Erkrankungen sind auch heute noch mit einem Stigma behaftet. Die Berührungsängste gegenüber den Patientinnen und Patienten sind nach wie vor groß. Deshalb ist es wichtig, das Thema offen anzusprechen.

Welche positiven Ergebnisse die Aufarbeitung dieser Verbrechen bringt, zeigt das Beispiel von Amalie Speidel. Sie ist die Schwester von Ernst Lossa, der 1944 im Alter von 14 Jahren in der Heilanstalt Kaufbeuren-Irsee ermordet wurde. 1940 – sie war neun – sah sie ihren Bruder zum letzten Mal. Er wurde mit unbekanntem Ziel verlegt, sie hörte nie wieder von ihm. Erst mehr als 40 Jahre später, Anfang der 1980er-Jahre, erfuhr Amalie Speidel, dass ihr Bruder im Zuge der „Euthanasie" getötet wurde.

Sie selbst hatte nie nachgeforscht. Mit ein Grund: Sie schämte sich für ihre Herkunft. Ihr Bruder war von den Nazis als „Zigeuner" und „asozial" gebrandmarkt worden. Bei unseren ersten Gesprächen im Jahr 2002 erzählte sie sehr zurückhaltend über ihren Bruder. Über ihre Herkunft erzählte sie nichts. Es brauchte fast ein Jahr und mehrere weitere Gespräche, bis sie berichtete, dass ihre Eltern fahrende Händler aus der Volksgruppe der Jenischen waren. Und dass sie selbst als Kind darunter gelitten hatte, als „Zigeuner" beschimpft zu werden.

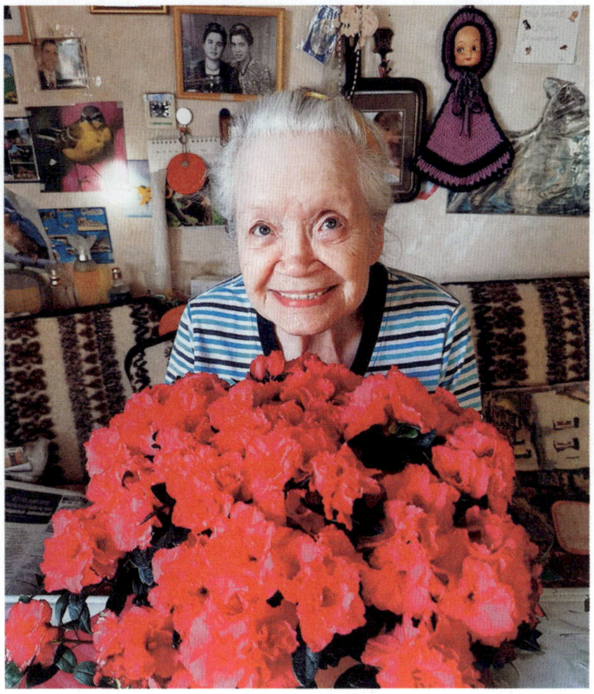

Amalie Speidel, die Schwester des „Euthanasie"-Opfers Ernst Lossa

Als schließlich das Schicksal ihres Bruders in einem Buch und einem Kinofilm aufgearbeitet wurde, gab sie vor laufenden Kameras Auskunft über das traurige Schicksal der Familie. Im letzten Interview vor ihrem Tod 2021 sagte sie: „Ich bin stolz, dass die Wahrheit ans Licht gekommen ist. Mir wurde leichter ums Herz, als alles aufgeführt wurde."

Ähnliche Gefühle berichten viele Angehörige, nachdem sie die Mauer des Schweigens durchbrochen haben. Sie betonen, wie wichtig es sei, die Geschichten der ermordeten Menschen zu erzählen und ihre Namen wieder zu nennen. Wie sehr es die Familien von einem Schatten befreit – und letztlich auch unsere Gesellschaft.

Deshalb bin ich den Angehörigen, die ihre Erinnerungen teilen, zutiefst dankbar. Sie benennen das Unrecht. Sie nennen die vergessenen Opfer beim Namen, geben ihnen die Würde zurück, die ihnen von den Tätern genommen wurde. Sie geben diesen Menschen einen würdigen Platz in der allgemeinen Erinnerungskultur. Dadurch helfen sie anderen, die sich ebenfalls auf Spurensuche begeben wollen. Und sie helfen uns allen. Denn wir können aus den traurigen Geschichten lernen, respektvoller und fürsorglicher mit behinderten und psychisch kranken Menschen – und auch miteinander – umzugehen.

Angehörige von Opfern der NS-„Euthanasie“ brauchen Unterstützung

Gedenkinitiative für die „Euthanasie“-Opfer/ Angehörigengruppe in München

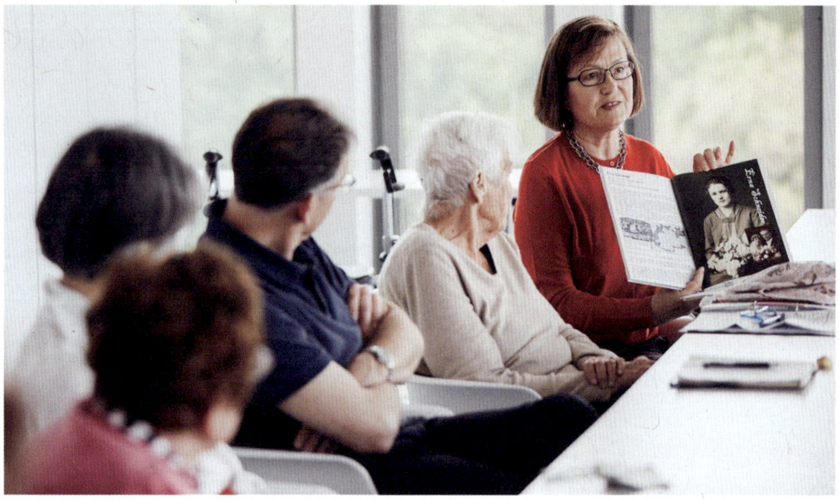

Unsere Aktivitäten:

- Treffen im NS-Dokumentationszentrum München
- Organisation von Gedenkveranstaltungen
- Recherche- und Schreibwerkstätten
- Zeitzeugengespräche und Interviews
- Teilnahme an Fachtagungen
- Initiierung von Erinnerungszeichen und Stolpersteinen
- Projekte von Angehörigen zusammen mit Schülern
- Information der Öffentlichkeit

Für Angehörige ist es bis heute nicht leicht, das Schicksal eines Verwandten zu klären, der in der NS-Zeit in einer Heil- und Pflegeanstalt oder einer Behinderteneinrichtung gelebt hat. Sie fragen sich: Wann und wo ist er gestorben? Ist sie ermordet worden? Warum kam sie in die Anstalt? Wo gibt es Unterlagen? Was bedeutet die Diagnose?

Aber auch wenn das Schicksal geklärt werden konnte, fehlt den Angehörigen häufig der Austausch mit Menschen mit ähnlicher Familiengeschichte. Aus diesen Erfahrungen heraus entstand 2015 eine Angehörigengruppe, die sich regelmäßig im NS-Dokumentationszentrum München trifft. Sie hat sich den Namen „Gedenkinitiative für die ‚Euthanasie‘-Opfer“ gegeben. In ihr engagieren sich Menschen mit unterschiedlichem Bezug zum Thema, nicht nur Angehörige.

Die Fahrt nach Hartheim als Beispiel für die Arbeit der Gedenkinitiative

Am 28. Juni 2019 fuhren über 60 Personen aus München und Umgebung gemeinsam für einen ganzen Tag mit einem Bus nach Schloss Hartheim bei Linz, einer der sogenannten Tötungsanstalten. Sie machten sich gemeinsam auf den Weg, auf dem vor über 80 Jahren sehr viele Münchnerinnen und Münchner in den Tod gefahren wurden.

Angehörige konnten erleben, dass sie nicht wie bisher allein auf den Spuren der ermordeten Familienmitglieder unterwegs sind, sondern zusammen mit Münchner Bürgerinnen und Bürgern, denen es ein persönliches Anliegen ist, sich an der Aufarbeitung dieses Themas zu beteiligen. Ebenso waren Mitarbeiter und aktuell Verantwortliche von psychiatrischen Einrichtungen sowie Politiker aus unterschiedlichen Ebenen dabei.

In Gesprächen auf der langen Fahrt war es möglich, sich gegenseitig kennenzulernen und die Möglichkeit zu haben, sich mit ganz unterschiedlichen Menschen über die eigene Situation oder

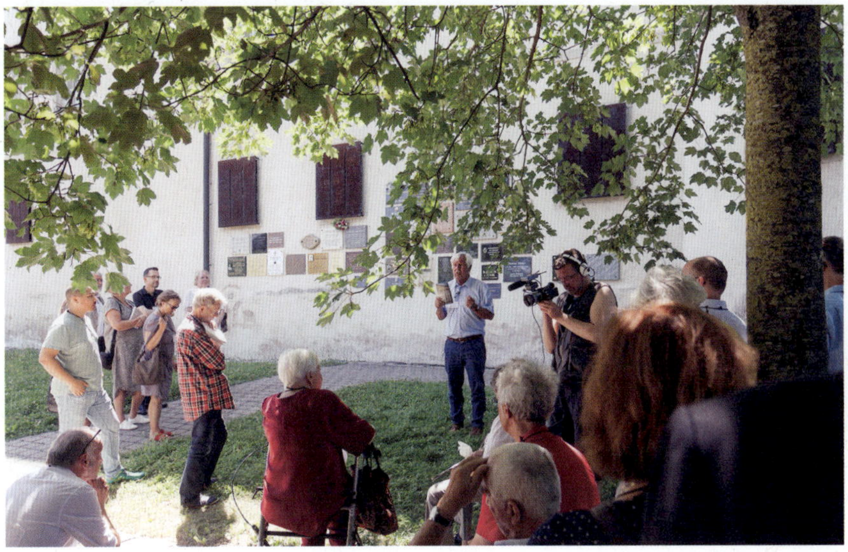

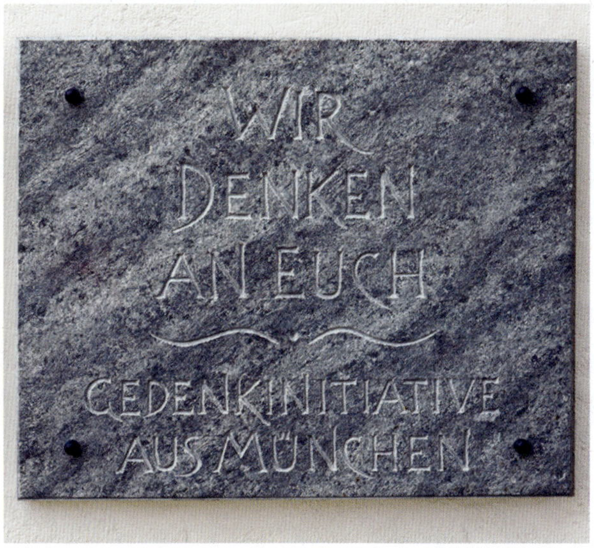

die oft schwierige Recherche zum Schicksal der Verwandten auszutauschen. Auf dieser gemeinsamen Reise ergaben sich viele Gespräche. Es waren Kinder, Enkel, Urenkel und Nichten von Opfern der „Euthanasie“ unterwegs.

Im Schloss Hartheim, das jetzt eine Gedenkstätte ist, konnten sich die Teilnehmer in Führungen und Gesprächen mit diesem Ort und den damaligen Geschehnissen auseinandersetzen. Sie konnten bei der Führung durch mehrere Räume den Weg nachgehen, den vor über 80 Jahren viele Patienten der Psychiatrie gehen mussten. Dieser gemeinsame Gang durch das Schloss gab manchen die Möglichkeit, diesen Weg nachzuvollziehen und sich auch so den Opfern verbunden zu fühlen. Die Gedenkinitiative gestaltete danach eine schlichte, sehr persönliche Gedenkfeier vor den Mauern des Schlosses.

An einem Platz, wo wohl die Asche vieler Opfer liegt, erzählten Angehörige vom Leben Ihrer Verwandten und was diese auszeichnete. Es wurden Texte vorgetragen, die den Ermordeten wieder eine Stimme gaben. Für manchen war es wichtig, dass an dem Ort des Sterbens endlich nach so vielen Jahren der Name der jahrzehntelang verschwiegenen Toten in einer öffentlichen Veranstaltung genannt wird und an diesem Ort an die Opfer erinnert wird.

Die Teilnehmer der Fahrt ließen an der Mauer des Schlosses Hartheim eine Gedenktafel mit dem Text anbringen:

„WIR DENKEN AN EUCH – GEDENKINITIATIVE AUS MÜNCHEN“

Im Anschluss an die Gedenkfeier wurde im Festsaal des Schlosses die sogenannte Hartheim-Deklaration abschließend besprochen und unterzeichnet. Zahlreiche prominente Bürger der Stadt München gehören zu den Erstunterzeichnern dieser Erklärung. In diesem Dokument werden Forderungen und Wünsche für ein würdiges Gedenken und für bessere Informationsmöglichkeiten für Angehörige zusammengefasst.

In den folgenden Jahren erfuhr die Hartheim-Deklaration in der ganzen Bundesrepublik große Resonanz und auch politische Anerkennung. Sie wurde beispielsweise vom Bayerischen Bezirketag, dem kommunalen Spitzenverband der sieben Bezirke in Bayern, angenommen. Immer mehr Nachfolgeeinrichtungen der ehemaligen Heil- und Pflegeanstalten stellen sich der Aufgabe, Angehörige aktiv bei der Recherche zu unterstützen und Licht in diese dunkle Zeit zu bringen. Wir wünschen uns, dass die Forderungen der Hartheim-Deklaration umgesetzt werden.

Die Münchner Gedenkinitiative ist für alle interessierten Bürger offen! Wenn Sie sich näher für unsere Arbeit interessieren oder Kontakt aufnehmen wollen, schreiben Sie uns gerne an:
gedenkinitiative@ns-euthanasie-aufarbeitung.de

GEDENKINITIATIVE FÜR DIE »EUTHANASIE«-OPFER

Hartheim-Deklaration vom 28. Juni 2019

Die Gedenkinitiative für die „Euthanasie"-Opfer fordert:

- Das Gedenken an die Opfer der „Euthanasie"-Morde hat spät begonnen und ist nur sporadisch verwirklicht worden. Wir fordern einen bundesweiten Gedenktag an die „Euthanasie"-Opfer am 18. Januar. 1940 fand an diesem Datum die reichsweit erste Deportation der Gasmordaktion „T4" von der Heil- und Pflegeanstalt Eglfing-Haar bei München in eine Tötungsanstalt statt.

- Viele Heil- und Pflegeanstalten und Behinderteneinrichtungen waren an den Verbrechen beteiligt. Die meisten dieser Institutionen dienen auch heute der Behandlung und Begleitung von Menschen. In diesen Einrichtungen müssen die ehemaligen Tatorte würdig behandelt und dort passende Formen des Gedenkens gefunden werden.

- Die Namen der Opfer der NS-„Euthanasie"-Morde müssen in einer angemessenen Form bundesweit sowie in lokalem Zusammenhang veröffentlicht werden. Die Gesellschaft ist verpflichtet, die dazu nötigen Mittel für Erhebungen und Publikationen zur Verfügung zu stellen. Opferbiographien sind ohne medizinische Diagnosen und entwürdigende Beschreibungen zu verfassen, sofern diese nicht sorgsam eingeordnet werden.

- Die ärztlichen Direktionen der Einrichtungen, in denen zwischen 1933 und 1945 Verbrechen stattgefunden haben, sind für die Information der Öffentlichkeit und für die individuelle Betreuung der Angehörigen verantwortlich. Es reicht nicht, den Angehörigen eine archivierte Krankenakte zu übergeben. Sie brauchen vielmehr Hilfe zum Verständnis der historischen Zusammenhänge, der fachlichen Begriffe, ihrer zeitgeschichtlichen Einordnung sowie – und das ist uns ganz wichtig – eine emotionale Begleitung in der Konfrontation mit dem konkreten Schicksal und der damaligen familiären Situation.

- Diese Einrichtungen sollen auf ihrer Website einen Kontakt für Angehörige angeben.

- Bis heute wissen viele Angehörige nichts von den vorhandenen Recherchemöglichkeiten. Es wäre wünschenswert, wenn Einrichtungen zur Geschichte des Nationalsozialismus sowie lokale Initiativen, die von Angehörigen, interessierten Gruppen oder von Verantwortlichen für die psychiatrische Versorgung unterstützt werden, durch gezielte Öffentlichkeitsarbeit Angehörige auf Recherchemöglichkeiten hinweisen und sie ermutigen.

- Humanpräparate, die sich noch in wissenschaftlichen Einrichtungen befinden, sind würdevoll zu bestatten – wo möglich unter Einbeziehung der Angehörigen.

- Bis heute werden Täter der NS-„Euthanasie"-Verbrechen durch Ehrenmitgliedschaften, Bundesverdienstkreuze oder Straßennamen gewürdigt. Wir fordern eine öffentliche Ächtung der Täter durch Aberkennung dieser Ehrungen.

Die Gedenkinitiative für die „Euthanasie"-Opfer wünscht sich:

- eine öffentliche Diskussion darüber, ob es ethisch und therapeutisch vertretbar ist, heute in den Räumen, in denen so viele Menschen in grausamer Weise ermordet wurden, weiterhin Patienten zu behandeln und betreuen.

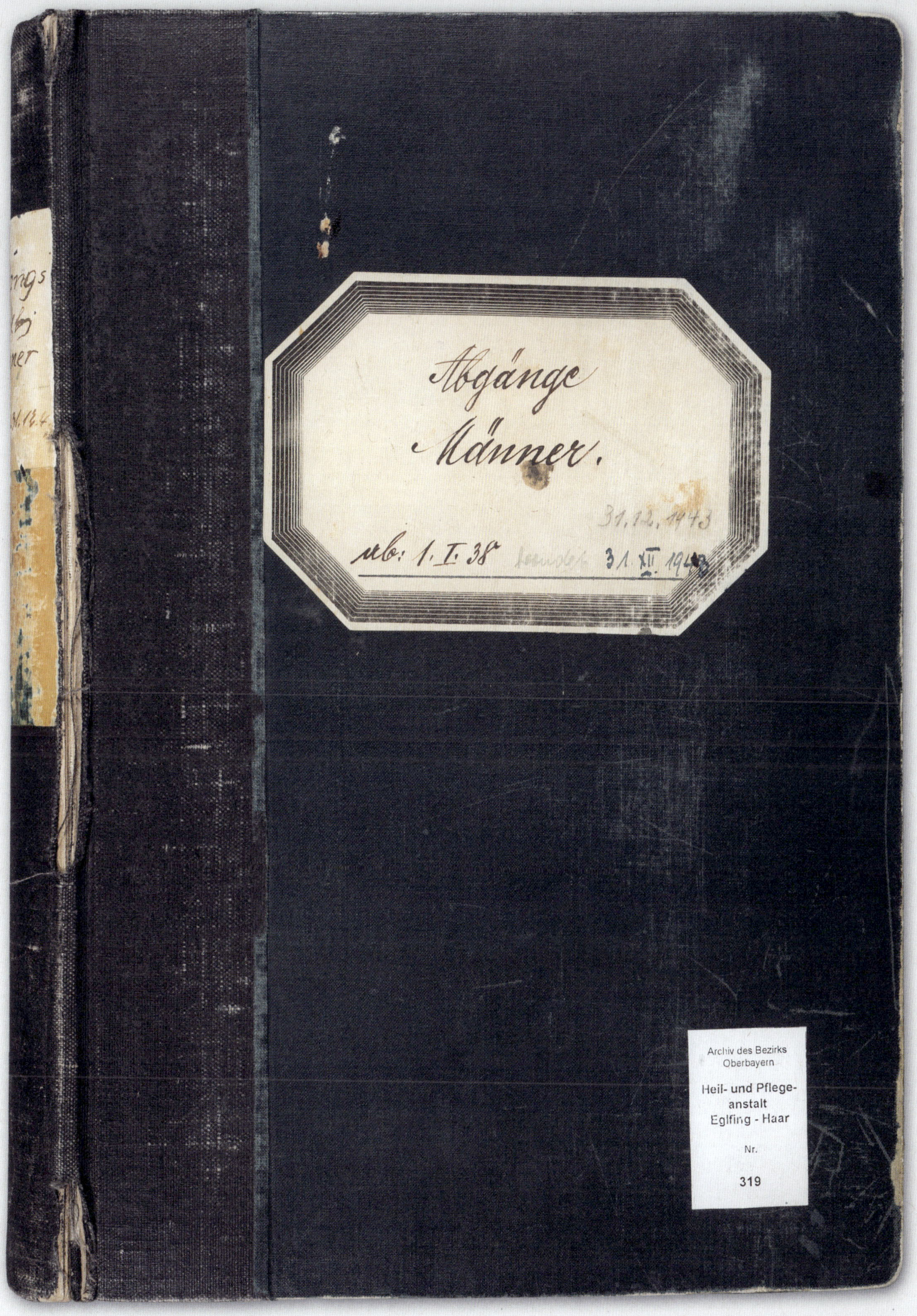
Abgänge
Männer.
31.12.1943
ub: 1.I.38
31.XII.1943
Archiv des Bezirks Oberbayern
Heil- und Pflege-anstalt Eglfing - Haar
Nr.
319

Anton Widhammer

1. Juli 1878 – 18. Januar 1940

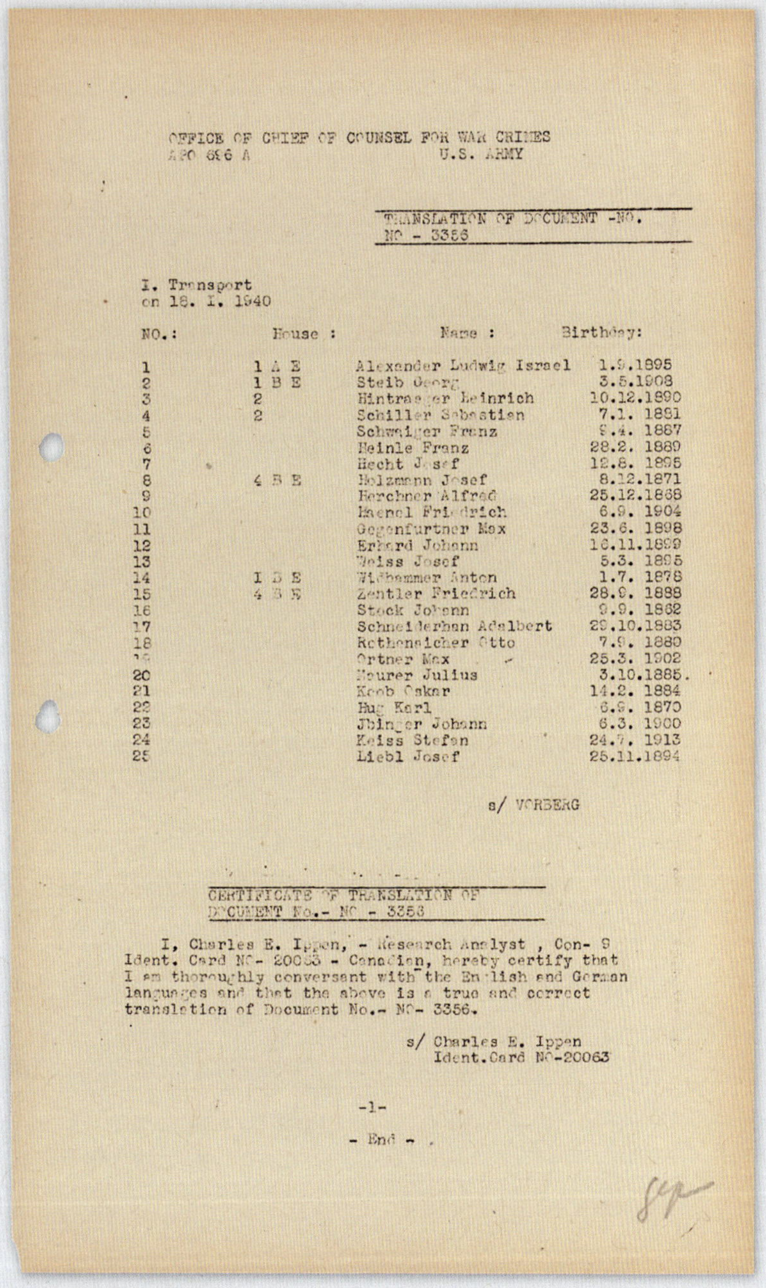

OFFICE OF CHIEF OF COUNSEL FOR WAR CRIMES
APO 696 A U.S. ARMY

TRANSLATION OF DOCUMENT -NO.
NO - 3356

I. Transport
on 18. I. 1940

NO.:	House :	Name :	Birthday:
1	1 A E	Alexander Ludwig Israel	1.9.1895
2	1 B E	Steib Georg	3.5.1908
3	2	Hintraeger Heinrich	10.12.1890
4	2	Schiller Sebastian	7.1. 1881
5		Schweiger Franz	9.4. 1887
6		Heinle Franz	28.2. 1889
7		Hecht Josef	12.8. 1895
8	4 B E	Holzmann Josef	8.12.1871
9		Herchner Alfred	25.12.1868
10		Haenel Friedrich	6.9. 1904
11		Gegenfurtner Max	23.6. 1898
12		Erhard Johann	16.11.1899
13		Weiss Josef	5.3. 1895
14	1 B E	Widhammer Anton	1.7. 1878
15	4 B E	Zentler Friedrich	28.9. 1888
16		Stock Johann	9.9. 1862
17		Schneiderhan Adalbert	29.10.1883
18		Rothenaicher Otto	7.9. 1880
19		Ortner Max	25.3. 1902
20		Maurer Julius	3.10.1885.
21		Koob Oskar	14.2. 1884
22		Hug Karl	6.9. 1870
23		Jbinger Johann	6.3. 1900
24		Keiss Stefan	24.7. 1913
25		Liebl Josef	25.11.1894

s/ VORBERG

CERTIFICATE OF TRANSLATION OF
DOCUMENT No.- NO - 3356

I, Charles E. Ippen, - Research Analyst , Con- 9 Ident. Card NO- 20063 - Canadian, hereby certify that I am thoroughly conversant with the English and German languages and that the above is a true and correct translation of Document No.- NO- 3356.

s/ Charles E. Ippen
Ident.Card NO-20063

-1-

- End -

Transkript der Transportliste vom 18. Januar 1940. Leo Alexander besuchte Ende Mai 1945 im Auftrag der amerikanischen Militärregierung psychiatrische Einrichtungen in Bayern, sammelte Zeugenaussagen und beschlagnahmte Dokumente, darunter die Transportlisten. Sie wurden als Beweismittel bei den Nürnberger Prozessen verwendet und sind heute zentral für Recherchen und Forschung.

von Verena Rapolder

Anton Widhammer war eines der ersten Opfer der „Aktion T4". Er gehört zu den 25 Männern, die am 18. Januar 1940 in die Tötungsanstalt Grafeneck gebracht und ermordet wurden.

Die Patientenakten wurden beim Transport in die Tötungsanstalten mitgegeben. Sie wurden später vermutlich vernichtet und sind nicht erhalten.

Ohne Patientenakte bleibt der Blick ins Abgangsbuch.[1] Hier ist zu erfahren: Anton Widhammer wurde am 1. Juli 1878 in der Nähe von Rosenheim geboren. Er kam am 23. Dezember 1929 in die Heil- und Pflegeanstalt Haar. Leider gibt es das entsprechende Zugangsbuch, das uns eine Diagnose oder Voranstalt verraten hätte, nicht mehr. Die Quellen des Archivs des Bezirks Oberbayern sind damit erschöpft.

Die Suche geht bei der Klinik für Psychiatrie und Psychotherapie der Universität München, der Nachfolgerin der vormaligen Psychiatrischen und Universitäts-Nervenklinik, weiter. Über diese wurden viele Patientinnen und Patienten eingewiesen. In ihren Akten findet man, wie auch in den Patientenakten aus Eglfing-Haar, oft ausführliche Angaben zum Leben vor der Einweisung. Anton Widhammers Weg führte aber nicht über diese Klinik: Es gibt keine Akte.

Wurde Anton Widhammer ein Opfer der Zwangssterilisierung? Wenn am Erbgesundheitsgericht Rosenheim über seine Sterilisation verhandelt wurde, könnte

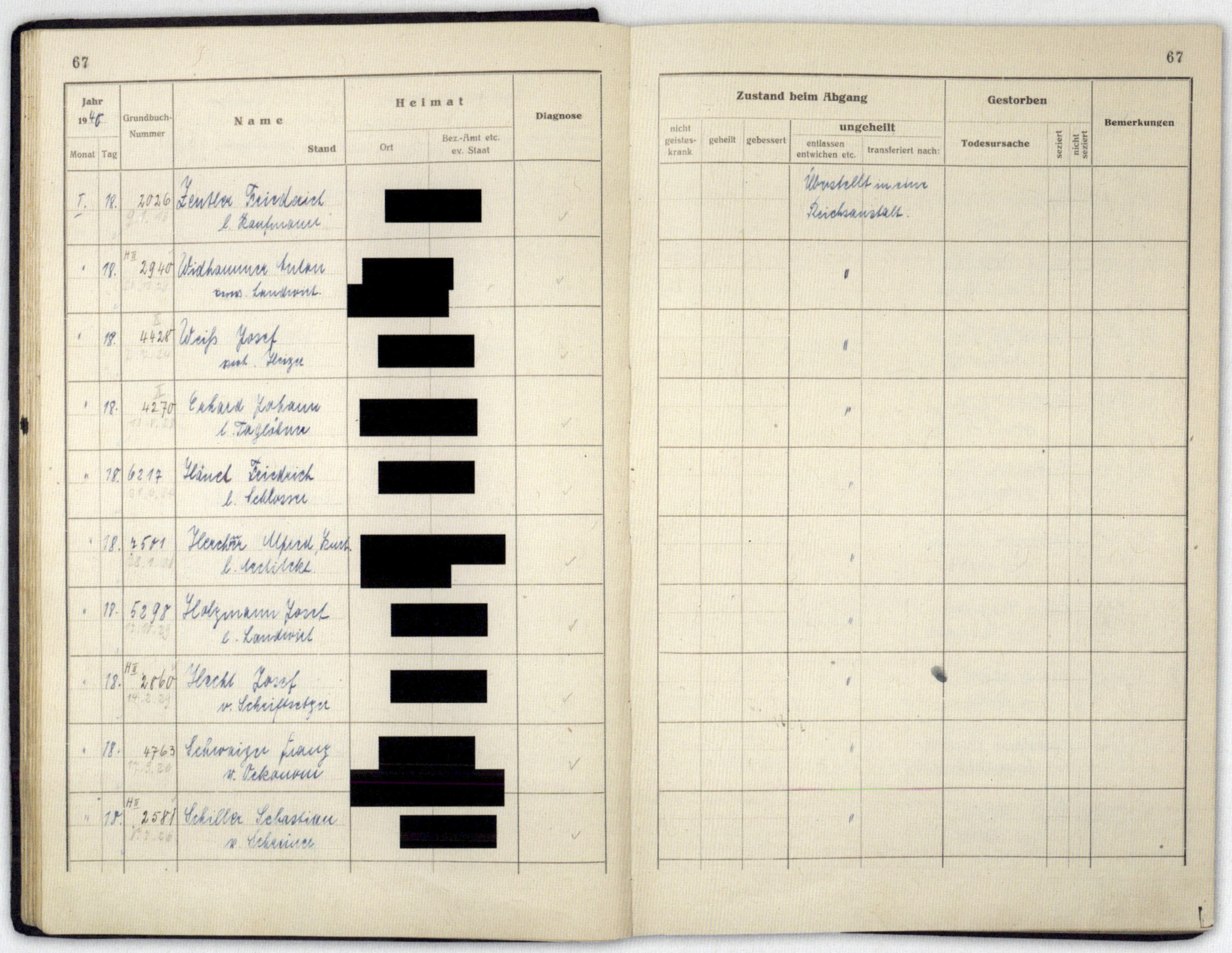

Seite aus dem Abgangsbuch der Heil- und Pflegeanstalt Eglfing-Haar. Der Abgangsort „Reichsanstalt" war der Tarnbegriff für die Tötungsanstalten.

in der entsprechenden Akte vielleicht etwas über Anton Widhammer zu erfahren sein, womöglich wäre sogar ein von ihm selbst oder seinen Angehörigen geschriebener Brief erhalten. Leider ist die Antwort aus dem Staatsarchiv München abschlägig: In den Registern des Gerichts gibt es keine Hinweise auf ein Verfahren gegen Anton Widhammer.

Die Recherche führt also weiter ins Archiv seiner Heimatgemeinde. Dort finden sich schließlich einige Informationen über ihn, so dass zumindest ein schemenhaftes Bild seines Lebens entsteht. Anton Widhammer war das einzige Kind seiner Eltern, das das Erwachsenenalter erreichte. Seine Geschwister wurden nur wenige Wochen alt. Sein Vater verstarb 1904 im Alter von 72 Jahren. Die Mutter erlebte noch die Heirat Anton Widhammers am 28. Februar 1905. Sie verstarb 1906 im Alter von 61 Jahren. Anton Widhammer hatte mit seiner Frau Anna fünf Söhne, von denen zwei früh verstarben. Ein weiterer Sohn starb als Soldat 1941, ein Jahr nach dem gewaltsamen Tod seines Vaters.

Die Recherche nach Opfern der NS-„Euthanasie" ist manchmal herausfordernd. Nur mittels einer engen Zusammenarbeit von Angehörigen, Forschenden und Archiven kann es gelingen, die Geschichten und Gesichter hinter den Namen wiederzuentdecken.

1
Archiv des Bezirks Oberbayern, Heil- und Pflegeanstalt Eglfing-Haar 319

Lange im Schatten

Die Erinnerung an die NS-„Euthanasie“ in den besetzten Gebieten

Überwindung des sowjetischen Erbes: **Die Erinnerung an die Massenvernichtung von Psychiatriepatient*innen im postsowjetischen Raum**

Irina Rebrova und Dmytro Tytarenko

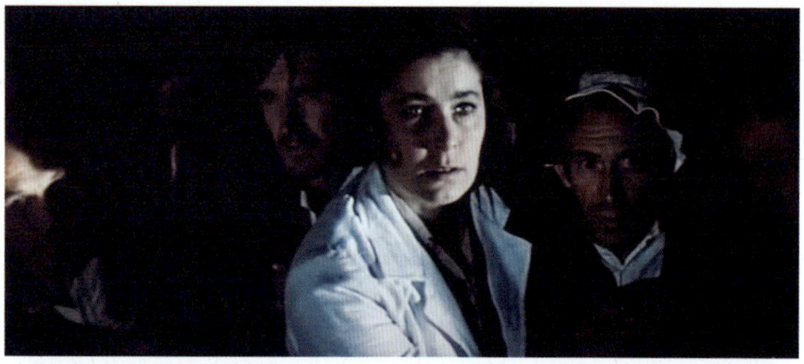

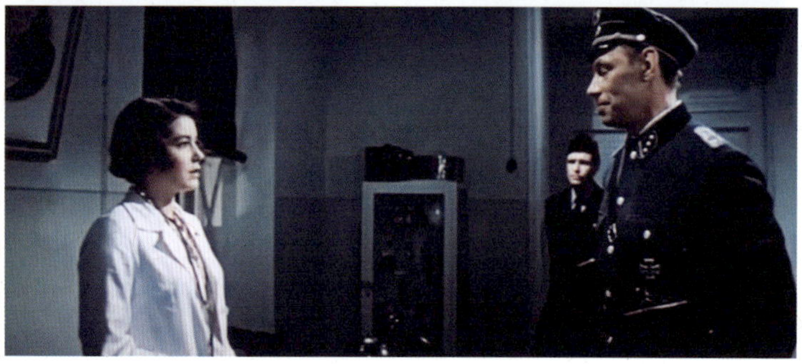

Filmstills aus „Sudjba" (Das Schicksal), 1977: Gespräch zwischen einer sowjetischen Ärztin und einem deutschen Offizier des Sicherheitsdienstes; Patienten und die Ärztin werden dann auf ein Fahrzeug verladen, um zum Erschießungsort gebracht zu werden.

„Sie sind Arzt, halten Sie sie auf... Sie haben den hippokratischen Eid abgelegt! Wurden Sie von einer Frau oder einer Wölfin geboren?" Mit diesen Worten sprach Ekaterina Derjugina, Ärztin in einem psychiatrischen Krankenhaus in einem besetzten sowjetischen Gebiet, einen deutschen Arzt und einen SD-Offizier an, als sie sah, wie ihre Patient*innen in Autos verladen wurden, um sie zu einem Erschießungsort zu bringen. Diese Szene stammt aus dem Film „Sudjba" (Das Schicksal) von Jewgeni Matwejew aus dem Jahr 1977 (nach dem gleichnamigen Roman von Pjotr Proskurin), der zu einem Schlager im sowjetischen Filmverleih wurde. Der 160-minütige Film ermöglichte dem sowjetischen Publikum einen – wenn auch sehr distanzierten – Blick auf eine bestimmte Opfergruppe des Zweiten Weltkrieges: psychiatrische Patient*innen und Menschen mit Behinderungen. Die Geschichte der Erinnerung an diese Opfergruppe in den ehemaligen Sowjetrepubliken und heute unabhängigen Staaten ist vielschichtig und widersprüchlich. Bereits Mitte der 1940er-Jahre begann man im lokalen Rahmen kleine Gedenkstätten an betroffenen Orten zu errichten. Auf staatlicher Ebene wurde die Erinnerung an diese Opfergruppe jedoch nie in den offiziellen Diskurs über das Gedenken an die Opfer des Zweiten Weltkrieges in der sowjetischen Geschichte aufgenommen. Nach dem Zusammenbruch der UdSSR begannen die unabhängigen Staaten allmählich, das sowjetische Narrativ zu revidieren, was zu Versuchen führte, Menschen mit Behinderungen und Psychiatriepatient*innen als eine eigene NS-Opfergruppe zu betrachten. Vieles in diesem Prozess hing nicht nur von der offiziellen Ideologie in den postsowjetischen Staaten ab, sondern auch von den Initiativen lokaler Historiker*innen, Forscher*innen und Aktivist*innen. Diese versuchten, die Geschichte des Massenmords an Patient*innen in psychiatrischen Kliniken, an Kindern mit Behinderung aus speziellen Behandlungsein-

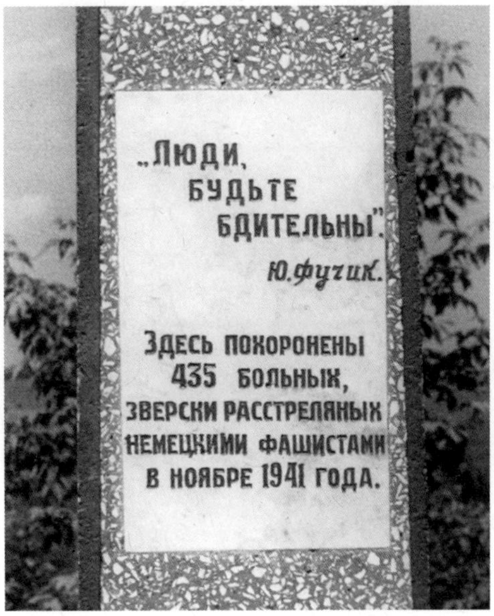
„Люди,
будьте
бдительны".
Ю.Фучик.
Здесь похоронены
435 больных,
зверски расстреляных
немецкими фашистами
в ноябре 1941 года.

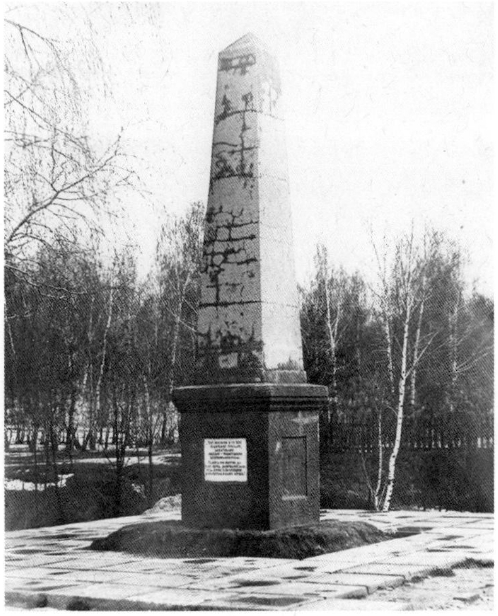

Links: Denkmal für die ermordeten Patient*innen im Dorf Striletscha im Gebiet Charkiw, errichtet 1947 (Aufnahme 1974)

Rechts: Denkmal am Massengrab in Tschernihiw, errichtet 1963 (Aufnahme 1975)

richtungen und an Insass*innen von Behindertenheimen zu rekonstruieren. Es war ihnen ein Anliegen, dieser Opfergruppe einen Platz innerhalb der großen Masse der NS-Opfer – die im sowjetischen Kontext auch „friedliche Sowjetbürger" genannt wurden – einzuräumen.[1]

Die erste Erwähnung von psychiatrischen Patient*innen – in sowjetischer Terminologie: „Kranken" oder „Geisteskranken" – erfolgte in den Kriegsjahren, als die örtlichen Mitarbeiter*innen der Außerordentlichen Staatlichen Kommission (im Folgenden: Staatskommission) Beweise für deren Massenmord sammelten.[2] Später dienten ausgewählte Unterlagen zum Schicksal dieser Opfergruppe als Beweismittel bei den Nürnberger Prozessen, außerdem wurden sie in Dokumentensammlungen zur Besatzungspolitik in den Sowjetrepubliken sowie in einigen allgemeinen Darstellungen zur Geschichte des Zweiten Weltkrieges veröffentlicht.[3] Bis zum Ende des 20. Jahrhunderts gab es jedoch kaum Forschungen über die Ermordung von Menschen mit Behinderungen.[4] Erst in den letzten Jahren haben Forscher*innen begonnen, die Massaker an Menschen mit Behinderungen in den besetzten sowjetischen Gebieten zu untersuchen.[5] In jenen Fällen, in denen ausreichende Quellen zur Geschichte der psychiatrischen Krankenhäuser verfügbar sind, gibt es auch detaillierte Studien über die einzelnen Tatorte.[6] Anhand dieser Forschungen konnte die ungefähre Zahl der NS-Opfer unter den Psychiatriepatient*innen in den besetzten Gebieten der UdSSR ermittelt werden. Es handelt sich um über 13.000 Opfer (einschließlich Menschen mit körperlichen Behinderungen) auf dem Gebiet der Russischen Sozialistischen Föderativen Sowjetrepublik (RSFSR), bis zu 9.000 Opfer in der Ukrainischen SSR, über 5.500 Menschen in den drei baltischen Sowjetrepubliken und bis zu 5.000 Opfer in der Belarussischen SSR.[7]

Diese Studien fassen das vorhandene Wissen zusammen, gleichzeitig lenken sie die Aufmerksamkeit der Öffentlichkeit auf lokale Initiativen, die die Erinnerung an diese Opfergruppe in Form von bescheidenen Denkmälern, Aufzeichnungen von mündlichen Interviews mit den Zeitzeug*innen sowie Themenabenden anlässlich der Jahrestage der Massaker an Patient*innen bewahren. Anhand konkreter Beispiele aus den unabhängigen Staaten im postsowjetischen Raum zeigen wir, wie sich die Erinnerung an die Ermordung von Menschen mit Behinderungen entwickelt hat, wer die Hauptakteure der Erinnerungspolitik sind, an wen sie sich richtet und welche Rolle die offizielle staatliche Ideologie, das Personal der Kliniken und die lokale Bevölkerung bei der Bewahrung dieser Erinnerung spielen. Die folgenden Fallstudien aus Russland, der Ukraine, Belarus und den baltischen Staaten (Lettland, Litauen und Estland) sollen dazu beitragen, den Stand, die Herausforderungen und die Aussichten für die Entwicklung von entsprechenden Gedenkinitiativen besser zu verstehen. Leider konnten wir keine Informationen über die Ermordung von Patient*innen in der besetzten Moldauischen SSR sowie Gedenkinitiativen in Moldau ermitteln; deshalb wurde diese Region nicht in unsere Studie einbezogen.

Ukraine: in Stein gemeißelte Erinnerungen

Der Wunsch, das Schicksal der ermordeten Psychiatriepatient*innen dauerhaft in der Öffentlichkeit sichtbar zu machen, war dort am leichtesten zu verwirklichen, wo die Gräueltaten der örtlichen Gemeinschaft – den Ärzt*innen oder Angehörigen – bekannt waren. Bereits 1945 wurde in Charkiw ein Denkmal zum Gedenken an die 470 Patient*innen des Ukrainischen Psychoneurologischen Institutes (bekannt als „Saburowa Datscha") errichtet, die im Dezember 1941 ermordet worden waren.[8] 1947 wurde ein weiteres Denkmal im Dorf Striletscha im Gebiet Charkiw aufgestellt, wo im November 1941 435 Patient*innen aus dem psychoneurologischen Krankenhaus erschossen worden waren.[9]

In den meisten Fällen wurde die Erinnerung an die während des Krieges getöteten Patient*innen psychiatrischer Krankenhäuser dem allgemeinen Gedenken an die Opfer des National-

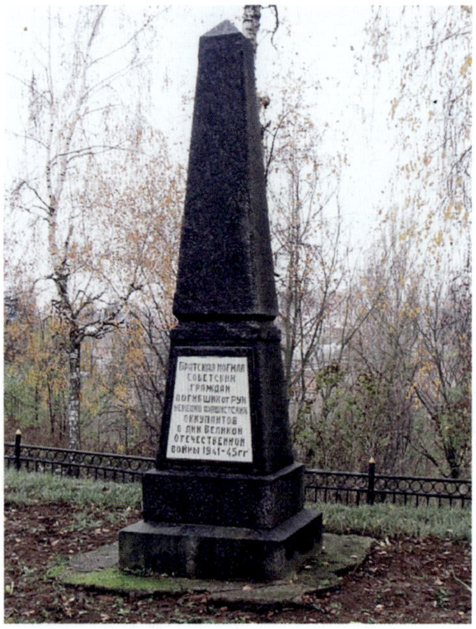

Denkmal am Massengrab in Winnyzja, errichtet 1959 (Aufnahme 2020)

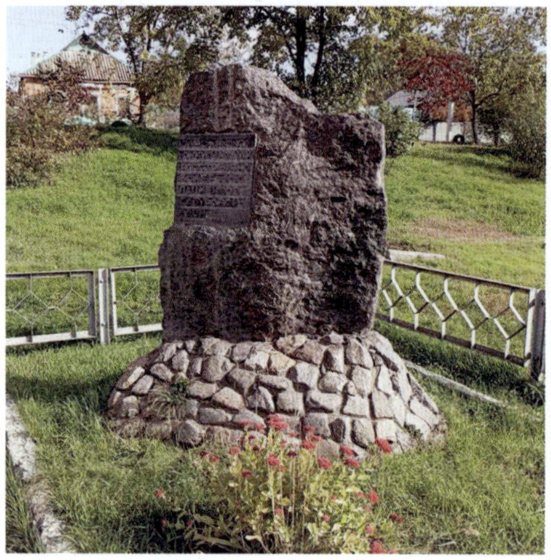

Denkmal für die ermordeten Patient*innen von Saburowa Datscha in Charkiw, errichtet 1994 (Aufnahme 2022)

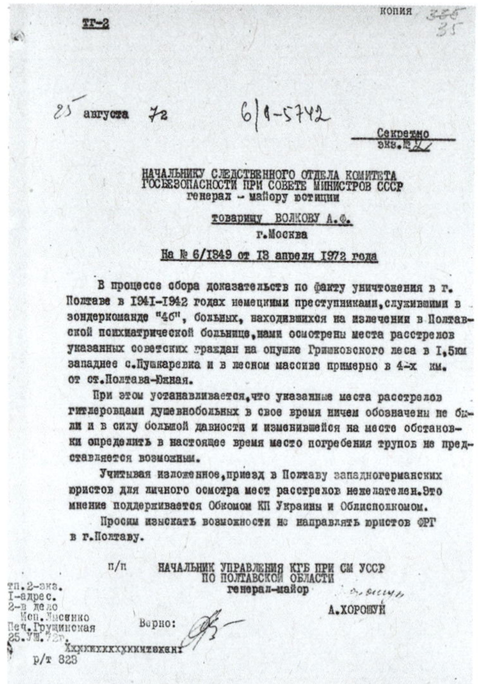

копия

ТГ-2

25 августа 72 6/1-5742

Секретно
экз.№ 2

НАЧАЛЬНИКУ СЛЕДСТВЕННОГО ОТДЕЛА КОМИТЕТА
ГОСБЕЗОПАСНОСТИ ПРИ СОВЕТЕ МИНИСТРОВ СССР
генерал – майору юстиции

товарищу ВОЛКОВУ А.Ф.
г.Москва

На № 6/1349 от 13 апреля 1972 года

В процессе сбора доказательств по факту уничтожения в г. Полтаве в 1941–1942 годах немецкими преступниками,служившими в зондеркоманде "4б", больных, находившихся на излечении в Полтавской психиатрической больнице,нами осмотрены места расстрелов указанных советских граждан на опушке Гришковского леса в 1,5км западнее с.Пушкаревка и в лесном массиве примерно в 4-х км. от ст.Полтава-Южная.

При этом устанавливается,что указанные места расстрелов гитлеровцами душевнобольных в свое время ничем обозначены не были и в силу большой давности и изменившейся на месте обстановки определить в настоящее время место погребения трупов не представляется возможным.

Учитывая изложенное,приезд в Полтаву западногерманских юристов для личного осмотра мест расстрелов нежелателен.Это мнение поддерживается Обкомом КП Украины и Облисполкомом.

Просим изыскать возможности не направлять юристов ФРГ в г.Полтаву.

п/п НАЧАЛЬНИК УПРАВЛЕНИЯ КГБ ПРИ СМ УССР
ПО ПОЛТАВСКОЙ ОБЛАСТИ
генерал-майор
А.ХОРОШУН

тп.2-экз.
1-адрес.
2-в дело
Исп.Лисенко
Печ.Грущинская
25.VIII.72г.

Верно:

р/т 823

Schreiben des Leiters der KGB-Verwaltung im Gebiet Poltawa an den Leiter der Ermittlungsabteilung der KGB-UdSSR über die Schwierigkeit, den Ort der Erschießung von Patienten zu identifizieren

sozialismus, also an „friedliche Sowjetbürger“, zugeordnet, da die Behörden nicht bereit waren, den einzelnen Opfergruppen spezielle Aufmerksamkeit zu widmen. Dies ist besonders charakteristisch für die Denkmäler, die von den späten 1950er- bis in die 1970er-Jahre in Winnyzja, Kyiv, Tschernihiw und Dnipropetrowsk (heute Dnipro) für zivile Opfer einschließlich psychiatrischer Patient*innen errichtet wurden. Lokale Behörden, Krankenhauspersonal und Aktivist*innen initiierten die Aufstellung von Denkmälern für diese Opfergruppe. Im Falle der Gedenkstätte in Saburowa Datscha kam es zu einer Umgestaltung des Denkmals, einhergehend mit einer Umdeutung seiner Widmung. 1963 wurde die Gedenkkomposition „Trauernde Mutter“ anstelle des Denkmals für die toten Patient*innen aufgestellt. Der spezifische Text wurde durch einen allgemeinen Aufruf „Ewiges Gedenken an die Helden, die in den Kämpfen um die Freiheit und Unabhängigkeit unseres Vaterlandes gefallen sind“ ersetzt. Erst 1994 wurde ein Denkmal errichtet, das direkt den ermordeten Patient*innen von Saburowa Datscha gewidmet ist.[10] Dieses Beispiel zeigt den komplexen Prozess der Neuinterpretation der Erinnerung an verschiedene Opfergruppen in der UdSSR.

Es war schwierig, der psychiatrischen Patient*innen zu gedenken, die weit entfernt von den Kliniken ermordet wurden, da der Ort ihres Todes selbst dem medizinischen Personal unbekannt war. Die Geschichte der Ermordung der in der psychiatrischen Klinik von Poltawa behandelten Personen kann das verdeutlichen.[11] 599 Patient*innen wurden im Oktober 1941 erschossen, etwa 130 der verbliebenen Patient*innen wurden im August 1942 ermordet. Der Standort eines der Gräber im Hryschkyn-Wald wurde 1943 im Rahmen der Arbeit der regionalen Staatskommission untersucht, aber er wurde nicht markiert. Des Weiteren führte das Landgericht Düsseldorf zwischen 1970 und 1973 einen Prozess gegen Mitglieder des Sonderkommandos 4b Einsatzgruppe C, die der Massenmorde an Zivilisten in der Sowjetunion beschuldigt wurden. Im Zuge der Erledigung des Rechtshilfeersuchens des deutschen Gerichtes versuchten Mitarbeiter*innen des KGB die Tatorte in Poltawa zu lokalisieren. Es wurde festgestellt, dass „die Orte, an denen die Hitlerianer die Geisteskranken erschossen, in keiner Weise gekennzeichnet waren. Aufgrund der langen Zeitspanne und der veränderten Gelände ist es derzeit nicht möglich, den Beerdigungsort zu bestimmen.“ [12] Dank der Initiative eines ehemaligen Offiziers, des Lehrers der Poltawaer Mittelschule Nr. 32 Wladimir Judin, der das „Museum des militärischen Ruhms“[13] in der Schule einrichtete, konnte 1988 das Gedenkzeichen „Opfer des Faschismus“ eröffnet werden.[14] Der Beerdigungsort und das Gedenkzeichen wurden von den ukrainischen Behörden lange Zeit nicht als Denkmal registriert. Es gab darüber auch keine Information in der lokalen Geschichtsliteratur. Erst 2010 wurde die Stätte registriert und 2020 in die Liste der Kulturerbestätten der Region Poltawa aufgenommen.[15]

Der zweite Tatort der Morde an den Patient*innen des Psychiatrischen Krankenhauses in Poltawa ist nicht bekannt. Der mutmaßliche Tatort, der Triby-Trakt, war seit den 1930er-Jahren bekannt dafür, dass es dort anonyme Opfer der stalinistischen Repressionen gegeben hat. Auch Opfer der deutschen Besatzung sind an diesem Ort begraben worden. Heute gibt es dort eine Reihe von Gedenkstätten, die jedoch nichts mit den ermordeten psychiatrischen Patient*innen zu tun haben.

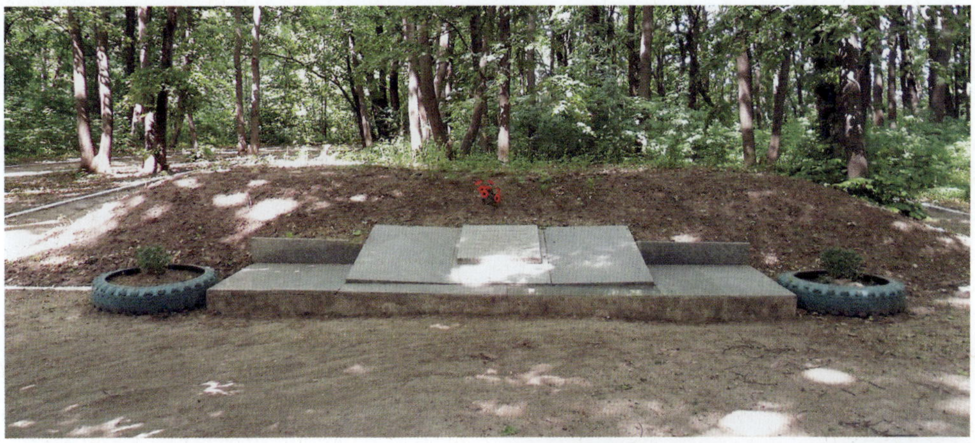

Denkmal „Opfer des Faschismus“ in Poltawa, Polowky, Hryschkyn-Wald, dem Ort der Massenerschießungen und des Massengrabes für Kriegsgefangene, Partisanen, Untergrundkämpfer und Opfer des Nationalsozialismus, errichtet 1988 (Aufnahme 2013)

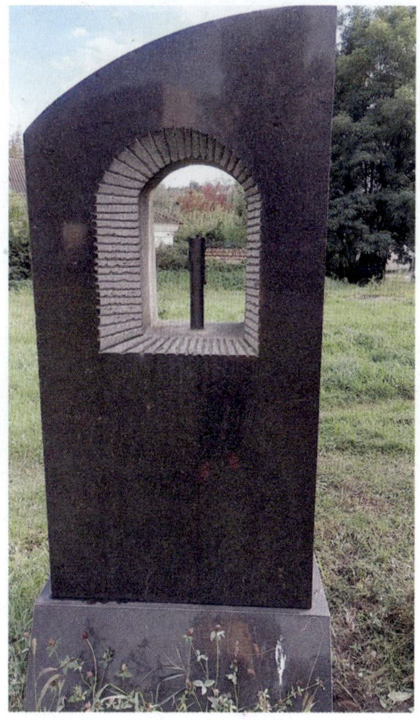

Denkmal für die ermordeten Patient*innen der Psychiatrischen Klinik Iwan Pawlow in Kyiv, errichtet 2004 (Aufnahme 2022)

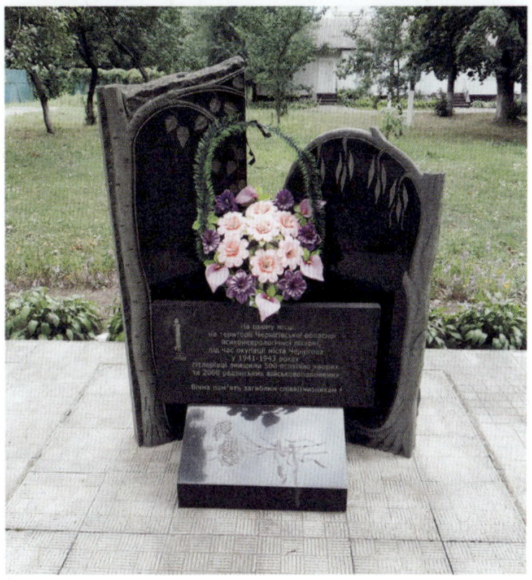

Denkmal für die ermordeten Patient*innen der Psychiatrischen Klinik Tschernihiw und sowjetische Kriegsgefangene, errichtet 2010 (Aufnahme 2022)

Seit Ende der 1990er-Jahre zeichnet sich ein wachsendes Interesse an der Geschichte der Patient*innenmorde während der nationalsozialistischen Besatzung und an der Erinnerung an diese Opfergruppe sowohl in der unabhängigen Ukraine als auch im Ausland ab. Dies äußert sich insbesondere in der Errichtung von Denkmälern, die einzelnen verstorbenen Patient*innen in psychiatrischen Krankenhäusern in Kyiv und Tschernihiw gewidmet sind. Diese Denkmäler wurden durch Initiativen lokaler Historiker*innen und Krankenhausmitarbeiter*innen eingerichtet.[16] In Kyiv initiierte die Krankenhausverwaltung auch ein Gedenkzeichen für das Personal des psychiatrischen Krankenhauses, das die Patient*innen gerettet hat. Damit wollte die Verwaltung an das tragische Schicksal der Patient*innen erinnern und ein Beispiel für die Erfüllung der ärztlichen Pflicht geben.[17]

Der verstorbenen Patient*innen der psychiatrischen Krankenhäuser und ihrer Abteilungen in Cherson, Schytomyr, Swatowo, Donezk und Wassylkiwka im Gebiet Saporischschja wird nicht gedacht. Die Problematik der Massenmorde an Menschen mit körperlichen Behinderungen und die Erinnerung an sie ist in der Ukraine noch nicht ausreichend erforscht.[18]

Keines der Denkmäler für psychiatrische Patient*innen in der Ukraine enthält personenbezogene Informationen, da fast sämtliche Krankenhausarchive während der NS-Besatzung zerstört wurden. Auch die große zeitliche Distanz seit den Verbrechen macht es fast unmöglich, die Einzelschicksale der NS-Opfer zu rekonstruieren. So bleiben die psychiatrischen Patient*innen, von wenigen Ausnahmen abgesehen, namenlose Opfer des Zweiten Weltkrieges in der UdSSR im Allgemeinen und in der Ukrainischen SSR im Besonderen.

Russland: das Ausstellungsprojekt „Vergesst uns nicht…“

Am 7. Dezember 2018 wurde in Rostow am Don die russischsprachige Version der Ausstellung „Erinnere dich an uns…“ offiziell eröffnet.[19] Die Ausstellung widmet sich dem Gedenken an Patient*innen psychiatrischer Kliniken, an Kinder mit Behinderungen und an jüdische Ärzt*innen, die während der nationalsozialistischen Besatzung des Nordkaukasus getötet wurden. Die Veranstaltung fand im Gebäude einer Filiale der Südlichen Föderalen Universität statt, das während des Krieges zu einem psychiatrischen Krankenhaus gehört hatte; 72 Patient*innen dieser Einrichtung waren in einem Gaswagen ermordet worden.[20] Die Ausstellung wurde mit Unterstützung der deutschen Stiftung „Erinnerung, Verantwortung und Zukunft“ und des Zentrums für Antisemitismusforschung an der Technischen Universität Berlin im Jahr des 75. Jahrestages der Befreiung des Nordkaukasus von der nationalsozialistischen Besatzung erarbeitet und soll die Schicksale einzelner NS-Opfergruppen beleuchten.[21] Kuratorin war Dr. Irina

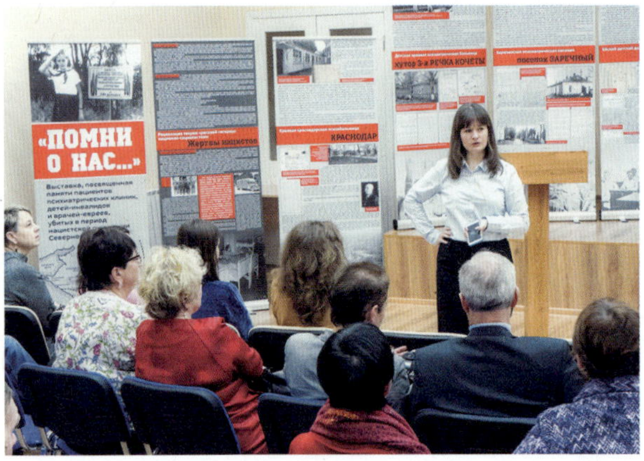

Ausstellungseröffnung in Rostow am Don mit der Kuratorin Irina Rebrova (Aufnahme 2018)

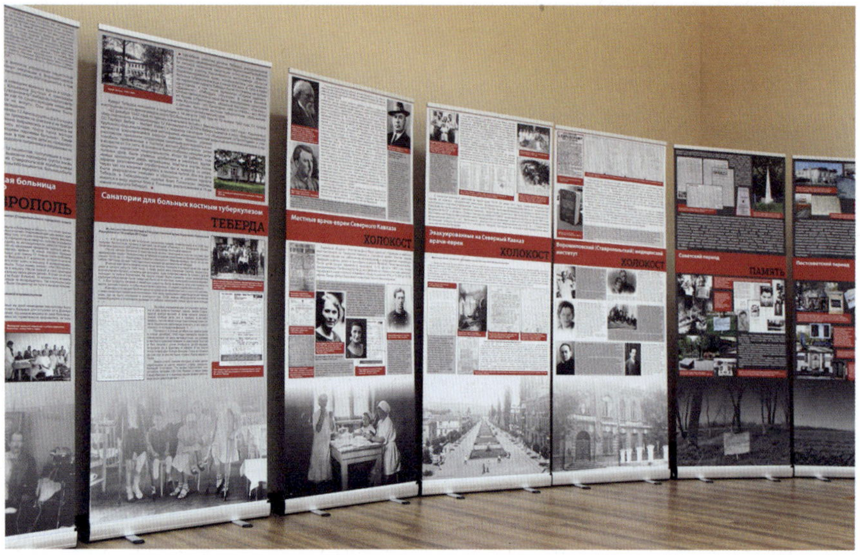

Blick in die Ausstellung (Aufnahme 2018)

Rebrova, Mitautorin dieses Aufsatzes. Das Thema Medizin steht im Mittelpunkt der Ausstellung, die 17 Banner umfasst. Präsentiert wird die Geschichte der Massentötungen bestimmter Opfergruppen während der Besetzung des Nordkaukasus im Zweiten Weltkrieg und das Gedenken in Russland an die psychiatrischen Patient*innen und Kinder mit Behinderung, die in speziellen medizinischen Einrichtungen behandelt wurden, sowie an die jüdischen Ärzt*innen, die zusammen mit anderen Jüdinnen und Juden Holocaustopfer in der Region wurden. Die Wahl der Region hatte verschiedene wichtige Gründe, darunter der spätere Besatzungsbeginn (Sommer 1942) und die kürzeste Besatzungsdauer (von einigen Monaten bis hin zu einem Jahr, im Durchschnitt etwa sechs Monate).[22] Im Nordkaukasus setzten die Deutschen eine gut organisierte Methode des Massenmordes an bestimmten Gruppen von Zivilisten ein. Fast überall in der Region benutzten die Mitglieder der Einsatzgruppe D spezielle Gaswagen, die „Backstube", „Schwarzer Rabe" oder „Fliegenklappe" genannt wurden.[23] Außerdem wurden Unternehmen, Gesundheits- und Forschungszentren sowie medizinische Einrichtungen in der zweiten Hälfte des Jahres 1941 nach Südrussland evakuiert. Die Evakuierung der Bevölkerung und der Unternehmen wurde jedoch durch den schnellen Vormarsch der Wehrmacht in den Nordkaukasus im Sommer 1942 unterbrochen.[24] Hier wurden Menschen aus den psychiatrischen Krankenhäusern und medizinischen Instituten, Patient*innen und Kinder mit Behinderungen gemeinsam mit anderer Zivilbevölkerung eingesperrt. Die meisten von ihnen wurden NS-Opfer im Nordkaukasus.

Der Eröffnung der Ausstellung gingen lange Archivarbeiten zum Studium der Quellen aus der Kriegszeit sowie Forschungsreisen in Städte und Bezirke des Nordkaukasus voraus. Von besonderem Interesse waren die persönlichen Aussagen von Bürger*innen und Vernehmungsprotokolle von Zeug*innen und Verdächtigen, die lokale Mitarbeiter*innen der Staatskommission nach der Befreiung jedes Gebietes gesammelt haben. Diese Unterlagen bestehen aus Berichten von Sowjetbürger*innen zu Massakern an bestimmten Opfergruppen, einschließlich Patient*innen psychiatrischer Kliniken, bei denen diese unfreiwillige Zeug*innen oder sogar Beteiligte waren. Im Staatsarchiv des Gebiets Rostow wurde ein Foto des zerstörten Gebäudes des ehemaligen psychiatrischen Krankenhauses gefunden, in dem die Ausstellung 2018 eröffnet wurde.[25] Bei einer Reise nach Stawropol, wo im August und September 1942 rund 660 Patien*innen in einer psychiatrischen Klinik ermordet worden waren,[26] wurde ein 2010 errichtetes Denkmal für diese Opfergruppe entdeckt. Mündliche Interviews mit Zeitzeug*innen, lokalen Historiker*innen und Mitarbeiter*innen medizinischer Einrichtungen ergaben, dass die Erinnerung an bestimmte Opfergruppen in einigen Regionen Südrusslands für lokale Gemeinden von großer Bedeutung war, während sie auf nationaler Ebene unbekannt blieb. Der örtliche Historiker Aleksandr Shkljar wurde während einer Reise in das Dorf Zarechnyj im Gebiet Krasnodar interviewt.[27] Der ehemalige Lehrer ist Initiator des Gedenkens an die Patient*innen der Psychiatrischen Kolonie Berezanskaja. Shkljar stellte 1986 in Eigeninitiative eine Tafel am damaligen Tatort der Ermordung von mehr als 340 Patient*innen auf, der sich fünf Kilometer vom heutigen Klinikum befindet.[28] Danach unternahm er mit 10- und 11-jährigen Schulkindern eine jährliche Gedenkwanderung zu diesem Ort. Auf diese Weise wurde die Wanderausstellung „Vergesst uns nicht…" zu einer Art gemeinsamer Plattform, auf der Geschichten von Patient*innenmorden und Gedenkpraktiken lokaler Gemeinden seit der Sowjetzeit im Nordkaukasus gesammelt wurden.

Provisorisches Erinnerungsschild in der Nähe des Dorfes Zarechnyj, das 1986 aufgrund einer Initiative lokaler Aktivisten errichtet wurde (Aufnahme 2018)

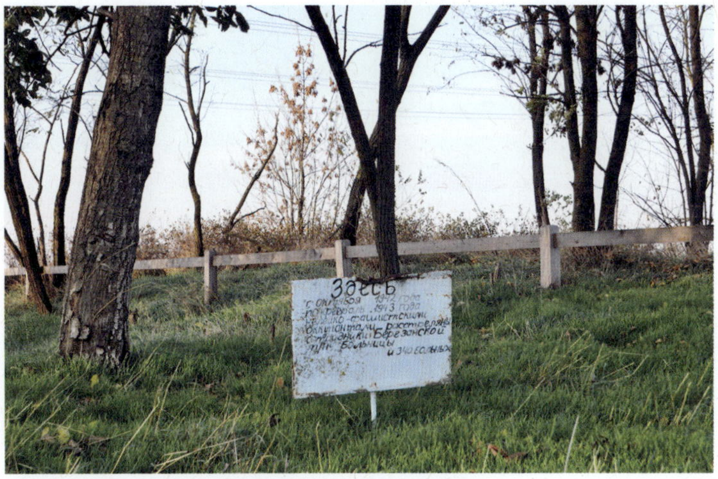

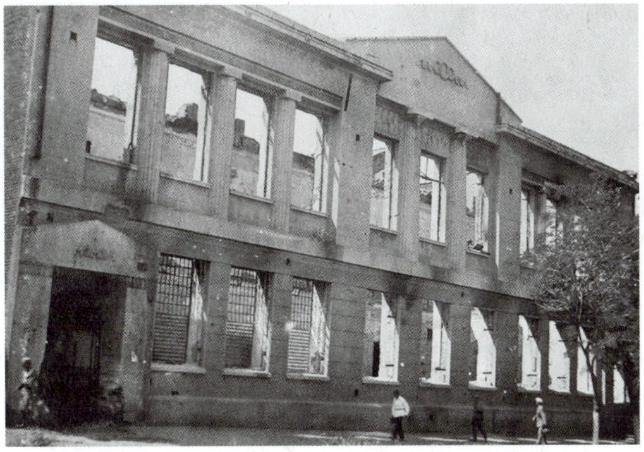

Ruine der Neuropsychologischen Klinik in Rostow am Don, 1943. Das Gebäude wurde nach dem Krieg wiederaufgebaut. Heute beherbergt das ehemalige Klinikgebäude eine Filiale der Südlichen Föderalen Universität.

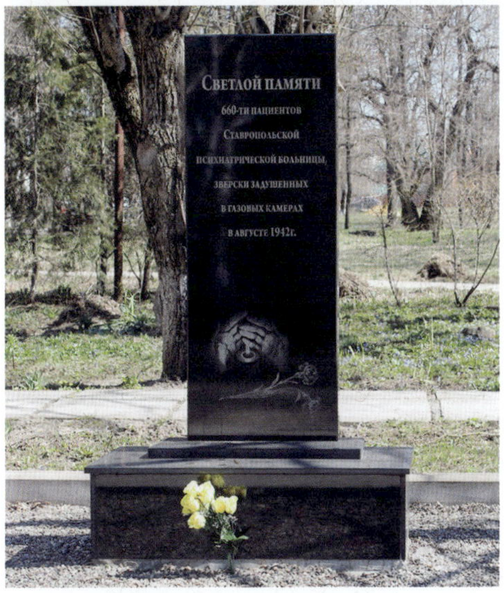
Светлой памяти
660-ти пациентов
Ставропольской
психиатрической больницы,
зверски задушенных
в газовых камерах
в августе 1942г.

Denkmal auf dem Klinikgelände in Stawropol (Aufnahme 2019). Das Denkmal wurde 2010 zur Erinnerung an die in Gaswagen ermordeten Patient*innen errichtet.

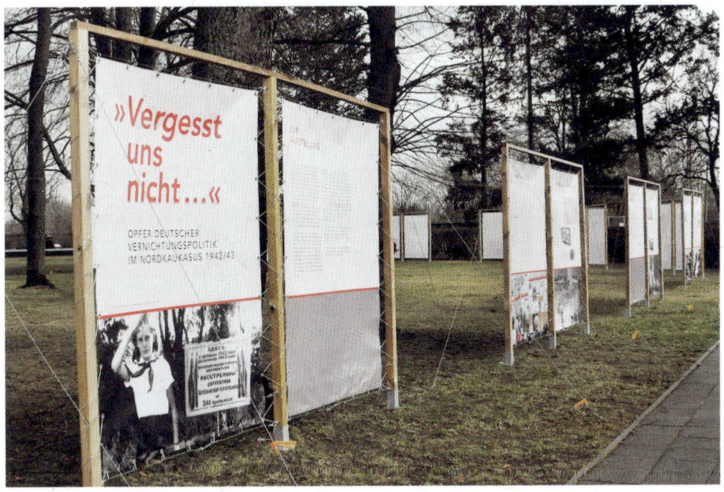
»Vergesst uns nicht...«
OPFER DEUTSCHER
VERNICHTUNGSPOLITIK
IM NORDKAUKASUS 1942/43

Ausstellungsbanner im Museum Berlin-Karlshorst (Aufnahme 2021)

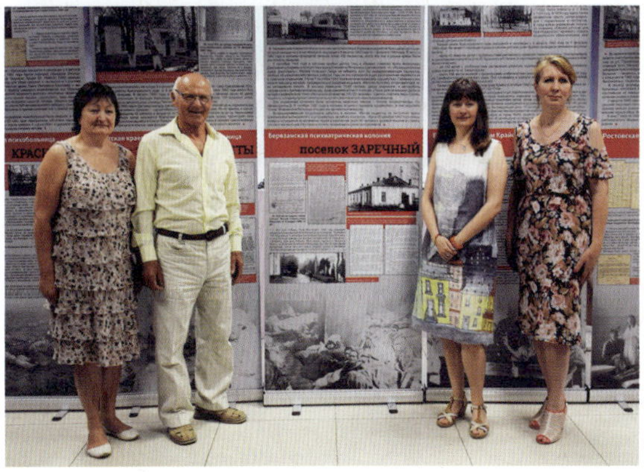

Ausstellungseröffnung im Dorf Wyselki; auf dem Foto ist der örtliche Historiker und Aktivist Aleksandr Shkljar zu sehen (Aufnahme 2019).

Die Ausstellung „Vergesst uns nicht..." wurde seit Dezember 2018 von rund 70.000 Menschen in mehr als 30 Orten in Russland besucht.[29] Die Vorführung des Films über die Ausstellung[30] mit anschließender Diskussion war dabei ein wichtiger Programmpunkt. 13 Organisationen in Russland (Staatsarchive, Bibliotheken, Museen, medizinische Schulen und Krankenhäuser) wurden offizielle Partner des Projekts.[31] Ein wichtiges Projektergebnis war die Veröffentlichung des Ausstellungskataloges im Jahr 2019.[32] Die Publikation war die erste in Russland, die sich der Erforschung von Menschen mit Behinderungen als einer gesonderten Opfergruppe des NS-Regimes im Süden der RSFSR widmete.

An einigen Ausstellungsorten wurden Gästebücher ausgelegt. Die meisten Einträge waren Worte des Dankes für das Gedenken und die geleistete Arbeit sowie Bemerkungen, dass die Besucher*innen der Ausstellung sich dieser Verbrechen zuvor nicht bewusst gewesen sind.[33] Es stellte sich heraus, dass das Gedenken an die „friedlichen Sowjetbürger" nicht bedeutet, dass man über die konkreten Opfer des Naziregimes Bescheid weiß.

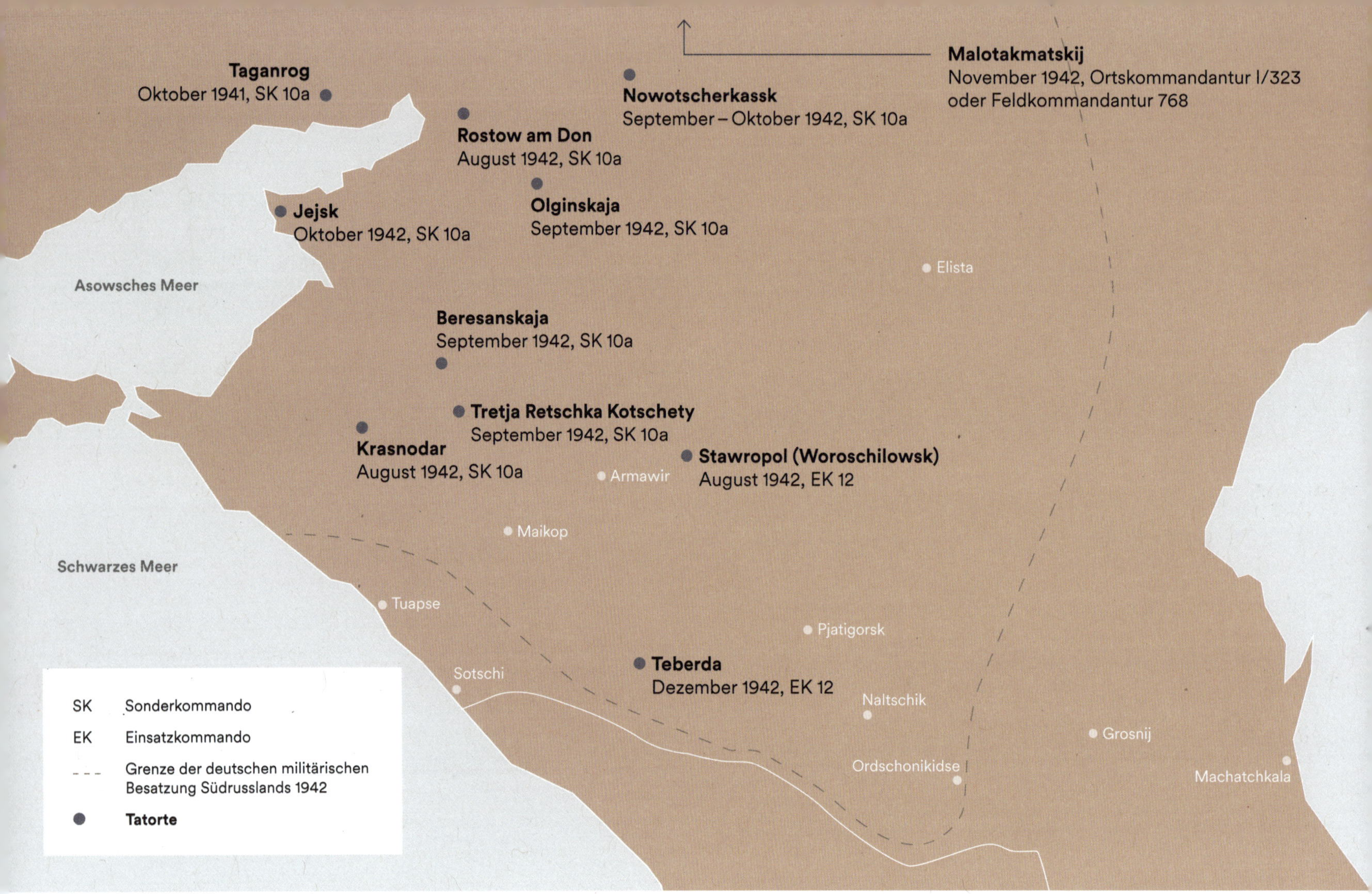

Die begeisterte Aufnahme der Ausstellung an allen russischen und deutschen Ausstellungsorten, das Interesse der Besucher*innen und der regionalen Medien, die über das Projekt berichteten,[34] und vor allem das Feedback, das Irina Rebrova laufend über soziale Medien und E-Mails erhält, haben sie ermutigt, das Thema weiterzuverfolgen. Im Jahr 2020 wurde die Ausstellung ins Deutsche übersetzt, im März 2021 im Deutsch-Russischen Museum Berlin-Karlshorst und im Herbst 2021 in der Gedenkstätte für die Opfer der „Euthanasie"-Morde in Brandenburg an der Havel gezeigt.[35] Gleichzeitig unterstützt das Auswärtige Amt der BRD ein weiteres Projekt zur Erforschung der Geschichte der Massenmorde an Menschen mit Behinderungen in allen während des Zweiten Weltkrieges besetzten Gebieten der RSFSR und der Erinnerung an diese Opfer in der sowjetischen und heutigen russischen Gesellschaft. So wurde das Thema der weiteren Forschung etwas eingegrenzt (es sollte nur noch die Gruppe „vergessener" Opfer untersucht werden), aber der geografische Rahmen des Projektes weitete sich erheblich aus. Die im Jahr 2022 veröffentlichte Sammlung von Forschungsaufsätzen im Rahmen des Projektes befasst sich mit der historischen Rekonstruktion von Tatorten und der Erinnerung an die Ermordung von Menschen mit Behinderungen im sowjetischen und postsowjetischen Russland. Ein neues Projekt in ganz Russland bündelt die Bemühungen von mehr als 30 regionalen Expert*innen und Freiwilligen in mehr als 15 Regionen Russlands.[36]

Ein Detail der Ausstellung soll hervorgehoben werden. Am unteren Ende jedes Ausstellungsbanners befindet sich ein Fotomotiv, das mit einem Tatort der NS-Verbrechen in Verbindung steht. Auf dem letzten Banner sieht man das Foto eines großen Feldes. Die meisten Gräber der NS-Opfer, der Protagonist*innen dieser Ausstellung, sind noch unbekannt. Sie befinden sich auf solchen Flächen oder sind Teil der Stadtentwicklung geworden. Nun ist es in den meisten Fällen unmöglich, den genauen Ort ihrer Beisetzung zu bestimmen. Es ist daher die Aufgabe künftiger Generationen, die Erinnerung an alle Opfergruppen des Nationalsozialismus zu bewahren. Diese Ausstellung ist einer der ersten Schritte auf dieser langen Reise.

Belarus: von der thematischen Ausstellung zur Dauerausstellung[37]

Im Jahr 2020 wurde die Dauerausstellung „Menschen. Psychiatrie. Geschichte" im Museumsgebäude der staatlichen Einrichtung „Republikanisches Wissenschafts- und Praxiszentrum für psychische Gesundheit" (im Folgenden RWPZ) eröffnet. Während des Zweiten Weltkrieges war diese medizinische Einrichtung eine psychiatrische Arbeitskolonie, die sich im Dorf Nowinki (heute ein Stadtteil von Minsk) befand und seit 1918 existierte. Hier führten die Nationalsozialisten ihre ersten Experimente für den geplanten Massenmord an Patient*innen

Denkmal zur Erinnerung an die 1941 in Nowinki ermordeten Psychiatriepatient*innen, errichtet 2017 (Aufnahme 2022)

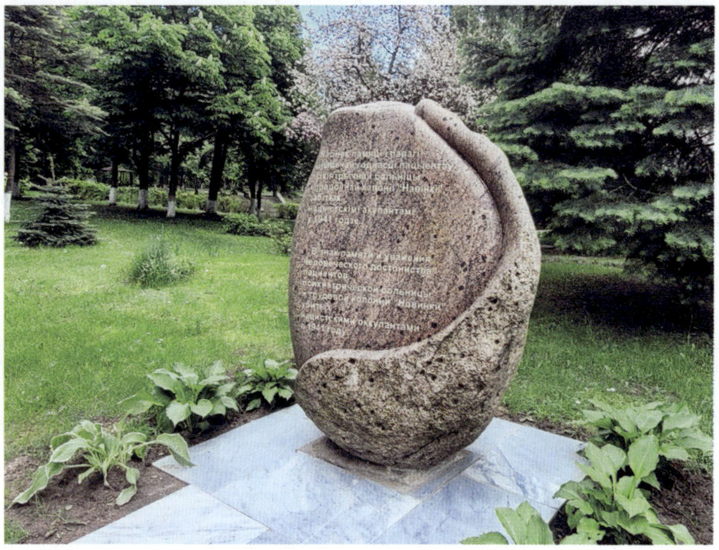

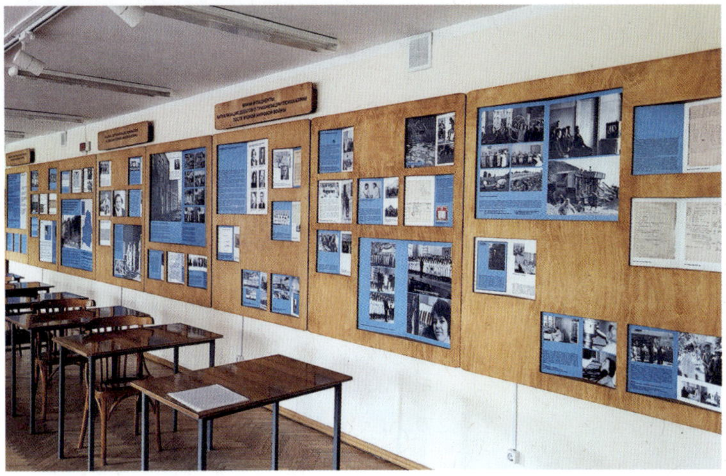

Dauerausstellung „Menschen. Psychiatrie. Geschichte" im Museum im RWPZ (Aufnahme 2022)

in der besetzten UdSSR durch. Im August 1941 traf der Reichsführer-SS Heinrich Himmler im besetzten Minsk ein (s. Abb. auf S. 38). Bei einem Besuch in der Kolonie in Nowinki wies er den Einsatzgruppenführer Arthur Nebe an, das „Problem mit Geisteskranken“ zu lösen, was deren physische Vernichtung bedeutete. Gleichzeitig mussten „humanere“ Wege als die Erschießungskommandos gefunden werden, um die „unnützen Esser“ zu liquidieren. Am 18. September 1941 wurden 120 Patient*innen des Koloniegutes in einem Waschraum des Krankenhauses unter Aufsicht des Chemikers Albert Widmann vom Reichssicherheitshauptamt vergast.[38]

Im September 1941 errichteten die Nationalsozialisten im Komarowskij-Wald (nahe dem Zentrum des heutigen Minsk) einen Sprengstoffbunker, in dem die Patient*innen der psychiatrischen Abteilung des zweiten Minsker Krankenhauses eingesperrt und durch mehrere Explosionen getötet wurden. Die Nationalsozialisten betrachteten dieses Experiment als erfolglos, da bei der ersten Explosion nicht alle Menschen getötet worden waren. Die Versuche, Patient*innen mit Autoabgasen zu ersticken, wurden in der psychiatrischen Klinik in Mogiljow fortgesetzt.[39] So waren bereits Ende 1941 fast alle Patient*innen der psychiatrischen Krankenhäuser in der Belarussischen Sowjetrepublik ermordet worden.

Viele Jahrzehnte nach dem Massenmord an den Patient*innen haben Historiker*innen und Mediziner*innen in der Republik Belarus mit Unterstützung vor allem deutscher Stiftungen damit begonnen, die Umstände des Massenmordes an Menschen mit Behinderungen in der ehemaligen Sowjetrepublik zu erforschen und die Erinnerung an diese Opfergruppe zu bewahren. Das erste Ergebnis dieser Arbeit, die der Einrichtung eines Museums im RWPZ vorausging, war die Ausstellung „Von der Entmenschlichung zum Mord: Das Schicksal der Psychiatriepatienten in Belarus (1941–1944)“, die im Dezember 2016 in der Galerie „Ў“ in Minsk eröffnet wurde. Sie wurde von den Forscher*innen des Zentrums für öffentliche Geschichte am Europakolleg der Freien Künste („Liberal Arts“) in Belarus organisiert und war eine Zusammenführung der Forschungen von Historiker*innen und Psychiater*innen aus Belarus und Deutschland.[40] Bei der Ausstellungsvorbereitung konnte das Team der Autor*innen die Geschichte der Patient*innenmorde nicht nur detailliert untersuchen und rekonstruieren, sondern die Ergebnisse seiner Forschungen auch einem breiteren Publikum vorstellen.[41] Die Ausstellung zeigt die Geschichte der Ideen und Praktiken, die zur Entmenschlichung von Psychiatriepatient*innen und in der Folge zum Massenmord führten.[42] Das Projekt wurde von der Stiftung „Erinnerung, Verantwortung und Zukunft“ und der Heinrich-Böll-Stiftung unterstützt. Wichtige Veranstaltungen im Rahmen der Ausstellung waren eine Reihe von öffentlichen Vorträgen zu verschiedenen Themen, die sich mit der Geschichte der Psychiatrie während der NS-Zeit befassten, sowie ein Runder Tisch zum Thema „Medizinische Ethik und Psychiatrie nach dem Zweiten Weltkrieg“.[43] Die öffentlichen Diskussionen ermöglichten es den Teilnehmer*innen, das Thema erstmals in der Öffentlichkeit unter verschiedenen Aspekten zu betrachten.

Gleichzeitig kamen die Organisator*innen und Teilnehmer*innen zu dem Schluss, dass es notwendig sei, auf dem Gelände der ehemaligen psychiatrischen Arbeitskolonie in Nowinki ein Gedenkzeichen zur Erinnerung an die 1941 ermordeten

Psychiatripatient*innen zu errichten. Die Einweihung des von Igor Zosimowich gestalteten Denkmals fand am 5. September 2017 auf dem Gelände des RWPZ statt. Es wurde unter Beteiligung des Zentrums für Europäische Studien (Republik Belarus) und der deutschen Stiftung „Erinnerung, Verantwortung und Zukunft"[44] errichtet. Es ist das dritte Denkmal für diese Opfergruppe in der Republik Belarus.[45] Auf dem Stein ist eine Inschrift in russischer und belarussischer Sprache eingemeißelt: „Zum Gedenken an die Patienten des psychiatrischen Krankenhauses und der Arbeitskolonie in Nowinki, die 1941 von den Nazibesatzern ermordet wurden, und aus Respekt vor ihrer Menschenwürde."[46]

Die Ausstellung 2016 und die Anbringung der Gedenktafel 2017 waren wichtige Meilensteine auf dem Weg zu einer eigenen Dauerausstellung. Es ist wichtig darauf hinzuweisen, dass die Ausstellung 2016 vom Historiker Aleksej Bratochkin für das Staatliche Museum für die Geschichte des Großen Vaterländischen Krieges in Minsk geplant war, diese Initiative aber nicht zustande kam. Bislang hat dieses Staatsmuseum keine Exponate zur Geschichte der Zwangseuthanasie in der Belarussischen SSR und anderen Sowjetrepubliken gezeigt.[47] Da die Ausstellung als historisch wertvoll und bedeutsam für den öffentlichen Raum der Republik Belarus angesehen wird, erhielt die Verwaltung des RWPZ die Genehmigung, die Räumlichkeiten des Museums der medizinischen Einrichtung für eine thematische Dauerausstellung zu nutzen. Die Umsetzung des Projektes wurde erneut von deutschen Stiftungen unterstützt. Im Jahr 2020 wurde das Museum mit der Dauerausstellung „Menschen. Psychiatrie. Geschichte" eröffnet. Die Materialien der Ausstellung von 2016 dienten dabei als Grundlage. Die Gestalter*innen konnten die Präsentation in der Haupthalle des Museums realisieren. Die Geschichte der Patient*innenmorde in der psychiatrischen Arbeiterkolonie in Nowinki wird dabei in den Kontext ähnlicher Ereignisse in der gesamten Belarussischen SSR während der Besatzung und im weiteren Sinne in die Geschichte der „Aktion T4" im Deutschen Reich gestellt.[48]

Das Museum ist heute ein Ort der Ausbildung für Medizinstudenten. Oleg Ajzberg, Professor in der Abteilung für Psychiatrie und Narkologie der Belarussischen Medizinischen Akademie und einer der Organisatoren der Dauerausstellung, bietet Führungen für Student*innen und Besucher*innen an. Ihm zufolge ist trotz der bestehenden Schwierigkeiten bei der Akzeptanz und weiteren Untersuchung des Themas in der Republik Belarus das Interesse künftiger medizinischer Fachkräfte an diesem Thema ungebrochen.[49] Nach den Ereignissen in Belarus im Jahr 2020 verließen die meisten Aktivist*innen und Wissenschaftler*innen das Land. Wir hoffen, dass die verbleibenden Kolleg*innen und lokalen Historiker*innen trotz der vorübergehenden Aussetzung der Finanzierung von belarussischen Projekten in der Lage sein werden, die begonnene Arbeit zur Bewahrung der Erinnerung an die Ermordung von Menschen mit Behinderungen fortzusetzen.

Die baltischen Staaten: Dokumentation der Patient*innenmorde

Die Untersuchung des Schicksals von Patient*innen in psychiatrischen Kliniken während der NS-Besatzung ist eines der am wenigsten bearbeiteten Themen der Geschichtsschreibung in den baltischen Staaten. Die Information über die Massentötung der Psychiatriepatient*innen in Riga und Daugavpils, die sich in den in der UdSSR veröffentlichten Akten des Nürnberger Prozesses[50] sowie in der Veröffentlichung des sowjetischen Medizinhistorikers Fedotow[51] findet, wurde in der UdSSR nie aufgearbeitet. Auch das Gedenken an diese Opfergruppe der nationalsozialistischen Politik fand nur vereinzelt statt. Hier ist das Denkmal zu nennen, das an die verstorbenen Patient*innen des psychiatrischen Krankenhauses in Daugavpils im Dorf Aglona in Lettland erinnert.[52]

Die Voraussetzungen für eine aktivere Erforschung der Geschichte der Massaker an Menschen mit Behinderungen in den baltischen Staaten sind erst in den 1990er-Jahren entstanden. Sie sind das Ergebnis von Liberalisierung und Emanzipation des öffentlichen Bewusstseins sowie der historischen Forschung nach dem Zusammenbruch der UdSSR. Gleichzeitig haben sich die allgemeinen Darstellungen über die baltischen Staaten während des Zweiten Weltkrieges kaum auf Fragen im Zusammenhang mit der nationalsozialistischen Politik gegenüber Menschen mit Behinderungen konzentriert und dieser Opfergruppe damit im Vergleich zu den Holocaust-Opfern relativ wenig Aufmerksamkeit geschenkt.[53]

In den 2000er-Jahren veröffentlichten baltische Forscher*innen Studien über die Geschichte psychiatrischer Krankenhäuser auf dem Gebiet der Estnischen und Litauischen SSR während der nationalsozialistischen Besatzung, in denen das Thema der Ermordung von Patient*innen durch die Nationalsozialisten jedoch nur wenig berücksichtigt wurde.[54] Das liegt an den fehlenden Quellen sowie an der Rolle der lokalen Behörden, die laut der Meinung der Forscher*innen eine größere Rolle als die Sicherheitspolizei und der SD in der „NS-Euthanasie" spielten. Die Ergebnisse eingehenderer Untersuchungen zu diesem Thema in Lettland wurden 2003 und 2006 von lettischen Historikern veröffentlicht.[55] Einige Jahre später erschienen die Werke des deutschen Forschers Björn Felder, der die nationalsozialistische Zwangseuthanasie von Patient*innen in psychiatrischen Kliniken in den drei ehemaligen baltischen Sowjetrepubliken in einen breiteren inhaltlichen und chronologischen Kontext stellte.[56] Er konnte die Besonderheiten der Organisation der Ermordung von Psychiatriepatient*innen in den einzelnen Republiken beschreiben, die Zahl der Opfer ermitteln und die Rolle des medizinischen Personals und der zivilen Behörden bei der Organisation der Massenmorde an Patient*innen aufzeigen. Insgesamt ist ein gewisser Fortschritt bei der Erforschung der nationalsozialistischen „Euthanasie" in den baltischen Staaten festzustellen, auch wenn die Erinnerung an die ermordeten Patient*innen der psychiatrischen

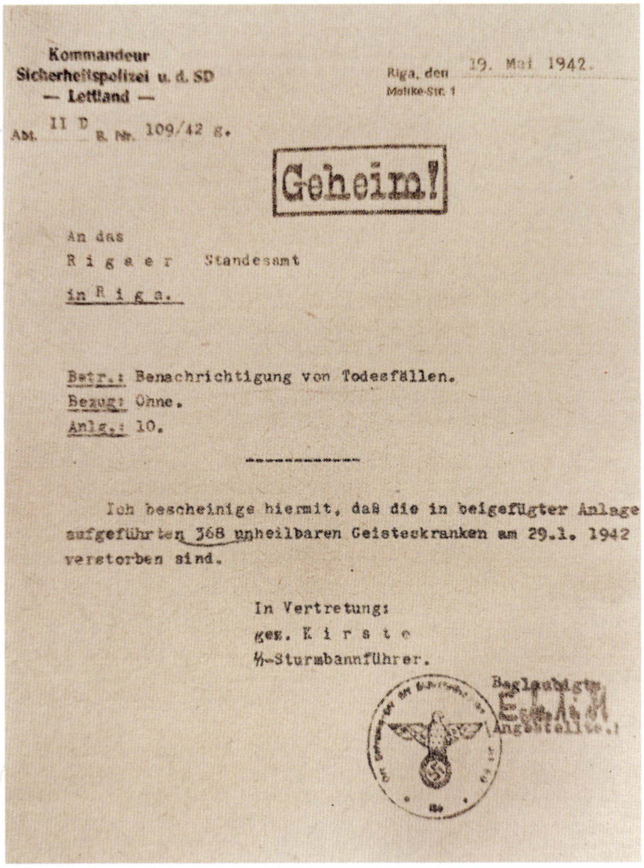

Kommandeur
Sicherheitspolizei u. d. SD
— Lettland —
Abt. II D B. Nr. 109/42 g.

Riga, den 19. Mai 1942.
Moltke-Str. 1

Geheim!

An das
Rigaer Standesamt
in Riga.

Betr.: Benachrichtigung von Todesfällen.
Bezug: Ohne.
Anlg.: 10.

Ich bescheinige hiermit, daß die in beigefügter Anlage aufgeführten 368 unheilbaren Geisteskranken am 29.1. 1942 verstorben sind.

In Vertretung:
gez. Kirste
SS-Sturmbannführer.

Beglaubigt:
Angestellte.

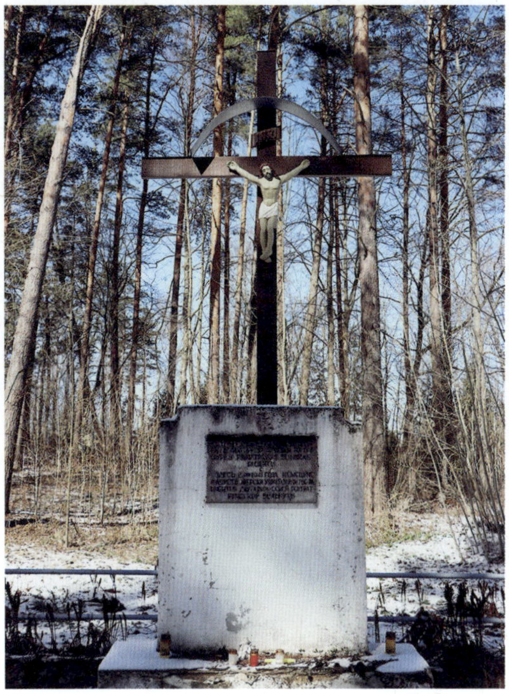

Denkmal für die ermordeten Patient*innen des psychiatrischen Krankenhauses von Daugavpils im Dorf Aglona in Lettland (Aufnahme 2022)

Information des Kommandeurs der Sicherheitspolizei und des SD Lettland über die Massentötung von 368 Psychiatripatient*innen

Anstalten in der Öffentlichkeit nur sehr schwach ist. Dies erfordert eine aktivere Beteiligung von Lokalhistoriker*innen und Historiker*innen aus den baltischen Staaten an diesem Thema und die Einbeziehung der Ergebnisse ihrer Arbeit in einen breiteren wissenschaftlichen, öffentlichen und erinnerungspolitischen Diskurs.

Schluss

Die Erinnerung an Menschen mit Behinderungen wird in den postsowjetischen Staaten trotz einiger lokaler Besonderheiten nach einem gemeinsamen Muster gestaltet. Da die UdSSR jahrzehntelang der „friedlichen Sowjetbürger" als einer allgemeinen, entpersonalisierten NS-Opfergruppe gedachte, wurde die Erinnerung an bestimmte Gruppen, darunter Menschen mit Behinderungen, erst nach dem Zusammenbruch der UdSSR auf gesamtstaatlicher Ebene sichtbar. Lokale Historiker*innen und Aktivist*innen spielten in diesem Prozess eine wichtige Rolle, indem sie jahrelang die Geschichte der Massenmorde an Psychiatriepatient*innen rekonstruierten und die Erinnerung daran wachhielten. Ihre Forschungen waren eine unschätzbare Hilfe für die Arbeit der professionellen Wissenschaftler*innen. Durch die finanzielle Unterstützung ausländischer, insbesondere deutscher Stiftungen konnten die lokalen Initiativen zusammengefasst und durch wissenschaftliche und pädagogische Projekte sowie durch die Errichtung von Denkmälern für diese Opfergruppe aufgewertet werden. Es ist wichtig, dass der Prozess des Gedenkens an Menschen mit Behinderungen in den postsowjetischen Ländern gleichzeitig mit der Rekonstruktion der Geschichte der Massenmorde an Patient*innen in bestimmten medizinischen Einrichtungen geschieht. Die Daten über die Gesamtzahl der Opfer unter den Menschen mit Behinderungen sind immer noch unvollständig. Eine vollständige Landkarte der Tatorte sowie eine endgültige Liste mit den Namen der Opfer wird es aufgrund der begrenzten Quellen wahrscheinlich nie geben.[57] Es ist auch noch zu früh, um über die Aufnahme der Erinnerung an Menschen mit Behinderungen in die nationalen Diskurse über die Opfer des Zweiten Weltkrieges zu sprechen. Es braucht Zeit, eine ausreichende und regelmäßige Berichterstattung in den Medien sowie das Interesse der lokalen Behörden, um sicherzustellen, dass die Erinnerung an Menschen mit Behinderungen ihren Platz in den nationalen Diskursen zum Gedenken an die Opfer des Zweiten Weltkrieges findet.

Der militärische Einmarsch Russlands in die Ukraine im Februar 2022 hat die sich abzeichnenden positiven Trends im Gedenken an bestimmte Opfergruppen in Frage gestellt. Immer wieder werden Gedenkstätten in der Ukraine aufgrund aktiver Feindseligkeiten und Raketenangriffe Russlands zerstört, die Recherche in ukrainischen Archiven ist aufgrund der militärischen Bedingungen schwierig und viele russische und belarussische Archivbestände werden erneut unter Verschluss gehalten. Die Finanzierung von Projekten russischer und belarussischer Kolleg*innen durch ausländische Stiftungen wurde vollständig eingestellt. Die Fragestellungen der Geschichtsforschung haben sich dahingehend stark verändert, dass der politische Aspekt stärker in den Vordergrund gerückt ist. Der

Krieg hat auch zu einer Einschränkung der wissenschaftlichen Kommunikation zwischen den Wissenschaftler*innen der ehemaligen Sowjetrepubliken geführt, was die weitere historische Forschung erheblich behindern wird. So ist dieser Beitrag eine seltene Ausnahme in der wissenschaftlichen Zusammenarbeit von Historiker*innen mit russischen und ukrainischen Wurzeln.

1 Der Begriff „friedliche Sowjetbürger" ist ein sowjetischer Propagandabegriff, den die sowjetischen Behörden verwendeten, um zu vermeiden, offen über die Ermordung der Jüdinnen und Juden sowie über die Besonderheiten dessen, was später als Holocaust bezeichnet wurde, zu sprechen. Mehr über das Entstehen des Begriffes „friedliche Sowjetbürger" in den sowjetischen Kriegsmedien: Karel Berkhoff, Motherland in Danger: Soviet Propaganda during World War II, Cambridge, MA 2012, S. 149–153, 160–164; ders., Total Annihilation of the Jewish Population: The Holocaust in the Soviet Media, 1941–45, in: Kritika: Explorations in Russian and Eurasian History 10, no. 1 (2009), S. 86f.; Arkadi Zeltser, Differing Views among Red Army Personnel about the Nazi Mass Murder of Jews, in: Kritika: Explorations in Russian and Eurasian History 15, no. 3 (2014), S. 564.

2 Der vollständige Name lautet: „Außerordentliche Staatliche Kommission für die Feststellung und Untersuchung der Gräueltaten der deutsch-faschistischen Aggressoren und ihrer Komplizen und des Schadens, den sie den Bürgern, Kolchosen, öffentlichen Organisationen, staatlichen Betrieben und Einrichtungen der UdSSR zugefügt haben." Sie wurde am 2. November 1942 eingesetzt. Vgl. Marina Sorokina, People and Procedures: Toward a History of the Investigation of Nazi Crimes in the USSR, in: Kritika: Explorations in Russian and Eurasian History 6, no. 4 (2005), S. 1–35; Andrej Umansky, Geschichtsschreiber wider Willen? Einblick in den Quellen der „Außerordentlichen Staatlichen Kommission" und der „Zentralen Stelle", in: Angelika Nußberger, Caroline von Gall (Hg.), Bewusstes Erinnern und Bewusstes Vergessen: Der juristische Umgang mit der Vergangenheit in den Ländern Mittel- und Osteuropas, Tübingen 2011, S. 347–374; Irina Rebrova, Re-Constructing Grassroots Holocaust Memory: The Case of the North Caucasus, Berlin/Boston 2020, S. 60–91

3 Vgl. Konstantin Gorshenin (Hg.), Njurnbergskij process. Sbornik materialow w 2-kh t., Bd. 1, Moskau 1951, S. 536–538; Bd. 2, S. 75–77; Roman Rudenko, (Hg.), Njurnbergskij process. Sbornik materialow w 7 t., Bd. 3, Moskau 1959, S. 285; Bd. 4, S. 34–36, 46–50; Nimezko-faschystskyj okupazijnyj reshym na Ukrajiní. Sbírnyk dokumentíw i materíalíw, Kyiv 1963, S. 303–305

4 Dmitrij Fedotow, O gibeli dushewnoboljnykh na territorii SSSR, wremenno okkupirowannoj fashistskimi zachwatchikami w gody Welikoj Otechestwennoj wojny, Woprosy socialjnoj i klinicheskoj psichonewrologii, Nr. 12 (1965), S. 443–445

5 Petr Petrjuk, Aleksandr Petrjuk, Psichiatrija pri nacizme: ubijstwa dushewnoboljnych na wremenno okkupirovannych territorijach SSSR, in: Psychitschne sdorowja, Nr. 1 (2012), S. 88–92; Alexander Friedman, Rainer Hudemann (Hg.), Diskriminiert – vernichtet – vergessen. Behinderte in der Sowjetunion, unter nationalsozialistischer Besatzung und im Ostblock 1917–1991, Stuttgart 2016; Björn M. Felder, „Euthanasia", Human Experiments and Psychiatry in Nazi-Occupied Lithuania 1941–1944, in: Holocaust and Genocide Studies, Nr. 27 (2013), S. 242–275; Gerrit Hohendorf, Krieg und Krankenmord 1939–1945. Die Tötung von Psychiatriepatienten durch SS und Wehrmacht in Polen und in der Sowjetunion, in: PSYCH up2date, Nr. 9 (2015), S. 49–65; Irina Rebrova (Hg.), „Pomni o nas...": lyudi s invalidnostyu – maloisvestnye schertvy natsistskogo rezhima v okkupirovannych regionach RSFSR, Sankt Petersburg 2022

6 Tanja Penter, Dmytro Tytarenko, Die Ermordung von psychisch kranken Menschen in Poltawa (1941–1943): Einblicke aus deutschen und sowjetischen Ermittlungsakten und Justizkooperation im Kalten Krieg, in: Jahrbücher für Geschichte Osteuropas 68 Nr. 3–4 (2020), S. 455–481; Oleg Limankin, Sankt-Peterburgskaja psickhiatricheskaja boljnica imeni P.P. Kashhenko. Stranicy stoletnej istorii, Sankt Petersburg 2009; Irina Rebrova, Ubijstwo 214 wospitannikow Jejskogo detskogo doma: istorija sobytij i pamjatj o nich v (post)sowetskoj Rossii, in: Konstantin Pokhaljuk (Hg.), Tragedija wojny. Gumanitarnoje izmerenije wooruzhennykh konfliktow XX weka, Moskau 2021, S. 190–212; Ukraina moderna, 2020. Nr. 28

7 Gelanada Grinchenko, Olena Petrenko, Nepotribni ljudy, samowtschanyj slotschyn: dsherela ta doslidshennja pro masowi wbywstwa paziyentiw psychiatritschnych likaren, internatiw dlja chworych ditej ta budynkiw inwalidiw Ukrajiny tschasiw nazystsjkoji okupaciji, in: Ukrajina moderna, Nr. 28 (2020), S. 17–19; Björn M. Felder, Starvation, Mass Murder and Experimentation. Nazi 'Euthanasia' in the Baltics 1941–1944, in: Brigitte Bailer, Juliane Wetzel (Hg.), Mass Murder of People with Disabilities and the Holocaust, Berlin 2019, S. 175; Rebrova (wie Anm. 5), S. 11

8 Petrjuk Petr, Petrjuk Aleksandr, Psichiatrija pri nacizme: ob istorii ustanovlenija pamjatnyh znakov rasstreljannym pacientam Saburovoj dachi, in: Psychitschne sdorowja, 2013, Nr. 2, S. 115

9 Urkunde des Kulturobjektes „Massengrab der Opfer des Faschismus" (Gebiet Charkiw, Gemeinde Lypezka, Dorf Striletscha), Archiv der regionalen kommunalen Stelle „Wissenschaftliches und methodisches Zentrum für den Schutz des Kulturerbes in Charkiw" [Pototschnyj archiw oblasnoho komunalnoho zakladu „Charkiwskyj naukowo-metodytschnyj zentr ochorony kulturnoji spadschtschyny]. Wir bedanken uns bei dem Leiter und den Mitarbeiter*innen dieser kommunalen Stelle für die Information.

10 Petrjuk/Petrjuk (wie Anm. 8), S. 117–118; Urkunde des Kulturobjektes „Erinnerungszeichen zum Gedenken an den ermordeten Patienten der psychiatrischen Klinik Nr. 15 „Saburowa Datscha", Archiv der regionalen kommunalen Stelle „Wissenschaftliches und methodisches Zentrum für den Schutz des Kulturerbes in Charkiw"

11 Vgl.: Penter/Tytarenko (wie Anm. 6), S. 455–481. Die Erforschung der Umstände der Vernichtung von Patient*innen im psychiatrischen Krankenhaus in Poltawa wurde im Rahmen eines durch die Dorothee Freudenberg-Stiftung des Fritz Bauer-Institutes geförderten Forschungsprojekts durchgeführt.

12 Staatliches Facharchiv des Sicherheitsdienstes der Ukraine [Halusewyj Dershawnyj archiw Slushby bespeky Ukrajiny], F. 11, Spr. 1412, T. 2, Ark. 35

13 Es geht um den Kampfpfad der 5. Gardearmee, die Poltawa im September 1943 von den Nazis befreite.

14 Museum für militärischen Ruhm in der Poltawaer Schule Nr. 32. Ausstellungseinheit „Das Leben in ewiger Suche"

15 Bescheinigung der Abteilung für Denkmalschutz des Heimatmuseums des Gebiets Poltawa „Ort der Massenerschießungen, Massengrab von Kriegsgefangenen, Partisanen, Untergrundkämpfern, Opfern des Nationalsozialismus. Poltawa, Polowky, Hryschkyn-Wald" im Archiv der genannten Abteilung [Pototschnyj archiw widdilu ochorony pamjatok Poltawskoho oblasnoho krajeznavtschoho muzeju]

16 Interview mit Wolodymyr Bresme, Leiter der Abteilung der Regionalen Psychoneurologischen Klinik Tschernihiw, am 08.10.2022; Interview mit Sergij Lajewskij, Direktor des Regionalen Historischen Museums Tschernihiw, am 10.09.2022; Interview mit Roman Nikiforuk, ehemaliger Chefarzt der Psychiatrischen Klinik Iwan Pawlow in Kyiv , am 15.10.2022; allesamt Privatarchiv Dmytro Tytarenko

17 Interview mit Roman Nikiforuk; Interview mit Olha Zaitschenko, Direktorin des Museums der Psychiatrischen Klinik Iwan Pawlow in Kyiv, am 25.09.2022, Privatarchiv Dmytro Tytarenko

18 Dmytro Tytarenko, „Euthanasie" in der Ukraine während der deutschen Okkupation. Opfergruppen, Akteure und Umstände der Vernichtung, in: Jörg Osterloh, Jan Erik Schulte, Sybille Steinbacher (Hg.), „Euthanasie"-Verbrechen im besetzten Europa: Zur Dimension des nationalsozialistischen Massenmords (Studien zur Geschichte und Wirkung des Holocaust) Göttingen 2022, S. 245–267

19 Der deutsche Projektname lautet „Vergesst uns nicht...".

20 Liste der Patient*innen der Psychiatrischen Klinik Rostow vom 3. August 1942, Staatsarchiv des Rostow Gebietes (GARO) [Gosudarstwennyj arkhiw Rostowskoj oblasti], F. R-3613. Op. 1. D. 17. Bl. 23. Foto 1; Irina Rebrova (Hg.), „Pomni o nas…“: Katalog wystawki, poswjashhennoj pamjati pacientow psihiatricheskih klinik, detej-inwalidow i wrachej-ewreew, ubityh w period nacistskoj okkupacii Sewernogo Kawkaza, Krasnodar 2019), S. 82–92

21 Offizielle Website der Ausstellung „Vergesst uns nicht…“: www.nsvictim.ru

22 Vgl. Zoja Bochkarjowa, „Okkupacionnaja politika fashistskoj Germanii na Sewernom Kawkaze“ (PhD: Kubanische Staatsuniversität), 1992; Okkupacija, Stavropolj, Awgust 1942–Janvarj 1943, Stawropol 1998; Jewgenij Krinko, Zhiznj za liniej fronta: Kubanj w okkupacii (1942–1943 gg.), Majkop 2000; Jewgenij Zhurawlew, Okkupacionnaja politika fashistskoj Germanii na Juge Rossii (1941–1943 gg.): Celi, soderzhanie, prichiny krakha, in : Nauchnaja myslj Kawkaza 1 (2001), S. 36–43; Andrej Angrick, Besatzungspolitik und Massenmord. Die Einsatzgruppe D in der Südlichen Sowjetunion 1941–1943, Hamburg 2003, S. 545–669

23 Rebrova (wie Anm. 2), S. 39–54

24 Kiril Feferman, A Soviet Humanitarian Action? Centre, Periphery and the Evacuation of Refugees to the North Caucasus, 1941–1942,in: Europe-Asia Studies 61, Nr. 5 (2009), S. 813–831; Irina Rebrova, Jewish Accounts of Soviet Evacuation to the North Caucasus, in: Natalia Aleksiun, Hana Kubátová (Hg.), Places, Spaces, and Voids in the Holocaust (European Holocaust Studies Bd. 3), Göttingen 2021, S. 167–187

25 GARO, D. 13. Fotoalbum „Zerstörung von deutsch-faschistischen Invasoren“, Rostow am Don, 1941–1943. Foto 114

26 Liste der Patient*innen der Psychiatrischen Klinik Stawropol vom 5. August 1942 im Staatsarchiv der Russischen Föderation [Gosudarstennyj arkhiw Rossijskoj Federacii], F. R-7021, Op. 17, D. 1, Bl. 53 f.; Rebrova (wie Anm. 5), S. 112–122

27 Interview mit Aleksandr Shkljar am 31.10.2018 im Dorf Zarechnyj, Privatarchiv Irina Rebrova

28 Akte der Staatskommission vom 22. Februar 1944 über die Psychiatrische Kolonie Berezanskaja, Staatsarchiv des Krasnodar Gebietes [Gosudarstennyj arkhiw Krasnodarskogo kraja], F. R-897, Op. 1, D. 31a, Bl. 36; Olga Spasibukhowa, Krajewed po zowu dushi iz posjolka Zarechnyj, in: Rebrova (wie Anm. 5), S. 220–224

29 Offizielle Website der Ausstellung „Vergesst uns nicht…,“ www.nsvictim.ru

30 Film-Videoausstellung „Vergesst uns nicht…,“: www.youtu.be/wa5L2rtC5G4; mit deutschen Untertiteln: www.youtu.be/qsTCYhupArA (28.12.2022)

31 Offizielle Partner der Ausstellung „Vergesst uns nicht…“, in Rebrova (wie Anm. 5), S. 227

32 Rebrova (wie Anm. 5)

33 Gästebücher wurden in Nowotscherkassk, Stawropol, Jejsk und anderen Städten geführt. Archiv des Projektes „Vergesst uns nicht…“

34 Vgl. Links zu Medienberichten an jedem Ausstellungsort: www.nsvictims.ru/geografia_demonstracii_vistavki (10.12.2022)

35 Offizielle Website der Ausstellung „Vergesst uns nicht…“ in deutscher Sprache, www.nsvictims.ru/vergesst; Margot Blank, Jörg Morré, Irina Rebrova (Hg.) „Vergesst uns nicht…“ Opfer deutscher Vernichtungspolitik im Nordkaukasus 1942/43, Berlin 2020

36 Rebrova (wie Anm. 5), S. 9–11

37 Wir danken Oleg Ajzberg für die Bereitstellung von Quellen und seinen Rat.

38 Hohendorf (wie Anm. 5), S. 55

39 Vgl. ebd. S. 55–59; Alexander Friedman, Krankenmorde im Raum Minsk 1941 und ihre Aufarbeitung in der Sowjetunion und der Bundesrepublik Deutschland, in: Friedman/Hudemann (wie Anm. 5), S. 395–401

40 Vgl. Friedman/Hudemann (wie Anm. 5)

41 Oleg Ajzberg, Aleksej Bratochkin, Psihiatrija w gody nacizma kak predmet publichnogo obsuzhdenija – vystawka i otkrytie pamjatnika, in: Psychiatry psychotherapy and clinical psychology 9, Nr. 1 (2018), S. 126–127

42 Mehr über die Ausstellung (mit Fotos): www.memorialmuseums.org/staettens/druck/1579 (28.12.2022)

43 Vgl. Ajzberg/Bratochkin (wie Anm. 41), S. 127

44 Memorialjnyj znak: www.mentalhealth.by/nasha-deyatelnost/obshchestvennaya-deyatelnost/sobytiya/-morialnyj-znak (22.12.2022)

45 Die Denkmäler für die ermordeten Patient*nnen psychiatrischer Kliniken wurden in Mogiljow unter aktiver Beteiligung deutscher Forscher*innen und in Lida bereits in der Sowjetzeit errichtet.

46 Offizielle Webseite der Dauerausstellung „Menschen. Psychiatrie. Geschichte“: www.exhibition-novinki.com

47 Offizielle Website des Belarussischen Staatlichen Museums des Großen Vaterländischen Krieges: www.warmuseum.by/exposition

48 Vgl. Webseite wie Anm. 46

49 Online-Interview mit Oleg Ajzberg am 18. November 2022

50 Gorshenin (wie Anm. 3), Bd. 2, S. 75–77; Rudenko (wie Anm. 3), Bd. 4, S. 97, Bd. 6, S. 721

51 Fedotow (wie Anm. 4), S. 443–445

52 Die Autoren danken Dr. Dmitrij Olekhnowich (Daugavpils Universität, Lettland) und Iosif Rochko, Direktor des Museums „Juden von Latgale“, für Informationen über dieses Denkmal.

53 Andrew Ezergalis, The Holocaust in Latvia, 1941–1944: The Missing Center, Riga 1996; Andrej Angrick, Peter Klein, Die "Endlösung" in Riga: Ausbeutung und Vernichtung. 1941–1944, Darmstadt 2006; Sven Jüngerkes, Deutsche Besatzungsverwaltung in Lettland 1941–1945, Konstanz 2010; Katrin Reichelt, Lettland unter deutscher Besatzung 1941–1944. Der lettische Anteil am Holocaust, Berlin 2011

54 Ken Kalling, Estonian Psychiatric Hospitals During the German Occupation (1941–1944), in: International Journal of Mental Health 36, Nr. 1 (2007), S. 89–98; Aurimas Andriušis, Algirdas Dembinskas, Psychiatric Euthanasia in Lithuania During Nazi Occupation, in: International Journal of Mental Health 35, Nr. 3 (2006), S. 80–89

55 Vīksne Rudite, Garīgi slimo iznīcināšana Latvijā nacistiskās okupācijas laikā, in: Latvijas Republikas prezidenta vēsturnieku komisijas raksti, 8. sēj, Rīga 2003, S. 324–350; Kaspars Tuters, Arnis Viksna, The Extermination of Psychiatrie Patients in Latvia During World War II, in: International Journal of Mental Health 35, Nr. 3 (2006), S. 72–74

56 Bjorn M. Felder, Nationalsozialistische Krankenmorde in Estland, Lettland und Litauen und die Baltische Eugenik der Zwischenkriegszeit, 1918–1944, in: Friedman/Hudemann (wie Anm. 5), S. 321–340; ders. (wie Anm. 7), S. 175–200.

57 Eine virtuelle Karte der Opferorte in Russland wurde im Rahmen des Projektes „Vergesst uns nicht…“ Ende 2022 erstellt und ist unter www.nsvictims.ru/russia/karta abrufbar (Abruf am 15.4.2023).

Mogilew – eine Würdigung von Gerrit Hohendorfs frühem Engagement in Belarus

Maike Rotzoll

Gerrit Hohendorf (1963–2021) hat sich für die Erinnerung an die nationalsozialistischen „Euthanasie"-Morde im belarussischen Mogilew* – in der Stadt sowie im psychiatrischen Gebietskrankenhaus – wie kaum ein anderer eingesetzt. Es ist in weiten Teilen seinem Engagement, seiner besonderen Hartnäckigkeit und Konstanz im Verfolgen einmal gesetzter Ziele und seiner Geduld bei der Überwindung kleinerer und größerer Schwierigkeiten bei deren Verwirklichung zu verdanken, dass eines der ersten Mahnmale für diese Opfergruppe auf dem Boden der ehemaligen Sowjetunion 2009 der Öffentlichkeit übergeben werden konnte.

Zu diesem Zeitpunkt war Gerrit Hohendorf bereits als Medizinhistoriker am Institut für Geschichte und Ethik der Medizin der Technischen Universität München tätig, doch reicht die Vorgeschichte des Mogilew-Mahnmals in die Zeit seiner Arbeit als Arzt an der Klinik für Allgemeine Psychiatrie der Universität Heidelberg zwischen 1992 und 2002 zurück. Dort konnte 1998 nach intensiver Vorarbeit ein Mahnmal zum Gedenken an 21 Kinder eröffnet werden, die 1943/44 für verbrecherische Forschung der Heidelberger Klinik anderenorts ermordet worden waren – ein Medizinverbrechen, das in der Klinik jahrzehntelang tabuisiert war.[1] Gerrit Hohendorf hatte noch als Student 1989 gemeinsam mit der Autorin die Arbeitsgruppe gegründet, die in den 1990er-Jahren das Heidelberger Mahnmal initiierte. Anfang der 2000er-Jahre besichtigte auch eine Besuchergruppe aus dem Gebietskrankenhaus Mogilew das Mahnmal vor der Heidelberger Klinik.

Gerrit Hohendorfs Engagement ist es zu verdanken, dass eines der ersten Mahnmale für diese Opfergruppe in der ehemaligen Sowjetunion entstand

Der Besuch dieser Gruppe hatte ursprünglich gar nichts mit Erinnerungskultur zum Thema Nationalsozialismus zu tun. Die Sozialarbeiterinnen der Heidelberger Psychiatrischen Klinik hatten nach dem Reaktorunglück im ukrainischen Tschernobyl begonnen, das Krankenhaus in Mogilew zu unterstützen, denn die Stadt liegt nur knapp 300 km Luftlinie von dem ehemaligen Atomkraftwerk entfernt.[2] Daraus hatte sich eine Partnerschaft mit gegenseitigen Besuchen entwickelt, so erzählten es die Sozialarbeiterinnen Roswitha Lauter und Brigitte Bach-Ba später. Am Aufbau der Kontakte und an dem bald regelmäßig stattfindenden Austausch war auch Pfarrer Ulrich Lochmann (1938–2018) beteiligt, der bis 2000 als Akademiedirektor der Evangelischen Akademie Baden tätig war und noch im Ruhestand Studienreisen nach Belarus organisierte. So kam es, dass die Besuchergruppe aus Mogilew anlässlich der Betrachtung des Heidelberger Mahnmals berichtete, auch das Psychiatrische Gebietskrankenhaus Mogilew habe eine solche Geschichte. Und Roswitha Lauter wusste, wen aus der Heidelberger Klinik sie zu diesem Thema ansprechen konnte.

* In diesem Beitrag wird die ältere deutsche Umschrift Mogilew verwendet. Aktuell gebräuchlich sind die belarussische Umschrift Mahiljou oder die russische Umschrift Mogiljow.

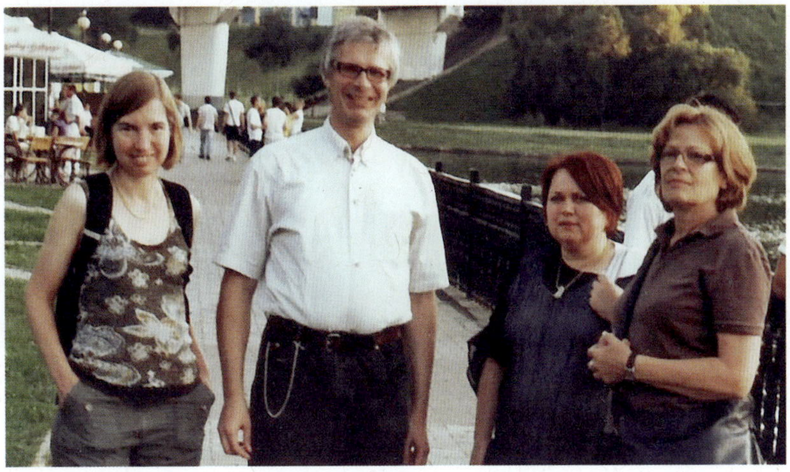

Besuchergruppe aus Heidelberg und München in Belarus anlässlich der Enthüllung des Mahnmals in Mogilew im Juli 2009; von rechts: Roswitha Lauter, Helga Noe, Gerrit Hohendorf, Maike Rotzoll

Dies war die Initialzündung für das zweite Mahnmalprojekt, das Gerrit Hohendorf ins Leben rief und 2009 zum Abschluss brachte.[3] Das hieß zunächst, dass intensive Forschung betrieben werden musste, denn bei den während des Zweiten Weltkriegs ermordeten Anstaltspatientinnen und Anstaltspatienten in Mogilew, Belarus und insgesamt auf dem Boden der ehemaligen Sowjetunion handelte es sich um eine Opfergruppe, über die in der historischen Forschung zu den nationalsozialistischen Medizinverbrechen damals kaum etwas bekannt war.[4] Ohne die notwendigen Sprachkenntnisse war die Arbeit in den Archiven vor Ort nicht möglich, und für die Erinnerungskultur war es wichtig, dass lokalhistorisch Interessierte aus der betroffenen Region sich in die Forschung einbrachten. So arbeitete Gerrit Hohendorf, zusammen mit einer Gruppe von Studierenden der Staatlichen Hochschule in Mogilew, mit Mitgliedern der Jüdischen Gemeinde in Mogilew und mit der Historikerin Olga Goleta (damals Minsk), die 2009 ihre Diplomarbeit zu Verbrechen an Patienten psychiatrischer Anstalten in Belarus während des Nationalsozialismus abschloss. Akribisch wie immer, bemühte sich Gerrit Hohendorf, die russische Sprache zu erlernen, um mit den vor Ort Forschenden besser kooperieren zu können. Ohne die Unterstützung vor Ort durch die Dolmetscherin Alla Serjoshkina aus Mogilew, die sich zudem sehr aktiv in die Koordination der Aktivitäten in Stadt und Krankenhaus einbrachte, wäre das Projekt allerdings dennoch nicht möglich gewesen. Das gilt auch für die Forschungsarbeit der Historikerin Ulrike Winkler, mit der Gerrit Hohendorf im Jahr 2010 einen grundlegenden Aufsatz vorlegte, der neben der detaillierten Darstellung der „Euthanasie"-Morde in Mogilew auch einen fundierten Überblick über die Dimension dieses Medizinverbrechens in der ehemaligen Sowjetunion enthält.[5]

Es war wichtig, dass lokalhistorisch Interessierte aus der betroffenen Region sich in die Forschung einbrachten

Eine der ersten Aktivitäten war die Reise einer Besuchergruppe der Psychiatrischen Klinik Heidelberg und des Arbeitskreises Weißrussland der Evangelischen Kirchengemeinde Rheinstetten im Herbst 2005 nach Mogilew. Vor Ort besuchte die Gruppe das Psychiatrische Gebietskrankenhaus und war beeindruckt von der Präsenz der mündlichen Überlieferung zu Kriegszeit und „Euthanasie"-Verbrechen. Gemeinsam betrachtete man den seit der frühen Nachkriegszeit bekannten Filmausschnitt von der „Probevergasung" im Psychiatrischen Krankenhaus Mogilew mit den bewegten Bildern der todgeweihten Patienten und Patientinnen, die von einem Karren steigen und den Vergasungsraum betreten. Bei der Besichtigung des authentischen Ortes stellte sich heraus, dass nicht nur das Gebäude, sondern sogar der Raum, in dem die Vergasungen stattgefunden hatten, noch für medizinische Zwecke genutzt wurde. Erst durch das einige Jahre später eingeweihte Mahnmal, das auf der Außenseite des Gebäudes den Ort der Gaskammer markiert, wird für Patienten und Patientinnen, Mitarbeiter und Besucher offensichtlich, was hier 1941 geschah.

Die Leitung des Psychiatrischen Gebietskrankenhauses Mogilew, insbesondere die leitende Ärztin Dr. Jelena Lazarenko, beteiligte sich an dem Projekt, das auch von den Behörden

Erst durch das Mahnmal, das den Ort der Gaskammer markiert, wird offensichtlich, was hier 1941 geschah.

des Gebietes Mogilew wohlwollend begleitet wurde. Doch war es notwendig, für die Auslobung eines künstlerischen Wettbewerbs und die anschließende Errichtung des Mahnmals anderweitig Geld einzuwerben. Hier war es wiederum Gerrit Hohendorf, dem es gelang, die Finanzierung des Vorhabens zu sichern.[6] Im Wettbewerb schließlich siegte der Entwurf des Bildhauers Alexandr Minjkow aus Mogilew.

Die zweite Reise einer Gruppe aus Heidelberg fand aus Anlass der Enthüllung des Mahnmals am 2. Juli 2009, zum 65. Jahrestag der Befreiung des Landes von der deutschen Besatzung, statt. Bei der Ankunft im Gebietskrankenhaus Mogilew traf die Besuchergruppe auf Arbeitskolonnen von Patientinnen und Patienten in einheitlicher Kleidung, die das Krankenhausgelände für den anstehenden Festakt putzten – ein unvergessener Eindruck.[7] Beim feierlichen Festakt am folgenden Tag standen die zum Teil anwesenden Patientinnen und Patienten nicht im Vordergrund, eher die Reden der offiziellen Repräsentanten des Gebietes und des Parlaments in Minsk. Schließlich enthüllten der stellvertretende Gouverneur des Gebietes Mogilew und der Konsul der Deutschen Botschaft das Mahnmal in Anwesenheit von etwa 300 Menschen. Unter ihnen war auch die Schwiegertochter eines der Opfer, Fjodor Wasiljewitsch Korso (1905 – 1941). Sie präsentierte ein großes Foto ihres ermordeten Schwiegervaters. Heute verdeutlicht dieses Bild in der Open-Air-Ausstellung am Gedenk- und Informationsort für die Opfer der nationalsozialistischen „Euthanasie“-Morde an der Berliner Tiergartenstraße 4 die europäische Dimension des Medizinverbrechens.[8]

1 Christoph Mundt, Gerrit Hohendorf, Maike Rotzoll (Hg.), Psychiatrische Forschung und NS-„Euthanasie“. Beiträge eines Symposiums anläßlich der Enthüllung eines Mahnmals für die Opfer der nationalsozialistischen „Euthanasie“ am 8. Mai 1998, Heidelberg 2001

2 Als Folge des Reaktorunglücks stellte die Gebietspsychiatrie der Stadt Mogilew, in der teilweise stark verstrahlten Region gelegen, eine extreme Zunahme der Suizidalität in der Bevölkerung fest. In diesem Zusammenhang wandte man sich, mit Hilfe der Evangelischen Akademie Baden, ratsuchend an den Suizidentendienst der Heidelberger Psychiatrischen Klinik, in dem Roswitha Lauter arbeitete.

3 Gerrit Hohendorf, Roswitha Lauter, Ulrich Lochmann, Maike Rotzoll, „Den erstickten Seelen zum Gedenken“. Ein Mahnmal für die von den deutschen Besatzern ermordeten Patienten und Patientinnen des Psychiatrischen Krankenhauses Mogilew, in: Gedenkstättenrundbrief Nr. 152 12/2009, S. 3 – 10

4 Zum heutigen Kenntnisstand und zur Erinnerungskultur bezogen auf den Nordkaukasus (Russland), die Ukraine, Belarus und die Baltischen Staaten vgl. den Beitrag von Irina Rebrova und Dmytro Tytarenko in diesem Band.

5 Ulrike Winkler, Gerrit Hohendorf, „Nun ist Mogiljow frei von Verrückten“. Die Ermordung der PsychiatriepatientInnen in Mogilew 1941/42, in: Philipp Rauh, Babette Quinkert, Ulrike Winkler (Hg.): Krieg und Psychiatrie 1914 – 1950, Göttingen 2010, S. 75 – 103

6 Die Realisierung wurde möglich durch Zuwendungen vonseiten der Bundesärztekammer, der Deutschen Gesellschaft für Psychiatrie, Psychotherapie und Nervenheilkunde, der Deutsch-Belarussischen Gesellschaft und durch private Spenden.

7 Der Austausch zwischen dem Psychiatrischen Gebietskrankenhaus Mogilew und der Klinik für allgemeine Psychiatrie Heidelberg wurde fortgesetzt, um Möglichkeiten für reformpsychiatrische Impulse zu schaffen. Im September 2011 besuchten eine Ärztin, eine Pflegedienstleiterin und eine Dolmetscherin aus Mogilew die Psychiatrischen Kliniken in Heidelberg und München. Ziel des von der Walter-Erb-Stiftung der Medizinischen Fakultät Heidelberg finanzierten Aufenthaltes war eine Hospitation für Anregungen zur Weiterentwicklung von therapeutischen Konzepten in Mogilew. In den letzten Jahren war aus verschiedenen Gründen eine Fortsetzung des etwa 20 Jahre lang bestehenden Austausches nicht mehr möglich.

8 www.t4-denkmal.de/Fjodor-Wasiljewitsch-Korso. Angehörige Korsos waren bei der Übergabe des Gedenk- und Informationsortes an die Öffentlichkeit im September 2014 zugegen. Die Dauerausstellung war im Rahmen des DFG-Projektes „Erinnern heißt gedenken und informieren“ von Gerrit Hohendorf, Maike Rotzoll, Petra Fuchs, Annette Hinz-Wessels, Christof Beyer und Jens Thiel erarbeitet worden.

Die Erinnerung an die **Ermordung von Jüdinnen und Juden sowie an das lange totgeschwiegene Krankensterben in den Niederlanden**

Cecile aan de Stegge

Seit 1965 wird in den Niederlanden immer häufiger über das traurige Schicksal von Psychiatriepatient*innen und Personen mit geistiger Behinderung während der deutschen Besatzung diskutiert. Konzentrierte man sich zwischen 1965 und 2000 in erster Linie auf die Deportation von Jüdinnen und Juden aus der Psychiatrie (Patient*innen, untergetauchte Personen und Personal), gilt das Augenmerk heute zunehmend den Umständen, unter denen Patient*innen während des Zweiten Weltkriegs leben mussten und denen Tausende zum Opfer fielen.

Erschwerte Ursachenforschung zur Mortalität aufgrund der systematischen Judenverfolgung auch in psychiatrischen Einrichtungen

Wenn sich niederländische Historiker im 20. Jahrhundert mit dem Zweiten Weltkrieg beschäftigten, galt ihr Hauptaugenmerk einem schweren Kriegsverbrechen der deutschen Besatzer in den Niederlanden: der gewaltsamen Räumung der jüdischen Nervenklinik Het Apeldoornsche Bosch (einschließlich der Kinderabteilung Paedagogium Achisomog) in der Nacht des 21. Januar 1943. Hunderte Patient*innen und Beschäftigte wurden am 22. Januar 1943 im Güterzug nach Auschwitz deportiert und dort ermordet. Zwei jüdische Historiker haben dieses Ereignis beschrieben[1] und zeichnen ein bedrückendes Bild von der Grausamkeit, mit der dabei vorgegangen wurde. Was bislang allerdings Fragen aufwarf, ist die unterschiedliche Höhe der Opferzahlen: Presser kam 1965 auf rund 1.100, de Jong 1975 auf 869 Opfer. John Stienen und Lucie Beaufort stützen sich nun auf eine neue, intensive Quellenforschung und beziffern die Zahl der jüdischen Todesopfer dieser Deportation vom 22. Januar 1943 mit 1.131 Menschen. Darüber hinaus konnten sie nun jedes einzelne jüdische Opfer namentlich identifizieren.[2] Am 23. Januar 2023 – 80 Jahre nach dem Ereignis – wurden nun erstmalig sämtliche Namen in Apeldoorn vorgelesen.

Die Zentralstelle für jüdische Auswanderung ließ bis August 1944 auch andere kleinere und größere jüdische Gruppen aus psychiatrischen Einrichtungen deportieren. Dies erfolgte durch den Sicherheitsdienst (bzw. dessen Auftragnehmer) in Zusammenarbeit mit niederländischen Judenverfolgern oder Polizeibeamten. So gut wie keine Einrichtung wirkte an der Deportation mit. Die Beschäftigten waren angehalten, die Namen von jüdischen Personen nicht herauszugeben und keine Hinweise auf Personen zu machen.

Seit wenigen Jahren verlegen psychiatrische Einrichtungen „Stolpersteine" für die deportierten jüdischen Patient*innen. Am 4. Mai – an diesem Tag wird in den Niederlanden den Opfern des Zweiten Weltkriegs gedacht – wird das Kaddisch-Gebet gesprochen, oft im Beisein von Schülerinnen und Schülern sowie Studierenden, welche die Namen der Opfer vorlesen.

Die systematische Judenverfolgung machte es Historiker*innen schwer, die Mortalitätsrate der anderen psychiatrischen Patient*innen oder Personen mit geistiger Behinderung zu ermitteln. Es mutet unvorstellbar an, welchen Recherche- und Rechenaufwand die Ermittlung der Sterberate in einer Zeit ohne Computer bedeutet haben muss. Auch die Auswertung dürfte Kopfzerbrechen bereitet haben, da keine Angaben zu den Todesursachen vorlagen. Nun, im Jahr 2022, legen Detailanalysen zur Sterblichkeitsrate in fünf psychiatrischen Einrichtungen nahe (De Willem Arntsz Hoeve durch Marco Gietema und Cecile aan de Stegge, Voorburg im Vught und Maasoord

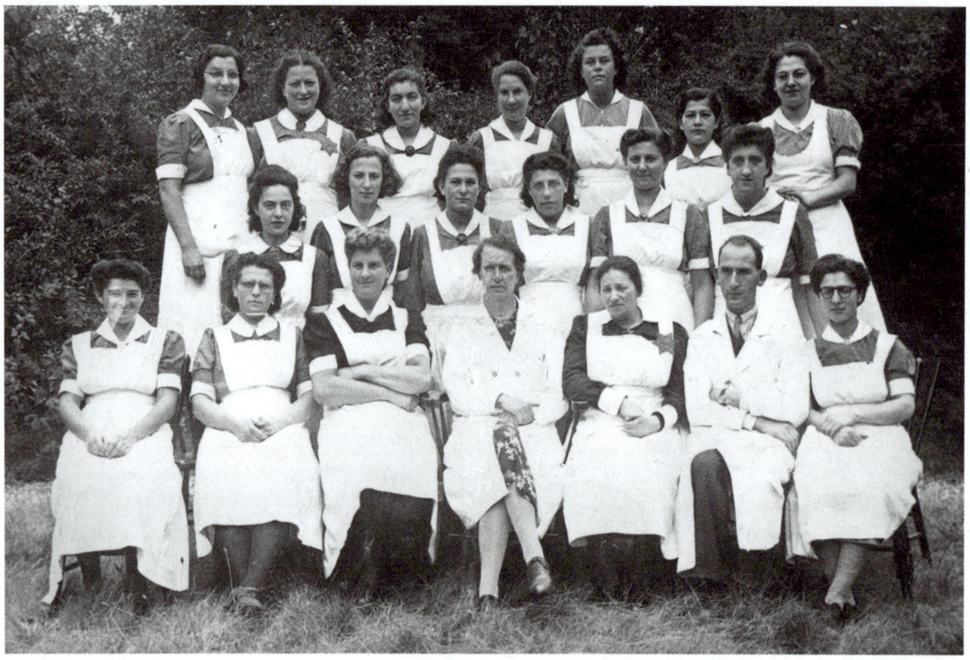

Gruppenfoto von 1941/42 mit Mitarbeiter*innen, die im Haus van Os in der Psychiatrie Het Apeldoornsche Bosch arbeiteten. Die zweite Person vorne rechts ist der Arzt J. L. van Lier; zu seiner Rechten, mit dem verhassten Davidstern auf ihrer Uniform, sitzt Schwester Carolina Blok-Kan, eine der 20 Krankenschwestern, die am 21. Januar 1943 „freiwillig“ vortrat, um den Patiententransport zu begleiten. Sie kleidete sich zu diesem Anlass schwarz und trug einen schwarzen Schleier. Zu ihrer Rechten sitzt vermutlich Dr. E. C. van der Wal.

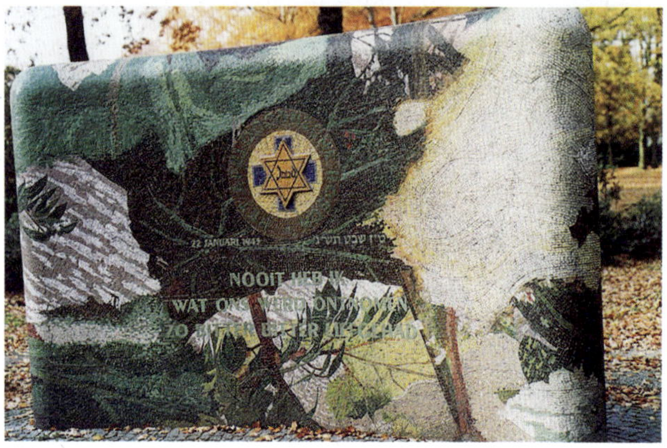

Gedenkstein, der an die Deportation aller Juden und Jüdinnen aus Het Apeldoornsche Bosch am 22. Januar 1943 erinnert. Errichtet wurde das Werk des Künstlers Ralph Prins im Prinsenpark (heute Teil des „Parks der Widerstandskämpfer“). Dieses erste Denkmal für die Psychiatrie-Opfer wurde im April 1990 von Königin Juliana enthüllt.

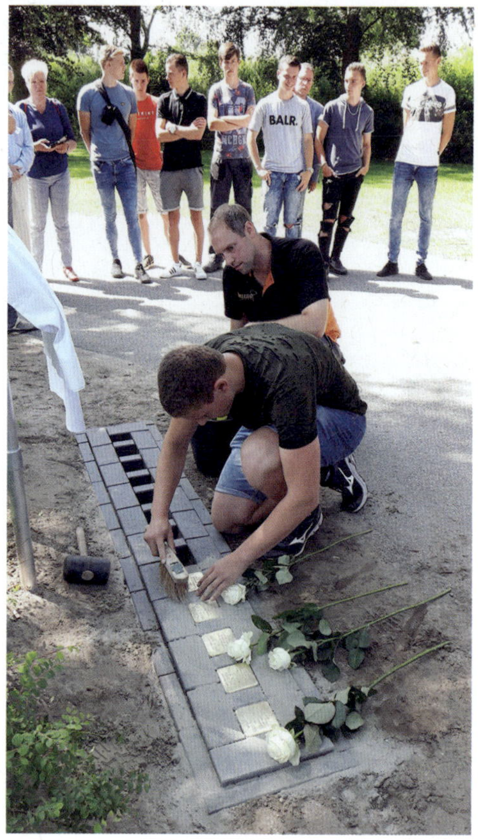

Am 6. Juni 2018 verlegten Studenten Stolpersteine für dreizehn jüdische Patient*innen, die aus der psychiatrischen Anstalt Brinkgreven in Deventer deportiert wurden.

in der Gemeinde Poortugaal durch Cecile aan de Stegge, St. Joris in Delft durch Lucie Beaufort und Het Groot Graffel in der Gemeinde Warnsveld durch John Stienen), dass die Mortalität auf die rasch zunehmende, massive Verelendung durch die Überbelegung der Einrichtungen zurückzuführen ist.[3]

Eine unerbittliche deutsche Wehrmacht

Die deutsche Wehrmacht beschlagnahmte zahlreiche psychiatrische Häuser, um diese als Marinelazarette nutzen zu können. Außerdem befahl sie zwischen 1941 und 1943 die vollständige Evakuierung von neun psychiatrischen Einrichtungen in der Küstenregion und ihre Verlegung ins Landesinnere. Hintergrund war die Errichtung des Atlantikwalls. Unter Hochdruck mussten 7.000 bis 9.000 Patient*innen umgesiedelt werden. Auf den Protest gegen diese Evakuierungen durch die staatliche niederländische Aufsichtsbehörde für Geisteskranke und Nervenheilanstalten, die dem Innenministerium unterstand, antwortete die Wehrmacht mit einer Drohung: „Wenn ihr die Patienten nicht selbst evakuiert, erledigen wir das.“ Dies wollten die niederländischen Psychiater keinesfalls riskieren. Schon seit 1936 war in den Niederlanden die Sterilisierungspraxis der Deutschen bei Erbkrankheiten bekannt. Auch wurde die berühmte Predigt des römisch-katholischen Bischofs von Münster, Clemens August von Galen, vom 3. August 1941 über die „Euthanasie“ von Psychiatriepatient*innen ab dem 18. August 1941 in den Niederlanden verlesen.[4] Schließlich übernahm die staatliche Aufsichtsbehörde die Verantwortung für die Evakuierungen. Einer der führenden Verantwortlichen der niederländischen Bewegung für geistig-seelisches Gesundheitswesen schrieb 1945: „In den Jahren 1942, 1943 und 1944 berichtete man von Tausenden von Geisteskranken, geistig Behinderten und Psychopathen, die von einer Anstalt zur anderen wanderten. Die unfassbaren Probleme, die ein solcher

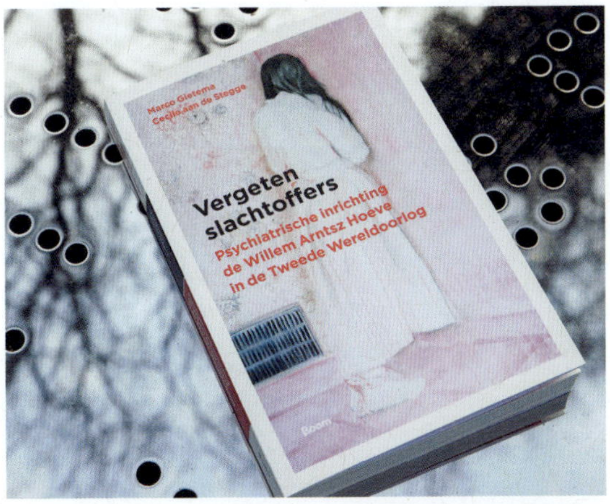

Das Buch *Vergeten slachtoffers* (Vergessene Opfer) wurde am 3. Februar 2017 in Den Dolder präsentiert. Es liegt auf dem spiegelnden Denkmal des Künstlers Christoph Seijfferth, das zu Ehren der 1.163 Patient*innen, die auf dem Gelände des Willem Arntsz Hoeve starben, errichtet wurde. Das Denkmal wurde am 16. September 2016 errichtet, wurde aber mittlerweile an einen anderen Ort in Den Dolder versetzt.

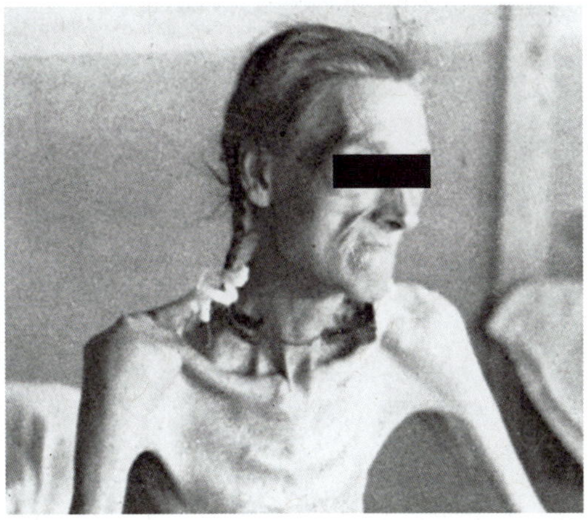

In den Anstalten kam es durch Überbelegung zu massiver Verelendung. Die Aufnahme ist zwischen Herbst 1944 und Sommer 1945 höchstwahrscheinlich in der Einrichtung Zon & Schild entstanden.

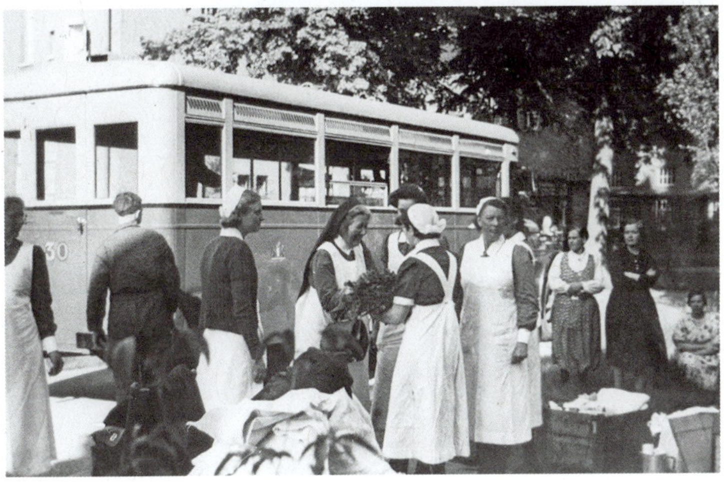

Patientinnen der neutralen Anstalt Duin & Bosch, die in einem unverblendeten Bus transportiert wurden, werden von Nonnen, die in der römisch-katholischen Anstalt Coudewater in Rosmalen arbeiten, herzlich empfangen.

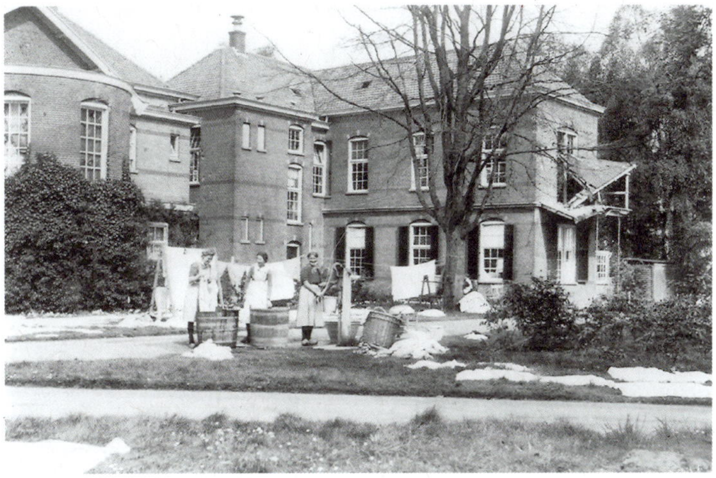

Krankenschwestern in der psychiatrischen Einrichtung Het Groot Graffel in Warnsveld bei Zutphen (nach September 1944) beim Waschen der Patientenwäsche; dies musste von Hand, ohne Seife und mit kaltem Wasser erfolgen. In Ermangelung eines Trockenbodens ließen sie die Laken auf dem Rasen trocknen.

Massentransport dieser unzurechnungsfähigen und teilweise körperbehinderten Patient*innen mitsamt dem kompletten Klinikinventar aufwarf, sind kaum vorstellbar."[5]
In den Aufnahmeeinrichtungen erwartete die Patient*innen indes keine Todesspritze – im Gegenteil: Die meisten Einrichtungen machten ihre schönsten Häuser für die vertriebenen Evakuierten frei. In Einrichtungen, die doppelt so viele Patient*innen aufnehmen mussten, als ihre Kapazität zuließ, kam es jedoch zu einer erheblichen Überbelegung, was in der Konsequenz zu Nahrungsmittelknappheit, schlechter Hygiene, einer raschen Zunahme von Infektionskrankheiten und einer hohen Sterblichkeit führte. Mitunter kam es zu heftigen Spannungen zwischen den Altbewohner*innen, dem Personal und den Neuankömmlingen, besonders wegen des Mangels an Nahrung und Heizmaterial. In den überbelegten Anstalten fehlte es nicht nur an Seife, WC-Papier und Medikamenten, sondern buchstäblich an allem, was für die Behandlung und Pflege der Patient*innen nötig gewesen wäre. Infektionskrankheiten breiteten sich bereits ab 1942 in rasantem Tempo aus; Antibiotika gab es nicht. Den letzten Stoß versetzte den Patient*innen der Hungerwinter von 1944/1945. Allein in der psychiatrischen Einrichtung Zon & Schild in Amersfoort verloren in den ersten vier Monaten des Jahres 1945 bis zu 250 Personen ihr Leben.

Auch der erbitterte Kampf zwischen den alliierten Truppen und verschanzten deutschen Soldaten auf dem Gelände von nahezu sämtlichen noch intakten psychiatrischen Einrichtungen zwischen 1944 und 1945 ließ die Zahl der Todesopfer in die Höhe schnellen.

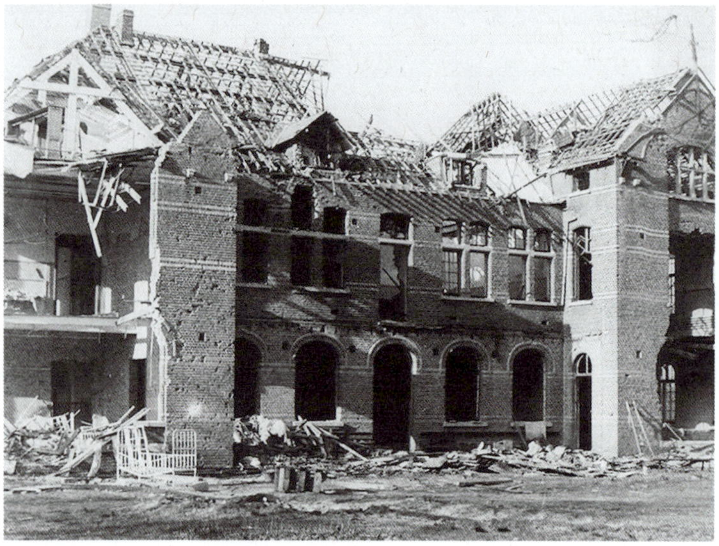

Das zerstörte Haus Sint-Vital auf dem Gelände von St. Anna und St. Servatius in Venray, zwei psychiatrischen Anstalten, die schwer unter den Befreiungskämpfen in Noord-Limburg im Oktober 1944 gelitten haben. Dank gebührt dem ehemaligen Hausarzt Sjeng Ewalds aus Venray, der nach seiner Pensionierung half, die psychiatrischen Opfer dieses Kampfes zu recherchieren und namentlich zu identifizieren.

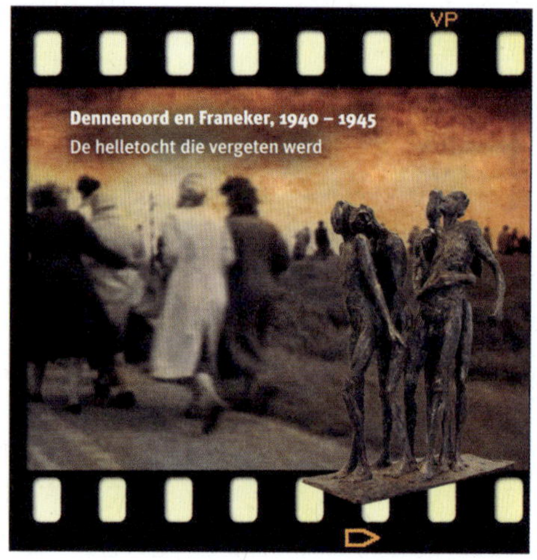

Die erzwungene „Höllenfahrt“ von 528 Patienten von Zuidlaren nach Franeker Ende März 1945 war für die Patienten so katastrophal, dass ihr 2013 auf Initiative von Rense Schuurmans (Krankenpfleger und Historiker) ein Film, eine Broschüre und ein Denkmal gewidmet wurde.

In den Niederlanden gab es keine Gaskammern und auch keinen „Hungerkosterlass“. Die Evakuierungen erfolgten zunächst auf Befehl der deutschen Wehrmacht, später ging es um die Flucht aus den zerstörten Häusern nach den Bombardierungen durch Deutsche oder Alliierte.

Fazit

Auch ohne eine „Aktion T4“ starben in den psychiatrischen Einrichtungen der Niederlande zwischen 1940 und 1945 Tausende psychiatrische Patient*innen, während ihre Angehörigen im Glauben waren, ihr stationäres Familienmitglied hätte es besser als sie selbst, denn schließlich konnten diese Patient*innen in einem „Krankenhaus“ wohnen.[6] Jetzt, da die letzten Eltern und Geschwister dieser psychiatrischen Patient*innen gestorben sind, öffnet sich für die Angehörigen aus dritter Generation ein Fenster, um Fragen zu den früher „totgeschwiegenen Verwandten“ zu stellen. Viele treibt die Sorge um, an welcher Geisteskrankheit der oder die Betroffene gelitten haben mag, denn letztendlich könnten sie selbst diese Krankheit in ihrem Erbgut tragen. Man fragt sich und andere deshalb immer häufiger nach den Zuständen, die zur Zeit der deutschen Besatzung in der Psychiatrie in den Niederlanden herrschten. Ein Teil der Klinikverwaltungen beantwortet diese Fragen gewissenhaft und mit Respekt, andere dagegen reagieren eher zurückhaltend und verweisen allzu schnell auf den Datenschutz, entweder aus Verlegenheit über den qualitativ dürftigen Inhalt der damaligen Patientenakten oder weil im Laufe der letzten 15 Jahre alle aus der Kriegszeit stammenden Akten wegen der Kosten für Archivpflege vernichtet wurden.

1 Jacques Presser, Ondergang. De vervolging en verdelging van het Nederlandse jodendom 1940 – 1945 (Untergang. Die Verfolgung und das Auslöschen jüdischen Lebens in den Niederlanden 1940 – 1945), Teil 1, ’s-Gravenhage 1965 S. 327 – 333; Loe de Jong, Het Koninkrijk der Nederlanden in de Tweede Wereld Oorlog (Das Königreich der Niederlande im Zweiten Weltkrieg), Teil 6, ’s Gravenhage 1975, S. 306 – 316

2 John Stienen, Lucie Beaufort, De ontruiming van Het Apeldoornsche Bosch, Een reconstructie van het transport op 22 januari 1943 (Die Räumung der Klinik Het Apeldoornsche Bosch, eine Rekonstruktion der Deportation am 22. Januar 1943). Vortrag vom 21. November 2022 anlässlich einer Konferenz zu den aus den Niederlanden deportierten Jüdinnen und Juden, auf Einladung von Dr. Arnoud-Jan Bijsterveld (Universität Tilburg) und Dr. Peter J.R. Tammes (Universität Bristol)

3 Cecile aan de Stegge, Mangelversorgung, Hungersterben und Mord in niederländischen Anstalten 1940 – 1945. Zum Anteil deutscher und niederländischer Täterinnen und Täter, S. 202 – 223, in: Jörg Osterloh, Jan Erik Schulte, Sybille Steinbacher (Hg.), „Euthanasie“-Verbrechen im besetzten Europa. Zur Dimension des nationalsozialistischen Massenmords, Göttingen 2022

4 Einen Beleg dazu fand ich im Stadtarchiv Rotterdam in den Säuberungsakten von Johan van der Spek, während des Krieges Chefarzt der Klinik Maasoord (Gemeinde Poortugaal).

5 E. Lekkerkerker, Geestelijke gezondheidszorg in bezettingstijd (Psychiatrische Betreuung während der Besatzungszeit), in: Mededeelingen van de Nederlandse Federatie voor de Geestelijke Volksgezondheid (Mitteilungen der niederländischen Vereinigung für psychische Gesundheit), 1945/1, S. 3 – 8, hier S. 4

6 Marco Gietema, Cecile aan de Stegge, Vergeten Slachtoffers. De psychiatrische inrichting De Willem Arntsz Hoeve tijdens de Tweede Wereldoorlog (Vergessene Opfer. Die psychiatrische Einrichtung De Willem Arntsz Hoeve im Zweiten Weltkrieg), Amsterdam 2017, S. 10

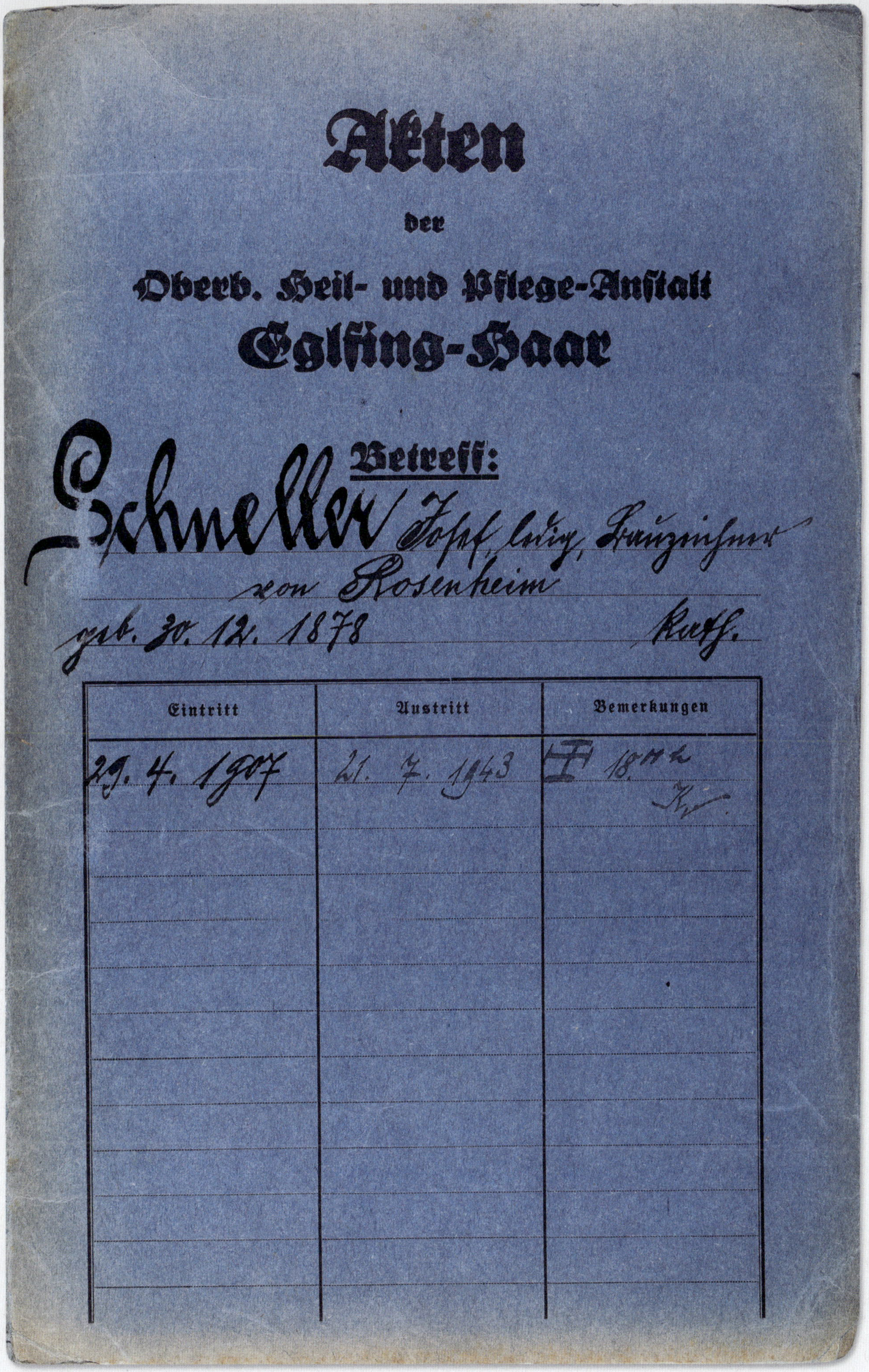

Akten

der

Oberb. Heil- und Pflege-Anstalt

Eglfing-Haar

Betreff:

Schneller Josef, ledig, Bauzeichner

von Rosenheim

geb. 30. 12. 1878 kath.

Eintritt	Austritt	Bemerkungen
29. 4. 1907	21. 7. 1943	† 18.00 h [illegible]

Josef Schneller

30. Dezember 1878 – 21. Juli 1943

von Verena Rapolder

Josef Schneller wurde am 30. Dezember 1878 in Westerham bei Rosenheim geboren. Er hatte zwei Brüder, Oscar (*1872) und Anton (*1876) und eine Schwester, Elisabeth (*1873). Aus seiner Kindheit ist wenig bekannt; anscheinend war er sensibel und schüchtern. Sein Bruder berichtete, dass er bei der Züchtigung seiner Mitschüler „elend gezittert"[1] habe. Seine Zeit kannte wohl wenig Verständnis für eine solche Feinfühligkeit, die als Schwäche gewertet wurde.

Als Jugendlicher trat er in die Fußstapfen seines Vaters, eines Oberbauführers. Er machte eine Zimmermannslehre, besuchte die Baugewerkschule in Augsburg und wurde schließlich bei der Eisenbahn als Bauzeichner angestellt. Er blieb ledig und lebte in Rosenheim. Seine Mutter verstarb 1899, sein Vater 1902.

Der große Bruch in seiner Lebensgeschichte deutete sich ab etwa 1904 an. Er befürchtete, dass seine Vorgesetzen „es nicht gut mit ihm meinten"[2], und wurde immer angespannter. 1905 war er mit „nervösen Herzbeschwerden" im Krankenhaus. Am 22. Februar 1907 erhielt er, wohl, weil er mehrere Tage nicht ins Büro gegangen war, Besuch von einem Arzt. Dieser berichtete: „Ich fand ihn im Bette liegend, neben ihm brannte am Nachttischchen, trotz des hellen Tages eine frisch aufgesteckte Kerze, daneben lag ein blanker Knicker. Sein

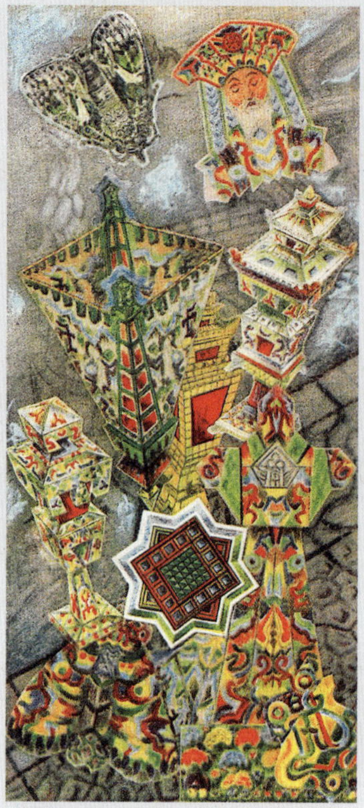

„Jenseits-Auferstehungs-Myriaden", Buntstiftzeichnung von Josef Schneller, entstanden um 1912

Verhalten mir gegenüber war ein äußerst nettes, doch waren seine Reden verworren, teilweise verweigerte er auch Auskunft."[3]

Bei der weiteren Untersuchung entdeckte der Arzt Blutspuren an Josef Schnellers Hand und einen zerschlagenen Teller. Er riet dazu, den Mann unter dem Vorwand eines Ausflugs in ein Krankenhaus zu bringen. Am nächsten Tag wurde er in die Psychiatrische Klinik München gebracht. Am 29. April 1907 erfolgte die Überweisung in die Heil- und Pflegeanstalt Eglfing.

Sein restliches Leben verbrachte Josef Schneller in der Anstalt. Wie stark seine Verbindungen in die Welt außerhalb blieben, wissen wir nicht. Da seine Eltern bereits verstorben waren, übernahm sein Bruder Anton ab 1908 die Vormundschaft. Er veranlasste auf Privatkosten eine bessere Essensversorgung und war auch ansonsten um Josef Schnellers Lebensverhältnisse besorgt: Nach einem Besuch im November 1908 bat er die Anstaltsdirektion, seinen Bruder wieder auf eine ruhige Station zu verlegen und ihm „nicht durch Gewaltmaßregeln wohl aber durch Milde und Eingehen auf seine abnormen Anschauungen" zu begegnen.[4] Ab den 1920er-Jahren reichten die finanziellen Mittel der Geschwister allerdings nicht mehr aus, um die bessere Unterbringung zu finanzieren.

Josef Schneller selbst begann schon kurz nach seiner Einweisung, künstlerisch gestaltete Briefe an die Anstaltsleitung, die Kreisregierung, Prinzregent Luitpold und Kaiser Wilhelm zu richten. Er gab sich dafür einen neuen Namen: „Niveau". In dieser Rolle fühlte er sich mit überirdischen Mächten verbunden und als deren Vertreter.

Er malte und zeichnete auch Motive aus seiner Gefühls- und Gedankenwelt. 1909 findet sich in der Patientenakte eine erste Zeichnung, beschriftet als „Dr. FAUST'SCHES PUPPENSYSTEI". Sie zeigt, wie hohe Persönlichkeiten ihm die „besseren Substanzen" entzögen und schlechte zuschickten. Ihn quälte die Überzeugung, dass die Schmerzen und Leiden zahlreicher Menschen über Telepathie und Elektrizität auf ihn übertragen würden. In einem Brief schilderte er

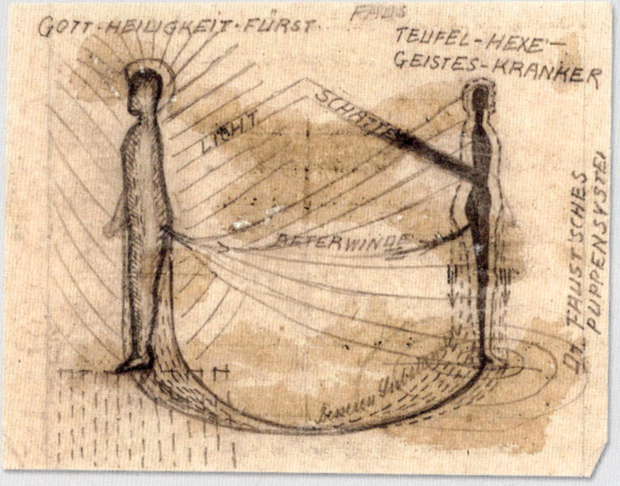

Bleistiftzeichnung „Dr. FAUST'SCHES PUPPENSYSTEI" von Josef Schneller, 1909

über mehrere Seiten „Intensives Kratzen an den Augennerven von innen heraus, Elektrisieren der verschiedenen Extremitäten, Knacken der Schädelknochen, sowie der Hals- und Rückgratswirbel, Kitzel an allen möglichen Stellen des Körpers, so an den Augendeckeln, den Ohr-, Nasenlöchern und Rachenhöhle, Genitalien, [...] heftige, wehende, intensive Brust-, Kreuz- und Rückenschmerzen". Ihn würden „nächtelang Leichengeruch, Krankenhausluft, weiblicher Genitalgeruch, Aftergase, Geruch nach Gespieenem, Schnapsgeruch" quälen, das Essen schmecke nach Säure, sein ganzer Körper würde durch elektrische Strömungen geplagt und in einem „Puppensystem" würden Teile seines Körpers und seiner Seele ausgetauscht.[5]

Der Psychiater und Kunsthistoriker Hans Prinzhorn besuchte Josef Schneller etwa 1920, sprach mit ihm über sein Werk und stellte es 1922 in seinem Buch „Bildnerei der Geisteskranken" ausführlich vor. Er beschreibt die Begegnung: „Sein hervorstechendster Zug heute ist das paranoische Mißtrauen. Er traut der Persönlichkeit des Besuchers nicht, weil sie ‚wahrscheinlich mit diplomatischen und Polizei-Angelegenheiten verbunden' sei, woraus ihm Übles erwachsen könnte, wenn er offen redete. Der hellblonde, sehr blasse Mensch, der wegen seiner Reizbarkeit fast dauernd im Einzelzimmer im Bett gehalten wird, ist daher besonders unzugänglich. Wenn man ihn schließlich zum Reden gebracht hat, so schränkt er jeden Satz mit Bedenklichkeiten ein. Auch über seine Arbeiten spricht er sehr zurückhaltend und will sie am liebsten als gleichgültigen Zeitvertreib hinstellen, außer seinem ‚sadistischen Lebenswerk'."[6]

Ein reiner Zeitvertreib waren die Bilder wohl kaum: Laut Krankenakte produzierte er enorme Mengen davon, die er nur sehr ungern und selten an das Klinikpersonal abgab. In ihnen drückte Josef Schneller seine Sehnsüchte aus, seine sexuellen Wünsche, seine Erfahrungen in der Anstalt und seine eigene Vorstellungswelt.

Hans Prinzhorn hatte Josef Schneller und anderen Künstlerinnen und Künstlern Anerkennung und Interesse entgegengebracht und aus ihren Werken eine Sammlung an der Psychiatrischen Universitätsklinik Heidelberg angelegt. Carl Schneider, der diese Klinik ab 1933 leitete, sprach dagegen von „entarteten kunstähnlichen Erzeugnissen und den krankhaften Ergebnissen krankhafter Seelenvorgänge."[7] Für die Ausstellung „Entartete Kunst" stellte er eine Vorauswahl von 100 Werken zur Verfügung, davon mindestens 17 von Josef Schneller.[8] Die modernen Kunstwerke sollten durch den Vergleich mit der „Irrenkunst" abgewertet werden. Die Botschaft war klar: Es gab im Nationalsozialismus weder für diese Bilder und Zeichnungen noch für die Künstlerinnen und Künstler dahinter Platz.

Josef Schneller lebte in der Anstalt Eglfing-Haar in Haus 25, als dort im Januar 1943 die sogenannte Hungerkost eingeführt wurde. Er verlor rasch an Gewicht. Zwei knappe Einträge beenden seine Akte: Im März wurde er als ablehnend bezeichnet, er gehe körperlich zurück. Am 21. Juli 1943 verstarb er, geschwächt von der Mangelernährung, an Lungentuberkulose.

1
Hans Prinzhorn, Bildnerei der Geisteskranken, Heidelberg 1922, S. 256 (digital: www.digi.ub.uni-heidelberg.de/diglit/prinzhorn1922; Abruf am 15.4.2023). Schneller wird dort als Josef Sell benannt.

2
Gutachten Kraepelin, 27.3.1907, Archiv des Bezirks Oberbayern, Heil- und Pflegeanstalt Eglfing-Haar, Patientenakten 4520

3
Brief von Dr. Bittner, 22.2.1907 (wie Anm. 2). Ein Knicker ist ein 15–25 cm langes und schmales, einseitig scharf geschliffenes Jagdmesser

4
Brief von Anton Schneller an die Anstaltsleitung, 17.11.1908 (wie Anm. 2)

5
„Erklärung" von Josef Schneller, Eglfing, Juni 1908 (wie Anm. 2)

6
Prinzhorn (wie Anm. 1), S. 262

7
Carl Schneider, Entartete Kunst und Irrenkunst, in: Archiv für Psychiatrie 110 (1939), S. 135–164

8
Welche Werke tatsächlich gezeigt wurden, ist nicht bekannt, vgl. Bettina Brand-Claussen, Die „Irren" und die „Entarteten". Die Rolle der Prinzhorn-Sammlung im Nationalsozialismus, in: Roman Buxbaum, Pablo Stähli (Hg.), Von einer Wellt zu'r Andern. Kunst von Außenseitern im Dialog, Köln 1990, S. 143–150, S. 145f

„Es fehlt an Bildern wie an Sprache“

Die NS-„Euthanasie“ in der Kunst

Ein Gespräch über die NS-„Euthanasie“ in Literatur, Film und Theater – **das Beispiel „Nebel im August“**

Der 13-jährige Ernst Lossa wird 1942 als schwer erziehbar in die Heil- und Pflegeanstalt Kaufbeuren eingewiesen und 1944 durch ein überdosiertes Medikament ermordet. Robert Domes recherchiert die Geschichte des jugendlichen Opfers und veröffentlicht 2008 den dokumentarischen Roman „Nebel im August“. Dieser wird zur literarischen Vorlage des 2016 erschienenen gleichnamigen Kinofilms. 2018 schließlich wird „Nebel im August“ vom Landestheater Schwaben auch auf die Theaterbühne gebracht. Über diesen Prozess und die unterschiedlichen künstlerischen Herangehensweisen sprechen der Schriftsteller Robert Domes, der Filmproduzent Ulrich Limmer und die Theaterintendantin Kathrin Mädler.

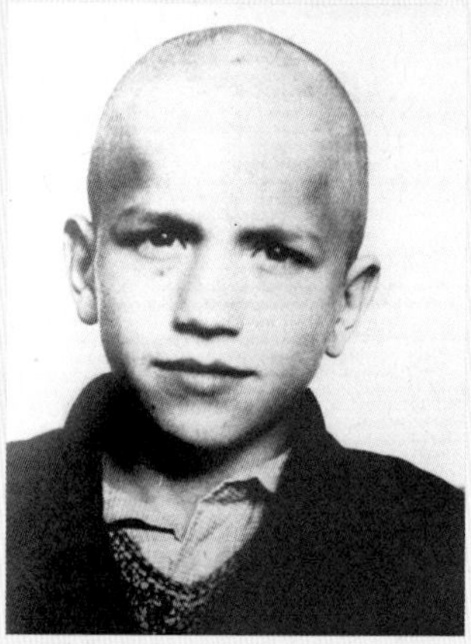

Die Kapitelüberschrift zitiert den Titel eines Beitrags in einem einschlägigen Tagungsband: Bernd Eichmann, Es fehlt an Bildern wie an Sprache. Gedenkstätten zur NS-Psychiatrie, in: Franz-Werner Kersting, Karl Teppe, Bernd Walter (Hg.), Nach Hadamar. Zum Verhältnis von Psychiatrie und Gesellschaft im 20. Jahrhundert, Paderborn 1993, S. 309–317

Dr. Kathrin Mädler ist Dramaturgin, Theaterregisseurin und Intendantin. Seit 2022 ist sie Intendantin des Theaters Oberhausen.

Robert Domes ist Journalist und Schriftsteller.

Prof. Ulrich Limmer ist Filmproduzent und Drehbuchautor. Er lehrt an der Hochschule für Fernsehen und Film in München, seit 2020 ist er ihr Vizepräsident.

Das Gespräch im Café des Kleinen Theaters in Haar moderierte **Despina Grammatikopulu** (Bayerischer Rundfunk).

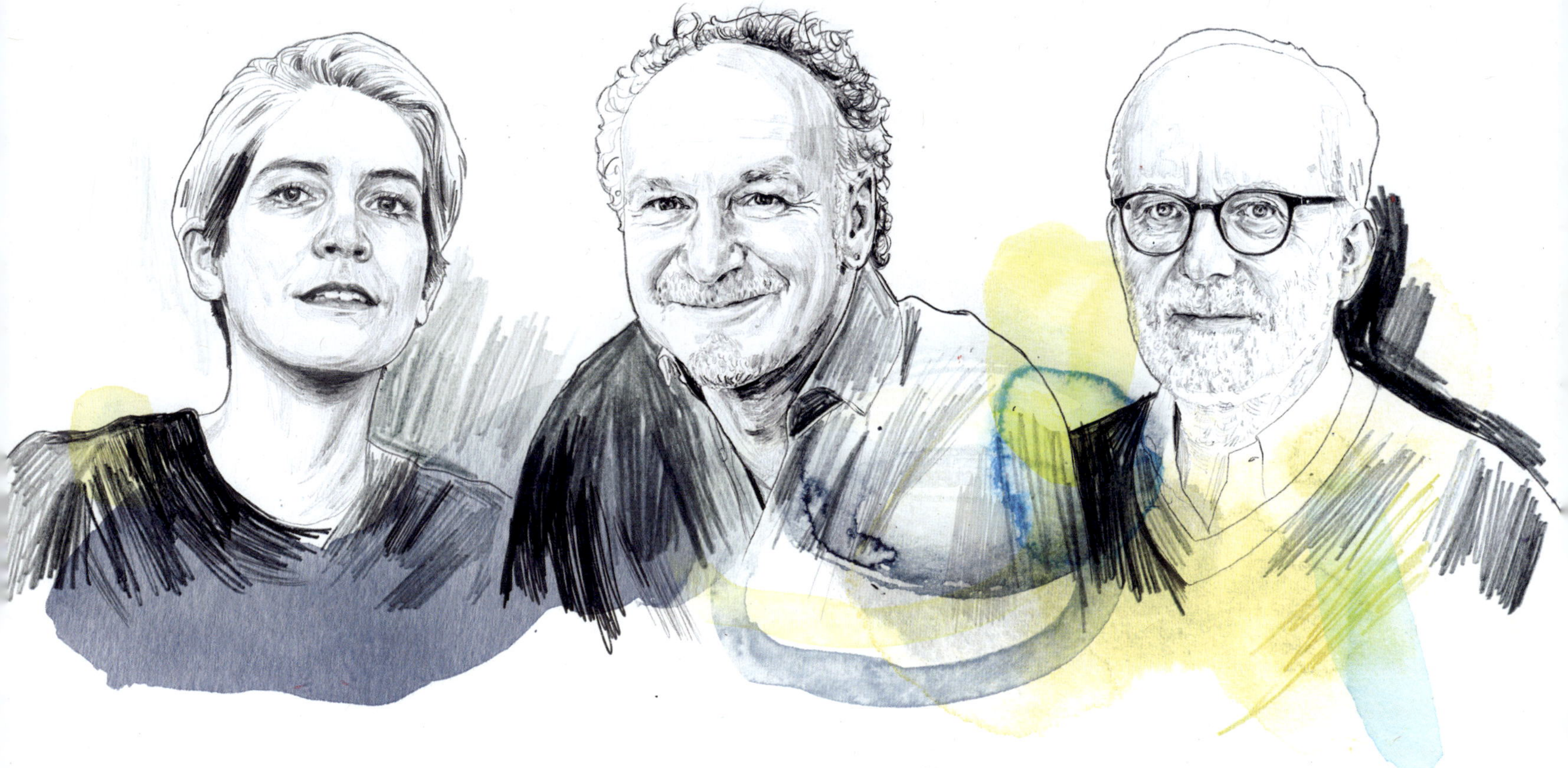

Ich würde gerne zu Beginn von euch wissen: Was verbindet ihr mit Ernst Lossa? Was bedeutet er euch? Und ich frage dich als erstes, Robert, weil du den Anstoß für das künstlerische Schaffen danach gegeben hast.

Robert Domes: Dieses Foto von Ernst Lossa, das man hier sieht, ist in der Krankenakte etwas größer als ein Passbild. Und dieses Foto hat letztlich den Ausschlag gegeben, dass ich mich überhaupt mit der Geschichte befasse. Wenn man so eine Krankenakte vor Augen hat, mit etwa 20 Seiten, wenn man darin über ein kurzes Leben eines Jungen liest, der 14 Jahre alt werden durfte, dann ermordet wurde, über ein Leben, in dem es nur bergab ging, da war meine erste Reaktion: Oh Gott, wer will sich denn freiwillig mit so einem Thema befassen? Und ich glaube, das ging vielen so. Also habe ich mir gesagt, das soll jemand anderer machen, ich nicht.
Der Hauptgrund, warum ich mich dann doch damit beschäftigt habe, war eben dieses Foto, weil dieses Bild mir so viele Fragen stellt. Ich sehe da auch eine tiefe Verlorenheit, einen Jungen, der irgendwie aus der Familie gerissen wurde, der sich wahrscheinlich nach allem Möglichen gesehnt hat, nach Nähe, nach Zuneigung, und der genau das Gegenteil erfahren hat: Ablehnung, Herabwürdigung – und der am Ende ermordet wurde. Das hat eine emotionale Nähe zu mir geschaffen, und das hat dieses Foto ausgelöst.
Ich glaube, Uli ging es ähnlich und auch dem Michael von Cranach, der die Geschichte ins Rollen brachte, der diese Akte aus vielen 1.000 Opfer-Akten herausgezogen hat. Er sagte mir immer wieder: „Mich hat dieses Bild nicht losgelassen." Und mir ging es genauso.

Wie ist das für dich, Uli? Was verbindest du mit Ernst Lossa?

Ulrich Limmer: Ja, es ist tatsächlich dieses Bild. Es hat lange gedauert, diesen Film auf die Beine zu stellen. Und immer, wenn der Mut nachließ, hat mich dieser Junge angeschaut. Und dem kannst du dich nicht entziehen. Als Filmemacher weiß ich, wie viele Filme über die Nazizeit entstanden sind, aber so gut wie keiner über das sogenannte Euthanasie-Programm. Es gab Ende der 80er Jahre einen Film von Alexandra von Grote, der völlig in der Versenkung verschwunden ist, den ich auch nicht gesehen habe. Da ging es auch um Mord an Kindern in Nervenheilanstalten. Für mich war es eine Verpflichtung, diesen Film zu machen. Die Agentin von Robert hat mir dieses Buch gegeben und sagte: „Das musst du lesen." Mir war klar: Wenn, dann will ich die Geschichte von Ernst in der Nervenheilanstalt erzählen. Diesen Film zu machen, war wie eine Verpflichtung. Auch wenn es ein ganz langer und sehr mühsamer Weg war. Ich bin allen sehr dankbar, die da mitgegangen sind: dem Filmverleih, dem ZDF, unserem österreichischen Partner DOR Film, den Förderungen und so weiter. Alle haben gesagt, wir sind dabei – aber den Film wird niemand sehen wollen. Tatsächlich war dann das Gegenteil der Fall.

Kathrin, wie ging es dir? Was bedeutet Ernst Lossa, für dich, vielleicht auch für heute?

Kathrin Mädler: Ich habe von der Geschichte Ernst Lossas tatsächlich erst durch den Roman von Robert Domes erfahren. In der Vorbereitung damals auf unsere Zeit in Memmingen habe ich das Buch gelesen. Ich habe mich sofort gefragt, warum dieser Stoff dort auf dem Theater noch keinen Platz gefunden hat, obwohl es so nah am Ort des Geschehens liegt. Der Roman hat mich unglaublich berührt, und ich bin überzeugt davon, dass das Theater ein Ort der Erinnerung ist und sein sollte, aber auch ein Ort der Gegenwärtigkeit. Und ich sehe das Theater immer zudem als einen Ort, der auch den Zarten, den Schwächeren, denen, die an den Rand unserer Gesellschaft gedrängt sind, eine Stimme und einen Raum gibt. Das ist die Verbindung zu Ernst Lossa, wobei natürlich gerade der Umgang mit einer solchen Figur und mit dieser Zeit auf dem Theater immer ein unglaublich schwieriger Balance-Akt zwischen Demütigkeit und Anmaßung ist. Deshalb und weil wir dabei über Beziehungen sprechen, wird es sehr schnell schwierig.

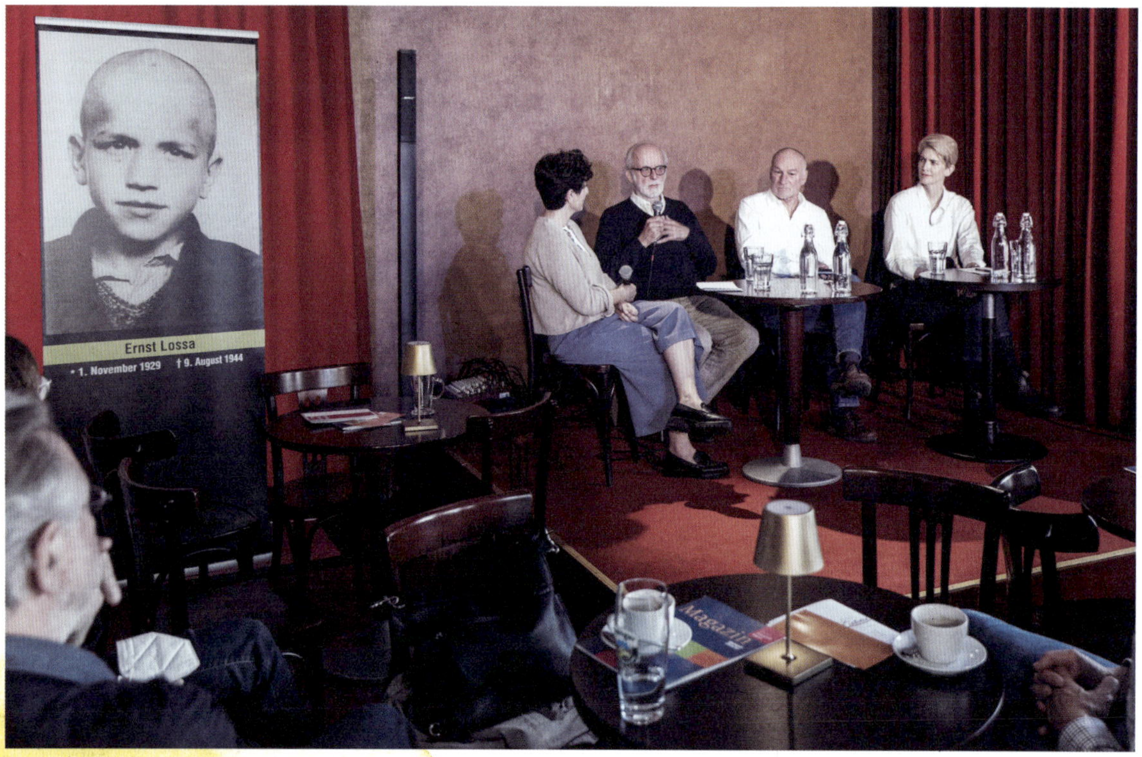

Lasst mich nochmals zurück an den Anfang gehen. Du, Robert, hast erwähnt, dass der Psychiater Michael von Cranach eines Tages mit dieser Akte zu dir kam und dich bat, dir das anzuschauen. War dir von Anfang an klar, dass das ein Roman wird? Wie hast du dich dieser Geschichte genähert?

Nein, das war mir nicht klar. Ich war Lokaljournalist in Kaufbeuren und entsprechend war mein Zugang ein journalistischer. Ja, ich wollte die Geschichte dieses Lebens recherchieren. Und der Michael von Cranach hat damals einen sehr klugen Satz gesagt: „Schau dir nicht den Tod dieses Jungen an, sondern schau dir das Leben an." Man hat ja sonst immer diesen Zugang vom furchtbaren Ende her, dass da einer mit 14 Jahren umgebracht worden ist. Aber Michael hat das gedreht und gesagt: „Er hat 14 Jahre gelebt, guck dir dieses Leben an!"
Das war für mich in der Tat ein spannender Zugang, dieser Versuch, das Leben dieses Jungen zu recherchieren. Und das war gleichzeitig sehr naiv gedacht, weil es sehr aufwendig und sehr schwierig war, an die Akten und an das Leben ranzukommen. Der Junge kam ja aus dem fahrenden Volk, das quasi nomadisch, nicht sesshaft ist. Entsprechend schwierig ist es, ein Leben nachzuvollziehen, das nicht immer an einem bestimmten Ort stattgefunden hat. Es war ein sehr langes Puzzlespiel, zunächst nicht einmal mit dem Ziel, einen Roman zu schreiben, sondern rein journalistisch die Fakten zu dokumentieren.

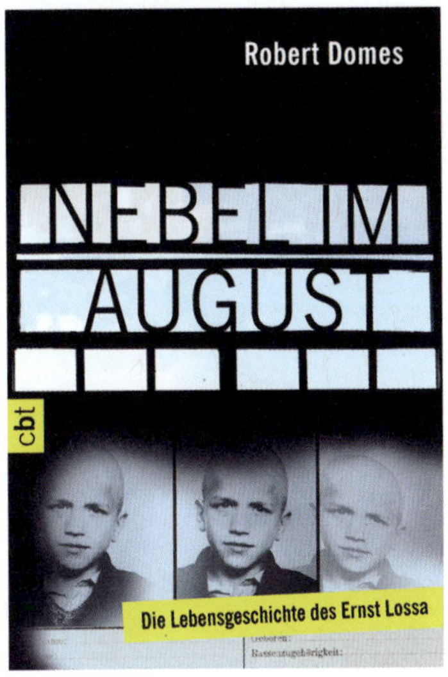

Und dann ist es doch ein Roman geworden.

Ja, denn als ich das Material beisammen hatte, dachte ich mir: Wenn wir da jetzt eine Doku draus machen, erreichen wir wieder nur das Fachpublikum, sprich: Die Historiker, die interessierten Menschen, die Psychiater, vielleicht ein paar Juristen werden sich das angucken oder lesen, und der Rest wird nach wie vor nichts davon erfahren. Ich wollte aber, dass so eine Geschichte jeder lesen kann, auch meine Kinder. Und damit habe ich mich dann auf den Weg gemacht, einen Roman zu schreiben. Ich habe, ähnlich wie ein Drehbuchautor, die Lücken zwischen den Fakten mit Leben gefüllt, eine Szenerie reingeschrieben. Heute würde man sagen: Doku-Fiction. Alle Fakten sind verbrieft und hart recherchiert, aber was dazwischen passiert, auch die Gefühlslage der Protagonisten, ist Interpretation – denn das hinterlassen uns die Akten ja nicht. Und so ist dieser Roman entstanden: eine Mischung aus Fakten und sehr nahe an der Wahrheit angelegte Fiktion.

Du hast dich ganz bewusst entschieden, dieses Leben aus der Perspektive des Jungen zu erzählen. Wieso?

Von meinem Erstkontakt mit der Akte bis zum fertigen Buch sind sechs Jahre vergangen. Die längste Phase in diesem Schaffensprozess, fast ein Jahr, habe ich damit zugebracht, mir zu überlegen: Wie schreibt man so was? Was ist erlaubt? Was ist statthaft? Was wird der Geschichte gerecht? Was wird meinen Protagonisten gerecht? Es war ein ganz langer Prozess, und ich habe viele Versuche unternommen, um für mich zu klären, aus welcher Perspektive ich diese Geschichte schreiben könnte. Und alles hat nicht wirklich funktioniert. Und das, was dann funktioniert hat, wäre eine Ich-Perspektive gewesen. Also ich, Ernst Lossa, erzähle euch mein Leben. Das hätte funktioniert, geht aber nicht. Ich bin nicht Ernst Lossa und ich kann die Geschichte nicht in der Ich-Fassung erzählen – schwierig! Aber es war ein Zugang. Am Ende habe ich mich dafür entschieden, alles aus seinem Blickwinkel zu erzählen. So als hätte ich ihm eine Kamera auf die Schulter geschnallt, und immer dort, wo er hinguckt oder sich hindreht, so blickt auch der Leser dann am Ende mit ihm hin. Das war meine Perspektive, die dann funktioniert hat, die auch für mich funktioniert hat. Ein langer Prozess.

Diese Perspektive habt ihr im Film nicht ganz beibehalten, weil dieses Medium andere Mittel hat, um zu erzählen. Worin siehst du denn die Stärke des Films? Wo ist der Unterschied zwischen Roman und Film? Wie musstet ihr euch dieser Geschichte nähern?

Der Film hat ja im Gegensatz zum Roman das Problem, dass er die Ich-Perspektive nicht wirklich einnehmen kann. Die Gedanken, die die Person in ihrem Hirn verarbeitet, können eigentlich nicht sichtbar werden. Aber sie müssen sichtbar gemacht werden. Wir haben uns sehr bewusst dafür entschieden, dass Ernst Lossa die Hauptfigur ist, ganz eindeutig. Aber wir wechseln auch die Seite. Sonst hätten wir die historischen Hintergründe nicht erzählen können. Denn viele Dinge, die im Hintergrund passieren und die extrem wichtig sind und erzählt werden müssen, die kann der Ernst Lossa nicht erzählen.

Die größte Schwierigkeit für uns war die Frage, wie wir mit der Figur Faltlhauser umgehen, dem Anstaltsleiter, dessen Person wir mit der großen Hilfe von Michael von Cranach kennengelernt haben. Das war ein Mensch, der am Anfang eigentlich gegen das sogenannte Euthanasie-Programm war. Und am Ende erfindet er eine Suppe, die die Leute verhungern lässt. Und er stellt diese Suppe dann auch den anderen Anstaltsleitern vor, die das freudig aufnehmen, diese „phantastische“ Idee, weil sie dadurch nämlich Medikamente sparen, die sie sonst bräuchten, um die Patienten zu töten.

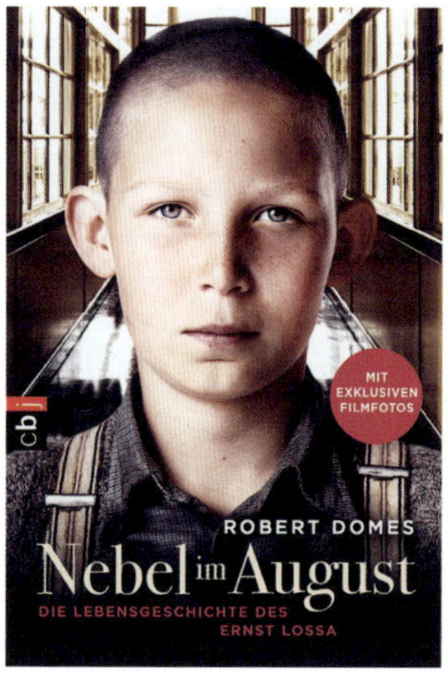

Diese Figur irgendwie zu begreifen – dass ein Arzt, der ja die Aufgabe hat, Patienten zu helfen, systematisch beginnt, sie verhungern zu lassen, sie totzuspritzen –, das war für uns ein sehr langer Weg. Was geht in dessen Kopf vor? Wie kann das passieren? Den Ernst zu verstehen, das war eigentlich relativ einfach, weil er ein lebendiger, schlauer Junge ist, der einfach versucht, zu überleben. Dem gehört unser Herz, das ist überhaupt keine Frage. Und sein Blick auf dem Foto verrät, was er für ein Leiden hinter sich gebracht hat.

Aber zu verstehen, dass ein Arzt mit Kindern spielt und dann ins Büro geht und sie auf die Todesliste setzt, ist so unbegreiflich, dass es lange gebraucht hat, um sein Verhalten zu verstehen. Die Lösung, die wir für uns gefunden haben: Er ist ein opportunistischer Überzeugungstäter. Das klingt jetzt wie ein Widerspruch – aber er ist einer, der langsam merkt, dass er die Welle nicht aufhalten kann. Also reitet er die Welle, und zwar ganz oben.

Es war für uns sehr gut, dass Sebastian Koch die Rolle übernommen hat, der sich wirklich mit den Dingen beschäftigt. Wichtig war, dass der Anstaltsleiter zunächst sympathisch wirkt. Wenn wir Sebastian Koch das erste Mal sehen, erscheint er uns nicht wie jemand, bei dem wir uns sicher sind: Hier kommst du in die Hölle. Sondern wir denken zuerst mal: Der Junge hat es jetzt besser, der freut sich, dass er hier nicht in die Schule gehen muss. Immerhin.

Und dann stellt sich dieser Mann heraus als ein unfassbarer Verderber von unfassbarer Boshaftigkeit, der nicht einmal begreift, wie böse er ist. Er denkt, er tut etwas Gutes – und das ist das Unbegreifliche, bei dem es für uns letztlich keine Lösung gab. Aber es gab die Notwendigkeit, es zu zeigen.

Das Theaterstück macht ja noch einen weiteren Schritt weg von Ernst Lossa. Es heißt auch anders. Roberts Roman trägt den Untertitel „Die Lebensgeschichte“. Das Theaterstück von John von Düffel nennt sich „Der Fall Ernst Lossa vor Gericht“. Das ist ja was ganz anderes. Wie kam es zu dieser Entscheidung?

Das stimmt, das ist eine deutliche Verschiebung der Perspektive. Uns war von Anfang an klar, dass es ganz schwierig sein würde, eine Kinder-Figur auf die Bühne zu holen, so wie das im Roman und im Film passiert. Aber es gab noch andere Gründe. Robert Domes hat John von Düffel, der das Theaterstück verfasst hat, die

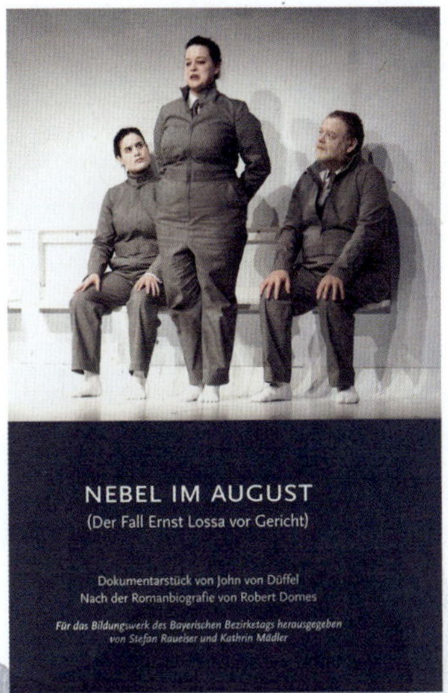

Prozessakten zugänglich gemacht, die Akten von dem „Euthanasie"-Prozess 1949 gegen die Täter. Und John von Düffel hat dann daraus letztlich ein sehr formales Oratorium der Schuld geschrieben; einen Text, montiert aus den Aussagen der Täter in diesem Prozess.
Ich hoffe, dass es trotzdem im Kern nicht wirklich von Ernst Lossa weggeführt hat, obwohl sich das Theaterstück und auch unsere Inszenierung stärker mit der Täterperspektive beschäftigen. Ich finde das Vorgehen insofern richtig, weil ich will, dass Theater auch ein Erinnerungsort ist, ein Ort, an dem wir unserer Geschichte nachgehen, an dem wir den Toten eine Stimme geben und sie irgendwie aufsuchen. Ich wünsche mir auch, dass Theater absolut lebendige Gegenwart ist und darin dann auch politisch wird. Und dafür muss ich natürlich uns als Zuschauende in irgendeiner Form angreifen, einbeziehen, aktivieren oder wie auch immer man das nennen will. Ich glaube, dass wir den Tätern in der Frage nach der Schuld, in der Frage danach, wozu Menschen fähig sind, näher sind, dass wir diesem Abgrund eher nachspüren sollten, als uns in einer moralischen Sicherheit zu wiegen und uns einzufühlen, mitzufühlen. Und das war wahrscheinlich in den meisten der Projekte so, die ich zur NS-Zeit gemacht habe. Es gab den Wunsch, dass das Theater das leisten kann. Und dann ist da natürlich immer die Frage, die sich auch bei den anderen Medien klar stellt: Wie geht man ästhetisch mit der Ungeheuerlichkeit um? Das Theater ist da ja ein sehr komplexes Medium, und eine Eins-zu-eins-Einfühlung hätte ich für dieses Projekt schwierig gefunden.

Ihr alle geht mit einer historischen Figur, mit einem historischen Schicksal um. Und während der Auseinandersetzung mit dem Thema ist ebendiese Frage nach der Perspektive entscheidend: Wer kommt zu Wort? Robert, du siehst das wohl ein bisschen anders, du hattest ja einen ganz anderen Zugang dazu.

Ich wollte der starken Täterperspektive eine schwache Opferperspektive entgegenhalten

Ja, für mich ist und war immer entscheidend, dass ich die Frage nach einer Perspektive nicht aus irgendwelchen technischen oder erzählerischen Gründen stelle, sondern einfach aus historischen und emotionalen Gründen. Dieser Junge, das liest man in den Akten, der ist ein ganzes Leben lang von außen und von oben betrachtet worden, und zwar so: Er kommt aus einer Zigeunerfamilie, ist ein asozialer Psychopath, ein Dieb, ein Gauner, ein kleines Scheusal, er lügt, stiehlt, ist unrein. Es ist unglaublich, wie viele negative Zuschreibungen in den Akten getroffen werden über diesen Jungen. Und das alles ist die Täterperspektive, diese Akten haben uns die Täter hinterlassen. Und dieser geballten negativen Draufsicht wollte ich eine Perspektive von unten entgegenhalten, weil ich mir die Frage gestellt habe: Wie sah denn die Welt aus seiner Sicht aus? Und da kommt man dann auch zu spannenden Ergebnissen, wenn man das zu Ende denkt. Und das war für mich wichtig, dieser starken Täterperspektive eine schwache Opferperspektive von unten entgegenzuhalten.
Ich habe lange mit John von Düffel zusammengesessen. Wir haben uns über diese Akten der Gerichtsverhandlung gebeugt, die sich natürlich mit den Tätern auseinandersetzt. Die standen ja auch vor Gericht wegen hundertfachen Mordes. Und ich habe tatsächlich am Anfang auch gehadert damit, wusste nicht, ob ich es ertragen kann, dass ich auf der Bühne einen Täter sprechen höre, dass da ein Faltlhauser oder wer auch immer auftritt, um sich reinzuwaschen und sich zu verteidigen und zu sagen: „Das war alles nicht schlimm, wir können nichts dafür, es war nur immer die nächsthöhere Instanz schuld, ich selbst war nur ein kleines Rädchen." All diese Reinwaschungs-Versuche gab es ja, und da hatte ich am Anfang ein Problem.
Und John sagte immer zu mir: „Ja, verstehe ich, aber das wird die Inszenierung klarstellen, dass hier nicht ein Täter spricht, sondern dass wir als Publikum eine Klarheit und eine distanzierte Haltung dazu bekommen werden." Ich habe mehrere Inszenierungen gesehen – und natürlich ist jede anders –, und das hat mich dann damit versöhnt.

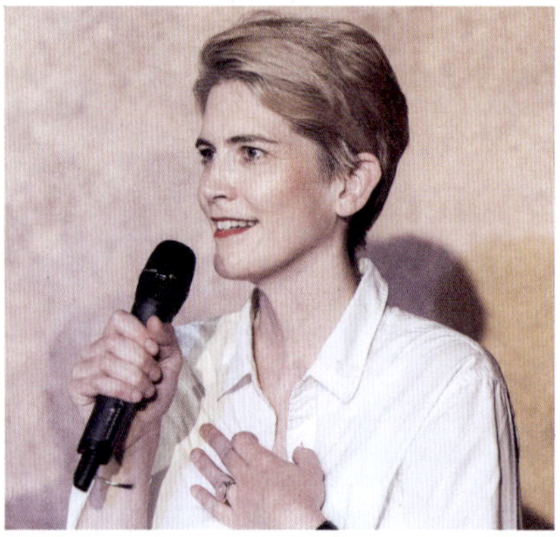

Ich verstehe die Angst davor, den Tätern wieder eine Sprache zu verleihen und eine Bühne zu geben. Die Antwort darauf – und das hast du, Robert, ja gerade bestätigt – liegt in der Inszenierung, in der Arbeit mit der Komplexität der Ebenen des Theaters. Denn wir haben ja tatsächlich versucht, dass da keine Schauspieler auf der Bühne sind, die sich in die Täter einfühlen und ihr Verhalten emotional nachempfinden, sondern es geht da beim Ensemble auch darum, dass da irgendwie auch wir auf der Bühne sind – und das ist für mich immer das Interessante an dieser Auseinandersetzung auf dem Theater.
Und die Schauspieler, die sich an diesen Täter-Texten, an diesen scheußlichen, unaushaltbaren Rechtfertigungen, an der zynischen Sprache abarbeiten, die spiegeln in dieser gesamten Auseinandersetzung hoffentlich auf eine Weise unser aller Gefangenheit auch in dieser Vergangenheit, unser Abarbeiten daran, häufig auch unsere Weigerung, uns damit auseinanderzusetzen. Das sind sechs Spieler, die auch in einer besonderen Ästhetik gekleidet sind, die in einem Raum agieren, der irgendwie auch ein abstrakter Raum, so ein Erinnerungsraum ist. Und die arbeiten sich als Spieler, als Figuren, ein bisschen wie Zombies an dieser Vergangenheit ab, die uns immer wieder einholt und einholen muss.
Und dennoch ist da natürlich der Kern, der Verlust, der Schmerz, das Leid, der Mord an diesem Kind. Wie wir den auf der Bühne auch emotional und zeichenhaft erfahrbar und spürbar machen, das war natürlich eine entscheidende Frage. Aber auch ohne einen Schauspieler auftreten zu lassen, der dieses Kind eins zu eins spielt, hat man dafür auf dem Theater ja Mittel. Zum Beispiel gab es ein Kind, das den ganzen Abend in einem Raum gemalt hat und Bilder hinterlassen hat an den Wänden, das nicht gesprochen hat, aber wie so ein zartes, verletzbares Zentrum war an diesem Abend – und das für mich auf eine Weise ganz stark den Ernst Lossa repräsentiert hat.

Theater hat den Vorteil, dass jeder Abend anders ist. Es ist gelebte Interaktion. Im Roman gibst du eine Sicht vor, in die ich mich einfühlen kann. Der Film spielt mit ganz vielen Mitteln, hat aber einen Nachteil, meine ich: Er muss in einer gewissen Zeit erzählt werden und ist damit ein bisschen geschlossener, als es ein Roman oder ein Theaterstück ist. Ihr musstet im Film wohl auch zu erzählerischen Mitteln greifen, um die Geschichte voranzutreiben, und ihr habt ja auch Figuren eingeführt, die es im Roman nicht gab. Kannst du ein bisschen davon erzählen, ob ihr bei dieser Fiktionalisierung so eine Art Gradmesser hattet für die Fragen: Wie weit können wir gehen, um die Geschichte voranzutreiben? Wo gibt es eine Grenze?

Bei jeder Form von Adaption, sei es aus der Wirklichkeit oder aus einem Roman, wird man immer vor die Frage gestellt: Wie bleibst du der Vorlage treu? Du kannst einen Roman nicht so verfilmen, wie er geschrieben ist, weil das zwei verschiedene Medien sind. Du gibst also nicht die Wirklichkeit des Romans wieder, sondern seine innere Wahrheit. Und über diese muss man sich sehr klar sein. Das ist eigentlich die Grenze, die du gerade erwähnt hast, über die man nicht drübergehen darf.
Wir brauchen natürlich eine künstlerische Freiheit, das hat Robert ja schon gesagt. Wir wissen nicht, was damals genau gesprochen wurde. Wir wissen nicht genau, wie sie miteinander umgegangen sind. Wir haben viel recherchiert, wir haben uns wirklich damit auseinandergesetzt, aber wir waren nicht dabei.
Es ist kein Dokumentarfilm. Trotzdem sind wir natürlich im Film verpflichtet, zu überzeugen. Und das heißt, dass man sich sehr viel Mühe gibt: Wie sah es damals aus? Die ganze Klinik, innen, die ist komplett nachgebaut, das alles gab es ja nicht mehr. Wir haben das wirklich in ein Gebäude hineingebaut. Ich weiß noch, wie Michael von Cranach zu Besuch war, reingegangen ist, blass rauskam und gesagt hat: „Woher wusstet ihr das alles?"
Unser Szenenbildner hat sich intensiv damit auseinandergesetzt. Ein Film ist verpflichtet, zu überzeugen. Wir dürfen nicht in diesen 90 oder 120 Minuten, die wir zur Verfügung haben, nachlassen zu überzeugen, sowohl was die schauspielerische

Arbeit betrifft als auch die Geschichte. Der Bau des Drehbuches war für uns eine große Herausforderung, weil wir – der Drehbuchautor Holger Karsten Schmidt, der Regisseur Kai Wessel und ich – eigentlich Anhänger einer akademischen Dramaturgie sind, einer Drei-Akt-Struktur, und dieser Film hat das nicht. Wir haben eine Drei-Akt-Struktur hineingeschrieben, die wurde sogar gedreht, sozusagen wie die Statik des Filmes. Im Schnitt haben wir sie dann verabschiedet – weil die Person Ernst Lossa und dessen Schicksal uns fesseln.

Wieso habt ihr euch davon verabschiedet?

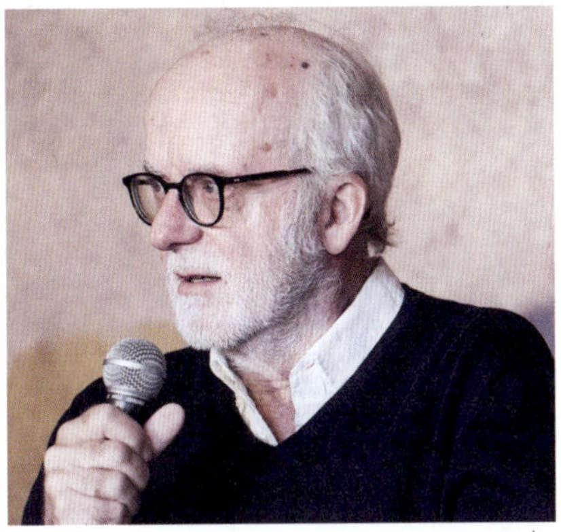

Weil es sie nicht mehr gebraucht hat. Wir haben Szenen gehabt, in denen Ernst Lossa mitbekommt, dass die Leute, die in den Bussen weggefahren werden, Anstaltskleidung tragen, und nach ein paar Tagen kommt diese Kleidung blutbefleckt zurück. Und da wird ihm klar, was da passiert. Diese Erkenntnis hat es nicht gebraucht, weil er sozusagen aus seiner kindlichen Klugheit heraus gesehen hat, dass hier Morde geschehen, dass er in einer Todesmühle ist. Diese Statik haben wir entfernt, und trotzdem glaube ich, dass der Film einen mitnimmt. Auch aufgrund der großartigen schauspielerischen Leistung von Ivo Pietzcker, der ein Geschenk war für diese Figur. Man konnte das gar nicht anders spielen. Aber auch alle anderen Darsteller. Wir haben sehr viele Komparsen gehabt, und jeder Komparse hat seine eigene Krankheit zugeschrieben bekommen und hat sich diese Krankheit als Verhalten antrainiert. Wir konnten am Schneidetisch nicht mehr unterscheiden, ob es wirkliche Behinderte waren oder Komparsen, die die Behinderung gespielt haben. Für uns war es sehr wichtig, diese Behinderung in keiner Weise zu denunzieren, das wäre die Katastrophe gewesen. Wir mussten in jeder Minute dieses Films auf der Seite der Patienten stehen. Das war essenziell. Deswegen mussten wir damit sehr genau umgehen, und das bedeutet: 80 Leute einzukleiden wie zur damaligen Zeit und sie sich bewegen zu lassen, so dass man glaubt, sie sind in der Anstalt, in einer Nervenheilanstalt.

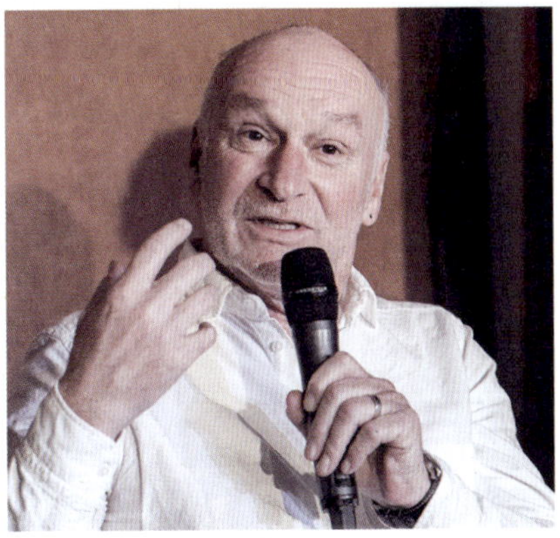

Das Nichtdenunzieren im Filmischen, das du gerade beschrieben hast, das gibt es ja auch in der gesprochenen oder geschriebenen Sprache. Wir diskutieren ja oft über Begrifflichkeiten: Darf man jemand „Zigeuner" nennen? Darf man jemand überhaupt noch „behindert" nennen? Diese Diskussion gab es auch mit dem Lektor und für mich auch erst einmal in meinem Kopf und in meiner Schreibwerkstatt. Ich habe eine Bekannte, die leitete damals ein Zentrum für schwerstbehinderte Tetraplegiker, das sind Leute, die haben eine Lähmung aller vier Gliedmaßen. Sie hat gesagt: „Komm doch einfach mal einen Tag bei uns vorbei." Und dann habe ich bei denen den Tag zugebracht. Mir war das nicht ganz fremd, ich habe auch im Zivildienst schon mit Behinderten gearbeitet. Aber es war für mich doch eine ganz eigene Erfahrung, denn die heftigsten Behinderten-Witze habe ich auf dieser Station gehört, da wo sich Menschen, die nur noch ihren Kopf bewegen konnten, junge Menschen, die durch einen Motorradunfall oder sonst was schwerstbehindert sind, sich gegenseitig als Mongo bezeichnet haben und sich Behinderten-Witze erzählt haben, bei denen man rot wird als Zuhörer, als nichtbehinderter Zuhörer.
Das hat mir die Augen geöffnet, diese Klarheit der Sprache. Natürlich haben die auch einen sensiblen, empathischen Umgang eingefordert, aber bloß kein Verstecken! Und das ist, glaube ich, bei euch im Film ganz wichtig. Ihr habt mit behinderten und mit nichtbehinderten Darstellern und Komparsen gespielt. Aber wenn man auf dem Set war, hat man das gar nicht gespürt. Die schönste Szene als Zuschauer bei den Dreharbeiten war für mich, als Kai Wessel abgewunken und gesagt hat: „Okay, wir sind fertig mit der Szene." Kai Wessel, ein großer Mann, um die 1,90 Meter, ging raus. Und an einer Treppe hat eine zwergenwüchsige kleine Frau, die auch eine Komparsen-Rolle gespielt hat, den Kai Wessel an der Hand genommen, und sie sind zusammen diese Treppe runtergegangen. Das ist für mich das Sinnbild der Dreharbeiten. Genau so war das. Und deswegen, glaube ich, ist es auch gelungen, weil es diese Verbindung gab.

Wie transportiert man das aber für die Zuschauer, gerade in diesem historischen Kontext? Wie viel kann man dem Zuschauer zumuten? Was ist zu krass?

Darf ich kurz was dazu erzählen? Wir haben viele Vorführungen in Kinos gehabt, mit Robert, mit Michael von Cranach, mit Kai Wessel. Und es passierten jedes Mal zwei Dinge: Nach jeder Vorführung kam einer aus dem Zuschauerraum und hat gesagt: „Mein Großvater, meine Großtante ist in der Nervenheilanstalt Soundso umgekommen, und in der Familie hieß es immer, es war eine Lungenentzündung. Glauben Sie, dass meine Verwandte, mein Verwandter umgebracht wurde?" Und Michael von Cranach war jedes Mal so nett, der Person zu sagen, wie man an die Krankenakten kommt und recherchieren kann. Für mich war es unfassbar, dass so viele Leute familiär davon betroffen sind. Und was auch immer wieder passierte: Es kamen erwachsene Männer auf uns zu und sagten: „Der Film ist ganz großartig. Jetzt kann ich meiner Frau sagen, dass wir noch mal gemeinsam in den Film gehen können. Für sie stand nämlich fest, dass sie nicht mitgeht, weil ihr das zu hart sei."

Es ist wichtig, sich mit dem Thema auch auf künstlerischer Ebene auseinanderzusetzen

Man hatte Angst vor dem Film. Man hatte Angst davor, im Kino überwältigt zu werden von der Brutalität, von der Grauenhaftigkeit. Es gab eine große Scheu davor, die dazu führte, dass der Film im Kino nicht so toll lief. Im ZDF, wo sie gesagt haben: „Wir sind bei dem Film dabei, aber wir werden keine gute Quote haben", da hat er nachts um 22 Uhr eine riesige Zuschauerzahl gehabt. Warum? Weil die Menschen die Möglichkeit hatten abzuschalten, wenn es ihnen zu viel war. Im Kino rauszugehen ist eine schwierigere Sache. Das ZDF ist stolz darauf, an dem Film beteiligt zu sein. Der Film ist auf Amazon gelaufen und war dort monatelang die Nummer eins der historischen Filme. In 150 Zuschauerkommentaren konnte man dort nachlesen, was für eine Wirkung dieser Film hatte und was es bei den Leuten ausgelöst hat, mit etwas konfrontiert zu sein, was einfach totgeschwiegen wurde. Warum ist es einfach totgeschwiegen worden? Weil die Beteiligten nach dem Krieg weiter in Amt und Würden waren. Ich selber, der ich mich viel, auch beruflich mit dem Nationalsozialismus beschäftige, habe sehr viel gelernt während der Vorbereitung, während der Arbeit an dem Drehbuch. Es war mir nicht bewusst, was da alles passiert war. Insofern haben der Film und das Buch und das Theaterstück eine Wirkung. Es ist wichtig, sich mit dem Thema auch auf künstlerischer Ebene auseinanderzusetzen.

Kathrin, ich würde dir gerne noch mal das Wort geben, weil du das Theater als einen Austauschort, als einen gesellschaftlichen Ort begreifst. Ihr habt nach den Aufführungen viel mit dem Publikum geredet und es gab schulische Inszenierungen. Ist das wichtig bei so einem Thema oder ist das sogar eine Voraussetzung?

Ich empfinde es als sehr beglückend, wenn es im Theater gelingt, einen Diskurs zu öffnen oder Teil eines Diskurses zu werden und damit eine noch größere Aktivierung zu erreichen. Das Projekt, das jetzt sechs Jahre her ist, war ein unglaublich toller Prozess. Wir haben mit Michael von Cranach ganz viel Austausch gehabt, mit Robert Domes, mit John von Düffel, wir haben viele Publikumsgespräche gemacht, wir waren bei Stefan Raueiser in Irsee und haben uns mit dem Ort, mit dem Ensemble auseinandergesetzt. Es ist selten, dass man eine so starke Einbettung eines Theaterabends erfahren darf. Es ist sehr beglückend, dass es so eine große Resonanz gab. Was das Stichwort Zumutung angeht, da tue ich mich bei dem Thema unheimlich schwer, dieses Wort überhaupt zu gestatten, mir selbst und auch unseren Zuschauer*innen. Wir haben in Memmingen einige Leute gehabt, die ihre Abokarten zurückgegeben haben, weil sie gesagt haben: „Das ist mir zu hart, dieses Thema, das muss ja nicht sein." Das kommt für mich nicht infrage, nicht, weil ich moralisch besser bin, sondern weil ich das Gefühl habe, wir können irgendwie nicht anders, als uns das selber als Macherinnen, aber auch als Zuschauende immer wieder zuzumuten. Denn das alles ist passiert. Die Menschen, die das betroffen hat, leben zum Teil noch. Dieses Leid ist in der Welt. Wir haben das wie auch immer in die Welt gesetzt, und deshalb ist es absolut zwingend, dass eine Auseinandersetzung passiert. Dabei sind wir allerdings schnell wieder bei der Form und der Frage, was die größere Zumutung ist. Ob ich sozusagen einmal kathartisch einen Abend emotional durch so eine Geschichte hindurchgehe, betroffen bin und mich dann aber auch wieder distanzieren kann. Oder ob ich da in einen Prozess einsteigen muss, der mich auch selber meint, weil ich auch ein Mensch mit all diesen Abgründen bin.

Kann man das auch so sagen: Kunst muss Erinnerungskultur unterstützen.

Ja, das würde ich so beschreiben: unterstützen mit den komplexen Mitteln, die sie hat. Und ich würde das verbinden mit der Frage nach der ästhetischen und der künstlerischen Haltung zum Thema. Theater muss Erinnerungsort sein, aber ich finde, dass uns auch dokumentarische Theaterprojekte nicht davon entbinden, eine künstlerische Haltung zum Stoff einzunehmen. Robert, du hast es gerade gesagt, natürlich hat Kunst immer einen stark interpretativen Zugang, ist immer eine These zu einem Stoff. Aber wir müssen den Mut haben, mit unseren Mitteln etwas hinzuzugeben zu einem rein dokumentarischen Moment oder zu einem emotionalen kathartischen Moment. Wir müssen damit was erzählen wollen für uns heute, und diese Haltung muss man finden.

Mit welcher Haltung muss Kunst an so ein Thema herangehen?

Jetzt stellst du die schwierigste Frage, die man stellen kann.

... und die offenste und die spannendste.

Kathrin, ich stimme dir da völlig zu. Tatsächlich muss es klar sein, was für eine Haltung dahintersteckt. Ein Beispiel dafür: Vor ein paar Tagen habe ich die Neuverfilmung von „Im Westen nichts Neues" gesehen. Der Film hat eine ganz klare Haltung, die das Buch, das Original natürlich auch schon hatte, nämlich: Es ist keine Heldengeschichte, sondern Krieg ist die größte Katastrophe, die passieren kann. Ganz einfach. Und diese Haltung zeigt der Film in jeder Einstellung.
Was wir versucht haben zu zeigen, ist folgende Haltung: Es gibt kein Leben, das nicht schützenswert ist. Jedes Leben ist schützenswert, egal wie es gelebt wird. Und es kann nicht sein, dass irgendjemand darüber bestimmen kann, dass es nicht mehr schützenswert ist. Dieser grauenhafte Begriff vom „lebensunwerten Leben". Und das ist es, was uns gesteuert hat. Dafür gibt es den Antagonisten, den Arzt, der eigentlich das Leben retten muss und das genaue Gegenteil tut: Er tötet.

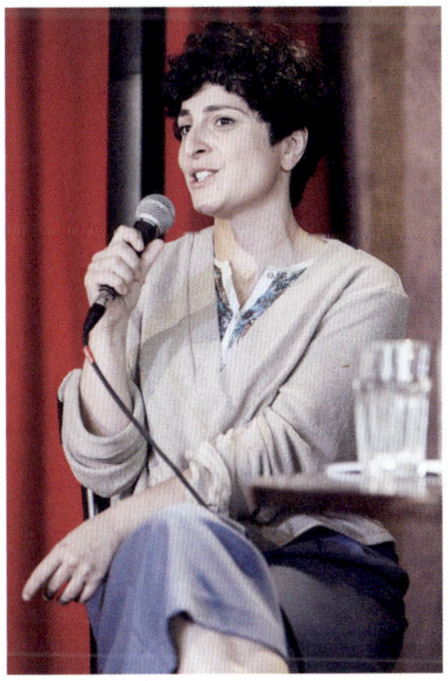

Ich bin ja mit dem Buch an ganz vielen Schulen unterwegs. Ich weiß nicht, wie viel Hunderte Schulen ich in den letzten Jahren schon besucht habe. Dabei mache ich immer dieselbe Erfahrung. Es ist meistens Stoff in der neunten oder zehnten Klasse. Entsprechend werden mir, wenn schon mal der Autor kommt, mindestens zwei, drei oder vier Klassen in einer Aula oder in einer Turnhalle vor die Nase gesetzt. Vorneweg bekomme ich jedes Mal von den Lehrern die Warnung: „Seien Sie ein bisschen gnädig mit denen. Das sind neunte Klassen, die sind die schwierigsten im Schulablauf. Also seien sie nicht ganz so streng, wenn die mal ein bisschen neben der Spur sind oder zu laut."
Es passiert aber immer das Gleiche: Es dauert keine drei Minuten, und die sind mucksmäuschenstill. Sie sind hinterher noch still, wenn ich fertig bin. Wir diskutieren ja nachher. Ich sage Ihnen, sie können fragen, was immer Sie wollen. Es herrscht erstmal Betroffenheit und Stille, aber dann herrscht Wut, reine Wut über das, was sie da gehört haben. Vor allem, wenn sie noch erfahren, wie milde die Täter weggekommen sind oder teilweise nicht mal vor Gericht gestellt wurden. Die Diskussion mit diesen 15- oder 16-Jährigen landet dann häufig beim Thema Mobbing. Wie

gehen wir denn mit dem Deppen von der anderen Klasse um? Mit dem Idioten von der anderen Straßenseite? Wie gehen wir miteinander um? Und dann bin ich da, wo ich hinwill. Dann habe ich sie nämlich nicht nur bei einer historischen Geschichte, wo sie vielleicht geschichtlich etwas gelernt haben, sondern ich habe sie bei ihrem heutigen Verhalten anderen gegenüber, egal ob der andere ein behinderter Mensch ist, eine andere Hautfarbe hat oder auch nur von der anderen Straßenseite, vom anderen Viertel kommt. Dann habe ich sie im Nachdenken über unser Miteinander. Das war überhaupt nicht so geplant, als ich das Buch geschrieben habe. Aber die Erfahrung mache ich, und das ist sehr, sehr schön.

Das lässt sich vielleicht so zusammenfassen: Unterhaltung macht Haltung.

Ja, vielleicht.

Kathrin, du wolltest noch was dazu sagen.

Ich wollte noch einmal klar sagen, dass für mich auf dem Theater Haltung auf keinen Fall eine moralische Haltung meint, sondern eine künstlerische Haltung zum Stoff. Man sollte nicht vor der Monstrosität des Themas erstarren, sondern eine Klarheit haben, wie man künstlerisch und ästhetisch an den Stoff geht und welche Fragen man stellt. Und da bin ich jetzt bei Robert, weil ich Theater ganz schrecklich finde, wenn es eine moralische Anstalt insofern wird, weil wir uns sozusagen darüber stellen und es besser wissen, von heute aus gesehen und gerade bei diesem Thema. Ich glaube, dass keiner von uns die Sicherheit hat zu wissen, wie wir in diesem ganzen Kontext gehandelt hätten, wenn wir dabei gewesen wären. Und ich meine, wir sind jetzt ja eigentlich schon wieder dabei, mit Normierungen, Ausgrenzungen und all diesen Themen weiterzumachen, im Zweifel jeder von uns und gesellschaftlich sowieso.

Eine abschließende Frage: Was würdet ihr heute jeweils anders machen?

Dazu kann ich etwas sagen. Wir haben wahnsinnig gekämpft mit dem Schluss des Filmes und wir waren bis zuletzt nicht wirklich glücklich damit. Ich bin es bis heute nicht, auch weil dieser Schluss manchmal missverstanden wird. Nach einer Filmvorführung, zu der ich meinen Freund Uwe Timm eingeladen hatte, kam er zu mir und hat mir von einer Idee erzählt, die die Schluss-Szene des Filmes wäre – und ich habe mich wahnsinnig geärgert, dass wir diesen Einfall nicht hatten. Aber das passiert eigentlich bei jedem Film, vielleicht auch bei jedem Stück oder bei jedem Buch. Wenn man es ein paar Jahre später anschaut, sagt man: „Oh mein Gott, da hätten wir doch …" Ansonsten: Es war ein wahnsinnig langer Weg. Acht Jahre haben wir am Film gearbeitet. Es war ein extrem schwieriger Film. Aber ich habe keine Sekunde bereut, dass wir ihn gemacht haben. Im Gegenteil.

Wir müssen damit was erzählen wollen für uns heute, und diese Haltung muss man finden

Ich würde versuchen schneller zu sein, nicht mehr sechs Jahre ins Land gehen zu lassen, bis die Geschichte fertig ist. Mit der heutigen Erfahrung wäre es vielleicht auch möglich, Dinge schneller zu recherchieren, klüger die Sackgassen auszulassen. Am Endprodukt würde ich gar nicht so viel ändern. Ich bin zufällig, da war das Buch schon zwei, drei Jahre auf dem Markt, auf die Gefängnis-Akte des Vaters von Ernst Lossa gestoßen. Der war zwei Jahre in Ludwigsburg in Haft wegen kleiner Betrügereien. Da ging es um zehn Reichsmark, die er irgendwo falsch in Rechnung gestellt hat. Man hat ihn hart bestraft und später ins KZ Flossenbürg gebracht, wo er ermordet wurde. Aus den zwei Jahren Haft sind Briefe erhalten, die er geschrieben hat, die aber nie abgeschickt wurden. Deswegen sind die heute in der Gefängnis-Akte. Hätte ich die Briefe damals gehabt, hätte ich wohl die Vaterfigur im Buch ein bisschen anders und auch sympathischer gezeichnet. Das war etwas, was ich schlichtweg nicht wusste und das mir dann vor die Füße gespült wurde.

Ich könnte 1.000 Sachen aufzählen, die ich heute in der Inszenierung anders machen würde. Bei mir ginge der Wunsch jedoch eher in die entgegengesetzte Richtung: mehr Zeit zu haben. Aber so sind halt die Produktionsabläufe im Theater: Man probt sechs Wochen, dann kommt es raus, und in einem kleinen Haus wie in Memmingen spielt man das dann auch nur für diese eine Spielzeit. Im Nachhinein hätte ich mir gewünscht, dass wir das Stück noch mehr hätten ausbauen können, gerade weil es hier bei dem Thema so reiche Möglichkeiten der Vernetzung, zum Austausch, zu Veranstaltungen gab und gibt. Wir haben das in dem Rahmen gemacht, der uns damals möglich schien. Von heute aus betrachtet glaube ich jedoch, dass wir es noch mehr hätten einbetten können und so in der Region noch wirksamer hätten sein können. Aber natürlich ist das auch ein Ressourcen-Thema in so einem kleinen Theater.

Ich habe am Anfang gefragt: Was verbindet euch mit Ernst Lossa? Ihr alle habt eine Zeit mit ihm verbracht und ihr habt eure Kunst diesem Leben gewidmet. Und das ist wohl eine sehr schöne Form von Erinnerungskultur – auch dass wir heute hier sitzen und darüber reden. Vielen Dank dafür!

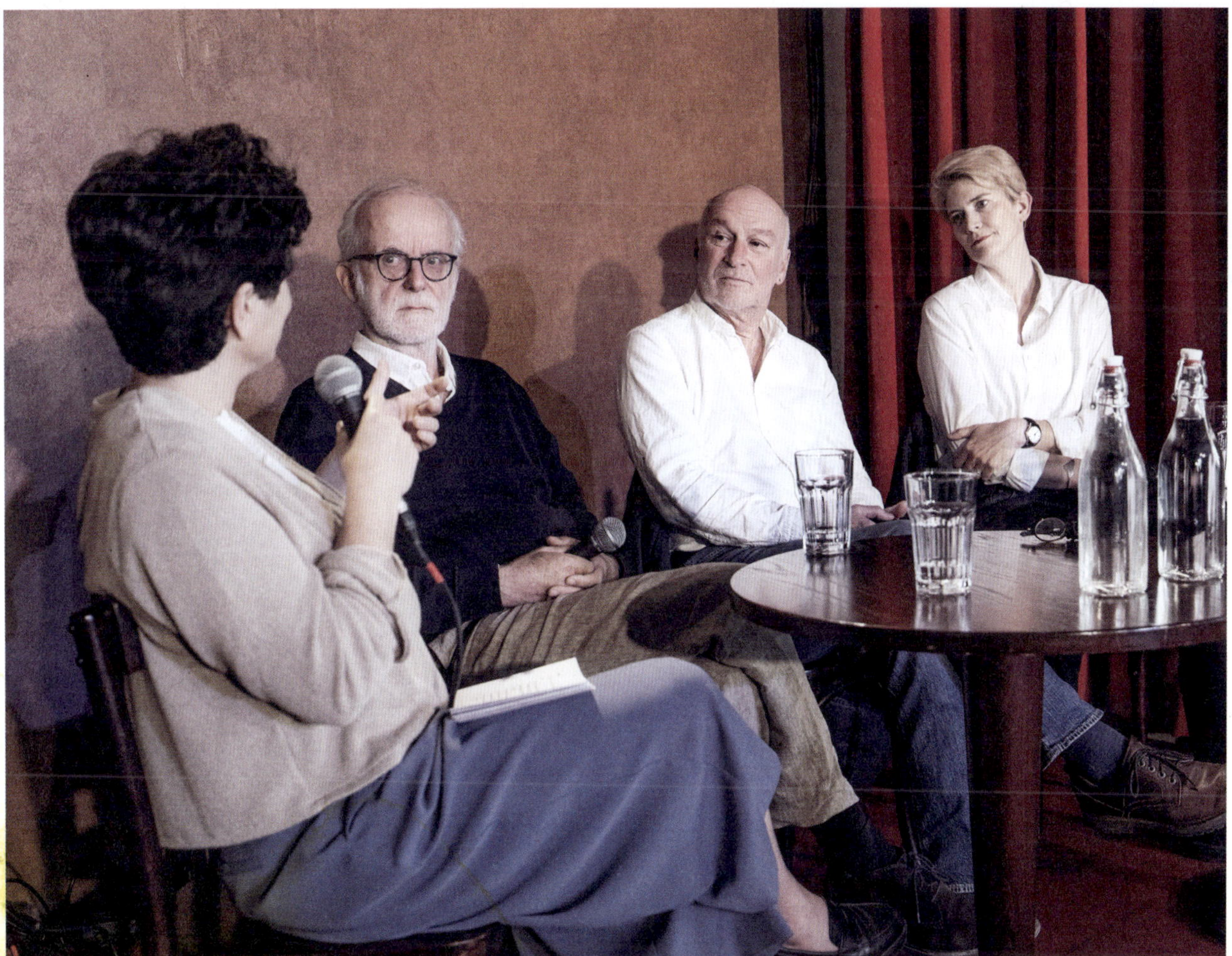

Die NS-„Euthanasie“
in der Literatur und im Film

Susanne C. Knittel

Wer erzählt die Geschichte des NS-Krankenmords und wer hört zu? Wie erzählt man diese Geschichte angesichts eines eklatanten Mangels an Zeugnissen und gegen hartnäckige Stereotypen und Tabus? Und welche Formen der Darstellung eignen sich überhaupt, um diese Geschichte angemessen zu erzählen? Dies sind Schlüsselprobleme der kulturellen Erinnerung an die NS-„Euthanasie“ und ihrer Opfer. Literarische und filmische Darstellungen und deren Rezeption zeigen geradezu exemplarisch diese Schwierigkeiten auf, aber auch die Möglichkeiten, diese zu überwinden. Wie ich im Folgenden zeigen werde, spiegeln frühe Darstellungen aus den ersten Nachkriegsjahrzehnten noch deutlich eine Gesellschaft wider, die die Opfer der NS-„Euthanasie“ als radikal anders wahrnimmt (auch anders als die anderen Opfergruppen der Nationalsozialisten) und sich für ihre Geschichten nicht wirklich interessiert. Dies ändert sich in den späten 1990er-Jahren, wenn – im Kontext vermehrter historischer Forschung – die Marginalisierung der Opfer der NS-„Euthanasie“ im Erinnerungsdiskurs zunehmend kritisiert wird und Lebensgeschichten tatsächlicher Opfer ins Licht rücken.

Literarische und filmische Darstellungen spielen als Medien der Erinnerung eine wichtige Rolle im Prozess der Aufarbeitung

Seit der Jahrtausendwende kann man zunehmend von einer kulturellen Erinnerung an die NS-„Euthanasie“ sprechen: Neben Denkmälern, Kunstprojekten, Theaterstücken und einer Vielzahl an Gedenkinitiativen gibt es einen stetig wachsenden Korpus an literarischen und filmischen Darstellungen, die als Medien der Erinnerung eine wichtige Rolle im Prozess der Aufarbeitung spielen. Sie entreißen individuelle Opfer dem Vergessen und der Anonymität und machen deren Lebensgeschichten einem breiteren Publikum zugänglich. Das ermöglicht einen späten Prozess der Trauerarbeit und der öffentlichen Anerkennung. Sie gehen auf die Suche nach den Tätern und Mitwissern, fragen nach Schuld und Verantwortung. Sie thematisieren Tabuisierung und Verdrängung in den betroffenen Familien und in der Gesellschaft. Und sie machen Kontinuitäten in der Ausgrenzung von Menschen mit körperlicher oder geistiger Behinderung in der Gesellschaft sichtbar. Literatur und Film sind nicht nur Abbilder einer existierenden kulturellen Erinnerung, sondern tragen aktiv dazu bei, diese zu formen und weiterzuentwickeln, indem sie neue Modelle der Erinnerung und des Gedenkens entwerfen. Sie hinterfragen öffentliche Erinnerungsrituale und Diskurse, und sie reflektieren kritisch über die Schwierigkeiten und Herausforderungen des Erinnerns und Darstellens selbst.

„Weise Narren“ und unrettbar Verlorene

Die Marginalisierung der Opfer der NS-„Euthanasie“ im öffentlichen und kulturellen Diskurs über die NS-Verbrechen lässt sich am Beispiel früher fiktionaler Darstellungen aufzeigen. Literarische und filmische Darstellungen aus den ersten vier Nachkriegsjahrzehnten – wie zum Beispiel die Fernsehserie *Holocaust* (1978), Kurzgeschichten von Heinrich Böll und Wolfdietrich Schnurre sowie Romane wie Alfred Anderschs *Sansibar oder der letzte Grund* (1957) oder Christoph Heins *Horns Ende* (1985) – zeigen den Krankenmord zwar als Teil der Verfolgung von Minderheiten durch die Nationalsozialisten, schenken aber den spezifischen historischen Umständen von Leben und Tod tatsächlich Betroffener keine Aufmerksamkeit. Im Gegensatz zu den anderen Romanfiguren bleiben die Opfer der NS-„Euthanasie“ eher eindimensional, werden ausschließlich auf ihre Krankheit oder Behinderung reduziert und als radikal andersartig und „unrettbar“ krank dargestellt. Ihr Schicksal erscheint als unausweichlich. Zudem spielen sie oft eine rein symbolische Rolle. Als „weise Narren“, die aufgrund ihres Status als Außenseiter in der Lage sind, die Falschheit der Gesellschaft zu durchschauen, helfen sie den (physisch und psychisch gesunden) Protagonisten in der Bewusstwerdung des Unrechts und auf dem Weg zum Dissidenten und „guten Deutschen“. Die Täter bleiben in diesen Geschichten gesichtslos und abstrakt; in Anderschs Roman sind sie wortwörtlich „die Anderen“. Diese Darstellung der Opfer der NS-„Euthanasie“ bestätigt stereotype Auffassungen von Behinderung und Krankheit. Sie reduziert die psychisch kranken oder behinderten Figuren zu kindlichen, hilflosen und passiven Opfern, die zwar über besondere Gaben verfügen, aber keine eigene Stimme oder Handlungsfähigkeit haben und letztendlich eine marginale Rolle spielen. Schlimmer noch, diesen Figuren wird ein zweifacher Opferstatus zugeschrieben: Sie sind einerseits Opfer ihrer Behinderung oder Krankheit und andererseits Opfer der Nationalsozialisten.

Eine wichtige Ausnahme stellt Günter Grass' *Die Blechtrommel* (1959) dar, deren kleinwüchsiger Erzähler und Protagonist Oskar Matzerath dem „Euthanasie“-Programm entkommt und auch sonst aus dem einseitig gezeichneten Schema des passiven Opfers herausfällt. Der Roman präsentiert Oskar als durchaus zwiespältige Hauptfigur: einerseits als potenzielles Opfer des NS-Regimes (als vermeintlich geistig zurückgebliebener kleinwüchsiger „Krüppel“ mit unstetem Wanderdasein, dubiosem Familienhintergrund und einer kriminellen Vorgeschichte gehört er mehreren Opfergruppen zugleich an) und andererseits als Unterhaltungskünstler und Profiteur der Nationalsozialisten. Welche Rolle er beim Tod seiner Mutter und der beiden Väter spielt, bleibt ungeklärt. Nach dem Krieg versucht er, sich wieder als Unterhaltungskünstler durchzuschlagen, und wird schließlich als Mörder in einer psychiatrischen Klinik eingesperrt. Durch die Erzählerstimme Oskars gelingt der *Blechtrommel* eine ironisch-kritische Auseinandersetzung nicht nur mit der nationalsozialistischen Eugenik (z. B. mit NS-Begriffen wie „Sonderbehandlung“ und „Ballastexistenzen“), sondern auch mit der Nachkriegsgesellschaft, die Menschen mit Behinderung nach wie vor ausgrenzt. Dennoch mobilisiert der Roman auch klassische – und stereotype – Darstellungsweisen von Behinderung, indem er Elemente des (Zwergen-)Märchens, der Narrengeschichte und des Schelmenromans kombiniert. Die Veröffentlichung der *Blechtrommel* löste in der literarischen Szene einen Skandal aus. Neben Blasphemie- und Pornografie-Vorwürfen wurde bezeichnenderweise auch auf einschlägigen medizinischen Fachjargon zurückgegriffen und der Text als epileptisch, schwachsinnig und verkrüppelt charakterisiert.[1] Die Mechanismen der Marginalisierung spiegeln sich also auch in der damaligen Rezeption der *Blechtrommel* wider: Der von den tragischen oder heldenhaften Darstellungsmustern abweichende Roman wurde ausgegrenzt. Inzwischen ist die *Blechtrommel* zu einem Klassiker der deutschen Literatur geworden. Sie wird aber immer noch nicht als wichtige literarische Bearbeitung der NS-„Euthanasie“ und Eugenik gelesen. Den übrigen Werken dieser frühen Phase der literarischen Darstellung der NS-„Euthanasie“ ergeht es nicht anders.[2]

Moralische und stellvertretende Zeugen

Seit den 1990er-Jahren hat sich die Darstellung der NS-„Euthanasie“ grundlegend gewandelt. Nun steht das konkrete historische Ereignis im Vordergrund und es geht darum, die Lebensgeschichten tatsächlicher Opfer zu erzählen. Hier kommen wir nun zu einem weiteren zentralen Problem: dem Mangel an Zeugnissen von Überlebenden. Die Erinnerungskultur, besonders die der NS-Verbrechen und des Holocaust, fußt größtenteils auf der Figur des Überlebenden. Erfahrungsberichte über die Konzentrationslager wie Primo Levis *Ist das ein Mensch*, Ruth Klügers *Weiter leben* oder Elie Wiesels *Die Nacht* haben die kulturelle Erinnerung geprägt, genauso wie Dokumentarfilme wie *Shoah*, in dem der französische Regisseur Claude Lanzmann Überlebende und Täter interviewt. Überlebende als *moralische Zeugen* (ein Terminus des israelischen Philosophen Avishai Margalit) nehmen eine besondere Stellung in der Erinnerungskultur ein, da durch ihre individuellen Geschichten diese Verbrechen erfahrbar werden und da sie stellvertretend für die, die nicht überlebt haben, Zeugnis ablegen. Aber was, wenn es kaum Zeugen gibt? Und wenn die Gesellschaft, die dieses Zeugnis zur Kenntnis nehmen soll, unwillig oder unfähig ist, es wirklich zu hören? Es gab fast keine Überlebenden des NS-Krankenmords, die Zeugnis hätten ablegen können über die Ereignisse in den Tötungsanstalten. Die Patientinnen und Patienten, die Deportationen gesehen hatten, konnten oder wollten nicht darüber sprechen; wenn sie es taten, wurden sie nicht gehört oder nicht ernst genommen. Dasselbe gilt für die Opfer von Zwangssterilisationen, deren Geschichten und Gesuche um Rehabilitierung meist ungehört verhallten. Der französische Philosoph Michel Foucault beschreibt in seinem Buch *Wahnsinn und Gesellschaft* die sozialen Mechanismen, durch die kranke oder als irrational abgestempelte

1
Siehe Franz Josef Görtz, „Die Blechtrommel. Attraktion und Ärgernis. Ein Kapitel deutscher Literaturkritik“, Darmstadt 1984

2
Eine ausführliche Besprechung der hier genannten Werke findet sich in Knittel (2018). Im Kontext dieser frühen Phase möchte ich noch auf zwei weitere Texte hinweisen: Alfred Döblins Kurzgeschichte *Die Fahrt ins Blaue* (1946) und Stanisław Lems Roman *Hospital der Verklärung* (*Szpital przemienienia*, geschrieben 1948, veröffentlicht 1955, deutsche Übersetzung 1997), der auf den NS-Krankenmord im besetzten Polen eingeht. Beide Autoren waren Ärzte, und ihre Erzählerfiguren sind es auch. Diese Texte schildern die Ereignisse aus der Perspektive der Täter und geben daher relativ genaue Beschreibungen des Tötungsprozesses. Beide stehen dem medizinischen Blick sehr kritisch gegenüber, kommen aber über eine stereotype Darstellung der Opfer des Krankenmordes nicht hinaus.

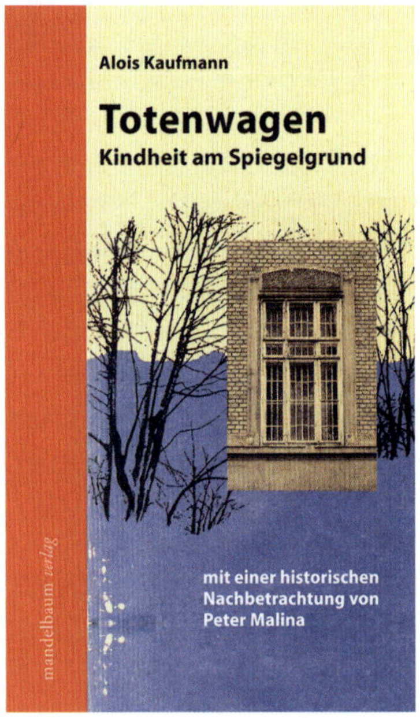

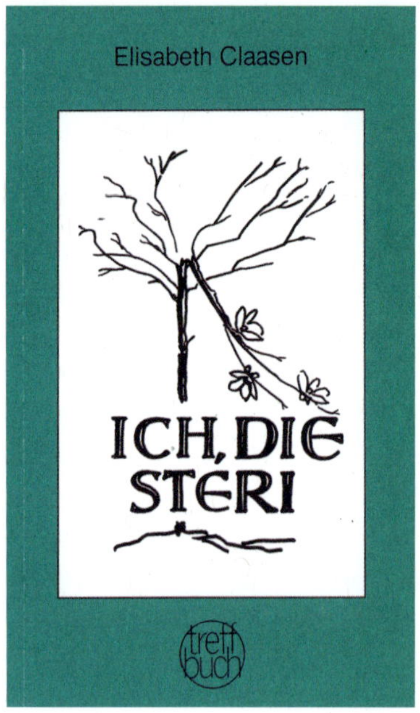

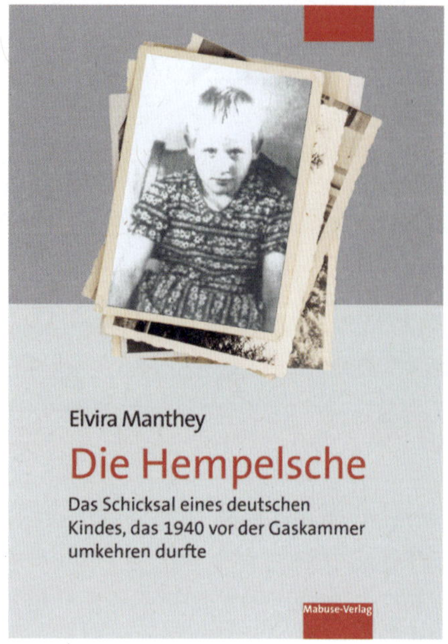

Menschen vom Rest der Gesellschaft abgesondert, unsichtbar und mundtot gemacht werden. Ihrer eigenen Stimme, Subjektivität und Geschichte beraubt, werden sie zum Gegenstand von Diskursen wie der Psychiatrie und Medizin. So bleibt ihnen die moralische Zeugenschaft verwehrt.

Als Beispiele möchte ich hier drei Autor*innen nennen, deren einzigartige Zeugnisse lange Zeit ignoriert wurden und erst nach jahrzehntelanger Odyssee eine (sehr begrenzte) Leserschaft fanden: Elisabeth Claasens *Ich, die Steri* (1969), Alois Kaufmanns *Totenwagen. Kindheit am Spiegelgrund* (1986) und Elvira Mantheys *Die Hempelsche. Das Schicksal eines deutschen Kindes, das 1940 vor der Gaskammer umkehren durfte* (1994). Alle drei verdeutlichen auf erschütternde Weise, wie das System der NS-Medizin oftmals die Krankheiten und „Defekte“ erzeugte, die es dann zu „heilen“ vorgab; eine Tatsache, die die Nachkriegsmedizin und Justiz meist nicht zur Kenntnis nehmen wollte. Alle drei thematisieren die Schwierigkeiten des Erinnerns und des Aufschreibens der Traumata, die sie erlitten haben. Und alle drei finden für ihr Zeugnis eine jeweils ganz eigene literarische Form. *Ich, die Steri* besteht aus expressionistisch anmutenden Fragmenten sowie Stimmungs- und Erinnerungsbildern, angereichert mit Zeichnungen der Autorin. Der Text (und insbesondere der Titel) ist ein expliziter Akt des Zeugens und des Zurückforderns der eigenen Identität, ein Schreiben gegen die Verachtung der Ärzte, für die sie nur „die Steri“ war. In *Totenwagen* versetzt sich Kaufmann in die Perspektive des neunjährigen Kindes, das er in der „Fürsorgeanstalt“ Am Spiegelgrund in Wien war. In kurzen, thematisch geordneten Kapiteln beschreibt er verschiedene Facetten des Alltags in der Institution: die Misshandlungen, den Hunger und das ihm damals unerklärliche Verschwinden vieler Kinder. Oftmals wechselt er die Perspektive und stellt sich vor, was die Ärzte und Lehrer denken. Diese Kapitel, die seine Kindheit beschreiben, sind gerahmt von mehreren Vor- und Nachworten, in denen er die Perspektive des Erwachsenen und des Autors einnimmt, der zurückblickt, um Anerkennung ringt, die schwierige Publikationsgeschichte seines Buches erzählt und die Verdrängung in der Gesellschaft und Straflosigkeit der Täter anprangert.

Die Hempelsche ist eine einzigartige Collage aus Erinnerungen, Beschreibungen, Zeichnungen, Fotografien und Dokumenten. Elvira Manthey (geborene Hempel) hat das Buch ihrer Schwester Lisa gewidmet, die mit vier Jahren in Brandenburg ermordet wurde, während die achtjährige Elvira unter mysteriösen Umständen im letzten Moment vor der Tür zur Gaskammer zurückgerufen und wieder in die Anstalt zurückgebracht wurde. Ihr Buch ist ein Denkmal für ihre Schwester, eine Chronik ihrer eigenen Erinnerungsarbeit und eine zutiefst erschütternde Dokumentation – beispielsweise in der Form von Kopien ihres gesamten Briefwechsels mit Uchtspringe und anderen Institutionen und Behörden – ihres vergeblichen Kampfes um die Herausgabe ihrer Krankenakte und Rehabilitation. Auf der ersten Seite des Buches zitiert sie Artikel 1 des Grundgesetzes über die Unantastbarkeit der Menschenwürde. Auf der letzten Seite schreibt sie: „Vielleicht wird es diese Seite sein, auf der ich, hoffentlich bald, die Wiedererlangung meiner Menschenwürde verkünden kann“ (S. 300). Die restliche Seite ist leer.

Teil dieses gescheiterten Kampfes um Anerkennung ist auch die Publikationsgeschichte des Buches: Es wurde von den Verlagen durchweg abgelehnt. Manche schlugen eine radikale Aufbereitung des Manuskripts vor, die jedoch Mantheys ureigene Stimme verfälscht oder gar ausgelöscht hätte. Manthey lehnte jegliche Eingriffe in ihr Manuskript ab und druckte schließlich einige Tausend Exemplare von Hand. Eine Neuauflage erschien erst posthum im Jahr 2021 im medizinischen Mabuse Verlag. Claasen und Kaufmann erging es genauso. Es dauerte Jahrzehnte, bis ihre Bücher Verlage fanden: Claasens Buch kam 1987 beim Psychiatrie Verlag heraus (ist nun aber vergriffen) und Kaufmanns Band wurde 2007 in einer von der Schriftstellerin Mechthild Podzeit-Lütjen überarbeiteten Version und mit einem Nachwort des Historikers Peter Malina beim Mandelbaum Verlag veröffentlicht. Obwohl die Bedeutung dieser Zeugnisse nach und nach erkannt wurde, können sie anscheinend noch immer nicht „für sich“ stehen, sondern sind weiterhin Gegenstand der Medizingeschichte.[3]

Es bleibt also nach wie vor die Frage: Wer erzählt die Geschichte und wer hört zu? In den letzten zwanzig Jahren haben sich nachfolgende Generationen – Verwandte der Opfer, aber auch Historiker*innen, Journalist*innen und Schriftsteller*innen – als stellvertretende Zeugen dieser Geschichte angenommen. Beginnend mit Hans-Ulrich Dapps Biografie seiner Großmutter (*Emma Z.*, 1990) gibt es inzwischen eine ganze Reihe von Lebensgeschichten, historisch-dokumentarische Romane und Familienerinnerungen, zum Beispiel Melitta Brezniks *Das Umstellformat* (2002); Helga Schuberts *Die Welt da drinnen* (2003); Barbara Degens *Leuchtende Irrsterne. Das Branitzer Totenbuch* (2005); Tino Hemmanns *Der unwerte Schatz. Gegen das Vergessen* (2005); Kerstin Schneiders *Maries Akte* (2008); Robert Domes' *Nebel im August. Die Lebensgeschichte des Ernst Lossa* (2008); Sigrid Falkensteins *Annas Spuren* (2012); Steve Sem-Sandbergs *Die Erwählten* (*De utvalda*, 2014) oder Julia Gilferts *Himmel voller Schweigen. Fragmente einer Familiengeschichte* (2022). Die Verfasser*innen rekonstruieren nicht nur die Lebensgeschichten einzelner Opfer, sondern liefern auch einen Beitrag zu allgemeinen Debatten über den gesellschaftlichen Umgang mit dem NS-Krankenmord, über angemessene Formen des Gedenkens und über die Relevanz des Themas für aktuelle Diskussionen über Biopolitik, Sterbehilfe oder die Stellung von Menschen mit Behinderungen in der Gesellschaft. Es sind ausnahmslos hybride Texte, die sich nicht leicht einer bestimmten Literaturform zuordnen lassen. Sie verbinden dokumentarische Elemente mit solchen der Geschichtsschreibung, der Biografie, der Autobiografie und der Fiktion. Sie schließen Medien wie Fotografien ein, Familientagebücher, persönliche Briefe oder medizinische Unterlagen. Die von den Tätern angelegte Patientenakte spielt hier eine wichtige Rolle: Wenn weder Briefe noch andere Familiendokumente oder Selbstzeugnisse erhalten sind, ist die in der Sprache der Täter verfasste Krankengeschichte die einzige Informationsquelle. Die NS-Akten sind jedoch äußerst problematische Dokumente, die nicht ohne Weiteres in die Erzählung integriert werden können. Den Autor*innen ist es deshalb wichtig, die Unvereinbarkeit der Täterworte mit jenen der Opfer und ihrer Familien aufzuzeigen. Techniken mehrfacher Brechung helfen den Schreibenden, eine kritische Distanz zu wahren. Darüber hinaus zeigen sich die Autor*innen ihrer eigenen Rolle als stellvertretende Zeugen sehr bewusst. Sie schreiben sich gleichsam in ihren eigenen Text mit ein, erzählen die Geschichte des Recherche- und Schreibprozesses, betonen Leerstellen und Fragen, die offenbleiben.

In den letzten zwanzig Jahren haben sich nachfolgende Generationen als stellvertretende Zeugen dieser Geschichte angenommen

Die US-amerikanische Literaturkritikerin Marianne Hirsch hat für diese Art von stellvertretender Erinnerung den Ausdruck „postmemory“ (Nach-Erinnerung) geprägt. Sie beschreibt diese als einen Prozess der Identifikation und Projektion, der als Modell einer „ethischen Beziehung zu einem unterdrückten oder verfolgten Anderen“ dienen kann.[4] Für Hirsch ist „postmemory“ eine „Struktur der intergenerationalen Übertragung“.[5] Die Nachfolgenden nähern sich emotional und imaginativ der Vorgängergeneration an, deren Erlebnisse oft verdrängt und verschwiegen und nur durch bruchstückhafte Erzählungen, Bilder, Briefe oder Verhaltensweisen vermittelt wurden. Medien der Erinnerung wie Fotografie oder Familiendokumente spielen eine wichtige Rolle in diesem Annäherungsprozess. Hirsch bezieht den Begriff postmemory einerseits auf die Identifikation innerhalb verschiedener Generationen einer Familie (also beispielsweise zwischen Großeltern, Eltern und Enkeln) und andererseits auf die Identifikation

3
Siehe zu diesen autobiografischen Texten auch Knittel (2016), S. 65–81

4
Hirsch (1999), S. 9

5
Hirsch (2008), S. 114

Es geht auch darum, die Kontinuitäten zwischen Vergangenheit und Gegenwart aufzuzeigen und anhaltende Vorurteile und Ausgrenzungsmechanismen anzuprangern

innerhalb einer bestimmten Generation oder einem breiteren Netzwerk, das über eine bestimmte Familie hinaus geht. Das erlaubt Menschen, die keinen familiären Bezug zu dieser Geschichte haben, eine Verbindung mit dem Leben von Opfern herzustellen.

Helga Schuberts *Die Welt da drinnen* kann als Musterbeispiel des stellvertretenden Bezeugens betrachtet werden.[6] Das Buch basiert auf den Akten von 179 Patientinnen und Patienten der Heilanstalt Schwerin, die 1941 in Bernburg ermordet wurden. Schubert rekonstruiert die Biografien einiger Opfer und stellt ihre Geschichten denen der Ärzte und Krankenschwestern gegenüber, die sie auf Basis der Forschungsliteratur ebenfalls rekonstruiert. Diese unterschiedlichen Biografien dienen als Hintergrund für eine kritische Auseinandersetzung mit Fragen der Sterbehilfe, Pränataldiagnostik, Gentechnik. Ein weiterer Erzählstrang in dieser komplexen Collage sind Schuberts eigene Geschichte und ihre Reflexionen über den mühsamen Prozess des Recherchierens und Verfassen des Buches. Die mehrfach gebrochene Chronologie des Buchs spiegelt das komplexe Verhältnis von Vergangenheit (die nicht vergehen will) und Gegenwart wider. Die einzigen zusammenhängend erzählten Geschichten sind die der Opfer. Schubert erzählt diese Biografien einfühlsam und liebevoll; wo die Akten schweigen, füllt sie die Leerstellen mit der eigenen Imagination. Sie konzentriert sich auf die Geschichten von vier Frauen, zu denen sie, als stellvertretende Zeugin, eine starke persönliche Verbindung spürt. So entsteht ein teils dokumentarischer, teils imaginativer Raum, in dem die vier Frauen Gestalt annehmen und der in starkem Kontrast zu dem grausam abwertenden Duktus der Täter steht. Was dieses Buch besonders macht, ist nicht nur der persönliche Erzählstil, sondern auch die nuancierte Auseinandersetzung mit den unbequemen Fragen der (Mit-)Täterschaft und der Kontinuität. Inwieweit sind wir unserer eigenen Vorurteile bewusst? Inwieweit tragen wir zur Aufrechterhaltung von Ausgrenzungsmechanismen bei? Was macht ein Leben lebenswert, und wer hat das Recht, für andere darüber zu entscheiden? *Die Welt da drinnen* ist ein Erinnerungstext, dem es auf provokante Weise gelingt, die Leserinnen und Leser dazu einzuladen, sich mit diesen fundamentalen ethischen Fragen auseinanderzusetzen.

6
Siehe das Gespräch mit Helga Schubert ab S. 222 in diesem Band

7
Vgl. Knittel (2014), S. 120–138. Rainer Gross' Kriminalroman *Grafeneck* war sogar Pflichtlektüre im Fach Deutsch an Realschulen in Baden-Württemberg.

Die NS-„Euthanasie" in populären Medien

Inzwischen kann man sagen, dass die NS-„Euthanasie" im Zentrum des Erinnerungsdiskurses in Deutschland angekommen ist. Bücher wie Falkensteins *Annas Spuren* sind Schullektüre geworden, seit 2014 gibt es an zentraler Stelle in Berlin einen Gedenkort für die Opfer der nationalsozialistischen „Euthanasie"-Morde, und auch die populären Medien haben sich des Themas angenommen. Zum Beispiel gibt es eine ganze Reihe historischer Kriminalromane, die die NS-„Euthanasie" thematisieren. Zwar geht es in ihnen nicht um tatsächliche Opfer, sondern hauptsächlich um die Täter und die Aufdeckung ihrer Verbrechen. Aber dies wird kombiniert mit Fragen zu Schuld und Mitverantwortung der allgemeinen Bevölkerung und zum richtigen Umgang mit der Vergangenheit in der Gegenwart. Kriminalromane wie Pierre Freis *Onkel Toms Hütte, Berlin* (2003), Patrick Pécherots *Boulevard der Irren* (*Boulevard des Branques*, 2008) oder die Heimatkrimis von Rainer Gross, Harald Görlich und Uta-Maria George nehmen die historischen Ereignisse als Ausgangspunkt für Geschichten über ungeklärte Morde, verschwundene Verwandte, Familiengeheimnisse und Generationenkonflikte. Diese Kriminalromane leisten auch eine Art Erinnerungsarbeit, indem sie das „Euthanasie"-Programm als verdrängten und vergessenen Aspekt der Vergangenheit darstellen, den es detektivisch zu erforschen und zu rekonstruieren gilt. Somit können sie als Reflexion über den Prozess des Geschichts- und Geschichtenschreibens selbst gesehen werden.[7]

Ein weiteres Anzeichen für die Popularisierung der Erinnerung an die NS-„Euthanasie" ist die Tatsache, dass sie inzwischen auch Thema von Spielfilmen geworden ist. Der preisgekrönte Film *Nebel im August* (Regie: Kai Wessel, 2016) ist hier das wahrscheinlich wichtigste Beispiel. Anders als Constantin Costa-Gavras' Verfilmung von Rolf Hochhuths Dokumentartheaterstück *Der Stellvertreter* (*Amen*, 2002) oder Florian Henckel von Donnersmarcks *Werk ohne Autor* (2018), in denen die NS-„Euthanasie" zwar thematisiert wird, aber als Randerscheinung der eigentlichen Handlung untergeordnet bleibt, ist

Nebel im August gänzlich dem Thema gewidmet. Wessels Film basiert auf dem oben erwähnten gleichnamigen Roman von Robert Domes, einer fiktionalisierten Biografie des jenischen Jungen Ernst Lossa. Nach umfangreichen Recherchen und mit Hilfe einer Vielzahl an Dokumenten, Zeugenaussagen und Zeitzeugeninterviews hat Domes Lossas Kindheit, seine Aufenthalte im Jugenderziehungsheim Indersdorf, in der Heil- und Pflegeanstalt Kaufbeuren und schließlich seine Ermordung während der dezentralisierten Phase der „Euthanasie" in Irsee rekonstruiert. Sein Roman ist eine empathisch und mitreißend erzählte fiktionalisierte Aufbereitung dieses Materials und gibt zudem noch anschaulich Einblick in die Lebensumstände der nicht nur von den Nationalsozialisten als „Zigeuner" gebrandmarkten Jenischen.

Anders als Domes' Roman fokussiert sich der Film nur auf einen Teil von Lossas Lebensgeschichte. Er folgt einem klassischen Schema: Der Neuankömmling in der (totalen) Institution fügt sich, nach anfänglichem Widerstand, allmählich ein und verbündet sich mit den anderen Insassen. Als er die Institution durchschaut, rebelliert er und bezahlt dies mit dem Leben. Ernsts Hauptantagonist ist der Anstaltsleiter Dr. Walter Veithausen, der anfänglich menschlich und empathisch erscheint, sich dann jedoch als fanatischer und heuchlerischer Ideologe entpuppt. Daneben gibt es verschiedene Helferfiguren, wie zum Beispiel die beiden Krankenschwestern, von denen eine versucht, die Patienten zu retten, und die andere als „Todesengel" die Kinder mit einer in Himbeersaft aufgelösten Überdosis an Barbituraten tötet. Oder Veithausens Assistent Paul Hechtle, der versucht, dessen Methoden in Frage zu stellen, sich letztendlich aber seinen Befehlen unterordnet. Den emotionalen Kern des Films bildet die zarte Freundschaft oder gar beginnende Romanze, die sich zwischen Ernst und Nandl, einer Mitinsassin, die an Epilepsie leidet, entwickelt.

Der Film bemüht sich um eine angemessene und nuancierte Darstellung der Opfer. Hier spielt Ernsts Perspektive, der die Zuschauer hauptsächlich folgen, eine große Rolle: Zunächst sieht er die anderen Insassen auf stereotype und abwertende Weise als „Idioten" und „Krüppel" (wiederholt betont er, dass er nicht hierhergehört: „Ich bin kein Idiot!"). Aber allmählich lernt er (und mit ihm die Zuschauer) die anderen Kinder, deren Geschichten, Talente, Wünsche und Träume kennen und schließt sie ins Herz. Gleichzeitig werden Stereotypen über Jenische thematisiert und im Lauf des Films, besonders mit Hilfe der Figur der Nandl, dekonstruiert. Der Film versucht also eine heikle Gratwanderung zwischen der Darstellung und der Dekonstruktion von Stereotypen und Vorurteilen, die größtenteils gelingt, doch einer gewissen Romantisierung der Andersartigkeit Ernsts nicht entkommt. In seiner Darstellungsform und Erzählstruktur ist der Film weitgehend traditionell und geradezu klischeehaft. Dennoch wurde er von der Kritik gefeiert[8] und mit mehreren Preisen ausgezeichnet.

Zum Abschluss möchte ich noch erwähnen, dass Inklusion bei den Dreharbeiten und der Auswahl der Besetzung von *Nebel im August* eine große Rolle gespielt hat, besonders wenn es darum ging, junge Schauspieler*innen mit Behinderungen für die Rollen der Patient*innen zu finden.[9] Dies ist im Lichte dessen, was ich in diesem Beitrag darzulegen versucht habe, ein wichtiger Punkt. In der kulturellen Erinnerung an die NS-„Euthanasie" geht es nicht nur darum, eine angemessene Form zu finden, um die Geschichte der Opfer zu erzählen. Es geht auch darum, die Kontinuitäten zwischen Vergangenheit und Gegenwart aufzuzeigen und anhaltende Vorurteile und Ausgrenzungsmechanismen anzuprangern. Dabei ist es wichtig, sich kritisch mit der Frage auseinanderzusetzen, wer am Erinnern beteiligt ist und sein darf, wer als Zeuge oder Träger der Erinnerung gilt und wer nicht. Literatur und Film spielen hier eine wichtige Rolle, besonders wenn sie sich der Rolle bewusst sind, die kulturelle Medien selbst in der Ausgrenzung von Menschen mit Behinderungen und Geisteskrankheiten gespielt haben und noch spielen, und dies thematisieren und zu überwinden suchen.

Literarische Texte

Alfred Andersch, Sansibar oder der letzte Grund, Zürich 1993 (zuerst 1957)

Heinrich Böll, Daniel, der Gerechte, in: Werke. Kölner Ausgabe, Bd. 9: 1954–1955, hgg. von Jochen Schubert, Köln 2006 (zuerst 1950), S. 368–379

Melitta Breznik, Das Umstellformat, München 2002

Elisabeth Claasen, Ich, die Steri, Bonn 1987

Barbara Degen, Leuchtende Irrsterne. Das Branitzer Totenbuch, Frankfurt/Main 2005

Alfred Döblin, Die Fahrt ins Blaue, in: ders., Leben und Werk in Erzählungen und Selbstzeugnissen. Hg. von Christina Althen. Düsseldorf 2006, S. 193–198

Robert Domes, Nebel im August. Die Lebensgeschichte des Ernst Lossa, München 2008

Sigrid Falkenstein, Annas Spuren. Ein Opfer der NS-„Euthanasie", München 2012

8
Siehe zum Beispiel Christoph Schröder, Mörderische Pflege, in: Die Zeit, 28. September 2016; Till Hofmann, „Nebel im August": Grauenvolles auf der Leinwand, in: Augsburger Allgemeine, 29. September 2016

9
Vgl. Olaf Selg, Nebel im August. Filmheft mit Materialien für die schulische und außerschulische Bildung, Berlin 2016

Pierre Frei, Onkel Toms Hütte, Berlin, München 2003

Julia Gilfert, Himmel voller Schweigen. Fragmente einer Familiengeschichte, Dresden 2022

Harald Görlich, Verschollene Spuren, Reutlingen 2016

Günter Grass, Die Blechtrommel, München 1997 (zuerst 1959)

Rainer Gross, Grafeneck, Bielefeld 2007

Rainer Gross, Kettenacker, Bielefeld 2011

Uta-Maria Heim, Feierabend, Meßkirch 2011

Uta-Maria Heim, Wem sonst als Dir, Tübingen 2013

Christoph Hein, Horns Ende, Darmstadt 1985

Tino Hemmann, Hugo. Der unwerte Schatz. Erzählung einer Kindheit, Leipzig 2009

Sabine Huttel, Ein Anderer, Hamburg 2017

Alois Kaufmann, Totenwagen. Kindheit am Spiegelgrund, Wien 2007

Ruth Klüger, Weiter leben: eine Jugend, Göttingen 1992

Stanisław Lem, Hospital der Verklärung, Berlin 1997 (Originaltitel: Szpital przemienienia, Krakau 1955)

Primo Levi, Ist das ein Mensch?, Frankfurt/Main 1961 (Originaltitel: Se questo è un uomo, Turin 1958)

Elvira Manthey, Die Hempelsche. Das Schicksal eines deutschen Kindes, das 1940 vor der Gaskammer umkehren durfte, Frankfurt/Main 2021 (zuerst 1994)

Patrick Pécherot, Boulevard der Irren, Hamburg 2011 (Originaltitel: Boulevard des Branques, 2005)

Kerstin Schneider, Maries Akte. Das Geheimnis einer Familie, Berlin 2008

Wolfdietrich Schnurre, Freundschaft mit Adam, in: ders., Die Erzählungen, Olten 1966 (zuerst 1953), S. 146 – 161

Helga Schubert, Die Welt da drinnen. Eine deutsche Nervenklinik und der Wahn vom „unwerten Leben", Frankfurt/Main 2003

Steve Sem-Sandberg, Die Erwählten, Stuttgart 2015 (Originaltitel: De ultvalda, 2014)

Eli Wiesel, Die Nacht, Freiburg i. Br. 1996 (Originaltitel: Un di Velt Hot Geshvign, 1956)

Filme

Holocaust – Die Geschichte der Familie Weiss, Regie: Marvin J. Chomsky, NBC, 1978

Shoah, Regie: Claude Lanzmann, New Yorker Films, 1985

Nebel im August, Regie: Kai Wessel, Studio Canal, 2016

Der Stellvertreter, Regie: Constantin Costa-Gavras, Pathé, 2002 (Originaltitel: Amen)

Werk ohne Autor, Regie: Florian Henckel von Donnersmarck, Pergamon Film, 2018

Wissenschaftliche Literatur

Michel Foucault: Wahnsinn und Gesellschaft. Eine Geschichte des Wahns im Zeitalter der Vernunft, Berlin 1973 (Originaltitel: Histoire de la folie, Paris 1961)

Marianne Hirsch, Projected Memory: Holocaust Photographs in Personal and Public Fantasy, in: Mieke Bal, Jonathan Crewe, Leo Spitzer (Hg.), Acts of Memory. Cultural Recall in the Present, Hannover 1999, S. 3 – 23

Marianne Hirsch, The Generation of Postmemory, in: Poetics Today 29.1 (2008), S. 103 – 128

Susanne C. Knittel, Case Histories: The Legacy of Nazi Euthanasia in Recent German Heimatkrimis, in: Lynn M. Kutch, Todd Herzog (Hg.), Tatort Germany: The Curious Case of German-Language Crime Fiction, Rochester NY, 2014, S. 120 – 138

Susanne C. Knittel, Autobiography, Moral Witnessing and Nazi Euthanasia, in: Stephanie Bird, Mary Fulbrook, Julia Wagner, Christiane Wienand (Hg.), Reverberations of Nazi Violence in Germany and Beyond: Disturbing Pasts, London 2016, S. 65 – 81

Susanne C. Knittel, Unheimliche Geschichte: Grafeneck, Triest und die Politik der Holocaust-Erinnerung, Bielefeld 2018

Avishai Margalit, Ethik der Erinnerung. Max Horkheimer Vorlesungen, Frankfurt/Main 2000

„Den Opfern eine Stimme geben“ – die „Sonatine“ für Saxofonquartett von Philipp Ortmeier

Winfried Helm

2014 wurde auf dem Friedhof des niederbayerischen Bezirksklinikums Mainkofen eine Gedenkstätte errichtet, die an die Krankenmorde in der damaligen Heil- und Pflegeanstalt während der Zeit des Nationalsozialismus erinnert. Für die Einweihung beauftragte der Bezirk Niederbayern als Träger der Einrichtung den Passauer Komponisten Philipp Ortmeier (*1978) mit einem musikalischen Werk.

Es entstand die „Sonatine“ für vier Saxofone, eine 10-minütige Komposition, die aus vier aufeinanderfolgenden Miniaturen besteht. Mit Bedacht wählte der Komponist das kleine Format, da er bei diesem inhaltlichen Kontext jede Form von Größe, Erhabenheit oder gar Pathos als unpassend empfand. Es entstand ein schlanker Klangkörper von eindringlichem Ernst in zeitlicher und instrumentaler Verdichtung. Der schlichte, musikimmanente Titel „Sonatine“ – was so viel bedeutet wie „kleines Klingstück“ – unterstreicht diesen Ansatz.

Das Saxofon galt den Nationalsozialisten als verpöntes Instrument, weil es vor allem mit der afroamerikanischen Jazzmusik in Verbindung gebracht wurde. Umso mehr soll es, so Philipp Ortmeier, „im Erinnerungskontext an die NS-‚Euthanasie‘ den Opfern eine Stimme geben – eine Stimme der Anklage und des Schmerzes, aber auch des Bangens und Hoffens auf Erlösung“.

Die vier Sätze sind wie ein umarmender und bergender Reim angelegt: schmerzvoll-erregt in den Mittelsätzen, ruhig-getragen in den Ecksätzen. Jede Miniatur strebt dynamisch einem motivischen Verdichtungspunkt zu, auf den ein kurzer kontrastierender Ausklang folgt.

Die vier Sätze der Sonatine ermöglichten zugleich die Einbindung der Musik in die Choreografie der Gedenkstätten-Einweihung mit den Stationen Andacht, Segnung, Prozession und Kranzniederlegung. Heute erklingt die Einspielung der „Sonatine“ bei geführten Besichtigungen des Gedenkraums in der ehemaligen Leichenhalle.

Dieser QR-Code führt zur Audiodatei:

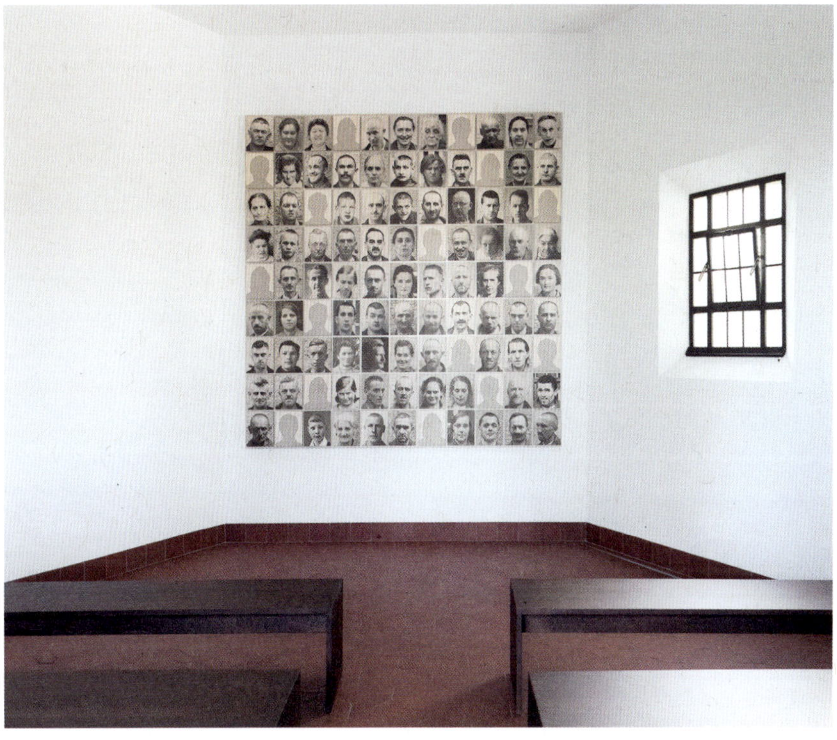

Die ehemalige Leichenhalle am Friedhof des Bezirksklinikums Mainkofen. In der Apsis des ehemaligen Andachtsraums befindet sich seit 2014 eine Installation, die Mainkofener Opfer der NS-Krankenmorde zeigt. Die Holztafeln mit den Porträts können einzeln abgenommen und bei Bedarf rückseitig mit einer Widmung versehen werden. Bei Führungen erklingt in diesem Raum die „Sonatine“.

Die NS-„Euthanasie“
in der bildenden Kunst

Stefanie Endlich

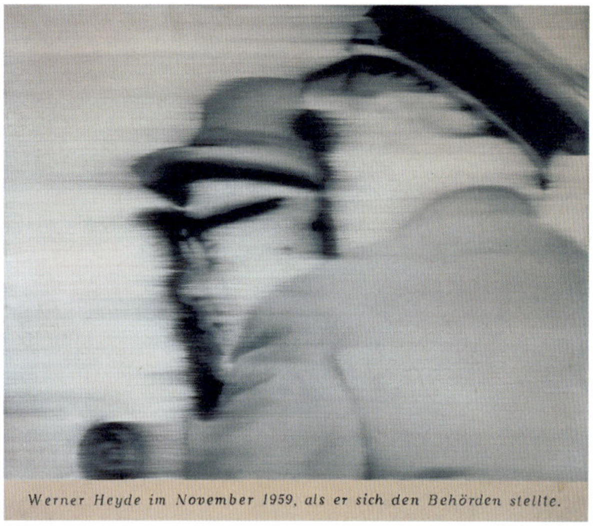

Abb. 1: Gerhard Richter, „Herr Heyde“, 1965, Öl auf Leinwand

Wenn wir danach fragen, wie sich bildende Künstlerinnen und Künstler mit den nationalsozialistischen „Euthanasie“-Morden auseinandersetzen, geht es nicht nur um die visuelle Formensprache, sondern auch um die Fragen, die gestellt werden, und um die Haltung, die gegenüber diesem Thema zum Ausdruck kommt und den Betrachterinnen und Betrachtern nahegelegt wird. Seit etwa zwei Jahrzehnten sind die Grenzen zwischen freier Kunst und Memorialkunst zunehmend fließend. Im Rückblick haben beide Entwicklungen allerdings getrennte Wege genommen. Für Gedenkkunst gelten ethische Maßstäbe, die durch die Menschenwürde der Toten gesetzt sind. Autonome Kunstwerke hingegen, die keine Abstimmungsprozesse mit Auftraggebern durchlaufen müssen, suchen meist einen bedingungslos persönlichen Zugang. Sie können auch provokativ oder sogar verletzend sein.

Der Beitrag beschäftigt sich zunächst mit einigen freien Kunstwerken zum Thema „Euthanasie“. Nach einem kurzen Rückblick auf die Entwicklung der Gedenkkunst im geteilten Deutschland skizziert er die Kunstwerke an den Orten der sechs zentralen Mordstätten und beispielhaft an einigen ehemaligen Heil- und Pflegeanstalten. Abschließend geht er auf den nationalen Gedenkort am Rand des Berliner Tiergartens ein.

„Totgeschwiegen“ – so lautete der Titel der ersten Berliner Dauerausstellung zur „Euthanasie“ in der damaligen Karl-Bonhoeffer-Nervenklinik 1988. Nicht nur in der Gedenkkultur gehörten die geistig Behinderten und psychisch Kranken jahrzehntelang zu den vergessenen Opfergruppen. Auch in der freien Kunst sind nur wenige Arbeiten aus den Nachkriegsjahrzehnten zu diesem Thema zu finden. (Abb. 1) Gerhard Richter schuf 1965 das Ölbild „Herr Heyde“, perspektivisch und maltechnisch verfremdet, nach einem Foto aus dem Magazin „Der Spiegel“, das den ehemaligen T4-Obergutachter zeigte, nachdem er sich 1959 den Behörden gestellt hatte. Das Werk des Malers stellt eine damals höchst ungewöhnliche Beschäftigung mit einem NS-Täter dar. Heute gehört Richter zu den bedeutendsten Künstlern der Gegenwart. Sein ebenfalls 1965 entstandenes Ölbild „Tante Marianne“, das seine später in Großschweidnitz ermordete Tante mit Gerhard Richter als Säugling im Arm zeigt, wurde erst vier Jahrzehnte später nach biografischen Recherchen mit der NS-„Euthanasie“ in Verbindung gebracht. Beide Arbeiten gehören zu einer in den 1960er-Jahren entstandenen Werkgruppe von Ölbildern nach fotografischen Vorlagen, von denen sich einige mit der deutschen Geschichte beschäftigen.[1] Der Kontext der Krankenmorde, die familiären Zusammenhänge und die Bedeutungsebenen dieser und weiterer auf die NS-Zeit bezogener Arbeiten Richters fügen sich im Rückblick zu einem vielschichtigen persönlichen Erinnerungsprojekt zusammen.

Bereits das Thema „Behinderung“ wurde jahrzehntelang als heikel empfunden und verschwiegen. Beim Blick auf die künstlerische Auseinandersetzung ist daher für unser Thema ein Kunstwerk bemerkenswert, das mit dieser Tabuisierung bricht. Es bezieht sich nicht ausdrücklich auf die NS-„Euthanasie“, stellt aber das Motiv des Todes und des Sterbens in den Mittelpunkt. Der „Engel der Ge-

1 Susanne Küper, Gerhard Richter, Der kapitalistische Realismus und seine Malerei nach Fotografien von 1962–1966. In: Eckhart Gillen (Hg.), Deutschlandbilder. Kunst aus einem geteilten Land. Katalog zur Ausstellung der Berliner Festspiele, Köln 1997, S. 265–268; Jürgen Schreiber, Ein Maler aus Deutschland. Gerhard Richter. Das Drama einer Familie, München/Zürich 2005, besonders S. 245–299

2 Der Titel der Werkreihe „Engel der Geschichte“ bezieht sich auf den berühmten Passus von Walter Benjamin zu Paul Klees „Angelus Novus“. Mappe 25, der „Engel der Behinderten“, Düsseldorf 1981, erschien zu dem von der UNO ausgerufenen „Internationalen Jahr der Behinderten“. Siehe auch den WDR-Film „HAP Grieshaber und der Engel der Geschichte“ von Ludwig Metzger (1996), www.youtube.com/watch?v=yoxO6_3wieO (Abruf am 15.4.2023)

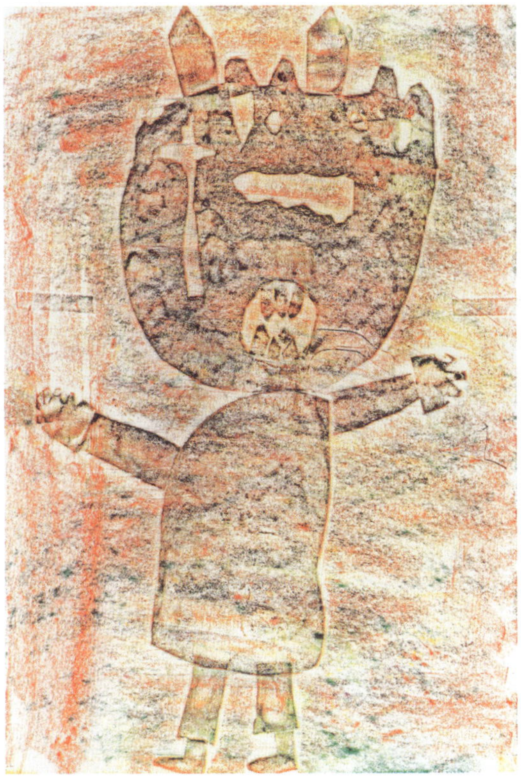

Abb. 2: Figur aus der Mappe „Engel der Behinderten", Wachsabreibung, gefertigt von Jugendlichen mit Behinderungen der Anstalt (heute Diakonie) Stetten, 1981

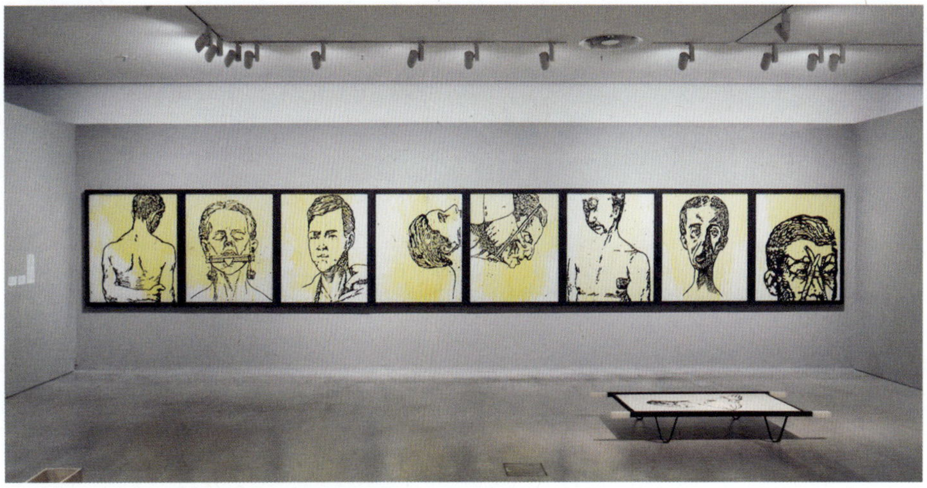

Abb. 3: Via Lewandowsky, „Acht Portraits zur Euthanasie", 1989, Acryl auf Leinwand, in einer Ausstellung der Berlinischen Galerie 2014

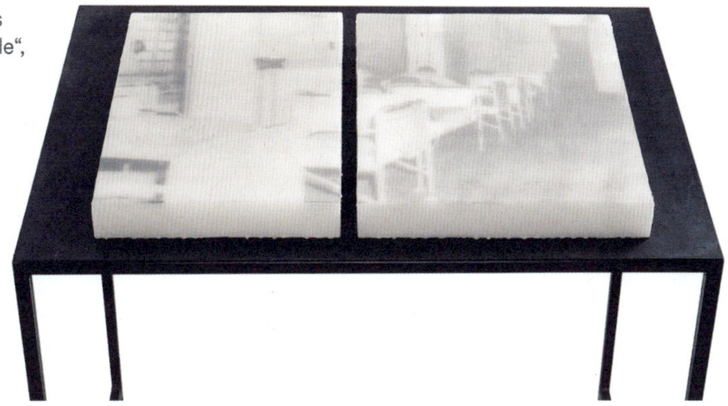

Abb. 4: Markus Döhne, „T4Table", 1993, Paraffin/Pigmente auf Stahltisch

schichte" aus dem Jahr 1981[2] ist das letzte von 25 großformatigen Mappenwerken des Bildhauers und Holzschneiders HAP Grieshaber. (Abb. 2) Den „Engel der Behinderten", so der Titel der Mappe, konzipierte und gestaltete er unmittelbar vor seinem Tod gemeinsam mit dem ostdeutschen Schriftsteller Franz Fühmann. Die Grafikmappe enthält Gespräche und Geschichten von Jugendlichen aus den Samariteranstalten in Fürstenwalde an der Spree und Kindern der Anstalt Stetten bei Stuttgart, von Fühmann auf Tonband aufgenommen, außerdem zwei von den Jugendlichen aus Stetten gestaltete Figurenbilder in Frottagetechnik, Holzschnitte von Grieshaber und einen Originalholzschnitt von Horst Antes. Ungewöhnlich an diesem Werk sind nicht nur die frühe bildnerische Auseinandersetzung mit dem Thema „Behinderung" und die Einbeziehung der Kreativität und Sehweise von Kindern und Jugendlichen mit Behinderungen, sondern auch die Zusammenarbeit zweier bedeutender Künstler aus den beiden getrennten Teilen Deutschlands in einer verschärften Etappe des Kalten Krieges.

Im Jahr 1989 schuf Via Lewandowsky „Acht Portraits zur Euthanasie", einen Bilderzyklus, der gequälte, teils grotesk verzerrte Physiognomien zeigt.[3] (Abb. 3) Gleich nach dem Mauerfall stellte die Neue Gesellschaft für bildende Kunst die Arbeiten aus. Lewandowskys Acrylbilder, auf fast ironische Weise gezeichnet nach dem Vorbild „wissenschaftlicher" Illustrationen aus den 1930er-Jahren in Broschüren zu Unfallopfern und gelb gefärbt durch Urin, stehen in radikalem Gegensatz zu jenen Bildwerken, die den Tod der NS-Opfer durch Schönheit und Harmonie zu überhöhen versuchen. Der in den letzten Jahren der DDR durch subversive gesellschaftskritische Performance-Auftritte in Dresden bekannt gewordene Künstler wendete sich mit seiner Darstellung verletzter und missgebildeter Körper gegen das vom Sozialistischen Realismus propagierte Menschenbild.

Der Künstler Markus Döhne schuf 1993 den „T4Table", ein eher verschlüsseltes Kunstwerk, das – wie andere die Fotografie als Geschichtsdokument hinterfragende Arbeiten seiner Werkreihe „Arbeitsspeicher" – die Mühe des Erinnerns selbst zum Thema hat. Auf einem Stahltisch ruhen zwei Paraffinblöcke, auf denen im Siebdruck ein im Jahr 1945 aufgenommenes Foto des Männerschlafsaals von Hadamar aufgebracht ist.[4] (Abb. 4) Döhne, geboren in Limburg, hörte von seinem Vater, dass man damals den Kindern erzählte: „Sei brav, sonst kommst du nach Hadamar...". Der Kontrast zwischen dem harten Material Stahl für den Tisch und die leeren Stahlrohrbetten und dem weichen

3
Via Lewandowsky, Sie können nichts schreien hören. Acht Portraits zur Euthanasie/Reproduktive Malerei. Katalog zur Ausstellung der Neuen Gesellschaft für bildende Kunst, Berlin 1989

4
NS-Dokumentationszentrum Köln (Hg.), Amnésia. Ein deutsch-französisches Projekt zur europäischen Erinnerungskultur, Katalog zur Ausstellung, Köln 2009, S. 2, 3 und 6. Das Foto wurde von Angehörigen der US-Army aufgenommen und im „Hadamar Trial" 1945 vorgelegt, dem ersten „Euthanasie"-Prozess in den westlichen Besatzungszonen.

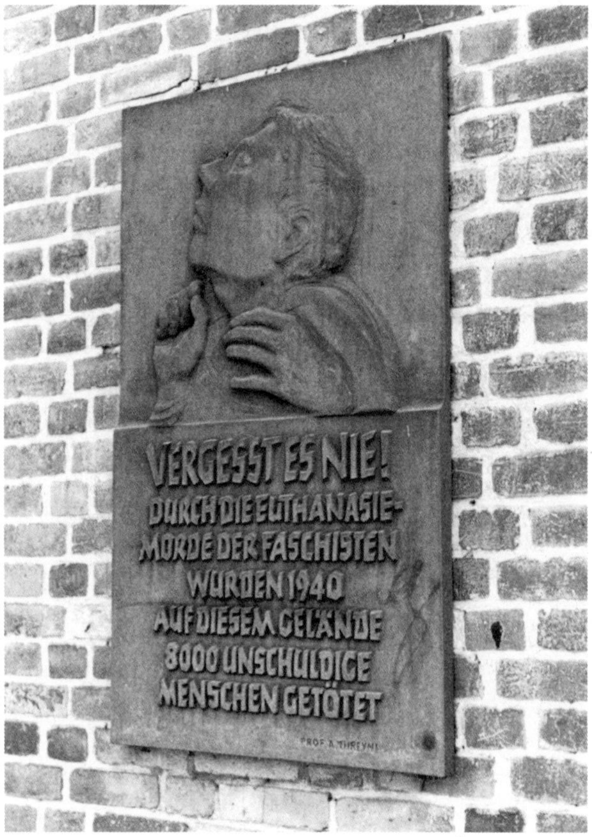
VERGESST ES NIE!
DURCH DIE EUTHANASIE-
MORDE DER FASCHISTEN
WURDEN 1940
AUF DIESEM GELÄNDE
8000 UNSCHULDIGE
MENSCHEN GETÖTET

Abb. 5: Gedenktafel am ehemaligen Zuchthaus Brandenburg an der Havel, 1996

Wachs, das für Verletzlichkeit steht und als Bildträger dient, verweist auf das historische Geschehen. Die materialbedingte Unschärfe des Bildes wiederum spielt auf unser Erinnerungsvermögen an.

Weitere künstlerische Arbeiten zum Thema „Euthanasie" entstanden vermehrt in jüngster Zeit, zum Beispiel die Rauminstallationen von Ulrike Oeter, in denen hauchdünne, schwebende Papierobjekte in fragmentarischer Weise an Kleider oder Alltagsobjekte ermordeter Menschen erinnern – „Hauch des gelebten Lebens".[5] Oder der „Zyklus für Maria" von Hannah Bischof, deren Großmutter 1942 durch „Hungerkost" in der damaligen Landesanstalt Neuruppin zu Tode gebracht wurde. Mit sechzehn starkfarbigen, wie Traumsequenzen wirkenden Acrylbildern schuf Hannah Bischof einen gedanklichen und emotionalen Nachvollzug der Lebensstationen von Maria Fenski.[6]

An diesen und vielen weiteren Beispielen wird deutlich, dass die freie Kunst grundsätzlich einen sehr persönlichen Zugang zum Thema wählt, oft – offen oder verschlüsselt – im Zusammenhang mit dem eigenen familiären Geschehen. Auch Memorialkunst ist – wie jede künstlerische Arbeit – grundsätzlich subjektiv geprägt. Ein Vorhaben, eine Aufgabe in diesem Bereich wird jedoch – besonders wenn es um NS-Geschichte geht – zunächst

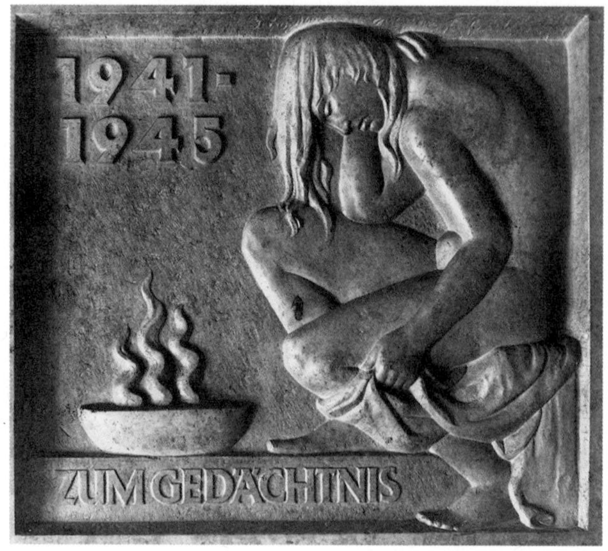
1941-
1945
ZUM GEDÄCHTNIS

Abb. 6: Gedenktafel im Eingangsbereich der heutigen Gedenkstätte Hadamar, o.J.

meist von bürgerschaftlichen Initiativen entwickelt, in den gesellschaftlichen und politischen Raum getragen, dort konkretisiert und verhandelt und schließlich mit einem künstlerischen Entwurf verbunden. Künstlerinnen und Künstler kommen bei größeren, dauerhaften, öffentlich finanzierten und daher mit Wettbewerben verbundenen Projekten im öffentlichen Raum meist zu einem späteren Zeitpunkt dazu; dann sehen sie sich mit Vorgaben und Erwartungen sowie mit einer bereits definierten Aufgabenstellung konfrontiert. Dies bedeutet nicht zwangsläufig eine Einschränkung der künstlerischen Autonomie, sondern stellt oft eine positive, motivierende Herausforderung dar. Im Blick zurück haben Gedenk- und Erinnerungszeichen im öffentlichen Raum daher einen doppelten Charakter. Sie sind zum einen das Ergebnis eines individuellen, kreativen Entwurfs- und Gestaltungsprozesses, ein Kunstwerk, das auch über Generationen hinweg nach kunstimmanenten Kriterien beurteilt werden kann. Zum anderen sind sie immer auch Sachdokumente ihrer Entstehungszeit: Sie zeigen, wie die Initiatoren und die Auftraggeber eines Erinnerungsprojekts das Thema zu einem bestimmten Zeitpunkt gesehen und interpretiert haben. So sind Erinnerungszeichen das Ergebnis eines komplexen gesellschaftspolitischen Prozesses und zugleich verwurzelt in einer bestimmten Etappe der Kunstentwicklung und des Kunstgeschehens, mit zeitgenössischen Formensprachen, künstlerischen Sichtweisen, Traditionen, Innovationen und Brüchen.[7]

Bemühungen, an den historischen Orten der „Euthanasie"-Morde der Opfer zu gedenken, fanden in der Sowjetischen Besatzungszone und der frühen DDR wenig Resonanz oder stießen auf Widerstände.[8] In den Jahren nach der Staatsgründung

5
Ulrike Oeter, Unversehrte Schatten. Katalog zur Ausstellung im Kulturhaus Zanders, Bergisch-Gladbach 2008, speziell S. 71–79 („Aennes letzte Reise in die Psychiatrie", 2006) zu Anna Lehnkering, die in Grafeneck ermordet wurde.

6
www.hannah-bischof.de/galerie/zyklus-fuer-maria; siehe auch den Beitrag in diesem Band auf S. 208f.

7
Zur Entwicklung der künstlerischen Gestaltungen siehe auch: Stefanie Endlich, Orte und Formen des Gedenkens an Opfer der „Euthanasie"-Verbrechen, in: KZ-Gedenkstätte Neuengamme (Hg.), „Euthanasie"-Verbrechen. Forschungen zur nationalsozialistischen Gesundheits- und Sozialpolitik (Beiträge zur Geschichte der nationalsozialistischen Verfolgung in Norddeutschland, Heft 17), Bremen 2016, S. 150–162; Stefanie Endlich, „Das Gedenken braucht einen Ort". Formen des Gedenkens an den authentischen Orten, in: Kristina Hübener (Hg.), Brandenburgische Heil- und Pflegeanstalten in der NS-Zeit, Berlin 2002, S. 341–388

8
Astrid Ley/Annette Hinz-Wessels (Hg.), Die Euthanasie-Anstalt Brandenburg an der Havel. Morde an Kranken und Behinderten im Nationalsozialismus, Berlin 2012, S. 190f.; Ute Hoffmann, Todesursache: „Angina". Zwangssterilisation und „Euthanasie in der Landes-Heil- und Pflegeanstalt Bernburg, Magdeburg 1996, S. 96–104

der DDR wurde die Erinnerung an jene Verfolgtengruppen, die nicht dem idealisierten Bild des mutigen kommunistischen Widerstandskämpfers entsprachen, zunehmend zurückgedrängt. Die rassistischen Motive der NS-„Euthanasie“ sollten in der Gedenkkultur der DDR nicht zur Sprache kommen. So wurde bei der Enthüllung der ersten Gedenktafel am Schlossberg von Pirna-Sonnenstein 1973 in den Festreden ausschließlich der KZ-Häftlinge gedacht, die dort im Rahmen der „Aktion 14f13“[9] ermordet worden waren.[10] Systematisch wurde auch in Inschriften von Gedenkzeichen der Eindruck erweckt, als seien die „Euthanasie“-Opfer Angehörige des Widerstands gegen das NS-Regimes gewesen. Angesichts dieser ideologischen Vereinnahmung stellt die 1962 eingeweihte Gedenktafel an der Außenwand des Zuchthauses in Brandenburg an der Havel, in dessen Hof sich die Mordstätte befand, eine Besonderheit dar. (Abb. 5) Der Bildhauer Franz Andre Threyne machte die Mitleid erregende Physiognomie eines kranken, hilfsbedürftigen Menschen zum künstlerischen Motiv des Reliefs.

In der frühen Bundesrepublik mussten Gedenkstätten für Opfer des NS-Regimes, anders als in der DDR, von Überlebenden und Bürgerinitiativen mühsam gegen eine Politik des Verschweigens durchgesetzt werden. Im Zentrum stand die Trauer um die Opfer von Krieg und Vertreibung. In dieser Konstellation war das Thema „Euthanasie“ noch besonders umschwiegen. Die erste künstlerisch gestaltete Gedenktafel für Opfer der NS-„Euthanasie“ entstand 1953 im Eingangsbereich der damaligen Landesheilanstalt Hadamar. (Abb. 6) Sie zeigt eine gebeugte nackte Figur vor einer Flammenschale und vermittelt eine weihevolle Stimmung. Der Krankenmord mutet in dieser antikisierenden Darstellung eher wie ein Opfergang an. Angesichts der massenhaften Verbrennung der durch Gas ermordeten Menschen erscheint das dem Krieger- und Heldengedenken entlehnte Motiv geradezu zynisch. Zum konkreten Geschehen enthält die Inschrift keine Aussage.[11] Weitere Gedenkzeichen entstanden in den 1960er-Jahren auf den Friedhöfen von Grafeneck und Hadamar. In beiden Teilen Deutschlands knüpfte man in der Nachkriegszeit bei der Gestaltung der Denkmäler, auch für die Opfer der NS-„Euthanasie“, an das traditionelle Vokabular der Denkmal- und Grabmalkunst an, mit symbolischen Urnen, Grabsteinen, Kreuzen und Stelen. Bei manchen ist die Ähnlichkeit zu Kriegerdenkmälern unverkennbar. In den Widmungen wurden konkrete Aussagen meist vermieden, stattdessen wurde von „Opfern des Unrechts“ oder von „Opfern der nationalsozialistischen Diktatur“ gesprochen.

In den 1980er- und 1990er-Jahren schließlich entstand im Kontext der verstärkten Auseinandersetzung eine Fülle von Denkmälern, die die Ereignisse in bildhafter Form interpretieren. Oft wurden dabei auf Tod und Vernichtung bezogene Metaphern und Symbole verwendet. Abgebrochenes Mauerwerk, Treppen für den Weg in den Tod, eine Ofentür verweisen als Sinnbilder auf den Mordablauf. Ein zerbrochener Eisenring, dramatisch durchbohrte Eisenplatten oder Scherben symbolisieren die gewaltsame Zerstörung einer Gemeinschaft, ein in zwei Hälften zerborstener Stein den Zivilisationsbruch, der auch durch Medizin und Psychiatrie ging, ein stählerner Splitter steht für die Härte der Zerstörung. Abstrahierte Hände und Gesichter hinter Gittern verweisen auf das Leiden der Patienten. Ein weiteres Bildmotiv für „Euthanasie“-Morde ist der gequälte Mensch. Manchmal wurden auch religiöse Motive verwendet, wie Pietà-Figuren oder Zeichen und Chiffren, die auf biblische Geschichten und deren Erlösungshoffnung verweisen.[12]

Initiativen zur Beschäftigung mit der NS-„Euthanasie“, zu Recherchen und zur Umwandlung der Tötungsräume in Gedenkräume kamen zunächst vor allem vom Personal der psychiatrischen Anstalten, so in Bernburg und Hadamar bereits Ende der 1970er-Jahre. In den 1980er- und 1990er-Jahren entstanden zahlreiche bürgerschaftliche Initiativen, die das Gedenken auch mit Zeichensetzungen im öffentlichen Raum verbinden wollten. Im Zuge dieser Entwicklungen veränderte sich auch das Verständnis von Denkmalsetzungen. Sie sollten nicht mehr nur stille Trauer zum Ausdruck bringen, sondern wurden immer stärker als Teil eines aktiven Zusammenwirkens von Gedenken, Spurensicherung, Dokumentation und Vermittlungsarbeit gesehen. Die Erinnerungsarbeit sollte durch die Einweihung eines Kunstwerks nicht abgeschlossen, sondern gerade intensiviert werden. Dies ging einher mit konzeptionellen Veränderungen der Memorialkunst selbst, auch bei der Erinnerung an die NS-„Euthanasie“. In den Fokus genommen wird seither auch der gesellschaftliche Umgang mit dem historischen Geschehen. Viele Künstlerinnen und Künstler versuchen nicht, die Ereignisse selbst darzustellen oder zu symbolisieren; vielmehr thematisieren sie Uneinsichtigkeit und Schweigen, Bagatellisierung und fehlendes Mitgefühl. Es geht ihnen nicht um ein möglichst harmonisches Ergebnis, sondern um die Bewusstmachung historischer Brüche. Damit verbunden sind die Abkehr von weihevollen Ritualen und eine grundsätzlich andere, kritische Haltung zum Thema. Diese neueren Ansätze haben in unterschiedlicher Weise auch die Kunst in drei der

9
Die intern als „Aktion 14f13“ bezeichnete Mordaktion richtete sich gegen kranke und arbeitsunfähige KZ-Häftlinge, später auch gezielt gegen jüdische KZ-Insassen; nach dem Ende der offiziellen „Euthanasie“ wurde sie in Pirna, Bernburg und Hartheim bis Ende 1944 weitergeführt.

10
Nora Manukjan, „Euthanasie“ – das lange verdrängte Verbrechen. Zum Umgang mit den nationalsozialistischen Krankenmorden in der SBZ und DDR, in: Stiftung Sächsische Gedenkstätten (Hg.), Nationalsozialistische Euthanasieverbrechen. Beiträge zur Aufarbeitung ihrer Geschichte in Sachsen, Dresden 2004, S. 173–197, hier S. 187f.

11
Jan Erik Schulte, Hadamar – Geschichte eines deutschen und internationalen Erinnerungsortes der nationalsozialistischen „Euthanasie“, in: Geschichte in Wissenschaft und Unterricht 72 (2021) 3/4, S. 175–195; Uta George, Erinnerung und Gedenken in Hadamar, in: Uta George u.a. (Hg.), Hadamar. Heilstätte, Tötungsanstalt, Therapiezentrum, Marburg 2006, S. 429–440. Die Betrachtung des Gedenkreliefs als Beispiel der Deutung und des Verschweigens der NS-„Euthanasie“ in der Nachkriegszeit wurde zu einem wichtigen Teil der pädagogischen Arbeit der Gedenkstätte Hadamar.

12
Einen Überblick über Orte des Gedenkens für „Euthanasie“-Opfer, oft mit Hinweisen und Fotos von Denkmälern und Gedenkzeichen, gibt der „Virtuelle Gedenk- und Informationsort“: www.gedenkort-T4.eu (Abruf am 15.4.2023).

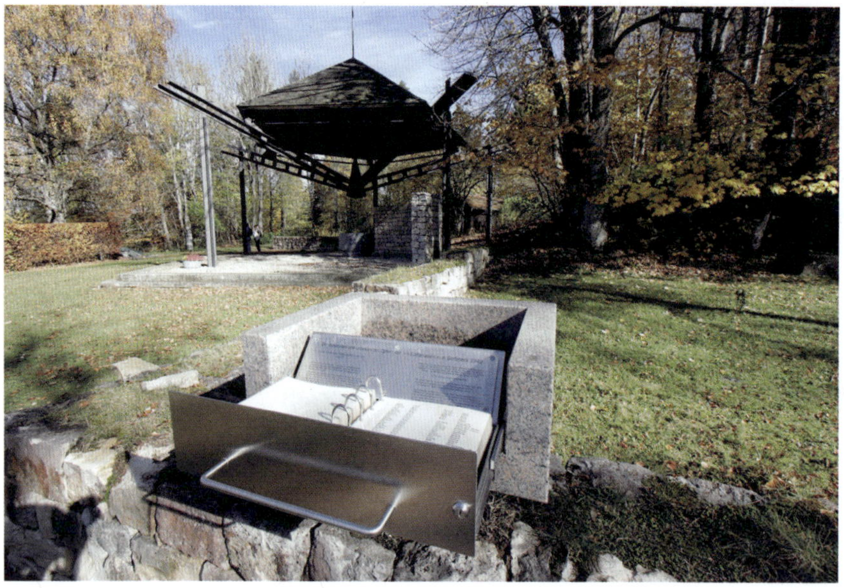

Abb. 7: Gedenkstätte Grafeneck mit offener Kapelle und Gedenkbuch, 2005

sechs großen Gedenkstätten für die Opfer der „Euthanasie"-Morde beeinflusst sowie manche Denkmalsetzungen an den dezentralen Orten, bis hin zur nationalen Erinnerungsstätte für die „Euthanasie"-Opfer in Berlin am Ort der Täter.

In Bernburg, Hadamar und Brandenburg wurde Gedenken nicht zum Schwerpunkt aktueller bildender Kunst. In der Gedenkstätte Bernburg setzte der Volksbund Deutsche Kriegsgräberfürsorge 1993 anlässlich der Beisetzung von Überresten der Ermordeten im Eingangsbereich ein Denkmal in Form eines Grabsteins. Auf dem Anstaltsfriedhof hinter dem Krankenhaus von Hadamar entstand 1964 ein Gedenkbereich mit einem großen Sammelgrab, symbolischen Grabsteinen und einer Stele mit der Inschrift „Mensch, achte den Menschen". In beiden Gedenkstätten knüpfte man an das klassische Vokabular der Denkmalskunst an. Auf dem Gelände der Mordanstalt Brandenburg an der Havel wurden Mitte der 1990er-Jahre die Fundamente der Scheune, in der sich die Gaskammer befunden hatte, unter Denkmalschutz gestellt, durch Gestaltungselemente sichtbar gemacht und mit einer Sequenz von Tafeln aus Cortenstahl zu einem Open-Air-Gedenkort umgestaltet.[13]

Die drei anderen ehemaligen Tötungsstätten sind künstlerisch geprägt. In Grafeneck entstand der Gedenkbereich in mehreren Stufen. 1962 wurde der Friedhof mit Urnengräbern zu einem Gedenkort gestaltet. Ende der 1980er-Jahre entwarfen der Architekt Eberhard Weinbrenner und der Bildhauer Rudolf Kurz im Zusammenhang mit einer ersten Ausstellung im Schloss für diesen Friedhof eine offene Kapelle mit einem Altarstein (an dessen

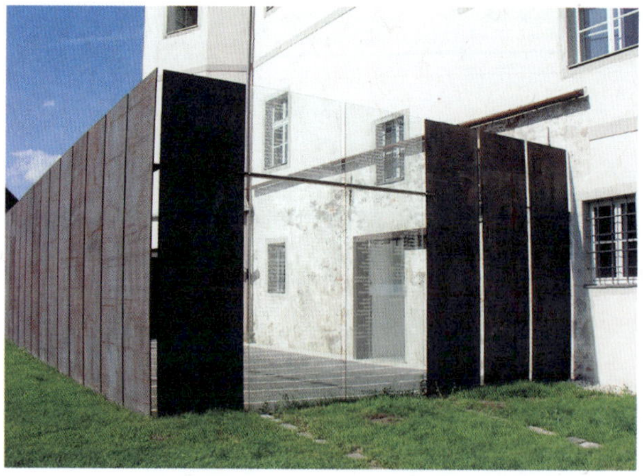

Abb. 8: Gedenkstätte Hartheim, symbolhafter Nachvollzug der NS-Tarnmaßnahmen, hier durch Cortenstahlplatten, 2002

Sockel Andeutungen von Handformen eingemeißelt sind) und einem symbolhaften Riss an der Rückwand. In einem Gedenkbuch sind die Namen der Opfer verzeichnet. (Abb. 7) 1998 wurde diese eher traditionelle Anlage durch den „Alphabet-Garten" von Diane Samuels ergänzt. Die Frage, wie man sich auch derjenigen Toten vergegenwärtigen könnte, deren Namen nicht bekannt sind, wird hier durch ein poetisches gartenkünstlerisches Konzept beantwortet. Besucherinnen und Besucher des Gartens können sich jeden nur denkbaren Namen aus 26 Buchstaben zusammensetzen, die in kleine quadratische Granitsteine eingemeißelt sind.[14]

Der „Lern- und Gedenkort Schloss Hartheim" bei Linz wurde 2003 mit einem umfassenden künstlerischen Gestaltungskonzept von Herbert Friedl eröffnet.[15] (Abb. 8) Es zeichnet symbolisch besonders die damals für die Morde vorgenommenen Einbaumaßnahmen nach und ruft das Tötungsgeschehen auf abstrahierende, absichtsvoll störende Weise ins Gedächtnis. Die Räume sind durch einen Steg erschlossen, der einem Mauerschnitt durch die Kubatur des Gebäudes folgt und auch quer durch die ehemaligen Tötungsräume führt. Zu den Elementen des Gesamtkonzeptes gehören Stahlpaneele und stählerne Fensterläden, die die damaligen Tarnmaßnahmen andeuten, Stein, Glas und Licht sowie, als Teil der Dauerausstellung, ein künstlerisch gefasster Grabungsblock. Im Unterschied zu anderen vergleichbaren Gedenkstätten wurde hier das gesamte Haus sowohl im Innen- als auch im Außenbereich künstlerisch bearbeitet. Das Projekt war von Kontroversen begleitet. Keine andere „Euthanasie"-Gedenkstätte hat bildende Kunst so umfassend in ihr Vermittlungskonzept einbezogen wie Hartheim.

Im Stadtbild von Pirna, dem touristisch beliebten „Tor zur Sächsischen Schweiz", war lange kein Hinweis auf die im Jahr 2000 eröffnete „Euthanasie"-

13
Eine aktiv arbeitende Gedenkstätte wurde 2012 eröffnet, später als an den anderen ehemaligen Mordzentren; vgl. Ley/Hinz-Wessels (s. Fußnote 8). Rostroter Cortenstahl als Träger für Text- und Bildinformationen wurde seit den 1990er-Jahren zu einem immer wieder gewählten, mittlerweile eher überstrapazierten Material für Denkmäler und Gedenktafeln.

14
Das Dokumentationszentrum wurde 2005 eröffnet; Thomas Stöckle, Gedenkstätte Grafeneck – Dokumentationszentrum, in: GedenkstättenRundbrief 138 (8/2007), S. 11–18

15
Herbert Friedl, Der Ort des Geschehens – Ort der Erinnerung, in: Wert des Lebens: gedenken, lernen, begreifen. Begleitpublikation des Landes Oberösterreich in Schloss Hartheim, Linz 2003, S. 148–157

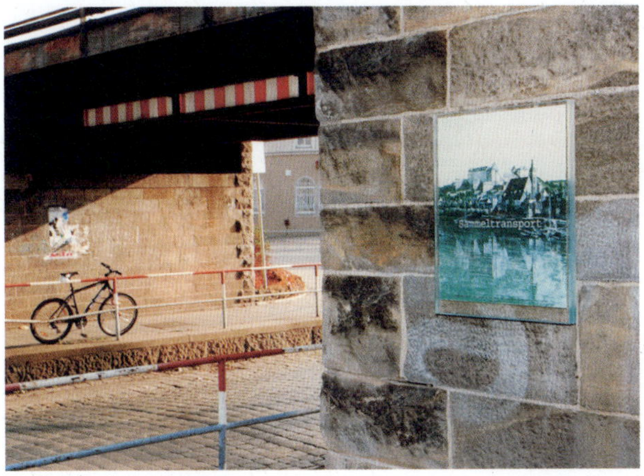

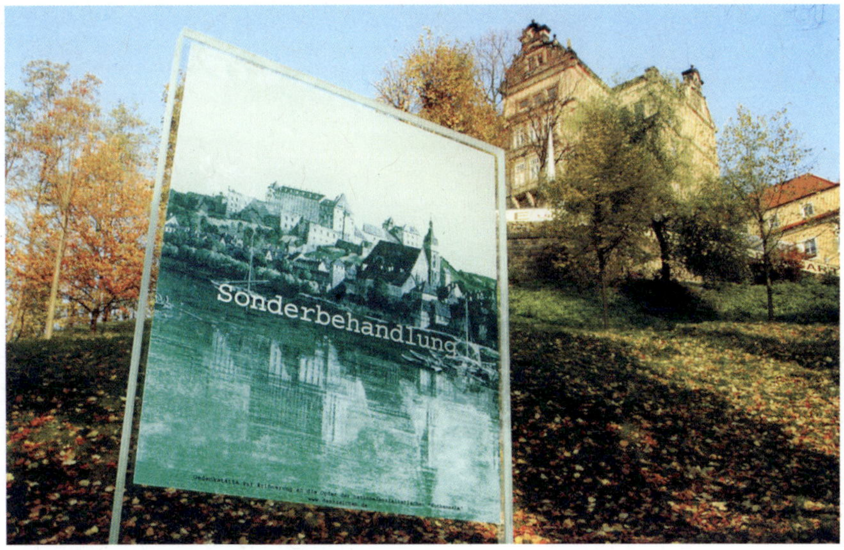

Abb. 9 und 10: Denkzeichen am Bahnhof von Pirna und am Fuß der Festung Pirna-Sonnenstein, 2005

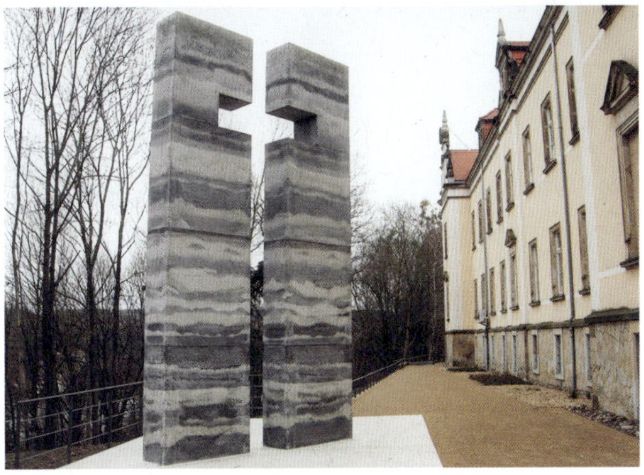

Abb. 11: Denkmal neben der Gedenkstätte Pirna-Sonnenstein, 2012

Gedenkstätte zu finden. Das 2005 realisierte Projekt „Vergangenheit ist Gegenwart" der Künstlerin Heike Ponwitz, Ergebnis eines Gedenkkunstwettbewerbs, verbindet seither die Stadt am Elbufer mit der Gedenkstätte durch ein Markierungssystem, das vom Bahnhof Pirna quer durch das Stadtzentrum hoch zur Festung Sonnenstein führt.[16] Sechzehn Glastafeln zeigen einen Ausschnitt aus der berühmten Vedute des Malers Canaletto, die Festung Sonnenstein mit Stadtzentrum und Schiffsanlegestelle, ein Lieblingsmotiv der Pirnaer Fremdenverkehrswerbung. Beim näheren Hinschauen entdeckt man Begriffe aus dem Zusammenhang der „Euthanasie"-Verbrechen: Unworte aus dem nationalsozialistischen Vokabular wie „Sammeltransport", „Rassenhygiene", „Gnadentod" oder „Geheime Reichssache". (Abb. 9) Vor jeder Tafel kann man auf eine spezielle Website der Stiftung Sächsische Gedenkstätten gelangen, die über die Hintergründe informiert. Die Tafel-Sequenz erscheint wie ein suggestiver Leitfaden, hin zum Fuß des Berges, auf dem die Festung steht, die 1940 zur Mordstätte wurde und heute die Räume der Gedenkstätte beherbergt. (Abb. 10) Das Projekt wurde zwar gut angenommen und im Kunst- und Memorialkontext gelobt. Es erfüllte jedoch offensichtlich nicht die Erwartungen der Stadt Pirna und der Gedenkstätte an ein traditionelles Denkmal für die Toten. Gemeinsam mit dem Volksbund Deutsche Kriegsgräberfürsorge errichtete die Stadt im Jahr 2011 neben der Gedenkstätte, dort, wo damals die verbrannten Überreste der Opfer den Elbhang hinabgeschüttet wurden, ein Monument des Architekten Tobias Hackbeil, das mit sieben Metern Höhe weithin bis in die Stadt Pirna hinunter sichtbar ist. (Abb. 11) Mit künstlerisch bearbeitetem Stampfbeton soll es Assoziationen an Ascheschichten hervorrufen. Als Negativ-Form zeigt es ein christliches Kreuzmotiv, was befremden muss, da es in Pirna eine große Anzahl jüdischer „Euthanasie"-Opfer gegeben hatte. „Ein Ort der Trauer, Erinnerung und Mahnung – auf dem Sonnenstein gibt es ihn nun endlich", lobte die Presse, „eine neue Form des Gedenkens", so der Oberbürgermeister, „ein Denkmal im besten Sinn des Wortes", so der damalige Direktor der Stiftung Sächsische Gedenkstätten.[17] Die Existenz zweier grundverschiedener Denkmalsansätze hat in Pirna zu einer Konkurrenzsituation geführt. Dabei wird deutlich, dass überlieferte Pathos-Formen für stille Trauer von Politik und Gesellschaft nach wie vor leichter angenommen werden als ein konzeptuelles Werk auf der Höhe der zeitgenössischen Kunst, das auf Überwältigungsstrategien und Kriegsgräbersymbolik verzichtet.

An den dezentralen Orten der NS-„Euthanasie" sind vor allem in den letzten beiden Jahrzehnten zahlreiche Denkmäler und Gedenkzeichen an ehemaligen Heil- und Pflegeanstalten entstanden. Hier wurden nach dem Ende der „T4"-Aktion in den Jahren 1942 – 45 Patientinnen und Patienten sowie Menschen, die in der NS-Ideologie und Kriegsführung als „Ballast" gebrandmarkt wurden, durch überdosierte Medikamente, Hungerrationen und

16
Boris Böhm, Norbert Haase (Hg.), Das Denkzeichen „Vergangenheit ist Gegenwart". Ein Kunstprojekt der Stiftung Sächsische Gedenkstätten in Pirna, Dresden 2005; siehe auch www.stsg.de/cms/pirna/denkzeichen-vergangenheit-ist-gegenwart (Website www.denkzeichen.de bei Redaktionsschluss in Überarbeitung)

17
Zitate aus: Pressemitteilung der Stiftung Sächsische Gedenkstätten, 2.11.2011, und Pirna-TV: www.pirna-tv.de/2011/11/03/kriegsgraberstatte-auf-dem-sonnenstein-weiht (Abruf am 15.4.2023)

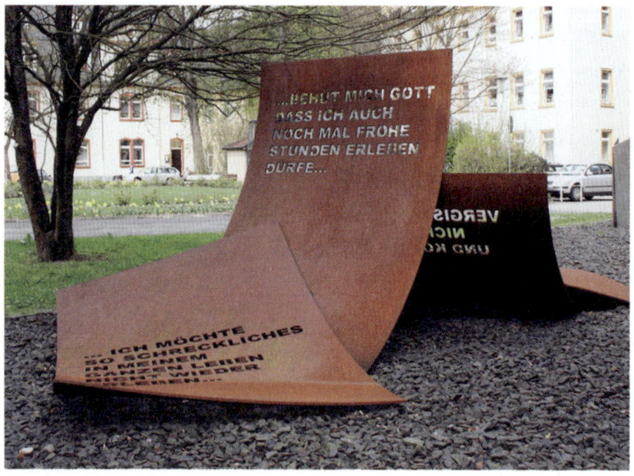
...BEHÜT MICH GOTT
DASS ICH AUCH
NOCH MAL FROHE
STUNDEN ERLEBEN
DÜRFE...

Abb. 12: Teil des Denkmalensembles für die Opfer der Heime Scheuern, 2005

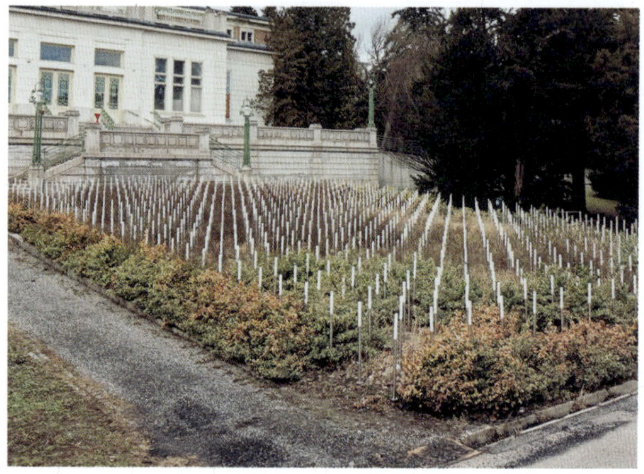

Abb. 13: Gedenkinstallation für die Opfer der „Spiegelgrund"-Anstalten vor dem historischen Gebäude am Steinhof, 2023. Jede einzelne Lichtsäule steht für ein ermordetes Kind.

Vernachlässigung ermordet. Einige dieser Anstalten hatten auch als Zwischenstationen beim Transport in die Mordstätten gedient. Die massenhaften Patientenmorde in den besetzten Ländern Ost- und Südosteuropas sind erst in jüngster Zeit erforscht worden. Auch dort wurden an einigen Orten Denkmäler und Gedenkanlagen errichtet, so in Polen im historischen „Fort VII" in Poznań, früher Posen, und in Piaśnica, früher Piasnitz, im belarussischen Mahiljou, früher Mogilew, im südrussischen Krasnodar und in Kiew.[18]

Das gestalterische Spektrum der Denkmäler und Gedenkzeichen an den dezentralen Orten ist breit und vielfältig. Die meisten Arbeiten konzentrieren sich, wie anfangs beschrieben, auf den symbolhaften Nachvollzug von Leiden und Sterben und auf die bildhafte Sichtbarmachung des Verlustes. Ein frühes figürliches Beispiel ist das „Tor der Schmerzen" von Carl Egler aus dem Jahr 1964 auf dem Hauptfriedhof in Karlsruhe, ein sich umarmendes trauerndes Paar aus Muschelkalk auf einem Grabfeld für „Euthanasie"-Opfer. Auch das erste Denkmal für die Patienten der Heil- und Pflegeanstalt Berlin-Buch ist figürlich gestaltet. Es zeigt ein Kind mit geschlossenen Augen und fragmentarischem Körper auf einer architektonischen Sockelanlage.[19] Die von Franziska Schwarzenbach bereits Ende der 1980er-Jahre geschaffene Eisenguss-Skulptur wurde im Jahr 2000 auf dem Campus des Max-Delbrück-Zentrums aufgestellt. Ein zweites Denkmal für die Opfer der Zwangssterilisationen und der „Euthanasie" in Buch folgte 2013 in Form eines übergroßen weißen Kissens aus Kunstharz, in dem sich ein Kopfabdruck abzeichnet, überzogen von den Vornamen der Opfer. Das Motiv eines Kissens, das nicht dem traditionellen Gedenkvokabular entspricht, sondern sich unmittelbar auf die Tötungen in den Anstalten durch Nahrungsentzug und Medikamente bezieht, hatten bereits im Jahr 2002 Susanne Schlechter und Marc Janssen in einer Gedenkanlage für die Opfer der Heil- und Pflegeanstalt Wehnen verwendet.

An anderen Orten sind eher verschlüsselte symbolhafte Gestaltungen zu finden. Das Denkmal von Rolf Schneider aus dem Jahr 1989 vor dem Haupteingang der Psychiatrischen Universitätsklinik Heidelberg besteht aus einer roten Sandsteinscheibe, die leicht gekippt auf zwei rostroten Stahlrollen lagert, ein Sinnbild für eine schwierige Balance. Das Gedenkensemble von Christian Rudolph für die ermordeten Patienten der Heilerziehungs- und Pflegeanstalt Scheuern aus dem Jahr 2000 besteht aus großen Stahlplatten. Vier leicht gewölbte Cortenstahlplatten im Zentrum enthalten Zitate aus Patientenbriefen, die die Anstaltsleitung vor dem Abtransport in die Tötungsanstalten zurückgehalten hatte. Sie wirken wie dahingewehte überdimensionierte Briefbögen – eine poetische und sehr persönliche Annäherung an das Thema. (Abb. 12)

Die sterblichen Überreste von ermordeten Kindern und Jugendlichen der Wiener Heil- und Pflegeanstalt „Am Steinhof", an denen Ärzte medizinische Versuche unternahmen, wurden in einem Ehrengrab auf dem Zentralfriedhof der Stadt bestattet. Vor dem damaligen Gebäude der Kinderfachabteilung „Am Spiegelgrund", der heutigen Klinik Penzing (bis 2020 Otto-Wagner-Spital), erinnert seit 2003 eine Installation von 772 schmalen, in strengen Reihungen angeordneten, nachts erleuchteten Lichtstäben von Tanja Walter, Ergebnis eines an Schulen durchgeführten Kunstwettbewerbs. (Abb. 13) Die Stäbe können auch als Grablichter interpretiert werden. In Leipzig erinnert seit 2011 eine gartenkünstlerische Gestaltung im heutigen Friedenspark an die etwa hundert Opfer der Kin-

18
Siehe dazu die Beiträge zur Erinnerungskultur in den besetzten Gebieten in diesem Band ab S. 156. Siehe auch: Christoph Beyer, Jens Thiel, Gedenkstätten und Informationsorte zu Patientenmorden in Europa, in: Stiftung Denkmal für die ermordeten Juden Europas (Hg.), Tiergartenstraße 4. Gedenk- und Informationsort für die Opfer der nationalsozialistischen „Euthanasie"-Morde, Begleitband zur Ausstellung, Berlin 2015, S. 100–133. Die Auswahl umfasst auch Gedenkorte in besetzten westeuropäischen Ländern. Im digitalen Teil der Ausstellung und in der Datenbank der Stiftung wird diese Zusammenstellung ergänzt.

19
Das Motiv des Kindes verweist darauf, dass im Kaiser-Wilhelm-Institut für Hirnforschung in Buch auch Gehirne ermordeter Kinder seziert wurden.

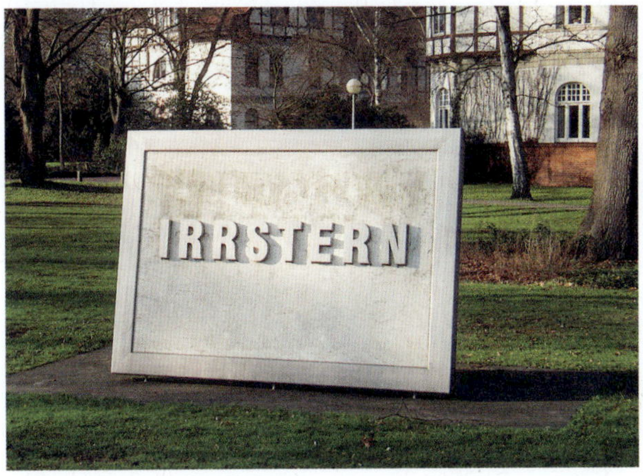

Abb. 14: Erinnerungstableau auf dem Gelände des Klinikums Bremen-Ost, 2007

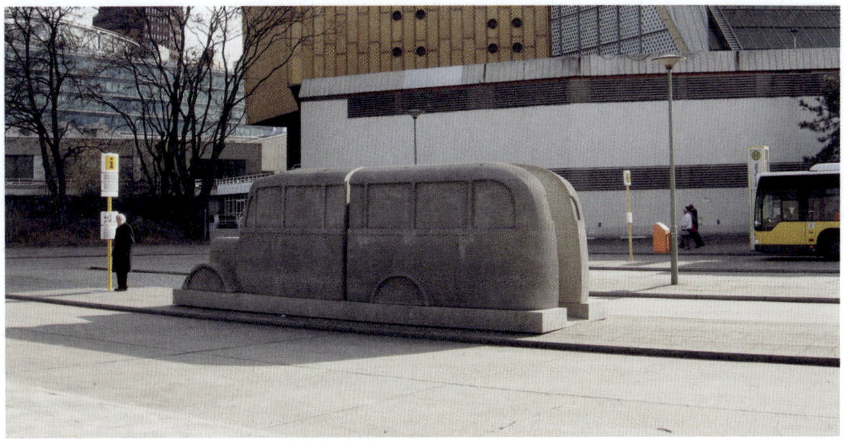

Abb. 15: Der „Graue Bus" vor der Berliner Philharmonie, am Standort der Villa der T4-Zentrale, 2018

der-„Euthanasie", die hier in Urnengräbern bestattet sind. Ein geschwungener „Gedenkweg", gesäumt von Zittergras, wird von Schriftbändern mit Zeilen eines Gedichtes von Christine Lavant durchkreuzt. Ein Denkmal in Innsbruck vor der Leopold-Franzens-Universität entstand 1997 nach der Vorlage einer Zeichnung des Künstlers Oswald Tschirtner, der seit 1954 in der Nervenheilanstalt Gugging lebte – abstrahierte stählerne menschliche Silhouetten, „Kopffüßler", vereinzelt und als Gruppe. Das 1996 mit den Namen deportierter jüdischer Menschen begonnene, mittlerweile weltbekannte „Stolperstein"-Projekt von Günter Demnig umfasst längst auch eine große Zahl von Opfern der NS-„Euthanasie". Manche dieser Steine wurden auch vor psychiatrischen Kliniken verlegt.

Wie bei vielen Erinnerungsprojekten zu unterschiedlichen Themen und Zeitetappen wird auch beim Gedenken an die NS-„Euthanasie" besonders oft die Form der Stele gewählt. Stelen – genauer: freistehende Pfeiler – gibt es seit der Antike in zahlreichen Kulturen als Ausdrucksform der Grabmalkunst, manchmal auch zur Ehrung von Göttern oder Herrschern. Der Ausdruck „Stelen" wird seit einiger Zeit aber auch gern für Geschichtstafeln aus Glas oder Metall verwendet, die – oft auch ohne spezielle künstlerische Gestaltung – als Informationsträger dienen. Die Stelen in Braunschweig sind mit Namen und Lebensdaten der „Euthanasie"-Opfer versehen. Die Stelen in Salzburg sind symbolhaft mit Asche gefüllt. In Wasserburg am Inn sind die Stelen zur „Euthanasie" Teil eines Ensembles von 62 Stelen für NS-Opfer der Stadt. Sie geben Auskunft über das Geschehen und spiegeln die Besucherinnen und Besucher. Zahlreiche weitere „Stelen"-Projekte bewegen sich im Spannungsfeld zwischen kunsthistorischer Konnotation und historischer Information.

Eine Besonderheit ist ein Projekt in Ulm an einem Ort der bürokratischen Mittäter: Vor dem Justizgebäude, zur NS-Zeit Sitz des Erbgesundheitsgerichts, entstand 2019 nach dem Entwurf des Designbüros Braun Engels Gestaltung ein Erinnerungszeichen für die Ulmer Opfer von Zwangssterilisation und „Euthanasie"-Morden. Mit einem Metallband soll die Beteiligung der Justiz- und Medizinbehörden an den Verbrechen sichtbar gemacht werden. Es dient auf dem Vorplatz als Informationsträger, führt dann die Fassade entlang nach oben und löst sich dort symbolhaft von dem historischen Gebäude ab.

Zwei Kunstprojekte seien noch besonders hervorgehoben. Das „Mahnmal für die Opfer der Psychiatrie 1934–1945" auf dem Gelände des Zentralkrankenhauses Bremen-Ost ist nicht nur von hoher künstlerischer Qualität, sondern auch Teil eines umfassenden und sehr lebendigen Vermittlungsprogramms des seit 1989 bestehenden Krankenhaus-Museums Bremen. Diese Einrichtung hat sich mittels Ausstellungen zur Psychiatriegeschichte, interdisziplinären Veranstaltungen und Kinder- und Jugendarbeit immer wieder mit dem Thema „Euthanasie" auseinandergesetzt. (Abb. 14) Das zweiteilige Kunstwerk von Marikke Heinz-Hoek aus dem Jahr 2000 besteht aus einem Tableau im Außenraum mit dem zunächst rätselhaft erscheinenden Wort „Irrstern" und der Video-Installation „Fenster des Himmels" in der Eingangshalle mit Portraitfotos von Opfern und einem ineinandergelegten Händepaar.[20] Beide Titel sind Texten von Friedrich Hölderlin entnommen. Der psychisch erkrankte Dichter musste in einer Klinik eine Zwangsbehandlung durchmachen, nach der er als „unheilbar" entlassen wurde.

Ein weiteres höchst außergewöhnliches Kunstprojekt, das sich von traditionellen Gedenkformaten völlig gelöst hat, ist das „Denkmal der Grauen

20
Marikke Heinz-Hoek, Fenster des Himmels/ IRRSTERN, Bremen 2001

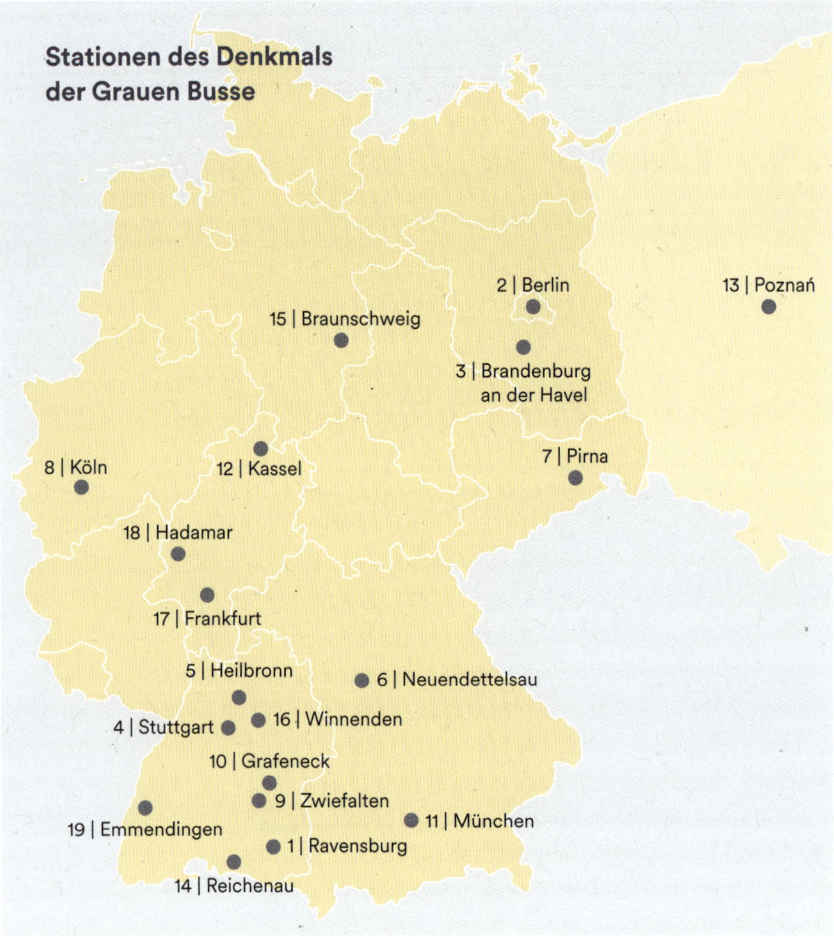

Busse" von Horst Hoheisel und Andreas Knitz.[21] Das 2007 als Ergebnis eines Wettbewerbs realisierte konzeptuelle Kunstwerk besteht aus einem dauerhaften Grauen Bus vor dem Zentrum für Psychiatrie Ravensburg (s. Abb. auf S. 116) und einem mobilen Grauen Bus, der seinen Standort wechselt, wenn sich eine Initiativgruppe findet, die ihn in ihre Stadt holen will, an einen Ort, der mit „Euthanasie"-Verbrechen verbunden ist. (Abb. 15) Beide Bus-Objekte sind skulpturale, aus Stahlbeton gegossene, computergesteuert in Form gebrachte Repliken der grau gestrichenen Busse, die damals die Patientinnen und Patienten in die Mordanstalten brachten, maßstabs- und äußerlich detailgetreu dem damaligen Fahrzeugtyp aus dem Baujahr 1938 nachgebildet, mit mächtiger Motorhaube, altmodisch gewölbtem Dach sowie Türen und Fenstern, die nun hermetisch geschlossen sind. Das befremdend und monumental wirkende Objekt ist durch einen Längsschnitt geteilt. Im schmalen Mittelgang ist die Frage „Wohin bringt ihr uns?" in Beton eingegossen.

Durch die Versetzung des mobilen Grauen Busses an mittlerweile neunzehn Standorte (siehe Karte) und die damit einhergehenden Aktivitäten hat sich ein für das Thema der NS-„Euthanasie" einzigartiges Partizipations- und Rechercheprojekt entwickelt. An den jeweiligen Standorten wird es durch dezentral organisierte Ausstellungen und Veranstaltungen ergänzt. Als weitgefasstes Partizipationsprojekt zielt es auf Vernetzung aller beteiligten, betroffenen und am Thema interessierten Menschen und Institutionen und hat auf diese Weise seit 2007 einen vielschichtigen Kommunikationsraum geschaffen, der unhierarchisch organisiert ist und sich eigenständig auch dann weiterentwickeln kann, wenn der Bus nicht mehr da ist. Das „Denkmal in Bewegung" ehrt die Opfer und beleuchtet zugleich – dank der Mitwirkung zahlreicher Menschen aus unterschiedlichen Bereichen wie Psychiatrie, Geschichtsforschung, Gedenkstätten – die zentralen und dezentralen Tatorte, die Heilanstalten, Mordstätten, Planungszentralen, mitwirkenden Bürokratien. Es rückt darüber hinaus den öffentlichen Raum ins Blickfeld, in dem sich das Geschehen unter den Augen der Bevölkerung vollzog.

Ein ganz besonderes Projekt an Orten der dezentralen „Euthanasie" ist der Umgang mit dem Altarbild in der Kirche St. Nicolaus der Evangelischen Stiftung Hamburg-Alsterdorf. Dieses Bild und seine Geschichte unterscheiden sich allerdings völlig von den hier skizzierten Kunstwerken. Der damalige Direktor der Alsterdorfer Anstalten, SA-Mitglied und mitverantwortlich für die Ermordung von mehr als 500 seiner Patientinnen und Patienten, hatte 1938 selbst eine Kreuzigungsdarstellung mit einer zynischen Aussage entworfen. Sie zeigt zwölf Personen unter dem gekreuzigten „arischen Christus", von denen allein die drei Menschen mit Behinderungen keinen Heiligenschein erhielten, also nicht zur christlichen Gemeinschaft gehören sollten. Nach langjährigen Debatten um Verhüllung, Entfernung oder Bewahrung dieses denkmalgeschützten Werks wurde die gesamte Altarwand mit dem zwölf Meter hohen Bild in den Außenraum versetzt und ist nun durch eine Glaswand vom Kircheninneren aus sichtbar. Seither ist es der Kern und Ausgangspunkt eines „Lern- und Gedenkortes", der sich mit der Geschichte der Alsterdorfer Anstalten auseinandersetzt.[22] (Abb. 16)

Seit 2014 gibt es den nationalen Gedenk- und Informationsort für die Opfer der „Euthanasie" vor der Philharmonie am Rand des Berliner Tiergartens. Ergebnis eines nach einem Bundestagsbeschluss ausgeschriebenen Gestaltungswettbewerbs, der sich nicht nur an die Sparte bildende Kunst, sondern auch an Architektur und Gestaltung richtete, war ein Entwurf, der das künstlerische Moment stark zurücknahm, wenngleich nicht außer Acht ließ. Interessant sind an diesem Beispiel die lange, konfliktreiche Vorgeschichte sowie das Verhältnis von Kunst und Do-

21
Andreas Schmauder, Paul-Otto Schmidt-Michel, Franz Schwarzenbauer (Hg.), Erinnern und Gedenken. Das Mahnmal Weißenau und die Erinnerungskultur in Ravensburg, Konstanz 2007; Stadt Ravensburg (Hg.), Das Denkmal der Grauen Busse, Zwiefalten 2012; Thomas Müller, Paul-Otto Schmidt-Michel, Franz Schwarzbauer (Hg.), Vergangen? Spurensuche und Erinnerungsarbeit – Das Denkmal der Grauen Busse, Zwiefalten 2017; www.dasdenkmalder grauenbusse.de (Abruf am 15.4.2023)

22
www.strasse-der-inklusion.de/lern-und-gedenkort. Auf der Rückseite der in den Außenraum versetzten Altarwand stehen nun die Namen der ermordeten Alsterdorfer Patientinnen und Patienten.

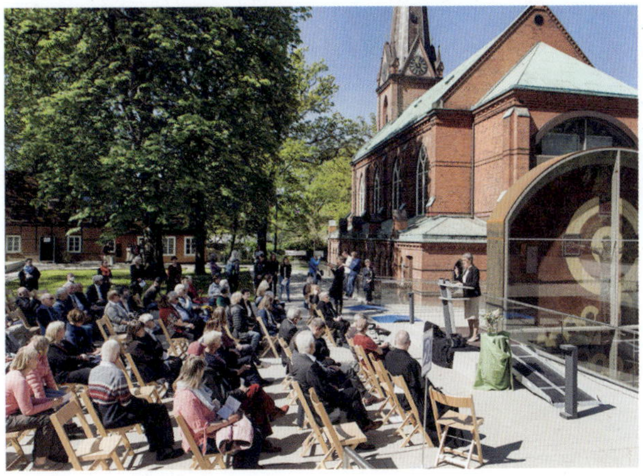

Abb. 16: Einweihung des Lern- und Gedenkortes der Stiftung Alsterdorf, 2022

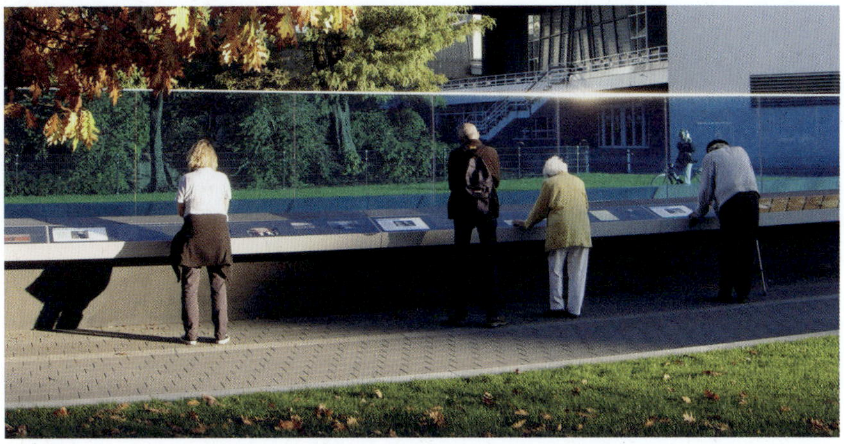

Abb. 17: Gedenkort für die Opfer der „Euthanasie“-Morde am Berliner Tiergartenrand, 2018

kumentation. Die Adresse der „T4“-Aktion, benannt nach der Adresse der Villa in der Tiergartenstraße 4, war in der NS-Zeit, anders als die der Gestapo-Zentrale, weitgehend geheim gehalten worden und geriet nach Kriegsende gänzlich in Vergessenheit. Der Grundriss der Villa überschneidet sich mit dem Foyer des 1963 erbauten Konzerthauses.

Die Wiederentdeckung des Ortes begann mit der Aktion „Mobiles Museum“ der Berliner Geschichtswerkstatt zum Stadtjubiläum 1987, einer kleinen Dokumentation in einem ausrangierten Doppeldeckerbus. 1988 kaufte das Land Berlin für den Standort vor der Philharmonie die abstrakte Skulptur „Berlin Junction“ des US-amerikanischen Bildhauers Richard Serra an, die damals für eine Ausstellungspräsentation nach Berlin gekommen war, und erklärte sie zum Denkmal für die „Euthanasie“-Opfer, um den Forderungen von Bürgerinitiativen nach einem Gedenkort an dieser Stelle entgegenzukommen. Nach Protesten gegen diese vornehmlich aus Repräsentationsgründen vorgenommene Aktion des Senats wurde 1989 eine ergänzende Widmungstafel in den Boden eingelassen, die lange Zeit als Ort für Gedenkstunden und Mahnwachen diente. Der Runde Tisch T4 entwickelte seit 2007 das Konzept für einen zukünftigen Gedenkort, welcher dann 2011 mit einem Bundestagsbeschluss ermöglicht wurde; er sollte Teil des Ensembles der nationalen Denkmäler für NS-Opfer werden. Dafür hatte auch das mobile Denkmal der Grauen Busse von Horst Hoheisel und Andreas Knitz geworben, das im Jahr 2008 hier Station machte. Eine Open-Air-Ausstellung veranschaulichte 2013 auf dem Philharmonie-Vorplatz die Geschichte des Ortes.[23]

Im Jahr 2014 wurde schließlich der dauerhafte Gedenkort eingeweiht, entworfen von der Architektin Ursula Wilms gemeinsam mit dem Installations- und Lichtkünstler Nikolaus Koliusis und dem Landschaftsarchitekten Heinz W. Hallmann. (Abb. 17) Als einziger der nationalen Gedenkorte für NS-Opfer befindet er sich an einem Standort, dessen Geschichte unmittelbar mit dem historischen Geschehen verbunden ist.[24] Vor einer blauen, weithin sichtbaren Glaswand wurde ein lang gestrecktes Pult errichtet. Es ist Informationsträger für die Open-Air-Ausstellung mit Texten, Fotos und integrierten Medienstationen. Trotz der markanten visuellen Präsenz der blauen Glaswand nimmt die Kunst hier eine dienende Rolle ein: Sie wird gewissermaßen zum Transportmittel für die dokumentarischen Inhalte. Die Ästhetik dieses Gedenkortes ist minimalistisch klar. Auf symbolische Formen wird völlig verzichtet. Nur in der Farbe Blau und in den Spiegelungen der Glaswand könnte man besondere Bezüge sehen. Emotionen werden allein durch die Beschreibung der Morde und durch die Biografien der Opfer auf dem Informationspult hervorgerufen. Der Gedenkort wird von der Stiftung Denkmal für die ermordeten Juden Europas betreut – so wie die drei zuvor entstandenen nationalen Denkmäler für NS-Opfer, das Denkmal für die ermordeten Juden Europas, das Denkmal für die verfolgten Homosexuellen und das Denkmal für die ermordeten Sinti und Roma. Die vier Projekte weisen große typologische Unterschiede auf. Deutlich wird allerdings gerade beim Denkmal für die „Euthanasie“-Opfer, dass sich im Lauf der Jahre der Schwerpunkt immer stärker zur Dokumentation hin verlagert hat.[25] Diese Entwicklung spiegelt die aktuelle Diskussion um die Rolle von Denkmälern in der Erinnerungskultur. Ein Denkmal allein stößt an seine Grenzen, wenn es nicht Teil einer umfassenden Vermittlungsarbeit ist, bei der die historische Dokumentation im Zentrum steht. Die von den Denkmälern angebotene Interpretation der Geschichte ist oft einseitig und immer zeitgebunden. Dokumentationsstätten hingegen können sich immer wieder erneuern und einen multiperspektivischen Zugang zur Geschichte möglich machen.

23 Stefanie Endlich, Sigrid Falkenstein, Helga Lieser, Ralf Sroka, Tiergartenstraße 4. Geschichte eines schwierigen Ortes, Berlin 2014

24 Stefanie Endlich, „Gedenk- und Informationsort Tiergartenstraße 4“, in: Gedenkstätten-Rundbrief 170 (2013), S. 30 – 38; dies., „Gedenk- und Informationsort für die Opfer der nationalsozialistischen ‚Euthanasie‘-Morde“, in: GedenkstättenRundbrief 176 (2014), S. 10 – 21

25 Dies wird auch deutlich in den Debatten und Entscheidungen für das nächste nationale Projekt zur NS-Geschichte, das „Dokumentationszentrum für alle Opfer des deutschen Vernichtungskrieges und der Besatzungsherrschaft“. GedenkstättenRundbrief 176 (2014), S. 10 – 21; siehe auch: Petra Fuchs, Maike Rotzoll, Erinnern heißt gedenken und informieren. Konzeption einer Ausstellung am schwierigen Ort. in: Stiftung Denkmal (wie Anm. 18), S. 44 – 51

Hannah Bischofs
„Zyklus für Maria“

Achim Tischer

Schöne Farbigkeit ist Normalität. Und meine Großmutter hat, wenn sie nicht krank war, ein Leben gelebt wie andere auch.
Hannah Bischof

Über viele Jahrzehnte wurde in der Familie der Berliner Künstlerin Hannah Bischof ein Geheimnis gehütet: das Schicksal der 1942 verstorbenen und an Schizophrenie erkrankten Großmutter Maria Fenski.

Es ist sicher kein Zufall, dass die Enkelin Hannah zusammen mit ihrer Schwester Regina nach so vielen Jahren begann, das Schweigen um ihre Großmutter zu brechen. Regina stellte Nachforschungen an, Hannah malte und hat ihrer Großmutter mit ihren Bildern ein Denkmal gesetzt. Gleichzeitig lösten beide auf der Suche nach der Wahrheit ein Familiengeheimnis.

Mit der Recherche des Lebensweges der Großmutter vervollständigte sich nach und nach und Bild für Bild der Zyklus für Maria mit seinen sechzehn farbkräftigen Arbeiten. „Ich habe die Bilder nicht bewusst gemalt“, sagt die Enkelin heute, „weil ich auch nicht bewusst malen kann.“ Die Arbeiten sind zwischen 2011 und 2015 entstanden, zum Teil als direkt zugehörig zu Maria empfunden und zum Teil erst später dazugenommen. „Als ich gemerkt habe, es werden immer mehr Bilder und es sind bestimmte Abschnitte in ihrem Leben, da hatte ich die Absicht, damit an die Öffentlichkeit zu gehen“, so die Künstlerin.

Die wechselnden Wohnorte und Klinikaufenthalte der Großmutter, vom Geburtsort Papenburg bis zu ihrem Sterbeort Neuruppin, die Beschäftigung mit den überlieferten Krankenakten, das Gespräch mit noch lebenden Verwandten wurden so zu Bildmotiven wie „Die Klinik“ auf dem Cover dieses Buches.

Die Bilder, die wichtigen Bildtitel und die dazugehörenden Kommentare der Künstlerin verblüffen durch ihre klare und einfache Sprache; trotz ihrer Abstraktion sind sie immer konkret und nehmen den Betrachter mit – in doppelter Bedeutung des Wortes.

Maria Fenski, geborene Eissing, kam am 14. August 1905 im ostfriesischen Papenburg an der Ems auf die Welt. „Die rote Mühle“ ist das erste Bild des Zyklus. Hier, wo Maria ganz in der Nähe geboren wurde, beginnt ihr Leben.

Am Horizont erscheinen schemenhaft ungastliche dunkle Gebäude, während die junge Frau verloren im Zentrum des Bildes steht. Eine Verlorenheit, die in den Arbeiten immer wieder aufscheint. Mal dargestellt als kleine blaue verschwommene Figur oder angedeutet durch ihre vollkommene Abwesenheit, die den Betrachter in ein Nichts blicken, aber Schlimmes erahnen lässt.

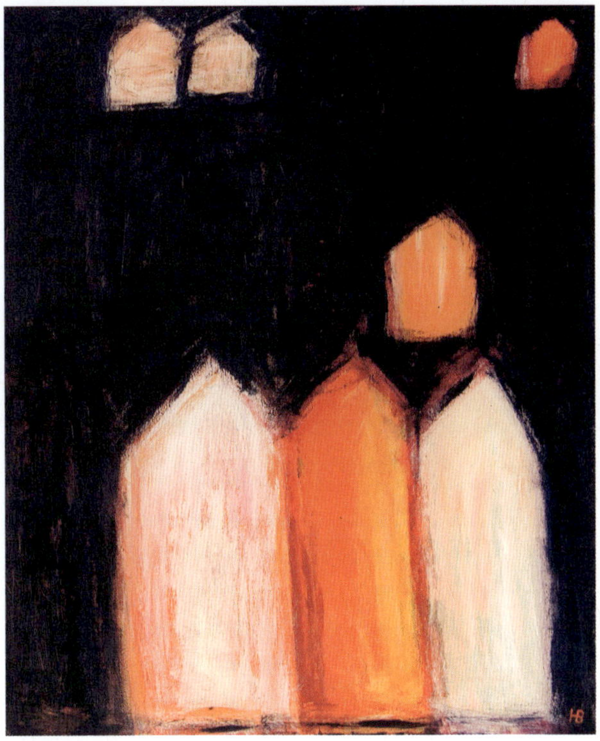

Ein neues Zuhause, 2011,
Acryl auf Leinwand, 100 x 120 cm

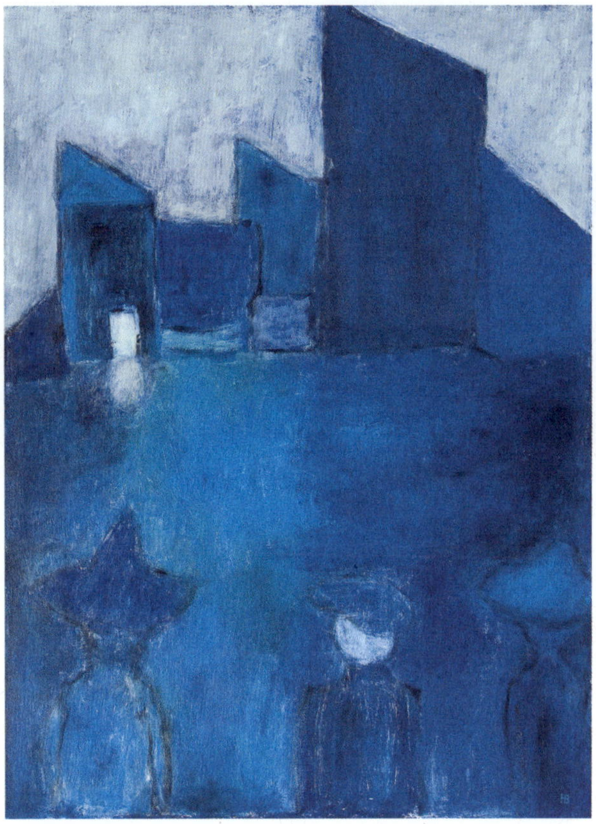

Die drei Besucher, 2012,
Acryl auf Leinwand, 120 x 160 cm

In „Ein neues Zuhause“ , in dem die Häuser Hamburgs wie Hoffnungsschimmer in roten Tönen feurig zu glühen scheinen, bietet der schwarze Hintergrund noch Halt, den die junge Maria immer wieder zu verlieren scheint. Mehrfach gelangt sie zwischen 1922 und 1929 in die Psychiatrie: wegen „Jugendirrsinn“ in die Provinzial-Heilanstalt Osnabrück, wegen einer Wochenbettpsychose in die Staatskrankenanstalt Hamburg-Friedrichsberg.

„Gestörte Wahrnehmung“ nennt denn auch Hannah Bischof die in Blautönen gehaltene Arbeit, in der die Flächen der angedeuteten Gebäude bizarr und disharmonisch wirken. Denn, so die Künstlerin, es gibt etwas, „das wie ein Schleier über der Vergangenheit und der Zukunft liegt – die Psychosen, die Depressionen, die Zeiten, die unter der Oberfläche liegen und nicht richtig sichtbar sind.“

Die dreifache Mutter Maria muss sich 1938 wieder in die Psychiatrie begeben. Jetzt lautet die Diagnose „Paranoide Psychose“. Man behandelt sie in der Klinik mit der Cardiazolschock-Therapie, die heilende Krämpfe bewirken soll, jedoch häufig Vernichtungsängste bei den Kranken auslöst. „Die Konturen verschwimmen – Psychiatrie“ betitelt Hannah Bischof eine in Grün- und Brauntönen gemalte großformatige quadratische Arbeit. Die Grenzen zwischen Gegenständlichem und Abstraktem, zwischen „Drinnen“ und „Draußen“, zwischen Leben und Tod verwischen.

Nur selten darf die Familie Frau und Mutter in der Psychiatrie besuchen, in der Maria bis zu ihrem Tod dauerhaft bleiben wird. „Die drei Besucher“ (1938 – 1941) werden von einer ganz kleinen, kaum wahrnehmbaren Person vor einer riesenhaften Häuserwand mit harten flächigen Konturen erwartet. Die ganze Situation ist in düsteren blauen Farbtönen dargestellt. Nähe ist der Distanz gewichen, menschliche Wärme kann nicht entstehen. Die Besucher wirken merkwürdig fremd.

Am 14. August 1941 wird Maria Fenski aus Berlin in die Landesanstalt Neuruppin weiterverlegt. Die Künstlerin notiert: Sie ist „schutzlos und ausgeliefert, sie ist entsetzlich allein“. Fast ein Jahr später stirbt Hannah Bischofs Großmutter Maria Fenski in der Neuruppiner Landesanstalt – offiziell an „Herzmuskelentartung“, tatsächlich jedoch an Hunger. Am Ende ihres Lebens wiegt die 37-jährige Frau nur noch 42 Kilogramm. Maria Fenski gehört zu den vielen Opfern einer menschenverachtenden Psychiatrie. Sie stirbt eines gewaltsamen Todes durch Verhungern.

Rainer Viertlböck – „Strukturen der Vernichtung“

Julius Scharnetzky

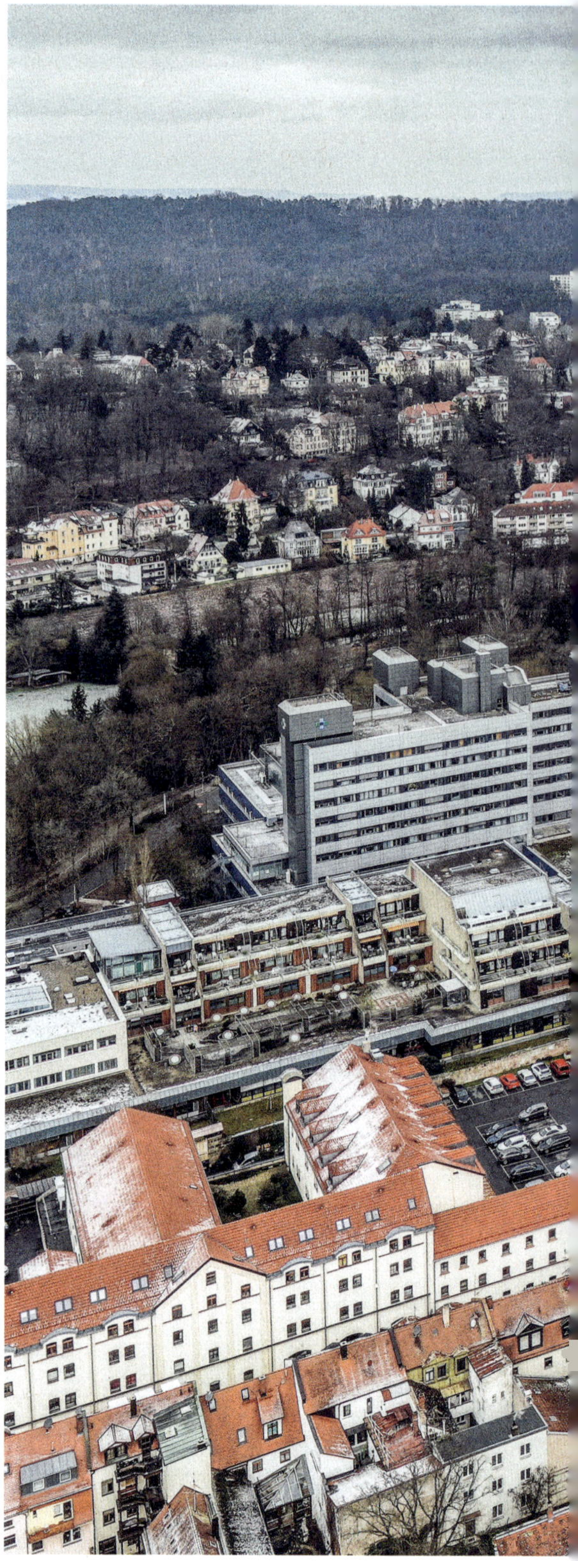

Die Arbeiten des Architekturfotografen Rainer Viertlböck erstrecken sich über den gesamten Erdball: Er fotografiert stillgelegte Minenanlagen in Andalusien, Stadtansichten von Chicago, Orte im Umkreis von Fukushima, die von ihren Bewohner*innen 2011 nach dem Reaktorunfall verlassen werden mussten, oder auch Flüchtlingsunterkünfte in Südspanien. Ihn interessieren jedoch nicht nur architektonische Strukturen. Viertlböck macht immer auch die sie umgebenden Räume sichtbar und damit gleichsam ihre Licht- und Schattenseiten. Es sind daher die großen gesellschaftlichen Themen unserer Zeit, denen wir in seinen Arbeiten begegnen: soziale Ungleichheit, Umweltverschmutzung, Flucht und Migration.

Bei „Strukturen der Vernichtung“ handelt es sich um Viertlböcks bisher umfangreichstes Projekt. Seit mehreren Jahren dokumentiert er in ganz Europa Orte nationalsozialistischer Gewaltverbrechen. Er lenkt seinen Blick dabei nicht nur auf Lager wie Auschwitz, Buchenwald und Dachau, die zu Symbolen der von Deutschland begangenen Gräueltaten geworden sind, sondern auch auf weniger bekannte Leidensorte – darunter Erschießungsstätten und Ghettos in Osteuropa. Es ist diese erweiterte Perspektive, die uns das Ausmaß der nationalsozialistischen Ausgrenzungs- und Vernichtungspolitik vor Augen führt. Nur die wenigsten dieser Orte sind heute Gedenkstätten. Wenn sie nicht bereits von den Tätern selbst zerstört worden sind, wurden sie nach 1945 pragmatisch nachgenutzt und überformt, einige dem Verfall preisgegeben, andere abgerissen. Viertlböcks Fotos konfrontieren die Betrachter*innen daher auch mit dem Umgang der Nachkriegsgesellschaften in Ost- und Westeuropa mit den ehemaligen Verbrechensorten und regen gleichzeitig dazu an, sich Gedanken zu machen, wie in Zukunft mit der nationalsozialistischen Vergangenheit umgegangen werden sollte.

Der vorliegende Band versammelt erstmals Bilder aus der Reihe „Strukturen der Vernichtung“, die sich den „Euthanasie“-Verbrechen im Deutschen Reich widmen. Gezeigt werden sowohl Orte ehemaliger Gasmordanstalten (Brandenburg, Hartheim, Pirna-Sonnenstein) als auch Heil- und Pflegeanstalten, aus den Patient*innen in die Tötungseinrichtungen verschleppt und/oder in denen Menschen durch Hunger und überdosierte Beruhigungsmittel getötet wurden (Bendorf-Sayn, Erlangen, Großschweid-

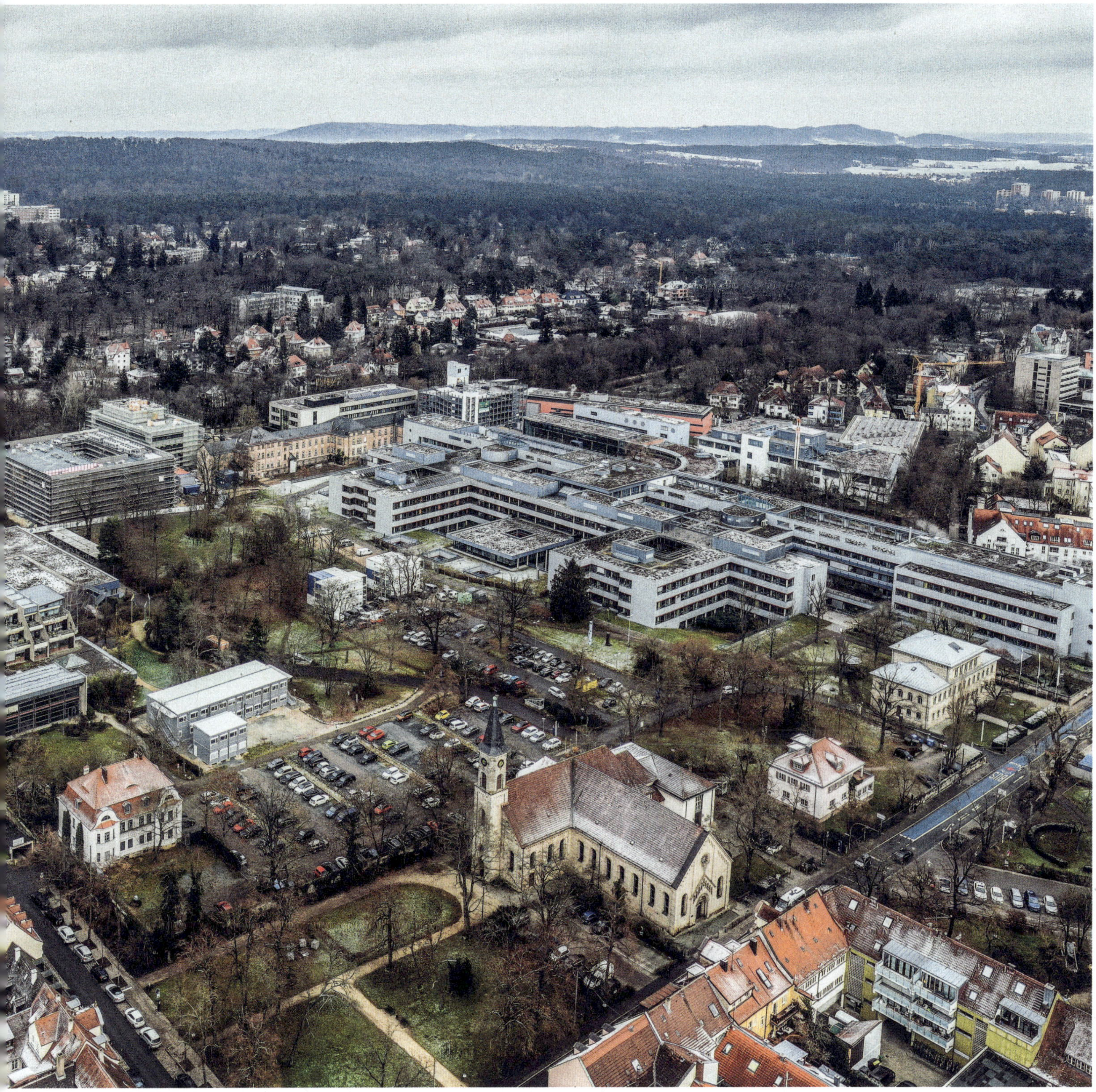

Erlangen

Weitere Abbildungen in diesem Band:
Hartheim (S. 64)
Pirna-Sonnenstein (S. 68)
Bendorf-Sayn (S. 84)
Haar (S. 112)
Irsee (S. 120)
Erlangen (S. 124)

nitz, Haar, Irsee). Das räumliche Nebeneinander von therapeutischen Bemühungen einerseits und den Tötungen andererseits prägte vor allem die Morde nach der Einstellung der „Aktion T4" im August 1941. Heil- und Pflegeanstalten überall im Reich richteten Stationen ein, auf denen Menschen getötet wurden, während auf den anderen Stationen Normalbetrieb herrschte. Besonders im Vergleich zu den nationalsozialistischen Zwangslagern sind die Orte des Krankenmords daher keine geplanten, sondern gewordene Tatorte. Sie sind darüber hinaus Verbrechensorte, die oft sichtbar innerhalb städtischer Strukturen waren. Anders als die massenhaften Tötungen der europäischen Jüdinnen und Juden fand der Mord an den Psychiatriepatient*innen somit vor den Augen der deutschen Bevölkerung statt. Die meisten der gezeigten Orte erfüllen noch heute ihre ursprüngliche Funktion: die Heilung und Versorgung von Menschen mit Behinderungen und psychischen Erkrankungen.

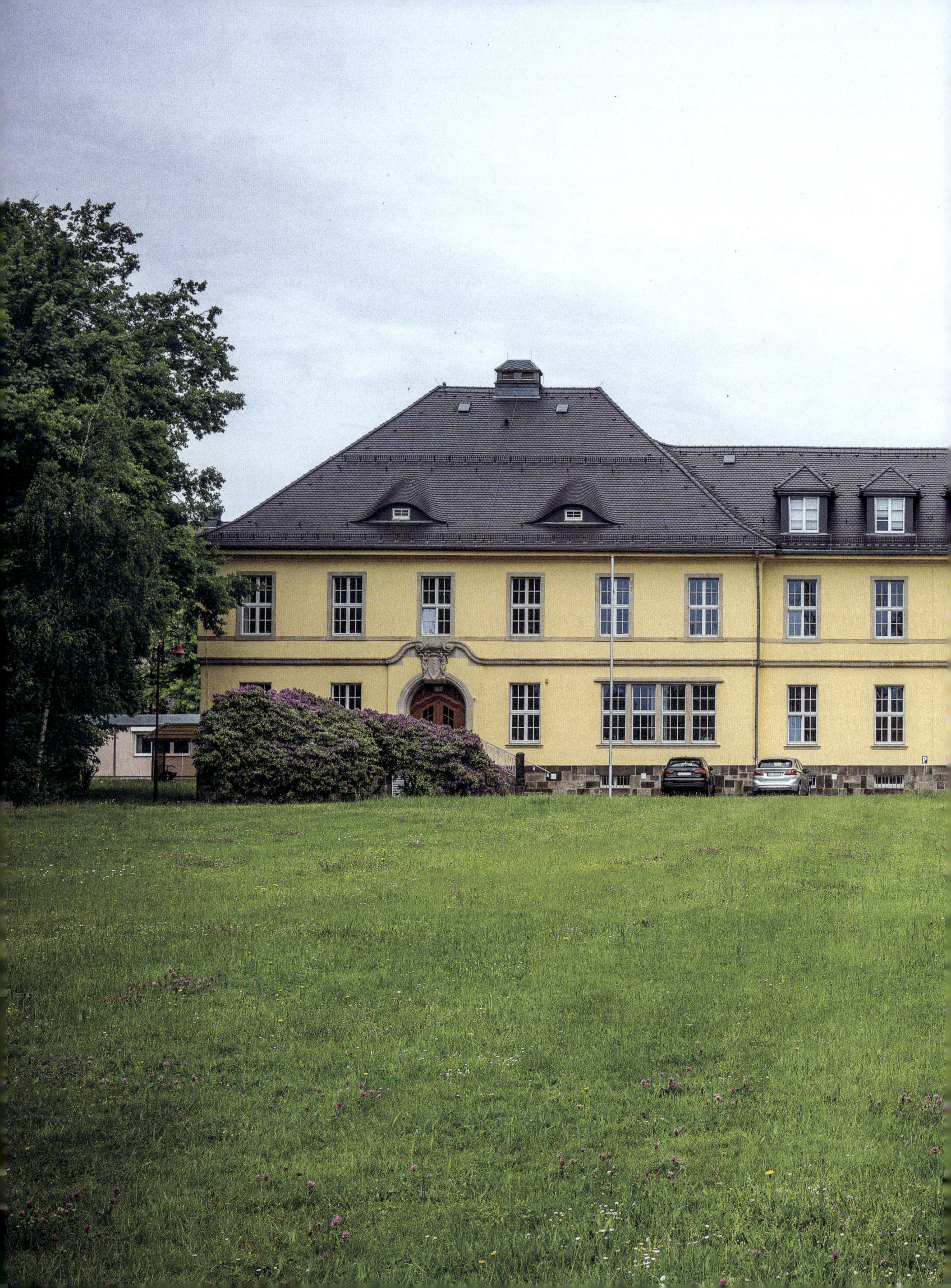

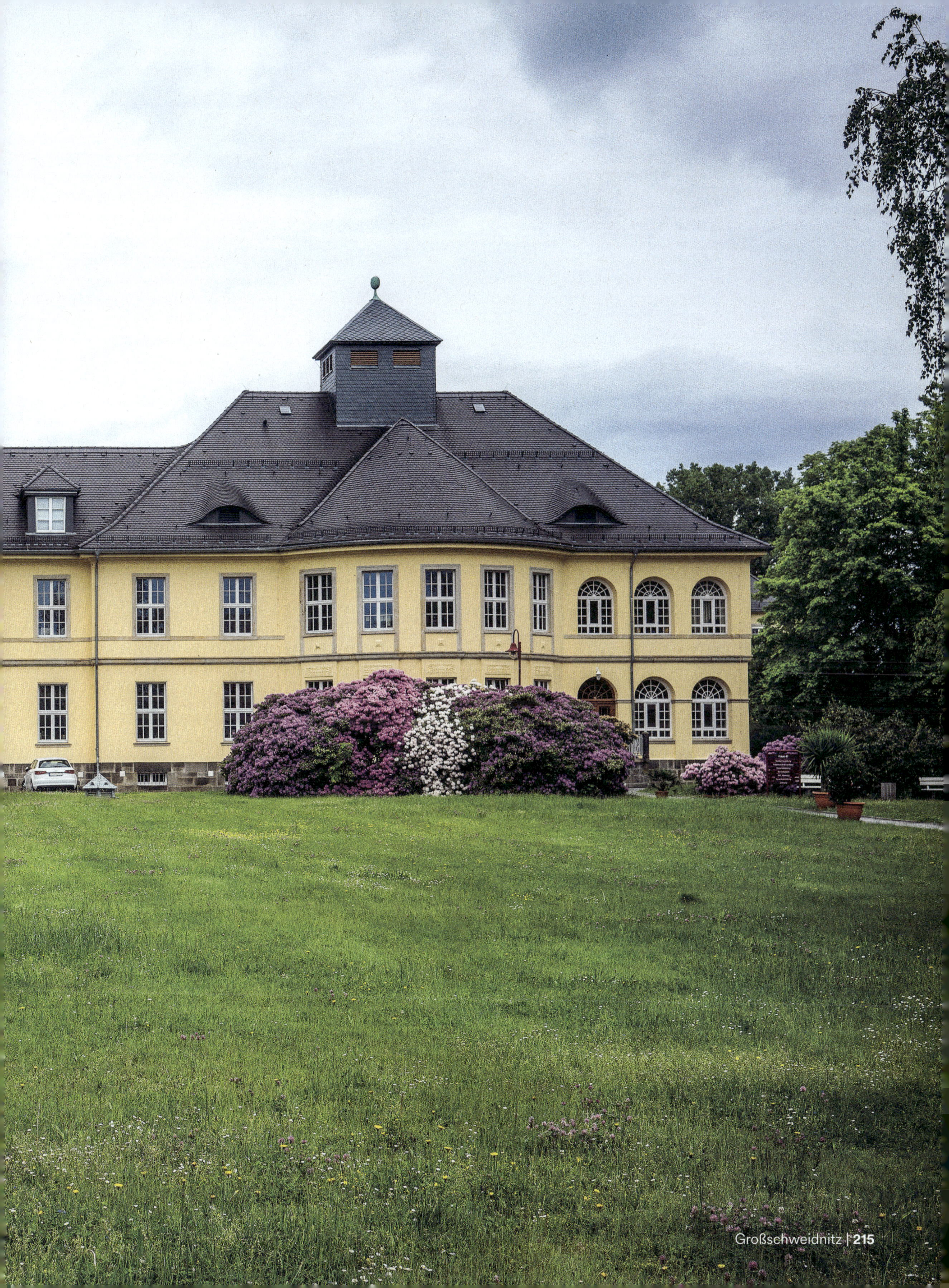

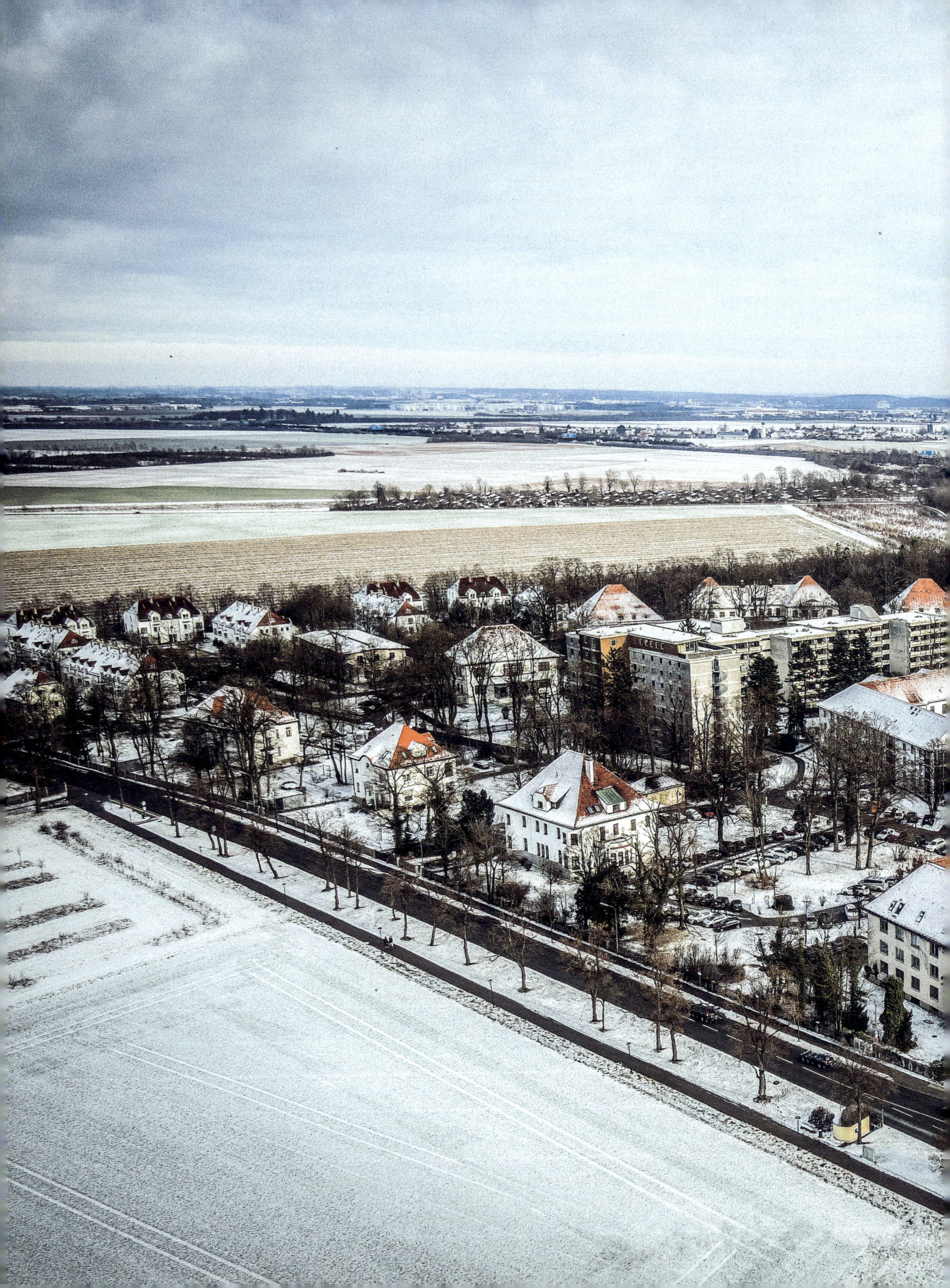

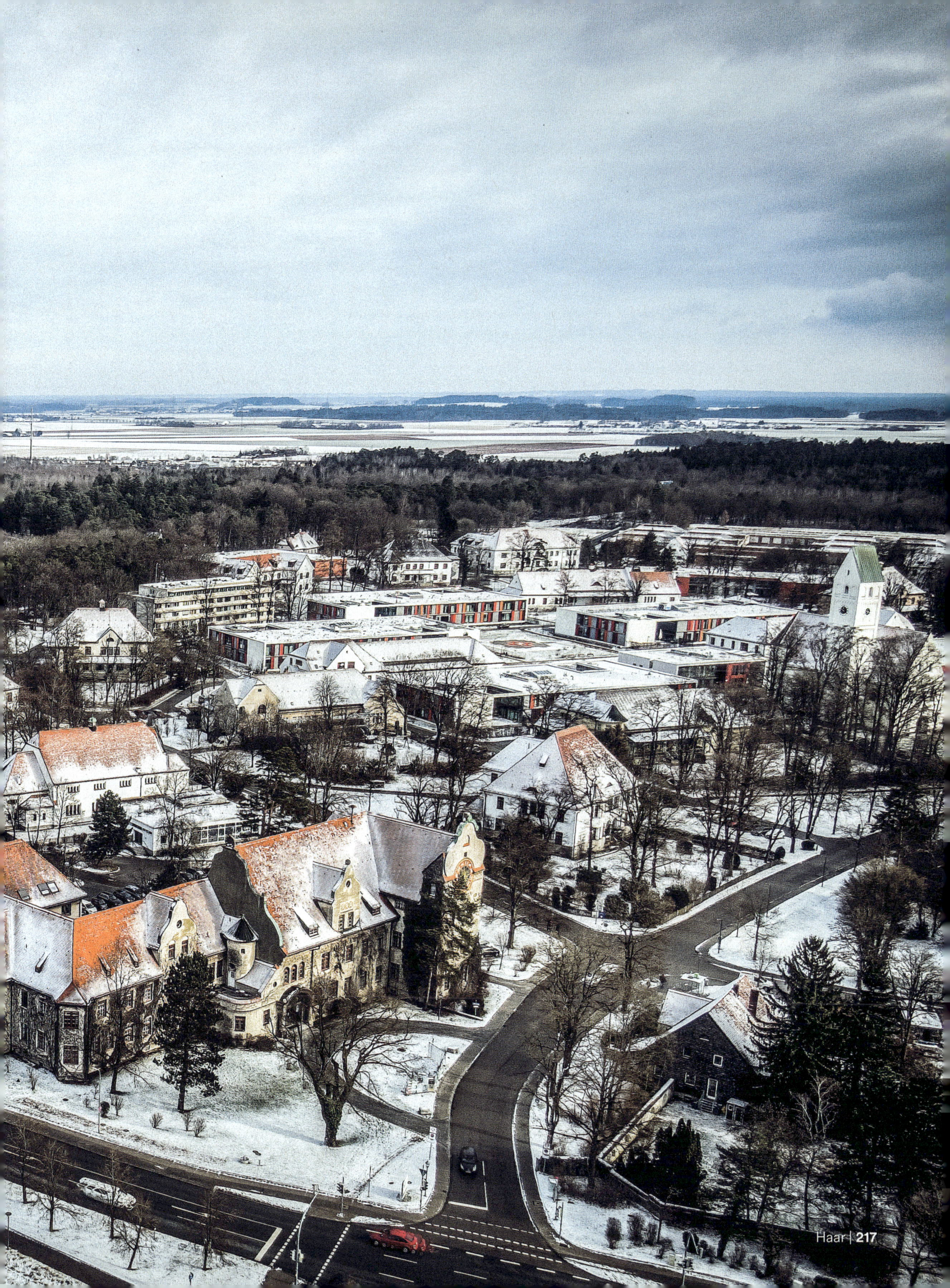

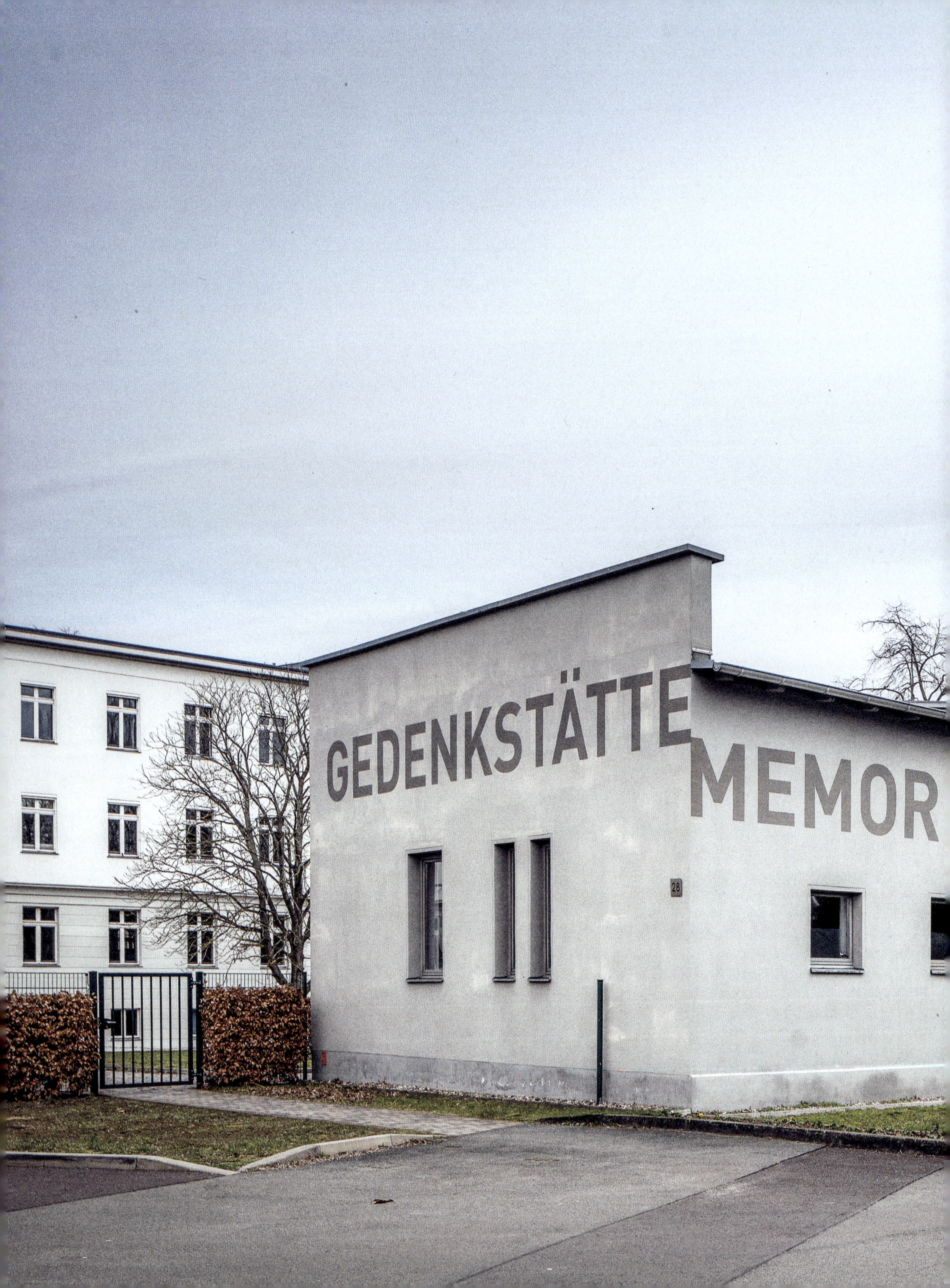
GEDENKSTÄTTE MEMOR
28

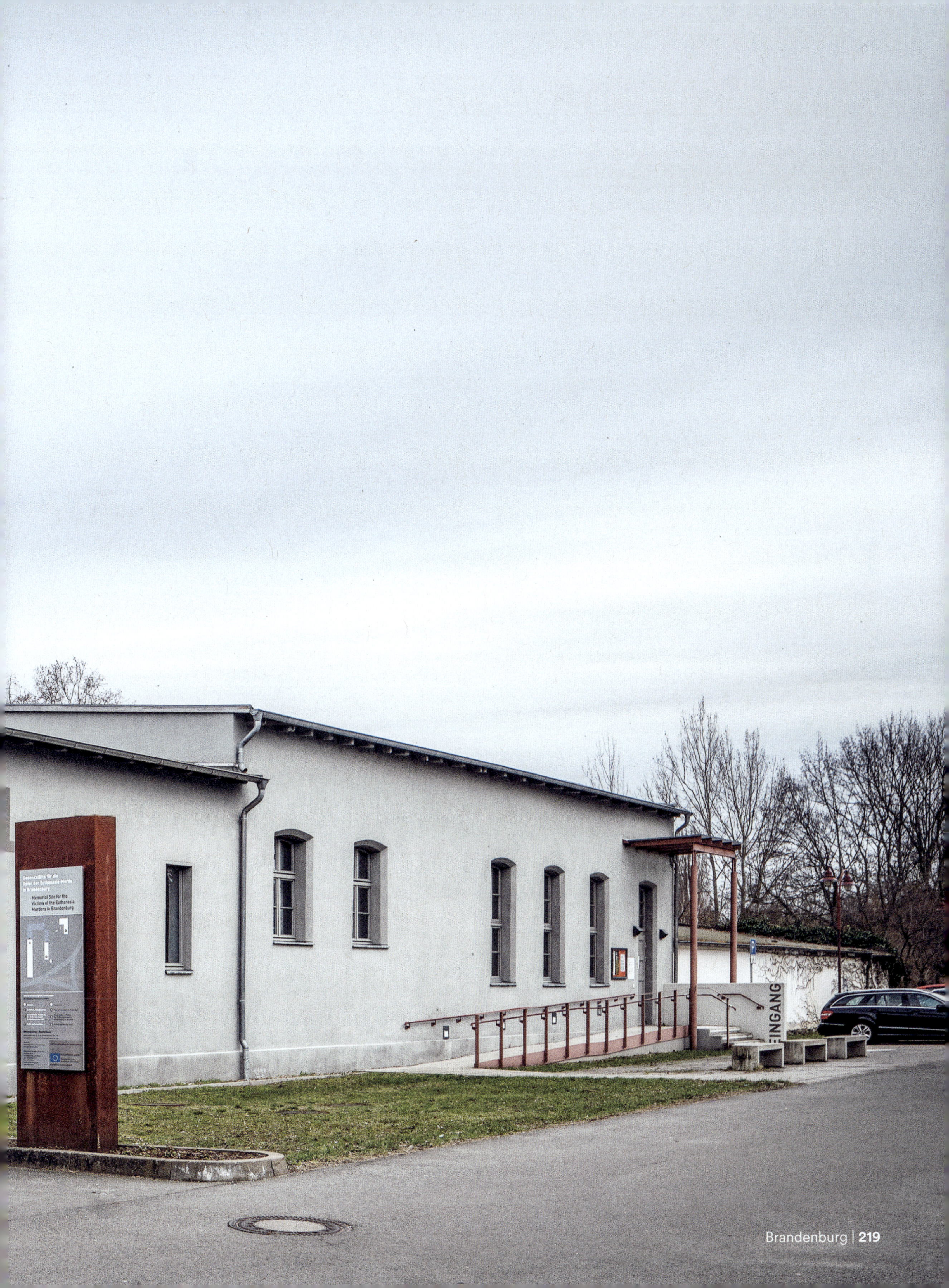
Memorial Site for the
Victims of the Euthanasia
Murders in Brandenburg
EINGANG

Das Figurentheater „F. Zawrel – erbbiologisch und sozial minderwertig“

Caroline Emig und Bianca Hoenig

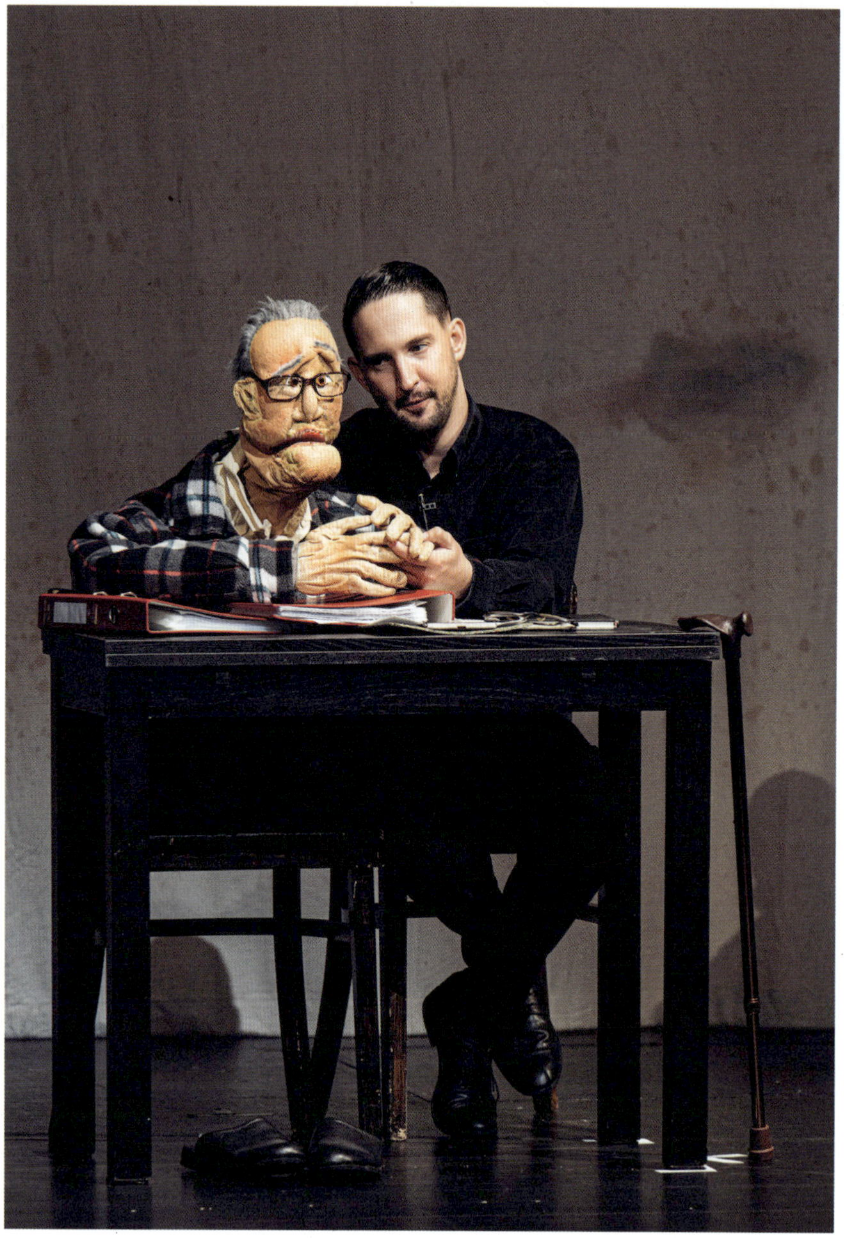

„Erbbiologisch und sozial minderwertig“ – so lautet das verhängnisvolle Urteil, das ein psychiatrisches Gutachten 1944 über Friedrich Zawrel fällte. Genauso lautet auch der Titel, unter dem Puppenspieler Nikolaus Habjan und Regisseur Simon Meusburger seit 2012 Zawrels Leben auf die Bühne bringen. Das Stück folgt Zawrel auf seinem leidvollen Weg durch nationalsozialistische Fürsorge- und Verwahranstalten zur fortgesetzten Diskriminierung in der Nachkriegszeit, die in einer mehrjährigen Inhaftierung gipfelte. Mit seinen selbst angefertigten Klappmaulpuppen zeigt Habjan aber auch, wie unbeirrt Zawrel sich gegen die an ihm begangenen Verbrechen zur Wehr setzte, mit den ihm zur Verfügung stehenden Mitteln: Flucht, Widerworte, Argumentieren und Lavieren, in der Republik Österreich dann dem Gang an die Öffentlichkeit. Das dokumentarische Figurentheater würdigt so den Lebensweg eines Menschen, der trotz entsetzlicher Ungerechtigkeit und grausamer Misshandlungen einen wichtigen Beitrag zur Aufklärung von NS-Kontinuitäten in der Medizin leistete.

1929 in Wien geboren, wächst Friedrich Zawrel unter schwierigsten familiären Bedingungen auf. Seine Kindheit ist geprägt von der Alkoholsucht des Vaters und prekären Lebensbedingungen am Rande der Gesellschaft. Mit fünf Jahren wird er zum ersten Mal in eine Fürsorgeeinrichtung eingewiesen und muss in den folgenden Jahren verschiedene Pflegefamilien, Heime und Anstalten durchlaufen. 1941 landet er in der Wiener Jugendfürsorgeanstalt Am Spiegelgrund, der zweitgrößten „Kinderfachabteilung“ im Deutschen Reich. Nach schier endlosen physischen und psychischen Misshandlungen gelingt Zawrel die Flucht. So überlebt er das System der NS-„Euthanasie“. Die erlittene Stigmatisierung jedoch kann er auch nach Kriegsende nicht abschütteln. Sie zwingt ihn als Vorbestraften in das kleinkriminelle Milieu, weil er anderswo keine Ver-

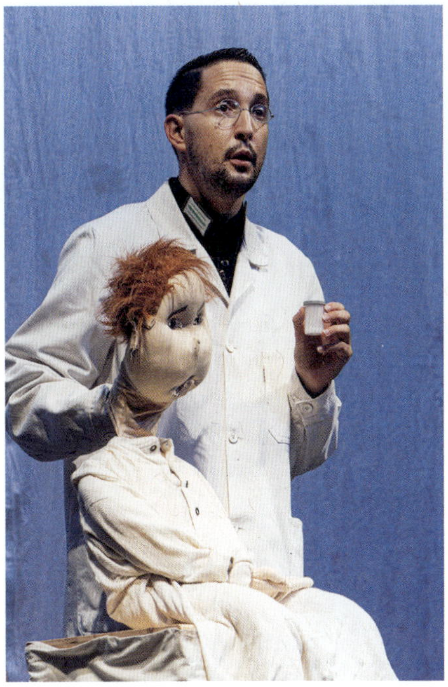

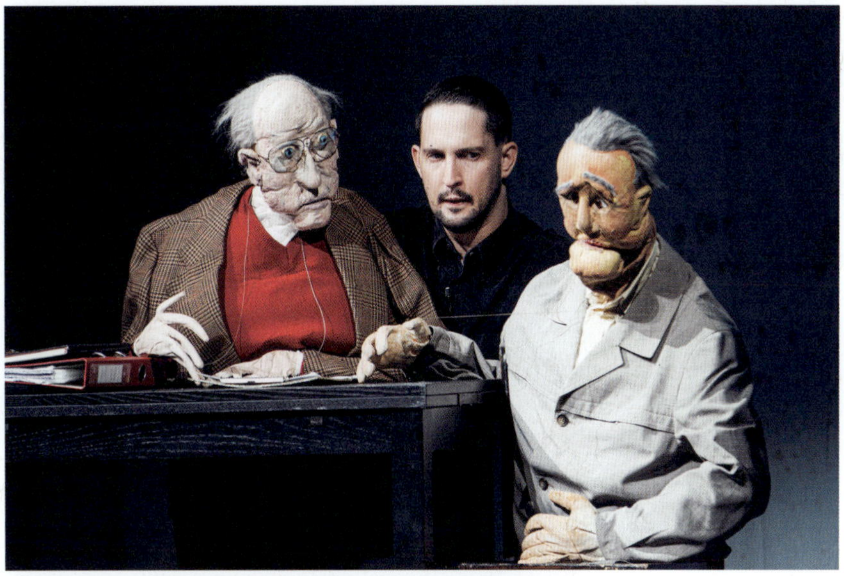

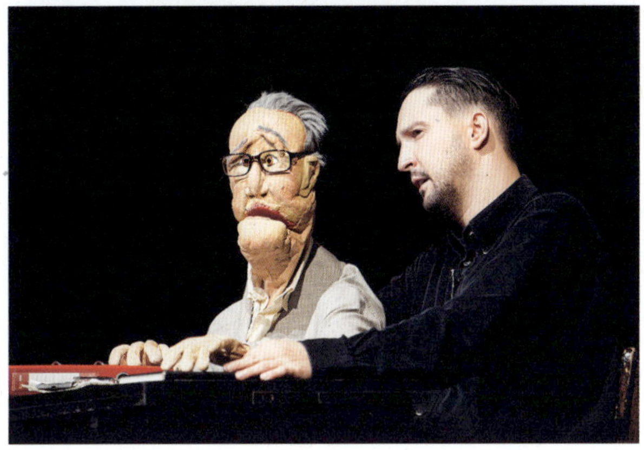

dienstmöglichkeit findet. Wegen eines geringfügigen Vergehens inhaftiert, trifft Zawrel 1975 erneut auf den Psychiater Dr. Heinrich Gross, seinen einstigen Peiniger aus dem Spiegelgrund. Dieser war in der Zwischenzeit zum renommiertesten Gerichtsgutachter in der Republik Österreich aufgestiegen. Eine folgenreiche Wiederbegegnung, denn Gross erwirkt eine lange Haftstrafe und anschließende Sicherheitsverwahrung. Als Argument dient ihm das Gutachten von 1944, das Zawrel als minderwertig abqualifiziert. Doch Zawrel lässt sich nicht zum Schweigen bringen und kann nach mehreren Jahren Haft seine Rehabilitierung erreichen. Auch hat er wesentlichen Anteil daran, dass Gross' Beteiligung an der NS-„Euthanasie" publik wird, wenn auch dieser keine Strafe mehr dafür erhält.

Nikolaus Habjan und Simon Meusburger setzen Friedrich Zawrel mit ihrem Figurentheater ein Denkmal. Das Stück wurde in enger Zusammenarbeit entwickelt, monatelang haben die drei Gespräche geführt. Auf der Bühne wechseln sich Szenen aus den Gesprächen mit Zawrel mit Szenen aus dem Spiegelgrund ab. Dazu kommen Episoden aus Zawrels späterem Leben. Die Zeitsprünge vitalisieren die Erzählung ebenso wie Habjans permanenter Wechsel zwischen den einzelnen Charakteren. Er spielt insgesamt mehr als sechs Rollen – die Dialoge zwischen ihm und seinen Puppen wirken stets natürlich. Der Fokus liegt ganz auf den ausdrucksstarken Klappmaulpuppen, spärliche Requisiten und Effekte setzen hier und da Akzente. Das Medium Puppentheater birgt eigene Möglichkeiten, um das Thema Kinder-„Euthanasie" zu bearbeiten. Gewalt lässt sich hier abstrakter darstellen als mit menschlichen Schauspieler*innen. So ist es mit den Puppen möglich, Zawrels Erlebnisse eindrücklich darzustellen, ohne das Publikum zu überwältigen.

Friedrich Zawrel war es das Wichtigste, dass die Jugend von seiner Geschichte erfährt. So nahm er dem Puppenspieler das Versprechen ab, er möge das Stück so lange wie möglich auf die Bühne bringen. Seit der Premiere wurde das Figurentheater über 400-mal im deutschsprachigen Raum aufgeführt und mehrfach mit Preisen ausgezeichnet. Nach über zehn Jahren ist es Habjan und Meusburger noch immer eine moralische Verpflichtung, Zawrels Wunsch zu entsprechen.

Diese QR-Codes führen zu zwei Kurzausschnitten des Figurentheaters:

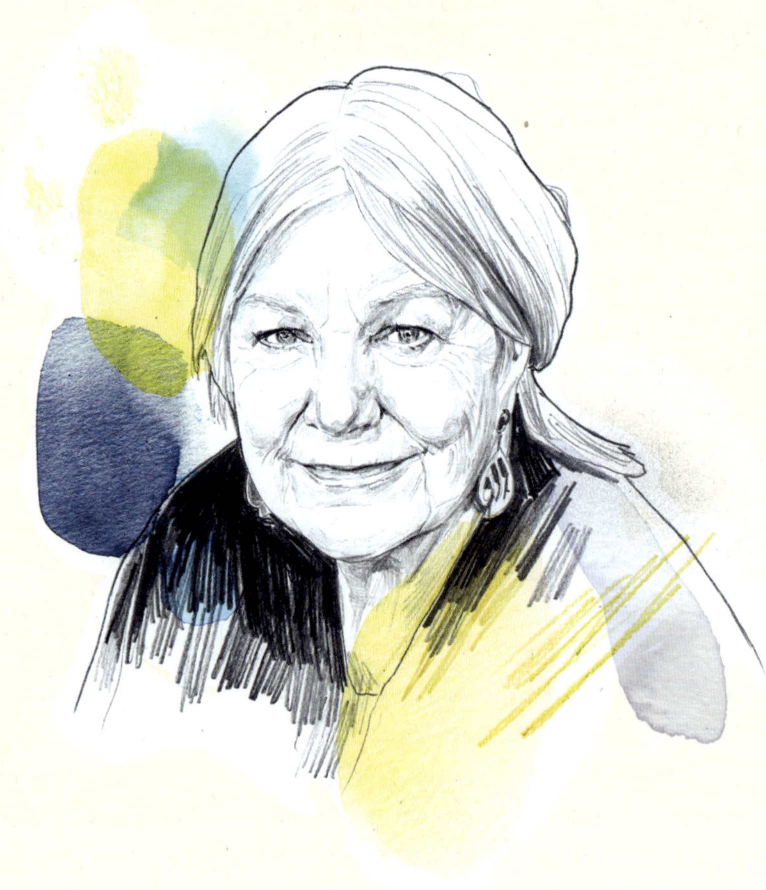

„Die Welt da drinnen“ Im Gespräch mit Helga Schubert

Helga Schubert, geboren 1940 in Berlin, studierte Psychologie an der Humboldt-Universität und arbeitete viele Jahre als Diplom-Psychologin in der DDR. Seit ihrem 20. Lebensjahr schreibt sie. Nach einer Vielzahl an Buchveröffentlichungen und Auszeichnungen erhielt sie 2020 den Ingeborg-Bachmann-Preis.

Das Gespräch führte **Caroline Emig** vom Zentrum Erinnerungskultur der Universität Regensburg.

Lassen Sie uns über Ihr Buch „Die Welt da drinnen“ sprechen, vor allem über dessen Entstehung: Wie sind Sie dazu gekommen? Wie war das Schreiben für Sie und insbesondere die Erinnerungsarbeit zur NS-„Euthanasie“?

Ich bin Fachpsychologin der Medizin und habe nach dem Diplom 1963 bis 1987 in der Erwachsenen-Psychotherapie gearbeitet: in der Nervenklinik an der Charité in Ostberlin, in einer Ehe-, Familien-, Jugend- und Sexualberatungsstelle. Da hatte ich immer wieder mit schweren psychiatrischen Zuständen zu tun. Die konnte ich nie behandeln, weil ich ja Psychologin bin, aber ich war immer die Gefragte, die mit ihrer Expertise zur Diagnosefindung beitragen sollte, wenn es um lebensgeschichtliche Krisensituationen ging. Ich habe auch in der geschlossenen Psychiatrie gearbeitet, wenn ich hinzugezogen wurde. Mit dem Metier war ich also vertraut.

Irgendwann habe ich angefangen, grundsätzlich über Diktatur nachzudenken, insbesondere darüber, was Diktatur mit Menschen macht, wie schnell sie durch die mangelnde Kontrolle und fehlende Gewaltenteilung eine Versuchung für mögliche Täter und eine Gefahr für Opfer darstellt. Darum habe ich das Buch „Judasfrauen“ geschrieben. Dafür habe ich sehr viele Akten gelesen, und dabei habe ich immer nur Frauen gesucht, die durch Verrat am Tod anderer Menschen schuldig geworden sind. Das konnte ich nur, weil ein Professor für Strafrecht an der Universität Amsterdam, Christiaan Rüter, mit seinen Mitarbeitern die Akten der Nachkriegs-Gerichtsverfahren in Westdeutschland – von der DDR hat er keine gekriegt – gesammelt hatte. Das waren über 700 Akten im Dünndruck, ohne Register, die ich alle in der Staatsbibliothek durchgesehen habe.

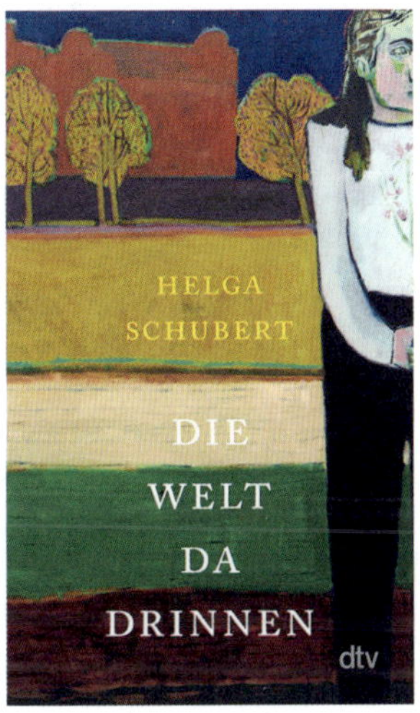

Die „Judasfrauen“ sind dann in verschiedenen Ländern erschienen. Von der Purdue University habe ich einen Ehrendoktor dafür erhalten. Dann kam das Ende der Diktatur in der DDR. Ich bin damals aufgefordert worden, als Bundestagsabgeordnete im Stadtbezirk Mitte – Prenzlauer Berg zu kandidieren. Ich wollte aber nicht in die Politik. Es ging mir immer nur darum, durch meine Arbeit vor der Diktatur zu warnen.

Unter all den eben erwähnten Akten war mir eine aufgefallen, in der es um keine Frau, keine Täterin ging, sondern um einen Mann. Dieser Mann war der „Euthanasie“-Arzt in der Klinik Schwerin. Diese Klinik ist zehn Kilometer von unserem Wohnsitz entfernt. Das interessierte mich, weil der Arzt dieser Klinik für den Mord an 100 Kindern im Rahmen der „Euthanasie“-Aktion vor einem Nachkriegsgericht in Köln gestanden hatte. Ich habe mir diese Akte kopiert und bin voller Stolz, dass ich sie gefunden hatte, nach dem Ende der DDR in die Klinik gegangen und habe sie ihnen gezeigt. Sie waren überhaupt nicht begeistert und sagten, dass das nicht stimme und dass kein einziger Mensch umgebracht worden sei. Da wurde ich hellhörig. Das war Anfang der 1990er-Jahre. Der Klinik-Archivar hat mich mit den Worten vertrieben: „Was sollen denn die Patienten denken, wenn sie hören, dass die Schizophrenen hier Gift in den Kaffee kriegen?“ Daraufhin habe ich eine Lesung gemacht, hier im Schleswig-Holstein-Haus, und da sagte der Archivar vorher zu mir: „Ich höre mir genau an, was Sie sagen; nicht, dass Sie unsere Klinik schlechtmachen“. Das war vollkommen absurd.

Anschließend habe ich mich intensiv mit der Akte dieses Arztes beschäftigt. Dabei bin ich vom Landesarchiv Schwerin sehr unterstützt worden. Sie machten mir beispielsweise auch den Briefwechsel des Arztes zugänglich. Als dieser Mann in Köln vor Gericht stand, hat die DDR-Staatsanwaltschaft die westdeutschen Behörden nicht unterstützt. Als er dann in Köln freigesprochen wurde, stand bei uns die Schlagzeile in der Zeitung: „NS-Mörderarzt in Köln freigesprochen“. In der politischen Auseinandersetzung zwischen der DDR und der Bundesrepublik kam es zu solch vollkommen absurden Situationen. Der Arzt wurde mit der Begründung freigesprochen, dass er eigentlich 200 Kinder hätte umbringen müssen, er aber nur diejenigen, die „unter der Tierstufe standen", umgebracht habe. Das hat mich dazu bewogen, an dem Fall dranzubleiben und Patientenakten zu studieren. Dabei habe ich erfahren, dass viele Opfer heimlich im Rahmen der „wilden Euthanasie" umgebracht worden waren und diese dabei gefälschte Diagnosen zugeschrieben bekommen hatten.

Das Landesarchiv in Schwerin hat mir eine weitere wichtige Quelle zugänglich gemacht. Man zeigte mir, welche Verfahren 1946 in Schwerin gegen Pfleger gelaufen waren. Erst durch die Geständnisse der Pfleger habe ich überhaupt verstanden, in welchem Maße die Diagnosen für den Tod gefälscht und welche Vertuschungen und Lügen auch den Angehörigen übermittelt worden waren.

Im Wesentlichen hat mich interessiert, wie es dazu kommen konnte, dass diese Menschen so ausgegrenzt wurden. Warum hatte die niemand geschützt?

Ich nahm mir zum Ziel, wenigstens die Akten der Opfer einzusehen, bei denen man die Ermordung nicht vertuschen konnte. Von den Akten zu den 275 Menschen, die mit Bussen im Juli und August 1941 nach Bernburg transportiert und dort am selben Tag mit Gas vergiftet worden waren, waren noch 179 im Bundesarchiv Berlin. Dorthin habe ich mich mit der Begründung gewandt, dass ich vom Fach und daher mit der Patientengruppe vertraut bin, die später zu Opfern wurde, und dass mir klar ist, dass es die Schweigepflicht gibt. Beim Gespräch im Bundesarchiv in Berlin sagte man mir, dass ich für zwei, drei Wochen hier lesen könne. Als sie gesehen haben, dass ich jeden Tag kam und alle 179 erhaltenen Akten Wort für Wort abschrieb, erlaubten sie mir, für mehrere Monate dort zu arbeiten.

In den 1990er-Jahren habe ich dazu mehrere Erzählungen geschrieben und zwei Essay-Bände veröffentlicht. Aber im Wesentlichen hat mich interessiert, wie es dazu kommen konnte, dass diese Menschen so ausgegrenzt wurden. Warum hatte die niemand geschützt? Ich habe dann zu meinem Entsetzen festgestellt, dass es eigentlich Ärzte gab, die Menschen retten wollten, aber auch Angehörige, die die Kranken unbedingt tot haben wollten. Das hat mich erschüttert. Für mein Buch habe ich nur Akten genommen, in denen genau das passiert ist, was mich so entsetzt hat: Wenn die Opfer von ihren Angehörigen trotz Warnung der Ärzte letztlich der Ermordung preisgegeben wurden. Ich habe ja nur die Akten der Ermordeten gelesen, aber natürlich nicht die derjenigen Patienten, die nicht ermordet wurden, weil sie von ihren Angehörigen geschützt wurden.

Ganz wichtig ist mir in meinem Buch die Beschreibung, dass dieser Arzt – der ja nun wirklich sehr viele Menschen durch Morphium-Skopolamin töten ließ und auch ein überzeugter Gegner von sogenannten lebensunwerten Menschen war – ein behindertes Kind behandelt hat. Das war ein geliebtes Kind, das er zu Hause therapierte. Der Vater des Kindes war der Gauleiter von Mecklenburg, ein Kriegsverbrecher, der nach dem Krieg aufgehängt wurde. Seine Tochter hat überlebt, weil der Vater nie auf den Gedanken gekommen wäre, sie in die Klinik zu bringen. Der Arzt hat es vor dem Kölner Gericht als lobenswert dargestellt, dass er das Kind des Gauleiters zu Hause behandelt hat. Daran würde man ja sehen, dass er nichts gegen behinderte Kinder gehabt hätte. Diese Absurdität, das ist für mich als Schriftstellerin eine Darstellungsmöglichkeit des typischen Verhaltens in einer Diktatur. Ich habe das alles nur politisch gesehen. Dass Menschen als „lebensunwert" klassifiziert und umgebracht wurden, wusste ich ja schon vorher und fand das furchtbar. Aber was ich dann eigentlich machte, war eine Nahaufnahme der Beziehung von Angehörigen zu den Kranken in ihrer Familie.

Mit dem S. Fischer-Verlag hatte ich damals einen Hardcover-Vertrag, und ich habe das Manuskript ordnungsgemäß abgeliefert. Sie haben es dann aber nicht gedruckt. Zur Absicherung erkundigten sie sich erst mal, ob das auch alles stimmt, was ich da geschrieben habe. Es ist ihnen bestätigt worden, dass es sowohl medizinisch als auch historisch korrekt war. Aber die Vertreter meinten, dass das ein Buch sei, das man wohl nur an Universitäten, an interessierte Studierende oder an Bibliotheken verkaufen könnte. Der Verlag bat mich, beim nächsten Mal ein Buch zu schreiben, das entweder nur Erzählung oder nur Dokumentation sei. „Die Welt da drinnen" sei im Dazwischen, so etwas gäbe es nur in Amerika. Faction heißt das in Amerika, also eine gut erzählte Dokumentation. Jedenfalls könnten sie dieses Zwischending, das ich geschrieben hatte, diese Mischung aus Dokumenten und eigenen Gedanken darüber, was passiert sein könnte, nicht verlegen. Ich durfte die Anzahlung behalten. Ich war zu dieser Zeit bereits selbstbewusster, hatte einen Ehrendoktor bekommen sowie einige Preise. Ich konnte es nicht fassen. Ich habe jahrelang an diesem Buch gearbeitet. Daher drohte ich mit der Hilfe eines sehr guten Urheberrechtsexperten. Es gab keine stilistischen Fehler, keine inhaltlichen Fehler, keine literarischen Fehler, sondern einfach nur das Argument, dass das nur Uni-Leute interessieren könnte. Das war für mich kein Grund. Daraufhin haben sie eine ganz kleine Taschenbuchauflage gemacht, ohne Werbung. Daher ist das Buch untergegangen.

Das war zunächst einmal das Letzte, was ich schriftstellerisch machte. Erst 18 Jahre später bin ich von einer Literaturkritikerin aufgefordert worden, mich doch am Ingeborg-Bachmann-Wettbewerb zu beteiligen. 40 Jahre zuvor hatte mir „die DDR" die Teilnahme daran verboten. Im Alter von 80 Jahren habe ich diesen Preis dann bekommen. Seitdem wird alles wieder gedruckt, was ich geschrieben habe. Das ist der Grund, dass Sie das Buch überhaupt bemerkt haben. Vorher war es untergegangen, und ich hatte resigniert. Ich habe dennoch täglich weitergeschrieben, aber mit dem Gedanken: „Na ja, wenn selbst der S. Fischer-Verlag das nicht macht und mir dafür keinen triftigen Grund nennt, dann muss ich ja irgendwie doch als Schriftstellerin versagt haben". Aber als ich den Bachmann-Preis kriegte, hat sich sofort eine Agentur an mich gewandt, die nur Literaturpreisträger vertritt. Die bekamen viele Angebote für mich, wollten die Rechte aber nur an einen Verlag geben, der alle früheren Bücher auch macht. Der dtv-Verlag bekam den Zuschlag und hat jetzt alle meine Bücher herausgebracht. Nicht nur „Vom Aufstehen", sondern auch „Lauter Leben", „Judasfrauen" und „Die Welt da drinnen". Jetzt werde ich vom Beauftragten der Bundesregierung für die Belange von Menschen mit Behinderung eingeladen, der einen Podcast wegen des Buchs macht; dann gibt es einen Dokumentarfilmer, der mit mir in der Klinik gedreht hat; dann kommt die Universität Regensburg mit ihrem Buchprojekt zu den NS-Krankenmorden und erst kürzlich habe ich zum „Euthanasie"-Gedenktag in der Berliner Philharmonie gelesen. Ich sehe das alles positiv, weil nun auch von literarischer Seite ein Interesse an mir aufkommt. Und dadurch ist das Interesse an dem, was mich am meisten beschäftigt, nämlich das Versagen von Angehörigen gegenüber den psychiatrisch Erkrankten und Behinderten, schlagartig wieder da. Plötzlich denken auch andere Leute darüber nach. Damit habe ich ein Ziel erreicht. Das ist aber über die Literatur gegangen, es ist nicht über das eigentliche Problem hochgekommen.

Ich werde auch sehr oft von Kirchen eingeladen. Einmal war ich in Ribnitz-Damgarten in der Nähe von Rostock in der Kirche, und da kamen nach der Lesung Professoren und Dozenten auf mich zu und erzählten mir, dass mein Buch jetzt empfohlene Literatur für die Medizinstudenten am Institut für Medizingeschichte der Uni Rostock sei. Die Literatur befördert jetzt das Interesse. Dafür bin ich sehr dankbar.

Lassen Sie uns über den Schreibprozess reden. Sie haben in früheren Interviews gesagt, dass Sie am liebsten nachts schreiben und eine Formbeachterin sind, dass Ihnen die Organisation des Materials sehr wichtig ist. Wie hat sich das Fragmentarische, das Webmuster all dieser Geschichten für „Die Welt da drinnen" ergeben? Hat sich das von alleine über die Jahre hinweg entwickelt? Sie sagten,

dass Sie sehr lange daran geschrieben haben. Sie hatten davor und danach lange nichts publiziert. Galt die ganze Zeit seit dem letzten Buch 1995 der Recherche und dem Schreiben von „Die Welt da drinnen"?

Nein, die Recherche im Bundesarchiv war ziemlich kurz. Sie bestand nur aus dem Abschreiben der Akten, weil man nicht kopieren durfte. Ich hatte dann ein Riesenkonvolut abgeschriebener psychiatrischer Akten, bei denen ich jedes Mal, wenn ich anfing zu schreiben, schon wusste, dieser Mensch wird ermordet. Außerdem stand es ja auch noch auf dem Aktendeckel. Das war seelisch für mich sehr schlimm. Das Abschreiben dauerte ein Vierteljahr, dann kam die Überlegung: Ich kann doch nicht 179 abgeschriebene psychiatrische Akten beschreiben. Das interessiert keinen Menschen. Ich will außerdem immer die Rolle der Angehörigen dabeihaben. Wie also anfangen? Was mich beispielsweise sehr stark berührt hat, war eine Frau, die dauernd nach Hause geholt werden wollte. Sie schrieb ihrem Mann Briefe: „Ich doch deine liebe Frau, ich doch deine liebe Frau". Ich habe mich dazu entschlossen, eine richtige Erzählung zu schreiben. Ich schreibe die Akte nicht ab, sondern ich lese sie mir ein paarmal durch und dann fange ich an, eine Erzählung daraus zu machen. Ich wollte nichts dazudichten. In den Patientengeschichten wollte ich es ganz genau so darstellen, dass es eine wirkliche Erzählung ist. Wenn wir zum Beispiel die Geschichte von Amalie nehmen („Ich doch deine liebe Frau"): Da habe ich nicht damit angefangen, was der Aufnahmearzt diese Frau gefragt hat, sondern die Geschichte beginnt damit, wie sie in die Klinik gebracht wurde. Ein Schlachter hatte sie auf einem Wagen festgeschnallt. Damit hat man erst mal einen Aha-Effekt: Das ist so unmenschlich, da gab es ja noch gar keinen Krankenwagen. So unmenschlich, wie ein Tier, ist sie von ihren Angehörigen in die Klinik gebracht worden. Dann habe ich ihr stetiges Bemühen geschildert, wieder rauszukommen, genauso wie die vielen Ausflüchte ihres Mannes, da nicht mehr hinzukommen. Das musste ich ein bisschen „ausfüllen".

Ich habe übrigens „Die Welt da drinnen" nur am Tag geschrieben. Weil es im Grunde genommen etwas war, das ich den Kranken zu Ehren gemacht habe. Wenn ich sonst schreibe, schreibe ich sehr autobiografisch. Mein aktuelles Buch mit dem Titel „Der heutige Tag", das heute in den Druck geht, das habe ich im letzten Jahr geschrieben, ausschließlich nachts. Da ging es. Aber da muss ich nach innen aufmachen, und es ist ein anderer Schreibprozess. Bei „Die Welt das drinnen" und auch bei den „Judasfrauen", da hatte der Verlag schon recht: Das sind Zwischendinge zwischen Dokumentation und Fiktion. Das ist ein bisschen weiter weg von mir, da hatte ich ein richtiges Thema. In „Die Welt da drinnen" ging es um die Rolle der Angehörigen bei der Ermordung von Patienten. Das hätte ich als Untertitel nehmen können, genauso wie die „passive Rolle" oder das „im Stich lassen". Ich wollte aber den Ärzten keinen Vorwurf machen, sondern vor der Diktatur warnen. Der Titel sollte eigentlich zunächst heißen: „Wer leben darf", was ja nun wirklich sehr provozierend gewesen wäre. Dann wollte ich mich auf ein Gedicht von Dürrenmatt beziehen. Ich wollte darauf hinweisen, dass die Kranken ja eigentlich am Anfang in der Anstalt noch sicher waren. Ermordet wurden sie dann erst in den umgebauten Duschräumen der verschiedenen Krankenhäuser. „Innen drin" war man also noch sicher, und dann aber bald nicht mehr, als die „industrielle Euthanasie" in der ersten Augustwoche 1941 gestoppt wurde. Von da an wurde das Morden in der Klinik weitergeführt.

Ich habe „Die Welt da drinnen" nur am Tag geschrieben. Weil es im Grunde genommen etwas war, das ich den Kranken zu Ehren gemacht habe

Den erwähnten Ausschnitt aus dem Gedicht von Dürrenmatt, das aus seinem Nachlass stammt, durfte ich nicht als Motto nehmen, weil der S. Fischer Verlag meinte, sie würden für die Rechte an diesem Gedicht mehr zahlen, als ich überhaupt für das ganze Buch Honorar bekomme. Ich musste also dieses Motto, auf das sich auch der Titel bezog, im ersten Kapitel unterbringen, so dass man es nicht merkt. Die Stelle im Gedicht lautet: „... die Welt // da draußen ist // ungewiss. Sie gehört nicht mir. // Ist eine unbegreifliche Gnade // oder auch // ein böser Fluch. Wer kann das wissen //

Auf alles gefasst sein.“ Das habe ich als sehr passend empfunden. Für diese Menschen wurde es ja erst gefährlich, als sie aus der Welt da drinnen draußen waren. Darum habe ich das Buch „Die Welt da drinnen“ genannt.

Aber zurück zum Schreibprozess, zu den 179 Akten: Manchmal standen bloß zwei, drei Sätze drin oder nur die Notiz: „verlegt in eine andere Anstalt“. Da konnte ich keine Geschichte daraus machen. Dennoch habe ich viele Geschichten geschrieben, aber mich dazu entschlossen, höchstens zwölf davon zu nehmen. Ich habe gezielt die nicht verwechselbaren Fälle ausgewählt, damit der entsprechende Mensch wie ein Solitär im Buch steht. Es war mir wichtig, dass man sie nicht verwechselt. Es sollten aber auch nicht alle anderen unter den Tisch fallen. Ich habe mir die beiden Bustransporte vorgestellt und mir genau angeschaut, wer am 18. Juli und wer am 1. August 1941 abtransportiert worden ist. Ich habe sie zusammen in ihren Bus gesetzt und konnte dadurch die Menschen wenigstens in ein paar Sätzen beschreiben und ihnen dadurch eine Ehre erweisen.

Dieses ganze Problem der Krankenmorde ist für mich ein Beispiel für unmoralisches Verhalten von Menschen, die aus irgendeinem Grund keine Begrenzung für ihr Handeln sehen, die diese innere Begrenzung nicht haben

Insgesamt habe ich in „Die Welt da drinnen“ einen sehr politischen Blick auf das Thema, wie auch schon vorher bei den „Judasfrauen“. Jetzt vor Kurzem, als die beiden Bücher wieder aufgelegt wurden, sollte ich für jedes ein Vorwort schreiben. Dabei habe ich beide Bücher zusammengenommen als Beispiele für die Versuchung, durch die Diktatur Täter und Täterinnen zu werden. In einer Diktatur gibt es immer Menschen, die durch ein bisschen mehr Geld oder Macht verführbar sind oder die denken, dass die Sache nicht rauskommt. Es sind kluge Leute, nicht diejenigen, die die Diktatur nicht erkennen, sondern jene, die sie sich zunutze machen. Wenn jedoch die Diktatur nicht besteht, sondern ein Parlament diskutiert, es in der Zeitung stehen und man dafür ins Zuchthaus kommen könnte, dann überlegt es sich doch mancher. Das wären erst mal die äußeren Grenzen. Und dann gibt es auch diese inneren Grenzen bei Menschen, die aus Prinzip andere Menschen nicht ermorden, auch wenn sie behindert sind. Die müssen aber dann ein Rückgrat haben. Ich habe überlegt: Woher kommt dieses Rückgrat? Das können beispielsweise gläubige Menschen sein, die am Gebot festhalten: Du sollst nicht töten. Dieses ganze Problem der Krankenmorde ist für mich ein Beispiel für unmoralisches Verhalten von Menschen, die aus irgendeinem Grund keine Begrenzung für ihr Handeln sehen, die diese innere Begrenzung nicht haben. Das finde ich sehr interessant. Und das habe ich auch im Leben in der Diktatur der DDR gesehen. Wer hat da eigentlich Nein gesagt? Und insofern ist es alles politisch.

Wenn mir noch eine dritte Tätergruppe einfallen würde, die eigentlich normal und anständig geblieben wäre, wenn die NS-Diktatur nicht gewesen wäre, dann könnte ich noch ein drittes Buch schreiben. Es gibt bestimmt noch viele, nur weiß ich da nicht genug darüber. Die Denunziantinnen – das ist mir jetzt wirklich ganz klar geworden – haben andere Menschen mithilfe der NS-Diktatur bestraft. Das kann in der normalen Welt nicht passieren. Ich kann jemanden noch so hassen, aber ich kann ihn deshalb nicht in die Klinik bringen und da töten lassen. Das ist unter normalen Umständen ein völlig absurdes Verhalten, einen Bus mit Menschen zu füllen, von dem ich als Arzt schon weiß, die werden alle in Bernburg vergast. Allein schon, weil es so viele sind, kommt es einem so fremd vor. Deswegen habe ich ein Kapitel darüber geschrieben, wie das wohl ist, wenn der erste Transport weggeht und ich der Arzt von denen allen bin. Ich kenne die alle, die fahren ab und ich weiß, dass sie nicht wiederkommen. Im Grunde genommen ist es ein Heranzoomen. Ich wollte, dass man sich das wie unter einem Mikroskop anschaut, ich wollte ganz nah ran.

Es ist mir wichtig darauf hinzuweisen, dass die Beschäftigung mit dem Thema ganz furchtbar ist. Darum erwähne ich das mit der katholischen Kirche im Buch, obwohl ich gar nicht katholisch bin. Ich ging dort öfter hin, weil die Auseinandersetzung mit den Akten so schlimm war. Ich brauchte etwas, dass das alles relativiert, um zu wissen, dass man in einer anderen Zeit lebt. Oder ich überlegte mir, wie ich mich selbst als Angehöriger verhalten hätte. Es scheint mir notwendig, auf die Not der Angehörigen und auf die Aufgabe der Gesellschaft aufmerksam zu machen. Der einzige Schutz von hilfsbedürftigen Menschen ist die offene Gesellschaft. Es gibt keinen anderen Schutz.

Der einzige Schutz von hilfsbedürftigen Menschen ist die offene Gesellschaft

Aus diesem Grund habe ich Lesungen an Schulen gemacht, als das Buch noch nicht fertig war. Von der Sächsischen Landeszentrale für politische Bildung wurde ich öfter in Gymnasien eingeladen. Da habe ich das gemacht, was ich im letzten Kapitel meines Buches beschreibe. Es ist mir sehr wichtig, das Thema in die Gegenwart zu holen. Ich habe den Schülern gesagt, sie sollen sich nicht in die Opfer oder in die Angehörigen hineinversetzen, sondern in die potenziellen Täter, die ehrgeizig und tüchtig sind. Sie sollten sich vorstellen, in einer Behörde in Berlin zu arbeiten und die Aufgabe zu bekommen, lebensunwertes Leben zu vernichten. Sie antworteten alle, dass sie das nie machen würden. Nach zwei Stunden Diskussion sagten sie: Durch die Arbeitsteilung der Ermordung, die Ausgrenzung, das Ausfüllen der Meldezettel und alles weitere kann man immer sagen, dass man das nicht gemacht hat. Im Grunde genommen kann jeder dort gesessen haben. Das ist eine bittere Schlussfolgerung, die die Schüler sehr berührt hat. Die haben alle am Anfang gesagt: Nein, das würde ich nie machen. Wenn man sich dann aber näher mit der Diktatur beschäftigt, dann kriegt man dieses Verführerische mit. Es muss darum gehen, genau das zu verhindern. Ich habe dieses Gedankenexperiment ganz oft gemacht und ich glaube, dass ich viele Schülerinnen und Schüler tatsächlich zum Nachdenken gebracht habe.

Ich habe mich einmal furchtbar erschrocken, als mein Mann – der jetzt neben mir sitzt, er ist 95, also Jahrgang 1927, und hat seine Schulzeit noch in der NS-Zeit verbracht – vor 50, 60 Jahren zu mir sagte, er könnte sich vorstellen, dass ich bei meinem Ehrgeiz und weil ich auch blond bin und sportlich, auch eine Führerin im Bund deutscher Mädel geworden wäre. Ich antwortete ihm, dass ich natürlich eine Sophie Scholl geworden wäre. Aber genau das ist hochfahrend, wie ich inzwischen denke.

Sie haben in früheren Interviews erzählt, dass der letzte Satz des Buches feststehen muss, bevor Sie anfangen zu schreiben. Die letzten Sätze in „Die Welt da drinnen" lauten: „Es ist eine grandiose Endlosschleife. Da begann ich mit diesem Buch." Für mich hat das etwas Zyklisches, das beschreibt, dass die Diskussion ebenso wie die Ausgrenzung noch nicht vorbei ist. Aber das ist meine Interpretation. Ich wollte gerne hören, was Sie dazu sagen.

Es ist doch so: Ich beginne eine Endlosschleife, sobald ich etwas bedenke, und sobald man etwas differenziert bedenkt, hat man die Chance, aus der Endlosschleife rauszukommen. Im Schlusssatz habe ich mich an Anna Seghers' „Ausflug der toten Mädchen" orientiert. Das ist eine Erzählung über die Erinnerung an die Menschen aus ihrer Jugend, die dann ermordet worden sind. Sie denkt zum Schluss, dass sie das jetzt aufschreiben will. Das hat mich fasziniert, diese literarische Möglichkeit, dass alles, was ich bisher gelesen habe, eigentlich auch eine Fiktion ist. Das möchte man darstellen und dazu braucht man eine Form. Ich konnte das nicht anders schreiben als mit diesen Fragmenten. Das habe ich beim „Vom Aufstehen" gemacht und das habe ich beim aktuellen Buch „Der heutige Tag" auch gemacht. Es stand von vornherein vollkommen fest, was der letzte Satz ist, und auf den habe ich hingearbeitet.

Bei meinem Nachdenken über den Unterschied zwischen dem Krankenmord der Nationalsozialisten und der Debatte über aktive Sterbehilfe jetzt in Deutschland habe ich durch mein Schreiben viel Klarheit dazugewonnen. Ich bin kein Gegner der Sterbehilfe. Man muss die „Euthanasie" in Anführungsstrichen setzen. Was die

Nationalsozialisten gemacht haben, war hinterrücks, war Mord. Die Diskussion über aktive Sterbehilfe ist vollkommen ernst zu nehmen. Ich war in Amsterdam und habe mit dem Leiter der Vereinigung für ein freiwilliges Lebensende gesprochen, auch mit der Psychologin, die mit den Menschen spricht, die sich für Sterbehilfe entschließen. Es ist perfide, das gleichzusetzen. Es hat nichts miteinander zu tun. Hier bestimmt jemand über sich selbst, und dort ermordet jemand einen Anderen. Für mich ist durch meine Arbeit an „Die Welt da drinnen" sehr viel klar geworden, nicht zuletzt wie man sich gegenüber Angehörigen verhält, die in einer schlimmen Lage sind – und darüber muss man auch in der jetzigen Zeit nachdenken. Wenn man das Buch liest, kann man auch ins Nachdenken darüber kommen, wie man selbst mit behinderten Angehörigen umgehen würde – und wenn jemand so nur kurz innehält in seinen Entscheidungen, dann hat meine Arbeit schon etwas bewirkt.

Die Aktualität des Themas in Bezug auf Sterbehilfe oder den Umgang mit Behinderung ist gerade schon angeklungen. Erfährt das Buch denn heutzutage mehr Resonanz als noch 2003, als es zum ersten Mal erschien?

Ja, das wundert mich eben auch, dass jetzt die bereits erwähnten Einladungen kamen. Aber das rührt vielleicht auch ein bisschen daher, dass die verschiedenen Opfergruppen der NS-Diktatur sich mittlerweile selbst zu Wort melden. Als ich in den 1990er-Jahren an „Die Welt da drinnen" gearbeitet habe, habe ich eine Konkurrenz zwischen jüdischen Opfern und den Angehörigen sowohl von ermordeten als auch von überlebenden psychisch oder körperlich Behinderten empfunden. Die Evangelische Akademie der Lutherstadt Wittenberg hatte mich zu einer Tagung mit dem Titel „Vergesst uns nicht, Schwestern" eingeladen. Ich sollte eine Geschichte aus meinem Buch lesen. Ich habe, glaube ich, die Henriette gelesen. Die war damals schon fertig, das Buch war aber noch gar nicht veröffentlicht. Es gab eine Exkursion nach Bernburg. Ich habe mir das alles angesehen, das Männerhaus, in dem alles passiert ist. Dann wurde von einer internationalen jüdischen Vereinigung ein Kranz für die jüdischen Opfer niedergelegt, die von Ravensbrück dorthin transportiert und ermordet worden waren. Und da hat mir doch wirklich jemand von dieser jüdischen Vereinigung gesagt, dass sie das gestört hat, dass ich die Geschichte einer ermordeten, geistig behinderten jungen Frau gelesen habe. Dadurch würden die Opfer in einen Topf geworfen. Das hat mich sehr erschrocken – und ich habe darüber nachgedacht: Die Nazi-Diktatur folgte dem Wahn, dass das Weltjudentum vernichtet werden muss. Aber es gab auch diese vielen anderen Opfergruppen. Warum kann man das nicht politisch sehen? Es gab die jüdischen Opfer, die geistig Behinderten, die körperlich Behinderten, Sinti und Roma, Homosexuelle. Das ist doch im Rahmen einer allgemeinen Menschenverachtung im Zusammenhang mit wirtschaftlichen Überlegungen zu sehen. Der ganze Wahn ist doch ein zusammenhängender Wahn gewesen. Wieso fühlt sich eine Opfergruppe beleidigt, wenn ich die Geschichte einer anderen lese? Ich finde, wenn man Diktaturen nicht politisch sieht, ist es schlichtweg zu kurz gedacht.

Die Verbrechen sind schon so lange her, so dass es jetzt eine andere Art des Erinnerns gibt, beispielsweise weil die Täter tot sind. Als ich in den 1990er-Jahren für das Buch recherchiert habe, da wusste man: Da ist eine Schwester in dem und dem Altenheim, die hat aber auch mitgemacht; da lebten noch die Kinder der Ermordeten, die dann eventuell auch Angst haben könnten, krank zu werden. Es war noch näher. Jetzt ist es historisch und man kann offener über den Unterschied zwischen Krankenmord und aktiver Sterbehilfe sprechen.

Seit ich durch den Bachmannpreis sozusagen von den Toten auferstanden war, gab es sehr viel öffentliche Aufmerksamkeit und mediale Berichterstattung. Aber für mich persönlich ist das Thema nichts Neues. Ich habe immerzu, seit ich 20 bin, geschrieben. Jetzt bin ich 83, das heißt ich schreibe seit 63 Jahren täglich. Und wenn ich mit einem Thema, mit dem ich mich intensiv beschäftigt habe, zu Ende bin, wie beispielsweise diese Sache mit den Angehörigen, dann mache ich die Tür wieder zu und dann kommt das nächste.

Hat sich etwas in meiner Betrachtungsweise auf das Thema geändert? Ich kann eigentlich nur sagen, dass sich die Erkenntnisse, die ich damals hatte, als ich „Die Welt da drinnen" in den 1990er-Jahren schrieb, bei mir verallgemeinert haben.

Ich mache die 24-Stunden-Pflege seit vielen Jahren, weil ich „Die Welt da drinnen" geschrieben habe. Wirklich wahr, das hängt damit zusammen!

Die Zeit ist jetzt reif, finde ich, einen kleinen Schritt zurückzugehen und es wissenschaftlich zu betrachten. Eine Weile war es wohl auch politisch unkorrekt, überhaupt einen Arzt in Schutz zu nehmen oder Verständnis für seine Täterlage, besonders für den Druck, den man in einer Diktatur hatte, aufzubringen. Ich habe 1990 der taz ein Interview wegen der „Judasfrauen" gegeben, und da hat Monika Hellwig, die mich interviewt hat, dem Beitrag einen tollen Titel gegeben: „Die Diktatur ist die Täterin". Da hatte ich „Die Welt da drinnen" überhaupt noch nicht geschrieben. Das ist aber nach wie vor meine Meinung. Viele sagen: Wollen Sie die alle exkulpieren, die Täter waren? Und ich entgegne: Ich exkulpiere heutzutage diejenigen nicht, die nicht zur Wahl gehen. Es geht darum, dass wir unsere offene Gesellschaft offenhalten. Und da spielen auch wir Schriftsteller eine Rolle, wenn auch eine Minirolle.

Ich mache seit sechs Jahren die 24-Stunden-Pflege meines Mannes, der bald 96 wird und schwer krank ist. Dabei sehe ich die Rolle der Angehörigen bestätigt. Gestern habe ich mit einem Arzt gesprochen, der gerade die Ausbildung von Sterbebegleitern leitet. Der hat den schönen Satz gesagt: Wenn der Tod kommt, gehen die anderen. Diesen Satz finde ich sehr treffend. Genau das habe ich auch bemerkt. Seit Jahren, wenn ich zu Lesungen fahre, ist es ganz schwierig, jemand herzukriegen, der hier übernachtet. Viele Ausreden, viel Aggression. Das ist Angst. Ich bin bestärkt, mich hier vollständig einzubringen. Ich mache die 24-Stunden-Pflege seit vielen Jahren, weil ich „Die Welt da drinnen" geschrieben habe. Wirklich wahr, das hängt damit zusammen! Als ich mich innerlich so empörte über den Verrat der Angehörigen, die beispielsweise die Menschen trotz Warnungen wieder in die Kliniken gebracht haben, bin ich dadurch noch motivierter geworden, meinen Mann auch nicht einen Tag in die Kurzzeitpflege zu bringen, sondern ihm ein schönes Leben zu Hause zu ermöglichen. Dorthin musste er noch nie. Von allen Seiten wird mir geraten, ihn in die Kurzzeitpflege zu bringen oder ins Heim. Von allen Seiten wird mir seit Jahren empfohlen, ich solle doch ein paar Morphiumtropfen mehr geben, dann ist die Sache doch beendet. Oder ich solle aufhören, Kaliumtabletten zu geben, weil diese doch das Leben verlängern. Dann sage ich: Das ist ja mein Ziel!

Es ist heute gang und gäbe, den Menschen unter dem Gesichtspunkt des Funktionierens zu betrachten. Dieses Denken ist überhaupt nicht weg. Nur haben wir eine offene Gesellschaft, und in der kann man sagen: „Na hören Sie mal. Ich möchte aber weiterhin sein Leben verlängern." Und die Ärztin erwidert: „Aber Sie haben doch eine Patientenverfügung, da brauchen wir ihm das doch nicht mehr zu geben." Das ist doch dasselbe Denken: der Gedanke des „Lebensunwerten". Aber was lebensunwert ist, kann nur der Mensch bestimmen, den es betrifft. Und nicht ein anderer. Das Leben gehört einem selbst.

H. B. No. 2181 III. Kl.

2372. 6344

O. Kr. R. Mü. 16.10.16.

Akten

der

Heil- und Pflegeanstalt

Eglfing

bei München.

Eingewiesen!

K

E2

M.

Betreff:

Schwaiger Katharina, l., Dienstmädchen

von Traubing, B.A. Starnberg

geb. 8. ~~VII.~~ 6. 18~~92~~ 90 zu Böbing, B.A. Schongau, Kath.

	Eintritt	Austritt	Bemerkungen
	29. V. 1916	25. V. 1917	ungeheilt entl.
	10. 1. 1927	9. 4. 28	geb.
	13. 12. 34	31. 7. 1935	geb.
pol.	20. 9. 1937	16. 6. 44	[illegible] 6 2 40

Katharina Schwaiger

8. Juni 1890 – 16. Juni 1944

von Verena Rapolder

Katharina Schwaiger wurde am 9. Juni 1890 in einem kleinen Ort im Landkreis Starnberg geboren. Zusammen mit ihren sechs Geschwistern wuchs sie in der elterlichen Landwirtschaft auf. Der Vater galt als gesellig, die Mutter als ausgeglichen.

In der Schule lernte sie gut, hielt sich aber immer etwas abseits und träumte viel vor sich hin. Bei Streit zog sie sich schnell zurück. Religion spielte in ihrem Leben eine große Rolle. Sie ging gerne in die Kirche und wollte sogar ins Kloster eintreten. Weil sie an Bleichsucht[1] litt, blieb sie auf dem elterlichen Hof und arbeitete dort mit, bis sie zwanzig war. Dann trat sie verschiedene Stellen als Hausmädchen an.

1916, mit 25 Jahren, wurde sie nach einem Krampfanfall von dem Zahnarzt, bei dem sie arbeitete, in die Psychiatrische Klinik in München gebracht. Sie war in den Wochen davor schon durch eigenartiges Verhalten aufgefallen: Einer Schwester hatte sie einen Abschiedsbrief geschickt und in einem Kaufhaus hatte sie einfach Gegenstände mitgenommen, bis man sie aufhielt. Katharina Schwaiger selbst gab an, dass sie in den letzten Jahren immer wieder Ohnmachtsanfälle erlitten hatte. Einen Auslöser konnte sie nicht recht ausmachen. Sie fühlte sich oft verwirrt und grundlos traurig. Die Ärzte im Universitätsklinikum beobachteten, dass sie auffallend langsam und schwerfällig war und lange brauchte, um auf Fragen zu antworten. Sie lachte ohne erkennbaren Grund. Gelegentlich war sie plötzlich laut und aufgeregt. Ihr Essen hielt sie für vergiftet und einmal hörte sie die Stimme ihres Vaters. Da sich ihr Befinden nicht besserte, wurde sie in die Heil- und Pflegeanstalt Eglfing verlegt, die sie erst ein Jahr später wieder verlassen konnte. Vom November 1926 bis April 1928, und dann noch einmal vom November 1934 bis Ende Juli 1935 folgten weitere Anstaltsaufenthalte.

Katharina Schwaiger litt sehr darunter und wollte immer so schnell wie möglich wieder nach Hause. 1935 schilderte sie ihre Situation in mehreren Briefen an die Anstaltsleitung: „Stellen Sie sich vor was es heißt unter Geisteskranken zu sein die durch die Bank sich mit Stimmen still grösstenteils laut beschäftig[en]. In diesem Hause gehe ich dem Ende zu und in ganz kurzer Zeit ändet mein Leben mit Siechtum."[2] Dem Personal, das sie als herzlos empfand, und vor allem den Ärzten machte sie bittere Vorwürfe: „Wissenschaftlich sind sie gebildet. […] Sie raten und beraten können die Diagnose nicht feststellen. Wenn die Natur nicht Heilung bringt verfällt der Patient langsam aber sicher dem Siechtum. Herzzerreissende Zustände. Hoffe bald auf Erlösung ich kann es unmöglich mehr länger ertragen. Ihr Ärzte der Großstadt München steckt eure Köpfe zusammen und schämt Euch. Für eure Dummheit, Leichtsinn könnt ihr nicht genug theuer bezahlen."[3] Jedes Mal wurde sie schließlich von ihrer Familie gegen ärztlichen Rat aus der Anstalt geholt.

Nach der Entlassung stand sie unter polizeilicher Aufsicht.[4] Als sie im September 1937 wütende Briefe an die Psychiatrische Außenfürsorgestelle schrieb und anscheinend versuchte, sich der Überwachung zu entziehen, veranlasste das Polizeipräsidium ihre Wiedereinweisung.

Katharina Schwaiger fügte sich in den Anstaltsalltag nicht ein. Die Ärzte nannten sie „laut, rabiat, unverschämt"[5] und warfen ihr vor, andere Patientinnen aufzuhetzen.[6] In ihren ruhigeren Phasen arbeitete sie in der Küche mit und wurde auf das halboffene Haus 30 verlegt, doch immer wieder kam sie nach Haus 22, einer Station für unruhige und unsichere Frauen. Hier lebten die Patientinnen hinter vergitterten Fenstern.

Sie traf dort auf drei andere Frauen, die der Anstalt entkommen wollten: Emmy Rowohlt, Franziska Winter und Anna Harlander. Gemeinsam überfielen sie in der Nacht vom 3. auf den 4. April 1941 eine Pflegerin, betäubten sie mit einem Schlaftrunk, stahlen den Abteilungsschlüssel und entwichen so aus der Anstalt. Doch schon am nächsten Tag wurden sie auf einem Feld aufgegriffen und zurückgebracht.

Danach sperrte man sie in Isolierzimmer in Haus 22. Diese waren mit einem starken Gitter vom Rest der Abteilung abgetrennt. Ihre Türen waren durch zwei Schlösser und zwei Riegel gesichert. Beim Bau der Anstalt waren diese Zimmer nur für Notfälle geplant worden. Kranke sollten, mit Ausnahme gefährlicher Krimineller, nur nachts und nicht für eine längere Dauer isoliert werden.

Der Abteilungsarzt Dr. Sendtner und die Pflegerinnen folgten dieser Vorgabe nicht. Katharina Schwaiger musste zunächst für mehr als einen Monat im Iso-

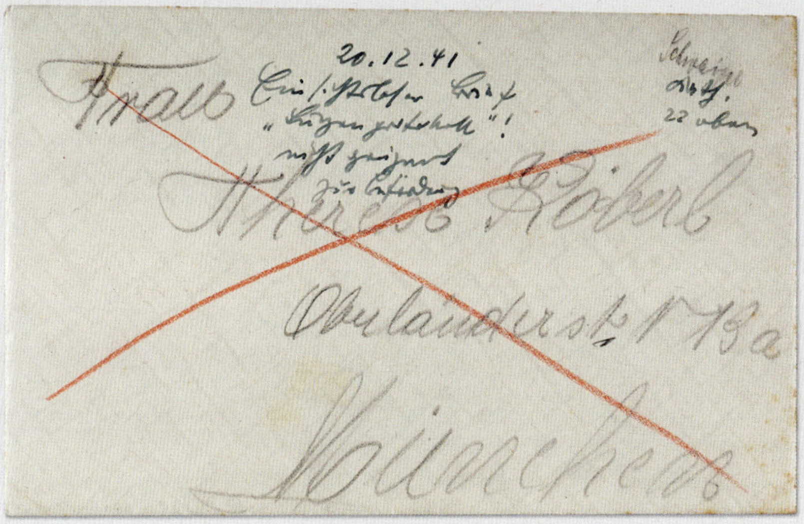

Zurückgehaltener Brief mit Bemerkung von Dr. Sendtner: „20.12.41 / Einsichtsloser Brief / ‚Lügenprotokoll'! / nicht geeignet / zur Beförderung."

lierzimmer bleiben. Nach der Rückverlegung in den Gemeinschaftssaal blieb ihre Situation prekär – jede Gegenwehr gegen Pflegerinnen oder ärztlich angeordnete Maßnahmen konnte sie für unbestimmte Zeit zurück in die Isolation führen.

Katharina Schwaigers Geschwister sorgten sich sehr um sie und besuchten sie oft. Dem Klinikpersonal waren sie ein Dorn im Auge. Es warf den Angehörigen vor, dass sie die ohnehin „einsichtslose" Katharina Schwaiger in ihrem Ärger gegen die Anstalt bestärkten und ungünstig beeinflussten.

Im Mai 1941 beklagte Dr. Sendtner die „Überfütterung" der Patientin nach dem Besuch. Offenbar hatte eine ihrer Schwestern ihr Essen mitgebracht. Am 1. Juli musste sie zurück in ein Einzelzimmer. Acht Tage darauf wurde der Besuch einer Schwester und ihres Mannes abgebrochen, weil Katharina Schwaiger dabei über Anstalt, Direktion und Ärzte schimpfte. In der Nacht darauf bemerkte das Personal laute Geräusche im Bereich der Isolierzellen. Eine Untersuchung ergab, dass jemand von außen mit Säge und Brecheisen versucht hatte, die Gitter herauszubrechen und die Patientin zu befreien. Der Verdacht fiel auf Katharina Schwaigers Angehörige. In den folgenden Monaten und Jahren wurden mitgebrachte Gegenstände beschlagnahmt, Besuche zeitweise verboten und Briefe an die Angehörigen teils nicht mehr zugestellt, was sie als „Unterschlagung der Post"[7] anklagte.

Katharina Schwaigers Lage war verzweifelt. In einem der beschlagnahmten Briefe schüttete sie ihrer Schwester das Herz aus: „Denke indes öfters an Deine arme verlassene Schw. zurück die in einer Irrenzelle Tag u. Nacht schmachtend ihr Ende herbeiwünscht. [...] Manchmal bricht mir die Geduld der gerechte Zorn reizt mich. Den ganzen Tag bin ich dem Schicksal überlassen. Keine Ansprache geistige Anregung lesen bdaure es fehlt das Augenlicht, Die Brille bekam ich bis jetzt noch nicht ausgehändigt [...] Ja die goldene Freiheit schätzt man erst dann wenn es zu spät ist."[8]

Ihr Zustand verschlechterte sich sichtbar. Ihre Schwester Therese schrieb nach einem Besuch entsetzt an die Anstaltsleitung: „Ich war heute ganze 10 Min. bei ihr, seitdem lässt mich dieses Trauerbild nicht mehr los. Ich habe meine Schwester in einer trostlosen, traurigen Verfassung angetroffen. Abgemagert zu einem Skelett, keinen Funken von Humor mehr. [...] Sie sagt jeder Tag ist eine Ewigkeit die nicht vorbei gehen will."[9]

Auf Bitten ihrer Angehörigen durfte Katharina Schwaiger nach mehr als einem Jahr im Dezember 1942 zurück in den Gemeinschaftssaal. Im Januar 1943 wurde in Haus 22 die sogenannte Hungerkost eingeführt. Katharina Schwaiger nannte das servierte Essen einen „Saufraß". Für den Abteilungsarzt Dr. Sendtner war sie eine schwierige, immer unzufriedene Patientin, die zu viel schimpfte. Versuche, sich mit ihrem eigenen Bettlaken zu erwürgen, bezeichnete er im April 1943 als „theatralisch", ihre gesundheitlichen Beschwerden ein halbes Jahr später als „hypochondrische Klagen". Dabei nahm Katharina Schwaiger stark ab. Sie begann zu husten.

Am 16. Juni 1944 verstarb sie schließlich, durch die Hungerkost geschwächt, an Lungentuberkulose.

1
Bleichsucht war ein Begriff für Eisenmangelanämie.

2
Brief an die Anstaltsleitung vom 12.2.1935 (Unterstreichungen im Original), Archiv des Bezirks Oberbayern, Heil- und Pflegeanstalt Eglfing-Haar, Patientenakten 11033

3
Brief vom 20.2.1935 (wie Anm. 2)

4
Psychiatrische Einweisungen wurden nach Art. 80/II Polizeistrafgesetzbuch geregelt. Bei einer versuchsweisen Entlassung konnte eine polizeiliche Mitüberwachung angeordnet werden.

5
Krankengeschichte, 14.10.1937 (wie Anm. 2)

6
Krankengeschichte, Juni 1939 (wie Anm. 2)

7
Krankengeschichte, 22.12.1943: „Schreibt den Angehörigen unleserliche Karten und Briefe, die man nicht befördern kann, spricht dann von Unterschlagung der Post." (wie Anm. 2)

8
Brief vom 20.12.1941, Vermerk „nicht geeignet zur Beförderung" (wie Anm. 2)

9
Brief vom 15.10.1942 (wie Anm. 2)

„Wert des Lebens"

Grundlegende ethische Fragen

Ein Gespräch über Medizinethik, Umgang mit Behinderung und Biopolitik

Das Gespräch öffnet die Beschäftigung mit dem Thema NS-„Euthanasie" hin zu grundlegenden ethischen Fragen. Wie verhält sich unsere Gesellschaft zu geistig oder körperlich behinderten Menschen? Wie stehen wir zu den grundlegenden ethischen wie biopolitischen Fragen, die sich besonders am Anfang und am Ende des Lebens stellen? Gibt es Kontinuitäten? Darüber sprechen der Psychologe und Psychotherapeut Michael Wunder, die Historikerin Mirjam Janett sowie die Behindertenrechtsaktivistin Dinah Radtke.

Dr. Mirjam Janett ist Historikerin am Historischen Institut der Universität Bern. Ihre Forschungsschwerpunkte sind u.a. Medizingeschichte und Disability History.

Dinah Radtke ist Behindertenrechtsaktivistin und Mitbegründerin des Zentrums für selbstbestimmtes Leben Behinderter (ZSL) in Erlangen. Sie nutzt einen Elektrorollstuhl und stundenweise ein Beatmungsgerät.

Dr. Michael Wunder ist Psychologe und Psychotherapeut. Er war Mitglied im Kuratorium der Kommission Ethik und Recht der modernen Medizin des Deutschen Bundestages und des Deutschen Ethikrats.

Das Gespräch im Kreuz+Quer, Haus der Kirche Erlangen, moderierte **Gregor Hoppe** (Bayerischer Rundfunk).

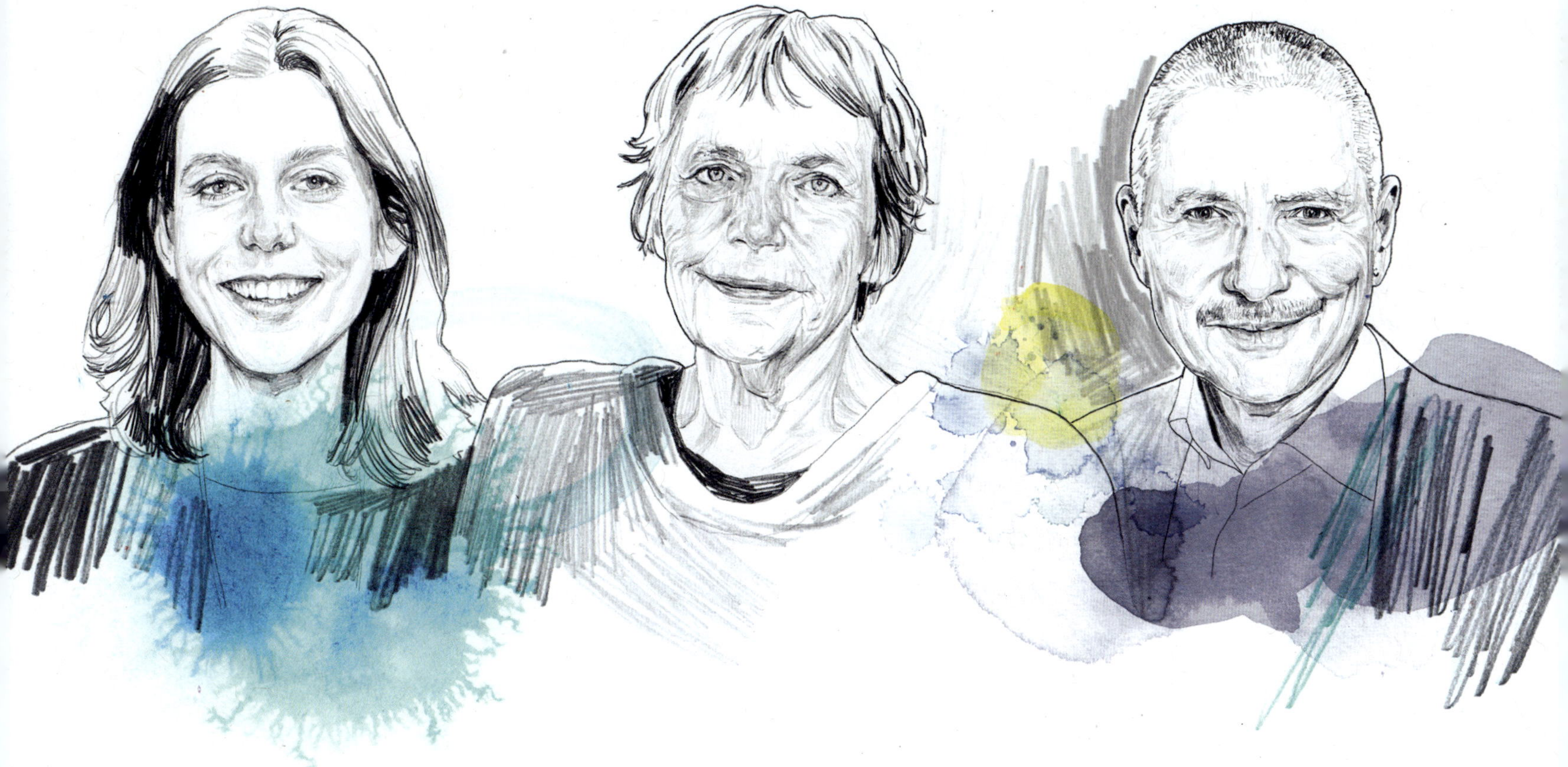

Frau Radtke, leben wir eigentlich immer noch in einer behindertenfeindlichen Gesellschaft?

Dinah Radtke: Ja, das ist wirklich meine Überzeugung – und deswegen bezeichne ich mich nach wie vor als Behindertenrechtsaktivistin. Das Verhältnis der Gesellschaft zu Behinderung ist sehr zwiespältig. Einerseits wird Inklusion propagiert, aber nur sehr halbherzig durchgeführt. Und Inklusion ist ja eigentlich ein Menschenrecht, laut der Behindertenrechtskonvention, die seit 2009 bei uns Bundesrecht ist. Es heißt, dass die Bundesländer die Konvention umsetzen müssen. Das tun sie, wie gesagt, aber nur sehr halbherzig.

Andererseits glaube ich, dass wir in unserem Denken noch sehr mit der Geschichte der Eugenik verhaftet sind, also mit der Frage, ob man behindertes Leben selektieren soll. Dafür habe ich drei Beispiele aus diesem Jahr, die das belegen, alle drei vom Bundestag abgesegnet: Einmal ist das der Bluttest auf Trisomie 21, also eine Pränataldiagnostik, mit der festgestellt werden kann, ob das zu erwartende Kind vielleicht eine geistige Behinderung oder eine Lernbeeinträchtigung hat. Dieser Bluttest wird seit diesem Jahr von der Krankenkasse bezahlt, was ja eigentlich gegen die Regel verstößt, denn Kassen dürfen nur Eingriffe oder Medikamente zahlen, die der Heilung oder dem Erhalt eines Zustands förderlich sind. Das zweite Beispiel ist das viel diskutierte und umstrittene Triage-Urteil, und das dritte ist ein neues Gesetz, das behinderte beatmete Menschen betrifft.

Auf die halbherzige Inklusion von Behinderten in unserer Gesellschaft kommen wir später sicher zurück. Ich möchte unseren Gast aus der Schweiz zunächst bitten, die Geschichte des Begriffs Behinderung kurz anzureißen.

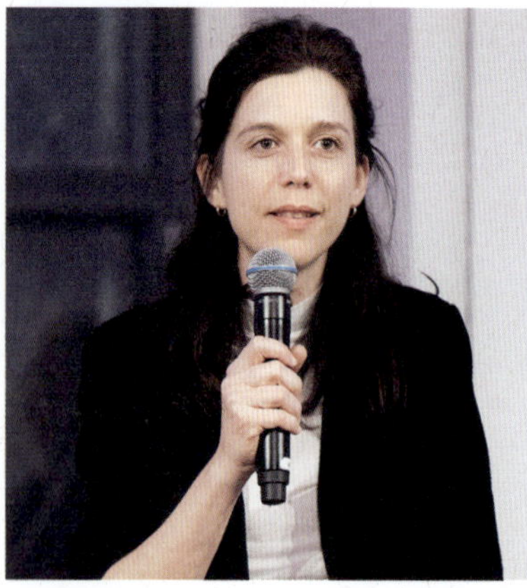

Mirjam Janett: Die Figur des „Behinderten“ oder der „Behinderten“ ist mit der Aufklärung, also erst im 18. Jahrhundert entstanden. Früher, im Mittelalter, hat man Leute mit Gebrechen meist mit Adjektiven wie zum Beispiel „hilflos“ oder „gebrechlich“ beschrieben. Das bedeutet nicht, dass diese nicht auch stigmatisiert oder marginalisiert gewesen wären. Aber diese Menschen wurden noch nicht zu einer Gruppe von „Behinderten“ zusammengefasst. Das ist eine Entwicklung, die es erst seit der Aufklärung gibt.
Heute lässt sich interessanterweise beobachten, dass sich bestimmte Gruppen, die von der Gesellschaft als „behindert“ angesehen werden, sich nicht mehr als „Behinderte“ bezeichnen. In der Schweiz gibt es eine Gehörlosen-Bewegung, das sind Aktivistinnen und Aktivisten, die sich als eine kulturelle Minderheit sehen. Ich denke, in Deutschland wird das ähnlich sein. Die Gehörlosen bestehen darauf, dass sie keine „Behinderung“ haben, weil sie ja sprechen. Sie haben eine Sprache, die Gebärdensprache, in der sie sich ausdrücken. Und deswegen bezeichnen sie sich als kulturelle Minderheit und nicht als eine Gruppe von „Behinderten“. Das zeigt ganz gut die generelle Schwierigkeit im Umgang mit dem Begriff der „Behinderung“. Die Frage ist: Wann gilt etwas als „behindert“ und wer bestimmt darüber?

Begriffe verändern sich im Lauf der Geschichte, und das hat oft mit der Frage zu tun, ob wir aus der Geschichte lernen können. Herr Wunder, darf ich Sie bitten, uns zu erläutern, was Inklusion ist und wo sie herkommt, und das verbinden mit der Frage: Können wir aus der Medizingeschichte lernen?

Michael Wunder: Ob wir aus der Medizingeschichte lernen können, das ist eine hochumstrittene Frage, die unter Medizinethikern und auch unter Medizinhistorikern nicht mit einem Ja oder Nein zu beantworten ist. Auf der einen Seite gibt es schon die Ansicht: „Wir haben mit der NS-Medizin die Lektion gelernt. Es gibt keine rassistischen Vorurteile mehr im heutigen Medizinbetrieb. Wir haben heute ganz andere Fragen.“ Und dann wird auf die Keimbahnintervention verwiesen und darauf, dass man zukünftig gar nicht mehr weiß, wo Menschsein eigentlich anfängt und was eigentlich dazugehört. Wie sind die Übergänge zu Mischwesen mit Tieren und mit Technologien? Für diese Position, dass wir in einer völlig neuen Phase stecken, gibt es viele stützende Argumente.
Auf der anderen Seite gibt es die Position, dass wir zwar nicht direkt aus der Vergangenheit lernen können, denn die Geschichte ist kein Buch, das man aufblättert und die Dinge wiedererkennt. Aber wir können umgekehrt aus der Geschichte lernen, wenn wir sie genau kennen, um die Unterschiede zu heute zu erkennen. Die Differenzen, aber auch die Kontinuitäten. Und da gibt es aus meiner Sicht natürlich Kontinuitäten, gerade in dem Bereich, der bereits angeschnitten worden ist, also im Grunde genommen nicht nur in der Pränataldiagnostik, sondern in der gesamten Reproduktionsmedizin.

Es gibt Kontinuitäten, nicht nur in der Pränataldiagnostik, sondern in der gesamten Reproduktionsmedizin

Das hat weniger mit der NS-Medizin, sondern mit der Geschichte der Eugenik zu tun. Und die Eugenik hat ja bereits lange vor dem NS-Regime angefangen. Es gab eine internationale Eugenik-Bewegung, und diese Bewegung ist heute auf einem anderen technologischen Niveau. Das heißt, es gibt keinen totalitären Staat mehr, der aus rassistischen oder rassehygienischen Gründen irgendwelche Zwangsmaßnahmen anordnet. Aber wir haben eine Gesellschaft, in der unter dem Verdikt der Freiheit des Individuums im Grunde genommen viele Einzelentscheidungen getroffen werden, zum Beispiel im Pränatalbereich: Ich würde niemals den Stab über dem Kopf einer einzelnen Frau brechen, weil sie zum Beispiel einen letztendlich eugenisch oder behindertenfeindlich motivierten Schwangerschaftsabbruch macht. Aber im Ganzen ist die Wirkung dieser vielen Entscheidungen der einzelnen Frauen eugenisch. Das ist in Statistiken feststellbar, dass wir beispielsweise in Deutschland einen steten Rückgang an Menschen haben, die mit einem Downsyndrom oder einer

Trisomie 21 geboren werden. Ich war mal auf einer Veranstaltung, da sagten die Vertreter der Ärztekammer: „Das ist doch ein medizinischer Fortschritt." Daran merkt man, wie unterschiedlicher Meinung man darüber sein kann.

Frau Radtke, Sie sehen die Kontinuität im eugenischen Denken immer noch vorherrschen. Sie sind seit 1988 Menschenrechtsaktivistin für Behinderte. Hat sich gar nichts verbessert? Ist es tatsächlich so, wie Herr Wunder es gerade beschrieben hat, dass Gesundheit zu einer kapitalistisch ausgeformten Privatsache wird, bei der einem verschiedenste, nun technisch mögliche Maßnahmen zur Verfügung stehen?

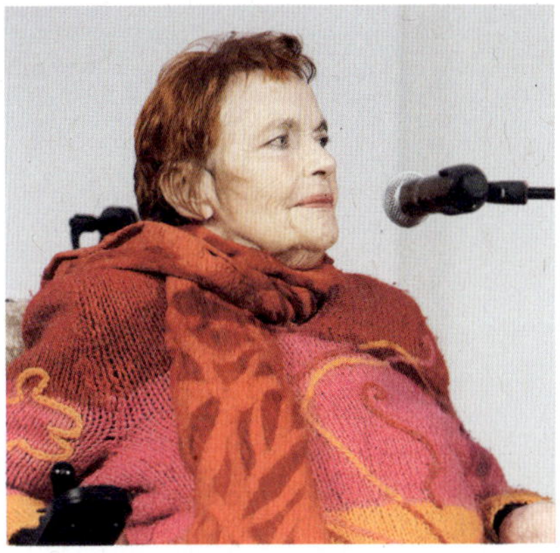

Tatsache ist, dass Behinderung vermieden werden soll. Und das würde mir ja auch das Lebensrecht absprechen. Unsere Gesellschaft ist darauf aus, dass die Menschen leistungsfähig sind, und über diese Leistungsfähigkeit definieren sich auch viele Menschen. Viele Behinderte können aber nicht leistungsfähig sein oder sind nur teilweise leistungsfähig.

Lassen Sie mich ein Beispiel bringen, das mich sehr erschreckt hat. Vor Kurzem war ich bei einer 25-Jahr-Feier für Nichtregierungsorganisationen, hauptsächlich Behindertenorganisationen hier in der Nähe. Und da hat ein stellvertretender Landrat in seinem Grußwort gesagt: „Behinderte sind immer unglücklich, die leiden immer, Behinderte machen Arbeit, Behinderte kosten Geld", und er hat gefragt, wie lange wir uns die Pflege noch leisten können. Da habe ich gedacht, oh Gott, wo bin ich denn da hingeraten, dass jemand im Jahr 2022 so etwas in der Öffentlichkeit laut sagen darf? Den Leuten im Saal hat es die Sprache verschlagen. Ein anderer Behindertenaktivist, der Raúl Krauthausen, hat ihm dann Kontra gegeben, und der stellvertretende Landrat hat den Saal mit hochrotem Kopf verlassen. Aber trotzdem, dass jemand heute so etwas offen sagen kann, fand ich total erschreckend. So viel zu den Kontinuitäten.

Das kann man sich kaum vorstellen, furchtbar. – Frau Janett, wann und wo ist die Eugenik entstanden? Wahrscheinlich kann man bis Plato zurückgehen, der ja auch vor Menschenzucht nicht zurückgeschreckt ist und als großer Klassiker gilt. Aber wann und wo ist es für uns, für unsere Moderne virulent geworden?

Den Begriff in unserem modernen Sinn hat Francis Galton, ein großbritannischer Wissenschaftler, 1883 geprägt. Das Wort Eugenik kommt aus dem Griechischen und bedeutet wörtlich übersetzt „von edler Abstammung". Bei der Eugenik ging es darum, als gut angesehene Erbanlagen zu fördern und gleichzeitig zu verhindern, dass solche, die als schlecht angesehen wurden, weitergegeben werden. Die Eugenik war eine wissenschaftliche Disziplin, eine angewandte Wissenschaft, die zunächst nach Amerika und dann wieder zurück nach Europa gekommen ist. In Deutschland ist sie unter dem Begriff der Rassenhygiene bekannt geworden, und im Nationalsozialismus ist diese Lehre ganz schlimm auf die Spitze getrieben worden. Aber grundsätzlich hat es die Eugenik auch in demokratisch verfassten Gesellschaften gegeben. In der ersten Hälfte des 20. Jahrhunderts hat sie zu Zwangssterilisationen geführt, auch in Ländern wie der Schweiz zum Beispiel. Man hat Eheberatungen durchgeführt, um zu verhindern, dass gewisse Gruppen von Menschen Kinder haben. Die Eugenik war eine transnationale und global tätige soziale Bewegung.

Wir sind ja hier in Erlangen nicht weit weg vom Ort des Nürnberger Ärzteprozesses nach dem Krieg. Hat die Medizin sich jemals wirklich Auskunft darüber gegeben, wie sie als Zunft versagt hat, zum Beispiel im Aufnehmen einer pervertierten eugenischen Theorie?

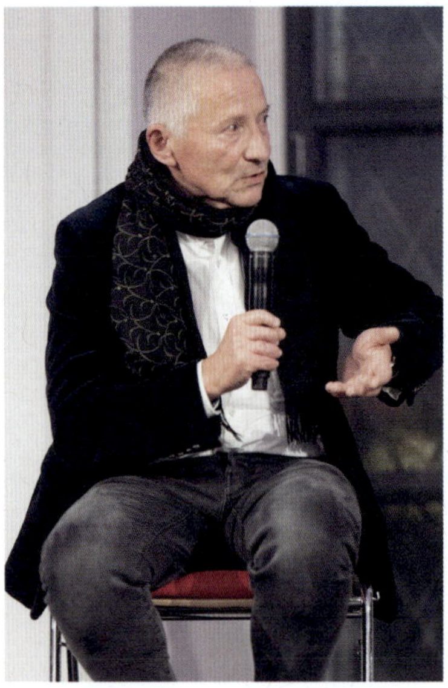

Im Grunde genommen nur sehr schwerfällig und nachhinkend. Aber lassen Sie mich noch etwas ergänzen. Diesem eugenischen Konzept lag gedanklich immer eine Degenerations-Hypothese zugrunde: dass die Gesellschaft sich verschlechtert, nicht überleben kann, wenn sich die Schwachen vermehren und die Starken nicht die Oberhand behalten oder sich mehr vermehren. Dieser Kulturpessimismus, der dahintersteckt, ist das, was sich gedanklich bis heute hält. Wir haben diese rassistisch orientierten Eugeniken heute nicht mehr. Wir haben eine Eugenik, die am Genpool orientiert ist, die sozusagen globalisiert ist. Und dahinter steckt meiner persönlichen Ansicht nach auch wieder eine Degenerations-Hypothese oder eine Angst, dass die Menschheit sich nicht positiv weiterentwickeln kann, ja sogar untergeht, wenn es nicht zu Keimbahn-Eingriffen und damit zu einer Auto-Evolution des Menschen kommt, bei der er den Genpool so verbessert, dass er den ganzen neuen Umweltgefahren, den schädigenden Stoffen gewachsen ist und in dieser Welt besser existieren kann als bisher. Die Medizinethik fragt danach, wo die Kontinuitäten der Gedankenmuster sind, und das ist das Gedankenmuster, das sich hält. Es ist nicht mehr rassistisch, sondern menschheitsoptimierend orientiert. Aber es steckt die gleiche Grundstimmung dahinter.

Was den Nürnberger Ärzteprozess angeht: Die Gesamtdokumente dieses Prozesses sind erst vor etwa zwanzig Jahren von Klaus Dörner und Angelika Ebbinghaus komplett veröffentlicht worden. Erst seitdem ist eigentlich klar, welches Ausmaß die Verbrechen hatten, mit denen sich der Nürnberger Ärzteprozess befasste. Die Ärztekammern haben davon immer nur einen Teil dokumentiert, mehrere Jahrzehnte lang auch vieles unter dem Deckel gehalten. Man vertrat die Ansicht, dass das nationalsozialistische politische Verbrechen sind. Was der Medizin aber tatsächlich unter die Haut gehen muss, ist, dass es aus dem Bauch der Medizin heraus geschehen ist. Bei den Experimenten in Auschwitz genauso wie bei der „Euthanasie“: Das waren Wissenschaftler, das waren Ärzte, die als Ärzte genau diese Ideologie nicht nur übernommen, sondern vorangetrieben haben. Und natürlich stellt sich die Frage: Wie geht das? Wie kann eine Wissenschaft, die ja hoch angesehen ist, die für uns alle unheimlich notwendig und auch positiv heilsbringend ist, wie kann eine solche Wissenschaft aus ihrem eigenen Fundus, aus ihrem Leib heraus eine solche verheerende Verfehlung begehen?

Da gibt es die These vom Heilen und Vernichten, die lautet: Eine radikalisierte Medizin, die mehr sieht, als sie tun kann, die wird fatalistisch und neigt unter Umständen dazu, das Objekt, das sie nicht mehr heilen kann, zu vernichten. Eine etwas griffigere Hypothese ist die, dass ein großer Teil der Medizin bis heute naturwissenschaftlich organisiert und orientiert ist. Diese instrumentalisierende Herangehensweise an die Natur, dieses fast Ingenieurwissenschaftliche, sei eng verbunden mit Konstruieren, Wegmachen, Heilen – im Sinne der Veränderung – und eben auch mit Ausrotten, wenn es überhaupt nicht anders geht.

Diese Hypothesen lassen offen, warum sich die Medizin in anderen Ländern nicht in dieser Form entwickelt hat. Wahrscheinlich liegt es an den Bedingungen eines totalitären Regimes, dass so etwas möglich ist.

Frau Radtke, welches geschlossene ethische System gibt es denn, von dem Sie sagen würden, damit bin ich einverstanden? Es gibt ja beispielsweise die christlichen Kirchen, die vieles in der modernen Medizin auch sehr scharf hinterfragen, sehr scharf kritisieren und im Grunde genommen in Bausch und Bogen verdammen. Ist das für Sie eine überzeugende Position?

Ich bin nicht mit allem einverstanden, was die Kirche proklamiert. Schließlich bin ich Feministin. Ein wesentlicher Unterschied zu den Kirchen bei der Beurteilung von Abtreibung ist der, dass wir feministischen Behindertenrechtsaktivistinnen sagen: Abtreibung muss unter bestimmten Umständen möglich sein, aber bitte keine Selektion betreiben mit der Abtreibung!

Behinderung gehört zum Leben, ist eine ganz normale Erscheinungsform

Ich bin ja etwas geschädigt mit der Kirche, mit diesen Heilsversprechen. Meine Mutter hat da sehr daran geglaubt, und es ist eben dieses Menschenbild, das wir Behinderte als medizinisches Bild von Behinderung bezeichnen, das den behinderten Menschen reparieren will, so dass er funktioniert. Das widerspricht dem heutigen Verständnis von Behinderung, dem menschenrechtlichen Verständnis von der Würde, die wir alle haben, und den Rechten, die wir alle haben.
Ich verweise auf Artikel 10 der Behindertenrechtskonvention: Recht auf Leben. Und auf Artikel 8: Bewusstseinsbildung, also das Angehen gegen die abwertenden, schädlichen Meinungen gegenüber Behinderung. Diese schädlichen Meinungen über Behinderte, dieses negative Denken, dieses defizitorientierte Denken über uns gibt es überall, auch in den Kliniken, auch bei Ärztinnen und Ärzten. Da ist niemand ausgeschlossen. Wir sagen aber: Behinderung gehört zum Leben, ist eine ganz normale Erscheinungsform. Und wir haben genauso Lebensqualität und Lebensfreude wie andere Menschen auch.

Frau Janett, wie sieht es in der Schweizer Gesellschaft aus mit der Inklusion?

Behinderung ist etwas Normales, das die Gesellschaft aber als nicht normal betrachtet

Ich denke, die Situation wird ähnlich sein wie in Deutschland. Dass die Frage überhaupt gestellt werden muss, zeigt ja, dass die Inklusion eigentlich noch nicht so weit ist, wie sie sein sollte. Frau Radtke hat eben das biologische Modell von Behinderung angesprochen, das von der individuellen Person und dem biologischen Gebrechen ausgeht. Daneben gibt es ein soziales Modell von Behinderung, das darauf blickt, dass die Person nicht aufgrund eines Gebrechens behindert ist, sondern aufgrund der Barrieren, die die Gesellschaft aufrechterhält. Stichwort: barrierefreies Bauen, um eben solche Schranken niederzureißen. Entscheidend ist auch die Mentalität der Bevölkerung, die Behinderung immer noch als etwas ansieht, das nicht normal zu sein scheint. Aber schauen wir mal auf Beeinträchtigungen und chronische Krankheit: Das sind eigentlich keine Ausnahmen, denn viele Menschen werden im Laufe des Lebens damit konfrontiert. Es ist etwas Normales, das die Gesellschaft aber als nicht normal betrachtet, auch weil – das hat Frau Radtke ja bereits erwähnt – dieser Nützlichkeitsgedanke in unserer Gesellschaft so prominent gesetzt wird. In der Schweiz gibt es zur Unterstützung der Inklusion zum Beispiel die sogenannte Invalidenversicherung. Das ist ein Sozialversicherungsgesetz, das Menschen mit Beeinträchtigungen Hilfeleistungen gewährt. Diese Invalidenversicherung ist ganz stark auf Rehabilitation ausgerichtet, also darauf, dass man den Menschen wieder eingliedert in den Arbeitsprozess. Ich sage jetzt nicht, dass das verkehrt ist, aber es zeigt einfach, wo der sozialstaatliche Fokus eigentlich liegt.

Es gibt Menschen, von denen kann man die Wiedereingliederung in den Arbeitsprozess nicht verlangen. Da stellt sich die Frage, ob unsere Gesellschaft überhaupt inklusiv angelegt sein kann. Herr Wunder, Sie zweifeln daran?

Ja. Ich glaube, dass Inklusion ein großes Wort ist und dass wir noch sehr, sehr weit davon entfernt sind. Ich will die Gelegenheit nutzen, um darauf hinzuweisen, dass Inklusion eigentlich noch mehr meint als Behindertenrechte. Wir leben nicht in einer inklusiven Gesellschaft, wir müssen nur auf die große Gruppe der Menschen mit Migrationshintergrund schauen oder auf die ganze LGBTQI-Community und auch auf andere Gruppen, die in dieser Gesellschaft nicht voll anerkannt und auch nicht wertgeschätzt werden.
Die Wurzeln des Begriffs Inklusion haben durchaus etwas mit dem Nationalsozialismus zu tun. Die ersten Ausführungen zu einer inklusiven Gesellschaft stammen von Adorno in seiner *Minima Moralia*, die er bereits 1944 im Exil verfasste. Er sprach von einer Gesellschaft, in der man ohne Angst verschieden sein könne, und vom Miteinander der Verschiedenen. Das ist die Geburtsstunde der Diversity-Debatte und des Begriffs Inklusion. Adorno hat hier vorgedacht, was sich in der Behindertenrechts-

konvention dann komprimiert. Und ich empfand es damals wie einen warmen Sommerregen – es hatte ja kaum jemand erwartet, dass diese Konvention so toll wird. Aber das hat diese historischen Wurzeln. Und das ist übrigens auch ein vollkommen anderes Modell als Integration. Integration heißt: „Komm rüber zu unserer Mehrheit! Allerdings musst du dich auch ziemlich anstrengen, damit du ein bisschen so wirst wie wir." Dahinter steht nicht die Anerkennung des Anderen als einem Verschiedenen. Inklusion bedeutet die Gemeinschaft der vielen Verschiedenen, eine Wertschätzung und eine Anerkennung des Andersseins. Auch dass die Differenz zum Anderen absolut notwendig ist für die Entwicklung einer Gesellschaft. Im Totalitarismus dagegen sollen die Menschen gleichgemacht werden, sie sollen gleich funktionieren. Deshalb hat Adorno die Gemeinschaft der Vielen als das beste Mittel gegen eine totalitär ausgerichtete Gesellschaft gesehen. Eine Gesellschaft der vielen vollkommen Unterschiedlichen zu leben und anzustreben ist sicher sehr anstrengend. Deshalb ist das natürlich ein großes Ideal, eine inklusive Gesellschaft. Aber wir müssen ehrlich sein: Wir sind ganz weit davon entfernt. Bei den Menschen mit Handicaps sind wir, glaube ich, schon ein Stück weiter als zum Beispiel in dem Bereich der Menschen muslimischen Glaubens oder der Menschen mit jüdischen Wurzeln. Das ist eine große Aufgabe. Jeder von uns kann sich fragen: Bin ich eigentlich wirklich bereit, bin ich auch fähig dazu, so viel Unterschiedlichkeit in unserer Gesellschaft auszuhalten? Das ist eine sehr ernste Frage. Halte ich das aus, mit Menschen zusammenzuleben in einer Nachbarschaft, in einer Stadt, die vollständig anders denken, die vollständig anders leben, die zum Beispiel überhaupt nicht den Arbeitsbegriff und die Arbeitsmoral haben, die ich habe? Das ist eine riesige Herausforderung. Es ist leicht gesagt, für Inklusion zu sein. Aber was tun wir dafür?

Es ist leicht gesagt, für Inklusion zu sein. Aber was tun wir dafür?

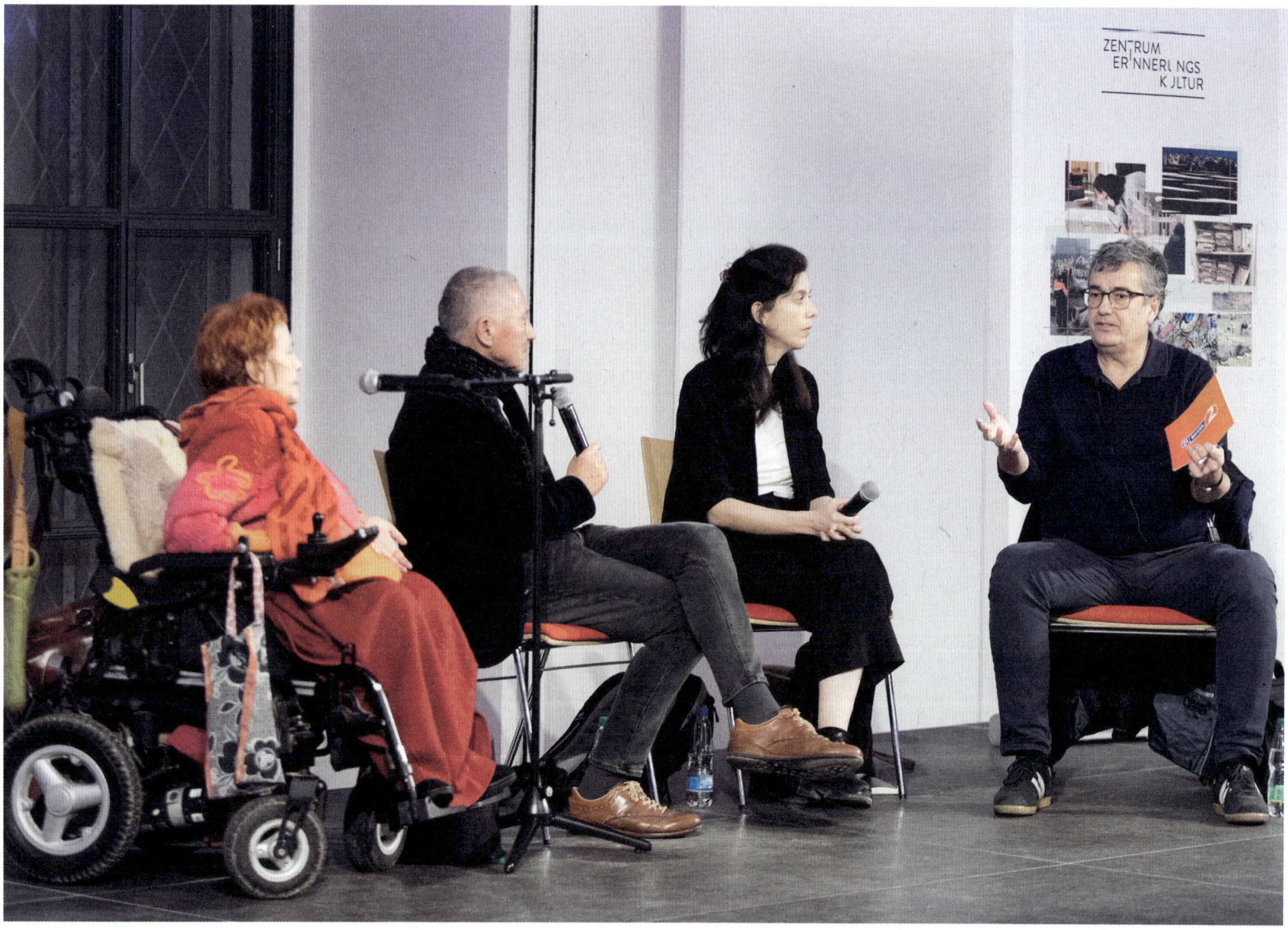

Da bin ich ganz nah bei dir, Dinah. Das alles, was sein soll, ist im Grunde genommen niedergeschrieben. Aber wir sind so weit davon entfernt und müssten eigentlich jeden Tag schreien, wegrennen, kämpfen. Besser kämpfen als wegrennen! Wir müssten uns dafür einsetzen und viele Beispiele sammeln, wo das bisher wirklich total knirscht, und gerade auch für Menschen mit Handicaps knirscht es natürlich an allen Ecken und Enden.

Ich bin da vielleicht ein wenig optimistischer. Ich denke, es muss auch klar sein, dass sich alle zu gemeinsamen Werten bekennen können. Und deshalb muss man diese Werte ausdiskutieren. Das ist nie zu Ende, weil sich immer alles verändert. Die Medizin verändert sich, die Werte verändern sich. Aber man muss wirklich schauen, dass man alle mit ins Boot holt, so verschieden sie sind. Es gibt ja kein Normalmaß. Wir alle sind Individuen. Und je bunter wir sind, desto lebendiger muss auch die Diskussion geführt werden.

Es müssen sich alle an die gleichen Grundwerte halten. Da stimme ich vollkommen zu. Aber der Grundwert, um den es essenziell geht, ist der Grundwert der Freiheit, die da endet, wo die Freiheit meines Mitmenschen von meiner Freiheit tangiert ist. Daran ist es zu messen. Wodurch ist meine Freiheit eingeschränkt, wenn es in dieser Gesellschaft Menschen gibt, die so sind wie du, Dinah? Überhaupt nicht. Und wieso ist die Toleranz dir und anderen Menschen im Rollstuhl gegenüber teilweise so gering? Das ist meiner Ansicht nach eine der wesentlichen Fragen, mit der wir uns auseinandersetzen müssen. Wie schaffen wir eine inklusive Gesellschaft, die den anderen akzeptiert, gerne aus Nächstenliebe, aber nicht mit der Attitüde, sich dabei selbst zu erhöhen und sich besonders gut zu fühlen. Oder weil es der Sozialstaat verlangt. Es geht um die Akzeptanz des anderen als eine Wertschätzung dahingehend, dass ich weiß, ohne den anderen, der wirklich different zu mir ist, ist eine Entwicklung gar nicht möglich. Nur daran kann ich mich selbst überhaupt erkennen und nur so kann sich die Gesellschaft insgesamt weiterentwickeln. Das ist etwas ganz anderes als eine Wertschätzung, die von oben herab kommt und sagt: „Ich schätze dich natürlich wert, weil du bist ja schließlich auch ein Mensch."

Frau Radtke, ist es bei Ihnen so, dass viele Menschen Ihnen von oben herab begegnen?

Jetzt nicht mehr so, nein. Früher schon eher.

Weil sie gekämpft hat, weil sie hier anerkannt ist.

Es kommt auch darauf an, wie ernst man genommen wird, wie sehr man sich auch durchsetzen kann. Ich denke, das individuelle Auftreten spielt eine große Rolle.

Und die Zivilcourage, die man haben muss.

Ja, ich habe mich natürlich oft aufgeregt oder geärgert.

Der verfassungsrechtliche **Schutz des Lebens**

Thorsten Kingreen

Nach Artikel 2 Absatz 2 Satz 1 des Grundgesetzes (GG) hat jeder das Recht auf Leben und körperliche Unversehrtheit. Entsprechende Garantien enthalten fast alle Verfassungen der Mitgliedstaaten der Europäischen Union sowie die Artikel 2 und 3 der Charta der Grundrechte der Europäischen Union.

Dass Leben und Gesundheit verfassungsrechtlich geschützt werden, halten wir heute für selbstverständlich. Doch gehörten Leben und Gesundheit nicht zu den traditionellen Schutzgütern neuzeitlicher Verfassungen; insbesondere die U.S.-amerikanischen und französischen Revolutionsverfassungen schützten Leben und Gesundheit nicht ausdrücklich. Als hinreichende Garantie des Leibes- und Lebensschutzes galt zunächst das schon in der britischen Verfassungstradition stehende „Recht der persönlichen Freiheit", das die Bürger vor willkürlicher Verhaftung, Folter und Schafott bewahren sollte.[1] Im Grundgesetz ist diese sogenannte Habeas-Corpus-Garantie unmittelbare Nachbarin der Garantie von Leben und körperlicher Unversehrtheit: „Die Freiheit der Person ist unverletzlich", heißt es in Art. 2 Absatz 2 Satz 2 GG.

Verfassungen sind kodifizierte Erinnerungen. Dass ein Rechtsstaat willkürlich Menschen verletzen oder töten würde, hatten sich die französischen und U.S.-amerikanischen Revolutionäre – im Gegensatz zu den Völkern, die sie kolonisiert hatten[2] – nicht vorstellen können und deshalb auf explizite Gewährleistungen verzichtet. Mit den staatlich organisierten Massenmorden im Nationalsozialismus war aber das zuvor Unvorstellbare Realität geworden. Die Erfahrungen mit einer enthemmten Staatsgewalt, die mit mehrheitlicher gesellschaftlicher Billigung einen perversen Tötungsapparat betrieben hatte, mussten sich auch in Verfassungstexten niederschlagen. Art. 3 der am 10.12.1948 verkündeten Allgemeinen Erklärung der Menschenrechte bezeichnet das Recht auf Leben als „Vorbedingung der Ausübung aller anderen Menschenrechte". In der Absage an ein nicht nur lebens-, sondern auch würdeverachtendes Unrechtssystem liegen die historischen Wurzeln des Grundrechts. Das Bundesverfassungsgericht sieht in Art. 2 Absatz 2 Satz 1 GG dementsprechend „ein Bekenntnis zum grundsätzlichen Wert des Menschenlebens und zu einer Staatsauffassung, die sich in betonten Gegensatz zu den Anschauungen eines politischen Regimes stellt, dem das einzelne Leben wenig bedeutete und das deshalb mit dem angemaßten Recht über Leben und Tod des Bürgers schrankenlosen Missbrauch trieb."[3]

Die Wurzeln der beiden in Art. 2 Absatz 2 GG gewährleisteten Grundrechte – das Recht auf Leben und körperliche Unversehrtheit einerseits und die als körperliche Bewegungsfreiheit verstandene Freiheit der Person andererseits – reichen also zwar unterschiedlich tief in das konstitutionelle Erdreich. Aber

1 Ralf Müller-Terpitz, Recht auf Leben und körperliche Unversehrtheit, in: Josef Isensee/Paul Kirchhof (Hg.), Handbuch des Staatsrechts Bd. VII, 3. Aufl. 2009, § 147 Rn. 2

2 Stephan Rixen, in: Michael Sachs (Hg.), Grundgesetz. Kommentar, 9. Aufl. 2021, Art. 2 Rn. 5

3 BVerfGE (Entscheidungen des Bundesverfassungsgerichts) 18, 112 (117)

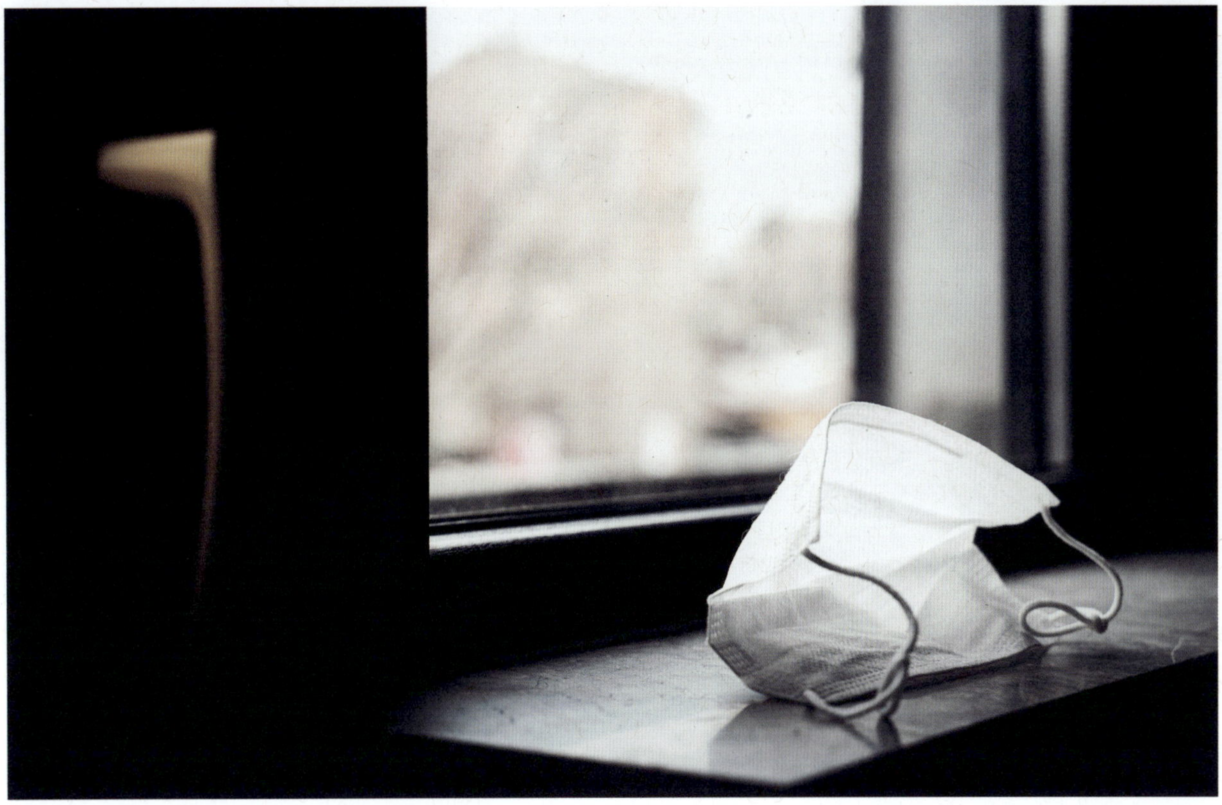

in ihnen ist das gemeinsame Anliegen verwirklicht, „die physische Basis menschlicher Existenz“[4] zu schützen. Leben, körperliche Unversehrtheit und körperliche Bewegungsfreiheit sind Voraussetzungen für die Ausübung aller anderen Freiheitsrechte.[5] Der Besuch von Gottesdiensten (Art. 4 Abs. 1, 2 GG) und Versammlungen (Art. 8 Abs. 1 GG), die Gründung von Vereinen (Art. 9 Abs. 1 GG) und das Erlernen eines Berufs (Art. 12 Abs. 1 GG) setzen eben nicht nur voraus, dass man lebt, sondern auch, dass man sich frei bewegen kann. Weil sie so fundamental sind, tastet sie der demokratische Rechtsstaat grundsätzlich nicht an, weshalb insbesondere das Grundrecht der Freiheit der Person in der Rechtsprechung des Bundesverfassungsgerichts eine eher untergeordnete Rolle gespielt hat. In der Pandemie hat sich das verändert. Denn jetzt kollidierten ausgerechnet diejenigen Grundrechte miteinander, die als Fundament für alle anderen Freiheitsrechte gelten. Die durch Art. 2 Absatz 2 Satz 2 GG gewährleistete Mobilität trug das Virus weiter und gefährdete damit Leben und Gesundheit im Sinne von Art. 2 Absatz 2 Satz 1 GG. So haben nächtliche Ausgangsbeschränkungen und die Anordnung von Quarantäne in einer in präpandemischen Zeiten nicht vorstellbaren Weise die körperliche Bewegungsfreiheit beeinträchtigt, um die Verbreitung des Virus zu verhindern und damit Leben und körperliche Unversehrtheit zu schützen. Dass diese beiden Rechte, die als Fundament des Freiheitsschutzes des Grundgesetzes verstanden werden, kollidierten, mag übrigens auch erklären, warum gerade die nächtlichen Ausgangsbeschränkungen in der Pandemie so kontrovers geblieben sind – zumal es für ihre Wirkung, vorsichtig gesagt, nur wenig Evidenz gibt.

Verfassungen sind kodifizierte Erinnerungen

Das Grundgesetz gilt auch in Krisenzeiten; einen Ausnahmezustand, in der die Politik über dem Recht stünde, kennt es nicht. Daher ist ihm die Vorstellung, ein Verfassungsorgan könne ohne rechtliche Bindungen handeln, um die Verfassungsordnung insgesamt zu retten, fremd.[6] Allerdings haben sich in der Pandemie viele Menschen gefragt, ob nicht Leben und Gesundheit über den Freiheitsrechten stehen, denn das Leben ist nun einmal zwingende Voraussetzung für den Gebrauch aller anderen Freiheitsrechte. So sehr man diese Maxime: „Leben und Gesundheit über alles“ auch intuitiv zunächst nachvollziehen mag: Verfassungsrechtlich ist sie schlicht falsch. Das Grundgesetz kennt eine solche Hierarchie der Grundrechte, abgesehen von der unantastbaren Menschenwürde (Art. 1 Absatz 1 GG), nicht. Auch Leben und Gesundheit stehen nach Art. 2 Absatz

4
Dieter Lorenz, Christoph Krönke, in: Wolfgang Kahl, Christian Walter, Christian Waldhoff (Hg.), Bonner Kommentar zum Grundgesetz, Art. 2 [2008] Rn. 17

5
Christian Starck, in: Hermann von Mangoldt, Friedrich Klein, Christian Starck, Peter M. Huber, Andreas Voßkuhle (Begr./Hg.), Grundgesetz. Kommentar Bd. 1, 7. Aufl. 2018, Art. 2 Abs. 2 Rn. 189

6
Jens Kersten, Ausnahmezustand?, JuS 2016, 193 (200)

2 Satz 3 GG unter einem Gesetzesvorbehalt, der Eingriffe und damit auch Abwägungen mit anderen Rechtsgütern grundsätzlich zulässt. Zulässig sind gezielte Eingriffe in die individuelle körperliche Integrität gleichwohl nur in extremen Ausnahmefällen, etwa beim sogenannten finalen Rettungsschuss gegen Verbrecher. Schon ein geringfügiger Eingriff wie die verfassungsrechtlich zwar zulässige, aber zu Recht nicht etablierte allgemeine Impfpflicht, ist unter Hinweis auf den Schutz der körperlichen Integrität vor staatlichem Zwang kontrovers diskutiert worden.

Jetzt kollidierten ausgerechnet diejenigen Grundrechte miteinander, die als Fundament für alle anderen Freiheitsrechte gelten

Unser Unwohlsein über die Abwägbarkeit von Leben und Gesundheit rührt daher, dass wir verdrängt haben, dass staatliche Maßnahmen und Unterlassungen Leben und Gesundheit permanent mit Freiheitsrechten abwägen. Das geschieht aber häufig eher implizit und wird nicht auf Leben und Gesundheit einer konkreten Person heruntergebrochen. Der Gesetzgeber darf daher den Schwangerschaftsabbruch[7] und die Selbsttötung[8] aus Respekt vor Persönlichkeitsrechten ebenso zulassen, wie es ihm im Transplantationsrecht beispielsweise gestattet ist, aus Rücksicht auf den höchstpersönlichen Charakter der Entscheidung über den eigenen Körper nicht alle Möglichkeiten der postmortalen Organspende auszuschöpfen (also insbesondere die noch im Februar 2020 im Bundestag mehrheitlich abgelehnte Widerspruchslösung[9]) – obwohl tagtäglich Menschen auf den Wartelisten der Transplantationszentren sterben, weil für sie kein Spenderorgan zur Verfügung steht. Und er muss auch kein Tempolimit auf Autobahnen und keine Überholverbote auf Landstraßen anordnen, obwohl noch viele Menschen leben würden, wenn es diese gäbe. Über die angemessene Gewichtung zwischen Lebensschutz und Persönlichkeitsrechten lässt sich in allen diesen Fällen trefflich streiten, aber dass der Gesetzgeber solche Abwägungen treffen darf, steht aus verfassungsrechtlicher Sicht außer Frage.

Speziell in der Pandemie rührte unser Unwohlsein über die Abwägbarkeit von Leben und Gesundheit auch daher, dass die Schäden an Gesundheit und Leben einerseits und den Freiheitsrechten andererseits unterschiedlich konkretisierbar sind. Während man die Schäden an Leben und überwiegend auch an der Gesundheit sehr plastisch in grauenhaften Zahlen ausweisen kann, sind die Verwerfungen auf der anderen Seite mitunter diffuser, lassen sich jedenfalls nicht so präzise beziffern. Man kann eben nicht genau quantifizieren, welche Schäden fehlender Präsenzunterricht auslöst, welche psychischen und langfristigen gesellschaftlichen Folgen Kontaktbeschränkungen haben und was es bedeutet hat, dass Menschen in Pflegeheimen allein sterben mussten. Man mag daraus vor allem lernen, dass Gesundheit, Leben und Freiheit nicht gegeneinander ausspielbar sind, sondern stets zusammengedacht werden müssen – so wie das im Grundgesetz angelegt ist. Die zuständigen Verwaltungsgerichte sind dieser Herausforderung im Großen und Ganzen gerecht geworden. In Tausenden von Entscheidungen haben sie die meisten Schutzmaßnahmen unter Hinweis auf den mit ihnen verfolgten Gesundheits- und Lebensschutz akzeptiert, aber auch diverse Bestimmungen aufgehoben, weil deren Einfluss auf das Infektionsgeschehen nicht nachvollziehbar begründet werden konnte. Hingegen hat das Bundesverfassungsgericht in zwei sehr umstrittenen Entscheidungen die Verfassungsmäßigkeit der Ausgangsbeschränkungen und der Aussetzung des Präsenzunterrichts und der nächtlichen Ausgangsbeschränkungen akzeptiert.[10]

Durch die Pandemie ist auch die Diskussion über die sogenannte Triage wieder aufgeflammt. Dabei geht es um die Frage, wer in einer konkreten Knappheitssituation einen Behandlungsplatz bekommen soll und wer nicht.[11] Diese Frage war bis dahin lediglich Gegenstand des ärztlichen Standesrechts, das insbesondere die Benachteiligung von Menschen mit Behinderung verbietet. Aufgrund einer Verfassungsbeschwerde von Menschen mit Behinderung hat das Bundesverfassungsgericht aber Ende 2021 entschieden, dass es insoweit einer parlamentsgesetzlichen Regelung bedürfe, die wirksamen Schutz von Menschen mit Behinderung bei der Entscheidung über die Zuteilung intensivmedizinischer Ressourcen gewährleiste. Dass der Gesetzgeber diese Regelung bislang nicht getroffen habe, verstoße gegen Art. 3 Absatz 3 Satz 2 GG, der eine Benachteiligung wegen der Behinderung verbietet.[12] Dieses Verbot ist erst 1994 aufgrund europa- und internationalrechtlicher Entwicklungen in das Grundgesetz eingefügt worden – dabei wäre die als „Euthanasie“ verharmloste und von Medizinern mitverantwortete Tötung und Zwangssterilisation von Hunderttausenden Menschen mit

7 BVerfGE 88, 203 (255)

8 BVerfG NJW (Neue Juristische Wochenschrift) 2020, 905 (906 ff.)

9 Bundestag-Drucksache 19/11096.

10 BVerfG NJW 2022, 139 und 167

11 Tatjana Hörnle, Stefan Huster, Ralf Poscher (Hg.), Triage in der Pandemie, 2021

12 BVerfG NJW 2022, 380 (385 ff.)

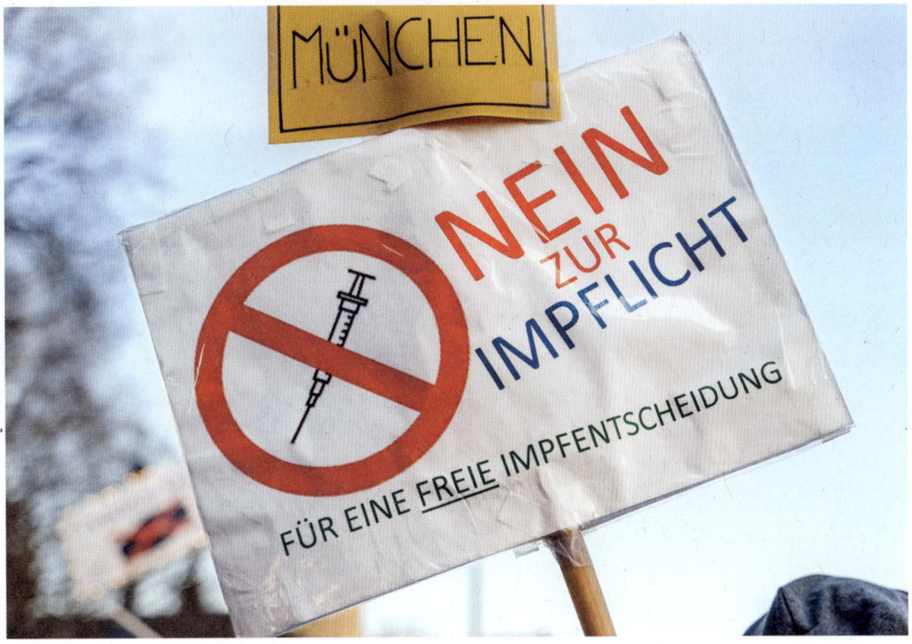

Behinderung[13] Anlass gewesen, dieses Verbot schon 1949 in den Katalog der Diskriminierungsverbote aufzunehmen.

Man mag daraus vor allem lernen, dass Gesundheit, Leben und Freiheit nicht gegeneinander ausspielbar sind, sondern stets zusammengedacht werden müssen

Das Bundesverfassungsgericht hat zwei wesentliche Maßstäbe für die gesetzliche Regelung der Triage formuliert, die jeder für sich gesehen unproblematisch sind, aber in ein Spannungsverhältnis zueinander geraten können: Auf der einen Seite darf (und meines Erachtens muss) sich die Zuteilung von knappen Behandlungsressourcen auch an der klinischen Erfolgsaussicht orientieren, auf der anderen Seite darf das nicht zu Diskriminierungen wegen der Behinderung führen. Beide Maßstäbe lassen sich aber nicht bruchlos anwenden: Das Kriterium der Erfolgsaussicht wirkt sich nachteilig für Patient*innen mit Vorerkrankungen aus; will man mit knappen Behandlungsressourcen möglichst viele Patient*innen retten, werden sie gegenüber gesunden Patient*innen Nachteile erleiden. Dass der Gesetzgeber hier vor einer eigentlich unlösbaren Aufgabe steht, zeigt die gesetzliche Neuregelung. Nach § 5c Absatz 1 des Infektionsschutzgesetzes (IfSG) darf auf der einen Seite niemand bei einer ärztlichen Entscheidung über die Zuteilung aufgrund einer übertragbaren Krankheit nicht ausreichend vorhandener überlebenswichtiger intensivmedizinischer Behandlungskapazitäten benachteiligt werden, insbesondere nicht wegen einer Behinderung, des Grades der Gebrechlichkeit und des Alters. Auf der anderen Seite muss aber nach § 5c Absatz 2 Satz 1 IfSG die Zuteilungsentscheidung „aufgrund der aktuellen und kurzfristigen Überlebenswahrscheinlichkeit der betroffenen Patientinnen und Patienten" getroffen werden. Dabei dürfen auch Begleiterkrankungen berücksichtigt werden, soweit sie aufgrund ihrer Schwere oder Kombination die auf die aktuelle Krankheit bezogene kurzfristige Überlebenswahrscheinlichkeit erheblich verringern (Satz 2). Diese Begleiterkrankungen können aber Gegenstand oder zumindest Folge auch von Behinderungen sein, was in einer durch Zeitdruck geprägten Entscheidungssituation indes kaum feststellbar sein dürfte. Wenn zudem die Überlebenswahrscheinlichkeit ein wichtiges Kriterium sein soll, müsste man konsequenterweise auch die Ex-Post-Triage, also den Abbruch einer bereits begonnenen Behandlung zugunsten eines/r später eingelieferten Patienten/in mit größerer Überlebenswahrscheinlichkeit zulassen. Diese schließt das Gesetz aber anders als ein erster Entwurf aus (§ 5c Absatz 2 Satz 3 IfSG).

So kann man fragen, was mit der Neuregelung eigentlich gewonnen wurde. Sie gilt ohnehin nur im Bereich der Infektionskrankheiten, sie regelt der

13
Alfred Fleßner, Uta George, Ingo Harms, Rolf Keller (Hg.), Forschungen zur Medizin im Nationalsozialismus. Vorgeschichte – Verbrechen – Nachwirkungen, 2014

Die Pandemie erinnert daran, dass auch Krankenhäuser und Pflegeeinrichtungen zu den sogenannten kritischen Infrastrukturen gehören, die eines besonderen Schutzes bedürfen

Sache nach nichts anderes als schon in den ärztlichen Leitlinien geregelt ist, und sie vermag das grundsätzliche Spannungsverhältnis zwischen dem utilitaristischen Kriterium der Erfolgsaussicht und Schutz von Menschen mit Behinderung nicht aufzulösen. Im Ergebnis besteht in doppelter Hinsicht ein Missverhältnis: Es gibt auf der einen Seite ungeachtet der enormen wissenschaftlichen und medialen Aufmerksamkeit keinen einzigen dokumentierten Fall einer Triage. Das heißt nicht, dass es diese Fälle gar nicht gegeben hat, aber es handelt sich um ärztliche oder pflegerische Entscheidungen in Akutsituationen, die nicht regelungsfähig sind und sich schon gar nicht für eine nachträgliche gerichtliche Bewertung eignen. Das ist aber weniger dem zur Regelung verpflichteten Gesetzgeber anzulasten als vielmehr dem Bundesverfassungsgericht, das in der Entscheidung einen ganz eigenartigen Regelungsoptimismus an den Tag gelegt hat. Auf der anderen Seite geht das Gesetz das eigentliche Knappheitsproblem der Pandemie nicht an: Aufgrund des zwischenzeitlich erhöhten Bedarfs an intensivmedizinischen Kapazitäten wurden flächendeckend sogenannte elektive (also nicht akute und somit planbare) Eingriffe verschoben. Dazu gehörten keineswegs nur harmlose Standardeingriffe wie die Implantation von künstlichen Gelenken, sondern auch onkologische Operationen. Die Verschiebung solcher Eingriffe bedeutet eine Priorisierung mit potenziell tödlichen Folgen. Welche Eingriffe eigentlich elektiv sind und wer innerhalb eines Krankenhauses darüber nach welchen Kriterien entscheidet, wäre ein durchaus sinnvoller Regelungsgegenstand.

Knappheitsentscheidungen sind nur erforderlich, weil Behandlungskapazitäten fehlen. Die Pandemie erinnert daran, dass auch Krankenhäuser und Pflegeeinrichtungen zu den sogenannten kritischen Infrastrukturen gehören, die einer besonderen Ausstattung und eines besonderen Schutzes bedürfen; das gilt vor allem auch für die Menschen, die in ihnen arbeiten. Die Tatsache, dass Deutschland im internationalen Vergleich ohnehin schon über sehr viele Behandlungskapazitäten in Krankenhäusern verfügt,[14] wird aber auch eine Diskussion über die sehr komplexe und multidimensionale Frage auslösen müssen, was Krankenhäuser leisten können und sollten und was nicht.

14
Vgl. zur Zahl der Intensivbetten im internationalen Vergleich: Statistisches Bundesamt, www.destatis.de/DE/Presse/Pressemitteilungen/2020/04/PD20_119_231.html; Abruf am 21.10.2022

H. B. Nr. 4889/7086. 3. Kl.

Akten

der

Oberb. Heil- und Pflege-Anstalt

Eingewiesen!

Eglfing-Haar

Nicht erbkrank

Erbkrank: E1 E2

E0 E?

Sterilisiert:

Betreff:

Bibra Wilhelm Frh. v. led. Landwirt

München

geb. 4. 2. 75 prot.

Eintritt	Austritt	Bemerkungen
29. 11. 1926	17. 1. 1933	n. Deggdf.
6. 12. 36	24. Okt. 1940	[illegible]

Wilhelm von Bibra

4. Februar 1875 – August 1942 *

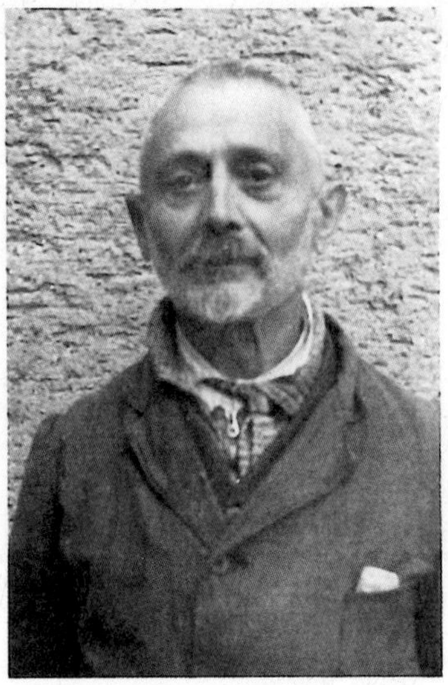

Wilhelm von Bibra
(Aufnahme, ca. 1935)

von Nikolaus Braun

Wilhelm von Bibra entstammte der weit verbreiteten Adelsfamilie der Freiherrn von Bibra. Er wurde am 4.2.1875 als Sohn des Obersten a.D. Friedrich Gustav von Bibra (1826 – 1894) und seiner Frau Auguste (1840 – 1935) in Kempten geboren. Er sei, so wird berichtet, ein „sehr aufgeweckter, frischer Junge" gewesen; nach einer „schweren Erkrankung" mit drei oder vier Jahren sei er „sehr schwachsinnig" geworden. In der Schule habe er sich mit dem Lernen schwergetan. Nur mit Mühe absolvierte er die weiterführenden Schulen. Auch die Hoffnungen auf eine Militärlaufbahn erfüllten sich nicht; er scheiterte bei der Fähnrich-Aufnahmeprüfung. Seit 1896 war er, wie er selbst angab, in der Landwirtschaft auf wechselnden Stellungen tätig gewesen.

Etwa Mitte der 1920er-Jahre fiel sein verändertes Verhalten auf. Sein Schwager und späterer Vormund, Sigmund von Brockdorff, berichtete: „Zeitweise schreit und schimpft er im Hause herum, bedroht die Köchin. Macht große Sprüche im Hause, spielt sich als Herrn auf. [...] Zieht Gehrock an, setzt Zylinder auf, trägt große Brille, hängt sich alle möglichen Klubzeichen an, geht damit spazieren. Braucht 6 Stunden zum Anziehen, steht gegen 3, 4 h auf, geht dann weg."

Wilhelm von Bibra wohnte zu dieser Zeit bei seiner Mutter Auguste, die sehr an ihm hing und ihn zeitweise auch finanziell unterstützte. Ihren einzigen Sohn in eine Heilanstalt einweisen zu lassen, brachte sie nicht über sich. Ein Verwandter der Familie von Brockdorff, der Erlanger Psychiatrieprofessor Gustav Specht, riet ihr zur Klinikeinweisung und Entmündigung, aber diesem Ratschlag wollte sie nicht folgen. Erst als sich Wilhelm von Bibra gegenüber Mutter und Haushälterin aggressiv und bedrohlich zeigte, sah sich von Brockdorff 1926 veranlasst, ihn in der Psychiatrischen Universitätsklinik München untersuchen zu lassen. Wilhelm von Bibras Zustand besserte sich nicht, er wurde Ende November 1926 in die Heil- und Pflegeanstalt Eglfing überführt. Dort lebte er sich bereitwillig ein und war überwiegend in der Gartenarbeit oder auf dem Gutshof beschäftigt.

Von 1926 bis zu seinem Tod befand sich Wilhelm von Bibra fast ununterbrochen in Anstalten, ab 1933 in der Pflegeanstalt Deggendorf, ab 1935 in der Heil- und Pflegeanstalt Mainkofen. 1936 wurde er wieder in der Heil- und Pflegeanstalt Eglfing-Haar aufgenommen. Ab etwa Mitte der dreißiger Jahre veränderte und verschlechterte sich sein Befinden deutlich. Während dieser ganzen Zeit wurde Wilhelm von Bibra regelmäßig für jeweils mehrere Wochen zu seiner Mutter bzw. später zu seiner Schwester und ihrem Mann beurlaubt.

Ende 1939 trafen in Eglfing-Haar sogenannte Meldebogen ein; diese einseitigen „Meldebogen" bildeten die Grundlage für die Selektion von Patientinnen und Patienten als „lebensunwert". Auch für Wilhelm von Bibra wurde ein solcher „Meldebogen" ausgefüllt, drei „Gutachter" und ein „Obergutachter" setzten ein „Kreuz" auf den Meldebogen. Wilhelm von Bibras Name kam auf die Transportliste für den 24.10.1940. Am 24.10.1940 schließt die Krankengeschichte mit dem Eintrag: „Heute auf Anordnung des Reichskommissars für die Reichsverteidigung im Rahmen planmässiger Räumungsmaßnahmen am 24.Okt. 1940 in die Anstalt Niedernhart überführt." Am Morgen dieses Tages verließ Wilhelm von Bibra zusammen mit weiteren 119 anderen Patienten die Anstalt. Sie wurden in die Heil- und Pflegeanstalt Niedernhart bei Linz gebracht, das letzte Ziel des Transports war die nahe gelegene Tötungsanstalt Hartheim.

Noch am selben Tag intervenierte sein Schwager Sigmund von Brockdorff, um Wilhelm von Bibra zurückzuholen. Daraus ist zweierlei zu schließen: Von Brockdorff musste es bewusst gewesen

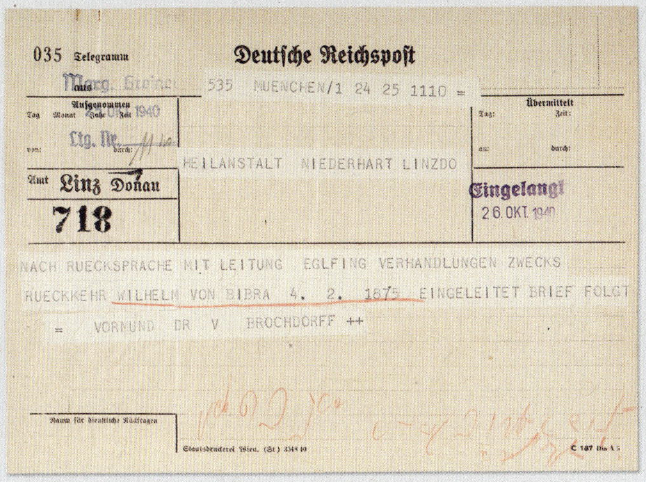
035 Telegramm

Deutsche Reichspost

aus 535 MUENCHEN/1 24 25 1110 =

Aufgenommen Tag Monat Jahr Zeit 1940

von: durch:

Übermittelt Tag: Zeit: an: durch:

HEILANSTALT NIEDERHART LINZDO

Amt Linz Donau

718

Eingelangt 26. OKT. 1940

NACH RUECKSPRACHE MIT LEITUNG EGLFING VERHANDLUNGEN ZWECKS RUECKKEHR WILHELM VON BIBRA 4. 2. 1875 EINGELEITET BRIEF FOLGT = VORMUND DR V BROCHDORFF ++

Raum für dienstliche Rückfragen

Telegramm Wilhelm von Brockdorffs an die Anstalt Niedernhart (24./25.10.1940). Da die Patientenakte Wilhelm von Bibras aus Niedernhart nach Eglfing-Haar zurückgesandt wurde, hat sich das Original dieses Telegramms erhalten.

sein, was die Deportation seines Schwagers nach Niedernhart bedeutete. Er musste gewusst oder doch zumindest geahnt haben, dass Patientinnen und Patienten unter dem Deckmantel der Verlegung umgebracht wurden. Zum anderen musste von Brockdorff am Tag der Deportation selbst oder unmittelbar zuvor gewarnt worden sein und eine Nachricht von der bevorstehenden oder durchgeführten Verlegung erhalten haben. Das konnte nur durch einen Bediensteten, einen Arzt oder Pfleger aus Eglfing-Haar geschehen sein.

Während der Zug mit den 120 Patienten aus Eglfing-Haar seinem Ziel entgegenfuhr, handelte von Brockdorff sofort: Noch am Tag des Abtransports, am 24.10., wandte er sich – vermutlich telefonisch – an den Direktor von Eglfing-Haar, Hermann Pfannmüller, und erhielt hier wohl auch die Bestätigung der Deportation. Sodann begab sich von Brockdorff ins Innenministerium; mit Geschick und Hartnäckigkeit kam er an den richtigen Mitarbeiter des Innenministeriums: Max Gaum, den für Anstaltsfragen zuständigen Sachbearbeiter in der Gesundheitsabteilung des Innenministeriums. Über das Innenministerium liefen sämtliche Deportationen in die Tötungsanstalten und vom Innenministerium aus wurden Verlegungsanweisungen und Transportlisten versandt – und das gehörte zu den Aufgaben von Max Gaum. Was zwischen Gaum und von Brockdorff besprochen wurde, ist nicht bekannt. Von Brockdorff dürfte dieselben Argumente vorgebracht haben wie in einem tags darauf verfassten Schreiben an die Anstalt Niedernhart. Er hat wohl angeboten, im Falle der Entlassung von Bibras die Verantwortung für diesen zu übernehmen und ihn selbst in Niedernhart abzuholen. Er wies wohl auch darauf hin, dass er „alter Offizier, altes Parteimitglied und in den Kampfjahren Sturmkamerad des Reichsministers und Generalinspektors Dr. Todt" gewesen sei.

Von Brockdorff schickte noch am selben Tag ein Telegramm an die Direktion der Anstalt Niedernhart. Am nächsten Tag erfolgte das angekündigte, ausführliche Schreiben von Brockdorffs an die Direktion der Anstalt Niedernhart. Ohne Antwort von dort erhalten zu haben, begannen von Brockdorff und seine Frau Cara, eine Anstalt für die weitere Unterbringung Wilhelm von Bibras zu suchen. Am 1.11.1940 richtete Cara von Brockdorff eine Anfrage an den Prior der Barmherzigen Brüder in Straubing, der sogleich, am 2.11., die Zusage für die Übernahme machte. Am 3.11. erhielt von Brockdorff endlich Nachricht aus Niedernhart. Am 20.11., fast vier Wochen nach der Deportation aus Eglfing-Haar nach Niedernhart, holte von Brockdorff seinen Schwager Wilhelm von Bibra in Niedernhart ab und brachte ihn in die Pflegeanstalt in Straubing.

Wilhelm von Bibra war durch das sofortige und energische Eintreten seiner Familie zurückgeholt und vor dem Tod in der Gaskammer bewahrt worden. Dies ist der bislang einzige bekannte Fall einer solchen Rettung in letzter Sekunde. Die Hoffnungen der Familie erfüllten sich allerdings nicht: Wilhelm von Bibras Gesundheitszustand hatte sich sehr verschlechtert, der Schwager berichtete: „Anscheinend ist er gerade durch die Verlegung nach Linz geistig entsetzlich angegriffen worden. Er war in Eglfing bedeutend besser als ich ihn dann in Linz fand". Mitte 1941 wurde die Pflegeanstalt Straubing aufgelöst, Wilhelm von Bibra wurde am 25.8.1941 in die Heil- und Pflegeanstalt Mainkofen überführt, wo er etwa ein Jahr später als ein Opfer der dezentralen „Euthanasie" verstarb.

* Für kollegiale Unterstützung und Überlassung eigener Recherchen danke ich Herrn Krankenhausdirektor a.D. Gerhard Schneider, Deggendorf. Die nachfolgenden Ausführungen beruhen auf den Patientenakten Wilhelm von Bibras aus Eglfing-Haar (Archiv des Bezirks Oberbayern, Heil- und Pflegeanstalt Eglfing-Haar, Patientenakten 397) und aus Mainkofen (BKH Mainkofen).

Für freundlichen und offenen Austausch danke ich Mitgliedern der Familie von Bibra.

Autorinnen und Autoren

Nikolaus Braun ist Historiker und leitet das Archiv des Bezirks Oberbayern.

Robert Domes ist freiberuflicher Journalist und Schriftsteller.

Caroline Emig hat Russische Philologie und Betriebswirtschaftslehre studiert und arbeitet als wissenschaftliche Mitarbeiterin am Zentrum Erinnerungskultur sowie an der Professur für Slavisch-Jüdische Studien der Universität Regensburg.

Prof. Dr. Stefanie Endlich lehrt an der Universität der Künste Berlin; ihre Schwerpunktthemen sind Architektur, Stadtgeschichte, bildende Kunst und Erinnerungskultur.

Florian Fischer hat Geschichte sowie Public History und Kulturvermittlung studiert und seine Masterarbeit dem Thema „NS-Verbrechen in Games – Über die Produktion von sensiblen Inhalten im Digitalen Spiel" gewidmet.

Die Gedenkinitiative für die „Euthanasie"-Opfer/ Angehörigengruppe in München wurde 2015 gegründet.

Dr. Winfried Helm hat Volkskunde, Bayerische Landesgeschichte und Psychologie studiert und arbeitet als freiberuflicher Kulturwissenschaftler und Ausstellungsmacher.

Dr. Bianca Hoenig ist Historikerin und arbeitet als Geschäftsführerin des Zentrums Erinnerungskultur der Universität Regensburg.

Prof. Dr. Thorsten Kingreen ist Inhaber des Lehrstuhls für Öffentliches Recht, Sozialrecht und Gesundheitsrecht an der Universität Regensburg.

Dr. Susanne C. Knittel ist außerordentliche Professorin für Vergleichende Literaturwissenschaft an der Universität Utrecht in den Niederlanden.

Prof. Dr. Thomas Müller ist Arzt und Medizinhistoriker. Er leitet das Württembergische Psychiatriemuseum und koordiniert den Forschungsbereich Geschichte und Ethik der Medizin aller Zentren für Psychiatrie in Baden-Württemberg.

Dr. Lars Polten ist freiberuflicher Kulturwissenschaftler; seine Dissertation verfasste er zum Thema „Zwangssterilisation und ‚Euthanasie' im Erinnern und Erzählen. Biografische Interviews mit Betroffenen und Angehörigen".

Verena Rapolder ist Historikerin und arbeitet im Archiv des Bezirks Oberbayern.

Dr. Irina Rebrova ist Historikerin und arbeitet als wissenschaftliche Mitarbeiterin am Zentrum für Antisemitismusforschung an der Technischen Universität Berlin. Sie forschte zu Geschichte und Erinnerung an die Ermordung von Menschen mit Behinderungen in den besetzten Gebieten Russlands während des Zweiten Weltkriegs.

Prof. Dr. Maike Rotzoll ist Fachärztin für Psychiatrie und Medizinhistorikerin. Sie arbeitet als Universitätsprofessorin am Institut für Geschichte der Pharmazie und Medizin an der Philipps-Universität Marburg.

Julius Scharnetzky ist Historiker und arbeitet seit 2011 als wissenschaftlicher Mitarbeiter an der KZ-Gedenkstätte Flossenbürg. Er veröffentlichte zur Politik der Ausgrenzung von Menschen mit Behinderungen und psychischen Erkrankungen im Nationalsozialismus sowie zur Gedenkstättenpädagogik.

Dr. Petra Schweizer-Martinschek ist Historikerin und betreut das Historische Archiv der Bezirkskliniken Schwaben im Bezirksklinikum Kaufbeuren.

Prof. Dr. Jörg Skriebeleit ist Kulturwissenschaftler und Historiker. Er leitet die KZ-Gedenkstätte Flossenbürg und ist Honorarprofessor an der Universität Regensburg. Dort ist er einer der Gründungsdirektoren des Zentrums Erinnerungskultur.

Dr. Cecile aan de Stegge ist ausgebildete Krankenschwester und promovierte Kulturwissenschaftlerin. Sie lehrt seit vielen Jahren an der Fakultät für Gesundheitspflege an der Hogeschool Leiden und an anderen Einrichtungen zur Fortbildung von Pflegepersonal in den Niederlanden.

Achim Tischer hat Volkskunde, Publizistik sowie Kinder- und Jugendpsychiatrie studiert, war lange Jahre künstlerischer Mitarbeiter am Klinikum Bremen-Ost und ist nun als freiberuflicher Kulturwissenschaftler tätig.

Prof. Dr. Dmytro Tytarenko lehrt Politikwissenschaft und Ukrainische Geschichte an der Juristischen Hochschule Donezk (Ukraine).

Bildnachweis

Es werden folgende Abkürzungen verwendet:

ABO Archiv des Bezirks Oberbayern
EH Heil- und Pflegeanstalt Eglfing-Haar
ZE Zentrum Erinnerungskultur der Universität Regensburg

Titelmotiv: Hannah Bischof

S. 10: Asenkerschbaumer Visuelle Kommunikation (grafische Gestaltung)

S. 13: ABO EH Patientenakten 7812

S. 14: privat

S. 15/16: ABO EH Patientenakten 7812

S. 18–41: Die Nachweise wurden bei den Abbildungen platziert.

S. 43: ABO EH Patientenakten 4766

S. 44: privat

S. 45/46: ABO EH Patientenakten 4766

S. 49: Silke Werzinger (Illustration)

S. 51–57: ZE (Foto: Dionys Asenkerschbaumer)

S. 59 links: Bundesarchiv, Bild 183-H25145; rechts: Bundesarchiv, Bild 183-19000-072

S. 61: Bundesarchiv, Bild 183-H26186

S. 64f.: Rainer Viertlböck

S. 66/67: Lern- und Gedenkort Schloss Hartheim

S. 70: Gedenkstätte Hadamar/Tanja Wesel 2021

S. 71: Archiv Stiftung Sächsische Gedenkstätten/Gedenkstätte Pirna-Sonnenstein

S. 75 links oben: Bildarchiv Gedenkstätte Grafeneck – Dokumentationszentrum; links unten: kbo-Isar-Amper-Klinikum (Foto: Thomas Dashuber); rechts oben: Winfried Helm; rechts unten: Lern- und Gedenkort Schloss Hartheim

S. 77: Stadtarchiv Erlangen, StadtAE, IV.E.77

S. 79: ABO

S 80: United States National Archives Record Administration, Washington D.C.

S. 81: Schwäbisches Bildungszentrum Irsee, Foto: Achim Bunz

S. 82f.: Rainer Viertlböck

S. 87–89: Lebensgeschichtliches Archiv Dresden, LGA 030: Lisa Schmidt, Ilona Jansen

S. 91–94: ABO EH Patientenakten 4172

S. 97: Silke Werzinger (Illustration)

S. 99–105: ZE (Foto: Dionys Asenkerschbaumer)

S. 107 links: Susanne Asenkerschbaumer; rechts: kbo-Isar-Amper-Klinikum

S. 108 links: Susanne Asenkerschbaumer; rechts oben: Winfried Helm; rechts unten: kbo-Isar-Amper-Klinikum (Foto: Thomas Dashuber)

S. 109 links oben: Dionys Asenkerschbaumer; links unten und rechts: Susanne Asenkerschbaumer

S. 110/111: Asenkerschbaumer Visuelle Kommunikation (grafische Gestaltung)

S. 112f.: Rainer Viertlböck

S. 115/116: Fotorechte beim Autor/ZfP Südwürttemberg

S. 118: Fotorechte beim Autor (Foto Louis Müller)

S. 120: Rainer Viertlböck

S. 123: Schwäbisches Bildungszentrum Irsee, Foto: Achim Bunz

S. 124f.: Rainer Viertlböck

S. 126: Stadtarchiv Erlangen, Fotograf: Bernd Böhner

S. 129: ABO EH Patientenakten 8387

S. 130: ABO EH Patientenakten 9340

S. 132: ABO EH Patientenakten 10454

S. 133: ABO EH 107

S 134: ABO EH Patientenakten 8897, 3538, 3524

S. 135: ABO EH Patientenakten 8481, 8387, 1810

S. 137: Thea Diem Schule, Unterhaching

S. 138: ZE (Foto: Dionys Asenkerschbaumer)

S. 139: Janina Kufner

S. 140–142: Playing History (Inhalt); shutterstock.com/3d (Visualisierung Screen)

S. 147: privat

S. 148: Orla Connolly

S. 149: Stanislav Mishchenko

S. 151: ABO EH 319

S. 152: Charitable Patients Transport Co. (Gemeinnuetzige Krankentransport) (SS agency). „List of patients transported from the Eglfing-Haar asylum [in the euthanasia program]," 18 January 1940, page 1 of 1. Harvard Law School Library. Nuremberg Trials Project, https://nuremberg.law.harvard.edu/documents/209-list-of-patients-transported?q=NO-3356#p.1. Accessed 23 March 2023

S. 153/154: ABO EH 319

S. 156: Mosfilm Cinema Concern, „Destiny", 1977, director E. Matveev

S. 157 links: Fotodokumentation des Kulturobjektes „Massengrab der Opfer des Faschismus", Gebiet Charkiw, Gemeinde Lypezka Dorf Striletscha Archiv der regionalen kommunalen Stelle „Wissenschaftliches und methodisches Zentrum für den Schutz des Kulturerbes in Charkiw" [Pototschnyj archiw oblasnoho komunalnoho zakladu „Charkiwskyj naukowo-metodytschnyj zentr ochorony kulturnoji spadschtschyny"]; rechts: Schreiben vom 13.09.2022 von Ljudmila Samaj, Leiterin der Abteilung für Kultur und Tourismus der staatlichen Gebietsverwaltung Tschernihiw auf die Anfrage von Dmytro Tytarenko. Mit Anlagen: Urkunde des Kulturobjektes „Gruppe von Massengräbern der Opfer des Faschismus", Tschernihiw

S. 158 links: Städtische kommunale Stelle „Geschichtszentrum Winnyzja". Materialsammlung der Ausstellung „Vergessene Opfer. Die Patient*innen der psychiatrischen Klinik von Winnyzja und die Häftlinge des Lagers für sowjetische Kriegsgefangene in Winnyzja"; mittig: Olena Djakova, Charkiw; rechts: Halusewyj Dershawnyj archiw Slushby bespeky Ukrajiny (Hauptstaatsarchiv des Sicherheitsdienstes der Ukraine), f. 11, spr. 1412, t. 2, ark. 35

S. 159 links oben: Archiv der Abteilung für Denkmalschutz des Heimatmuseums des Gebiets Poltawa [Pototschnyj archiw widdilu ochorony pamjatok Poltawskoho oblasnoho krajeznavtschoho muzeju]; links unten: Natalija Laschuk, Tschernihiw; rechts: Olha Zajtschenko, Kyiv

S. 160 links: Alexander Rodjanskij im Auftrag des Projekts „Vergesst uns nicht…"; rechts: Archiv des Projekts „Vergesst uns nicht…"

S. 161 links oben: Staatsarchiv des Gebiets Rostow; links unten: Irina Rebrova; rechts oben: Archiv des Projektes „Vergesst uns nicht…“; rechts mittig: Psychiatrisches Krankenhaus Nr. 1 Stawropol; rechts unten: Archiv des Projektes „Vergesst uns nicht…“

S. 162: Irina Rebrova; Asenkerschbaumer Visuelle Kommunikation (grafische Gestaltung)

S. 163: Iryna Makhouskaya im Auftrag des Vereins Tiergarten4Association, 2022

S. 165 links: Roman Rudenko (Hg.), Njurnbergskij process. Sbornik materialow w 3 t., T. 2, Moskau 1966, S. 504; rechts: Archiv des Preili Museums für Geschichte und angewandte Kunst (Lettland)

S. 169: Brigitte Bach-Ba

S. 172 links oben: CODA-Archiv Apeldoorn, Nr. P-006912; links unten: Jan van Hasselt; rechts: Cecile aan de Stegge

S. 173 links oben: Anton Dommerholt; links unten: Bildarchiv Museum van de Geest in Haarlem; rechts oben: G.C.E. Burger, J.C. Drummond, H.R. Sandstead, Appendices to Malnutrition and starvation in Western Netherlands September 1944 – July 1945, Part II, The Hague, 1948; rechts unten: Erfgoedcentrum Zutphen, deelcollectie 0110, inventarisnummer 0110_1882_0005

S. 174 links: Privatarchiv Sjeng Ewalds, Venray; rechts: Monique Huizer, Erfgoed Lentis, Zuidlaren

S. 175: ABO EH Patientenakten 4520

S. 176: Hans Prinzhorn, Bildnerei der Geisteskranken, Heidelberg 1922, Abb. 155/Tafel XVII

S. 177/178: S. 173: ABO EH Patientenakten 4520

S. 180: Historisches Archiv des Bezirkskrankenhauses Kaufbeuren

S. 181: Silke Werzinger (Illustration)

S. 182: ZE (Foto: Dionys Asenkerschbaumer)

S. 183: Verlagsgruppe Random House

S. 185: © 2016 Studiocanal Film GmbH

S. 185: Bildungswerk des Bayerischen Bezirketags

S. 186 – 191: ZE (Foto: Dionys Asenkerschbaumer)

S. 194 links: Mandelbaum Verlag eG; mittig: Psychiatrie Verlag GmbH; rechts: Mabuse-Verlag Gmbh

S. 199: Dionys Asenkerschbaumer

S. 200: © Gerhard Richter 2023 (0037)

S. 201 links: Claassen Verlag Düsseldorf; rechts oben: Foto Fabian Fröhlich / Berlinische Galerie / © VG Bild-Kunst, Bonn 2023; rechts unten: Werkfoto Matthias Ibeler, Emsdetten / Archiv Markus Döhne, Köln / © VG Bild-Kunst, Bonn 2023

S. 202 links: Stefanie Endlich; rechts: LWV-Archiv, F Eu, 183

S. 204 links: Bildarchiv Gedenkstätte Grafeneck – Dokumentationszentrum; rechts: Lern- und Gedenkort Schloss Hartheim

S. 205: Stefanie Endlich

S. 206 links: Stiftung der Heime Scheuern; rechts: Winfried Helm

S. 207 links: Klinikum Bremen-Ost, Krankenhaus-Museum; rechts: Stefanie Endlich

S. 208: Asenkerschbaumer Visuelle Kommunikation (grafische Gestaltung)

S. 209 links: Axel Nordmeier / Evangelische Stiftung Alsterdorf; rechts: Stefanie Endlich

S. 210: Hannah Bischof

S. 212 – 219: Rainer Viertlböck

S. 220/221: F. Zawrel © Lex Karelly_Schauspielhaus Graz

S. 222: Silke Werzinger (Illustration nach einem Foto von Isolde Ohlbaum)

S. 223: dtv Verlagsgesellschaft mbH & Co. KG

S. 231 – 234: ABO EH Patientenakten 11033

S. 237: Silke Werzinger (Illustration)

S. 238 – 242: ZE (Foto: Dionys Asenkerschbaumer)

S. 245: istockphoto.com/flyparade

S. 247: mauritius images / Chromorange

S. 249: ABO EH Patientenakten 397

S. 250: Bezirkskrankenhaus Mainkofen

S. 251/252: ABO EH Patientenakten 397

Impressum

Das Projekt wurde finanziert durch den Bezirk Oberbayern

Herausgeber
Bezirk Oberbayern durch das Zentrum Erinnerungskultur der Universität Regensburg (Jörg Skriebeleit und Winfried Helm)

Projektleitung
Prof. Dr. Jörg Skriebeleit, Zentrum Erinnerungskultur der Universität Regensburg

Konzept
Susanne Asenkerschbaumer, Caroline Emig, Dr. Winfried Helm, Dr. Bianca Hoenig, Prof. Dr. Jörg Skriebeleit

Koordination, Redaktion, Lektorat
Dr. Winfried Helm, Theorie & Praxis, Passau

Redaktionsassistenz, Lektorat
Caroline Emig, Zentrum Erinnerungskultur der Universität Regensburg

Gestaltung
Asenkerschbaumer Visuelle Kommunikation, Berlin

Organisationsteam am Zentrum Erinnerungskultur der Universität Regensburg
Dr. Bianca Hoenig (Leitung), Lydia Simon (Sekretariat), Felix Bruckner, Lisa Gärtner, Sabine Polegek, Anna-Elena Schüler, Marie Sedlmair (wissenschaftliche Hilfskräfte)

Projektbegleitendes Team beim Bezirk Oberbayern
Dr. Elisabeth Tworek (Leitung), Nikolaus Braun, Prof. Dr. Peter Brieger, Dr. Wolfgang Bruckmann, Susanne Büllesbach, Julia Wanke

Umschlagmotiv
Hannah Bischof, Die Klinik, Acryl auf Leinwand, 2015, 60 x 80 cm (s.a. S. 210)

Korrektorat
Peter Köhler, Göttingen

Lithografie
SchwabScantechnik, Göttingen

Druck und Verarbeitung
Westermann Druck, Zwickau

www.wallstein-verlag.de

ISBN 978-3-8353-5374-9

Bibliografische Informationen der Deutschen Nationalbibliothek
Die Deutsche Nationalbibliothek verzeichnet diese Publikation in der Deutschen Nationalbibliografie; detaillierte bibliografische Daten sind im Internet über http//dnd.d-nb.de abrufbar.